Série Atualização e Reciclagem em Pneumologia SPPT
Volume 13
Doenças Pulmonares Intersticiais

Série Atualização e Reciclagem em Pneumologia
Sociedade Paulista de Pneumologia e Tisiologia

Vol. 1 – Função Pulmonar

Vol. 2 – Hipertensão Pulmonar

Vol. 3 – Fisioterapia Respiratória

Vol. 4 – Oncologia Torácica

Vol. 5 – Infecções Respiratórias

Vol. 6 – Medicina Torácica Intervencionista

Vol. 7 – Insuficiência Respiratória Crônica: Fisiopatogenia, Diagnóstico e Tratamento

Vol. 8 – Doença Pulmonar Obstrutiva Crônica e Tabagismo

Vol. 9 – Tromboembolia Venosa

Vol. 10 – Interfaces Clínico-Cirúrgicas na Medicina do Tórax

Vol. 11 – Pneumologia Pediátrica

Vol. 12 – Sono

Vol. 13 – Doenças Pulmonares Intersticiais

Vol. 14 – Doenças Pleurais

Vol. 15 – Asma

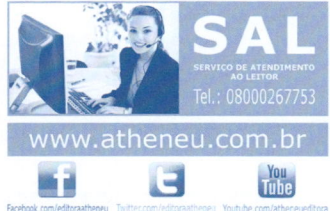

Série Atualização e Reciclagem em Pneumologia SPPT

Volume 13

Doenças Pulmonares Intersticiais

Editores da Série

REGINA MARIA DE CARVALHO PINTO

FREDERICO LEON ARRABAL FERNANDES

ROBERTO RODRIGUES JUNIOR

WILLIAM SALIBE FILHO

Editores do Volume

ALEXANDRE DE MELO KAWASSAKI

REGINA CÉLIA CARLOS TIBANA

SÍLVIA CARLA SOUSA RODRIGUES

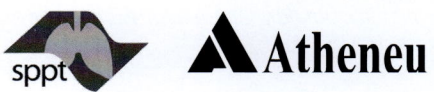

EDITORA ATHENEU

São Paulo — Rua Jesuíno Pascoal, 30
Tel.: (11) 2858-8750
Fax: (11) 2858-8766
E-mail: atheneu@atheneu.com.br

Rio de Janeiro — Rua Bambina, 74
Tel.: (21)3094-1295
Fax: (21)3094-1284
E-mail: atheneu@atheneu.com.br

Belo Horizonte — Rua Domingos Vieira, 319 — conj. 1.104

CAPA: Equipe Atheneu
PRODUÇÃO EDITORIAL: MWS Design

Dados Internacionais de Catalogação na Publicação (CIP)
(Câmara Brasileira do Livro, SP, Brasil)

K32d
v. 13

Kawassaki, Alexandre de Melo
Doenças pulmonares intersticiais / Alexandre de Melo Kawassaki, Regina Célia Carlos Tibana, Sílvia Carla Sousa Rodrigues ; editores da série Regina Maria de Carvalho Pinto ... [et al.] - 1. ed. - Rio de Janeiro : Atheneu, 2018.
: il. (Atualização e reciclagem em pneumologia SPPT ; 13)

Inclui bibliografia
ISBN 978-85-388-0859-6

1. Pulmão - Doenças. 2. Pulmão - Doenças - Diagnóstico. 3. Pulmão - Doenças - Tratamento. 4. Reabilitação pulmonar. I. Tibana, Regina Célia Carlos. II. Rodrigues, Sílvia Carla Sousa. III. Pinto, Regina Maria de Carvalho. IV. Título. V. Série.

17-45689   CDD: 616.24
                                                  CDU: 616.24

KAWASSAKI, A.M.; TIBANA, R.C.C.; RODRIGUES, S.C.S.
SÉRIE ATUALIZAÇÃO E RECICLAGEM EM PNEUMOLOGIA – SOCIEDADE PAULISTA DE PNEUMOLOGIA E TISIOLOGIA
VOL. 13 - DOENÇAS PULMONARES INTERSTICIAIS

© EDITORA ATHENEU
São Paulo, Rio de Janeiro, Belo Horizonte, 2018.

Sobre os Editores da Série

Regina Maria Carvalho Pinto

Médica Pneumologista. Assistente do Grupo de Doenças Pulmonares Obstrutivas da Divisão de Pneumologia do Instituto do Coração do Hospital das Clínicas da Faculdade de Medicina da Universidade de São Paulo (InCor-HCFMUSP). Presidente da Sociedade Paulista de Pneumologia e Tisiologia (SPPT) – Biênio 2015-2017.

Frederico Leon Arrabal Fernandes

Médico Pneumologista. Assistente do Grupo de Doenças Pulmonares Obstrutivas – Divisão de Pneumologia – Instituto do Coração do Hospital das Clínicas da Faculdade de Medicina da Universidade de São Paulo (InCor-HCFMUSP). Médico Responsável pelo Laboratório de Função Pulmonar do Instituto do Câncer de São Paulo "Octavio Frias de Oliveira" (ICESP). Diretor Financeiro da Sociedade Paulista de Pneumologia e Tisiologia (SPPT) – Biênio 2015-2017.

Roberto Rodrigues Júnior

Médico Pneumologista. Professor da Disciplina de Pneumologia da Faculdade de Medicina do ABC (FMABC). Coronel Médico Diretor de Saúde da Polícia Militar do Estado de São Paulo. Vice-Presidente da Sociedade Paulista de Pneumologia e Tisiologia (SPPT) – Biênio 2015-2017.

William Salibe Filho

Médico Pneumologista. Médico Assistente da Disciplina de Pneumologia da Faculdade de Medicina do ABC. Professor da Faculdade de Medicina do Centro Universitário São Camilo (CUSC). Pós-graduando do Programa de Pneumologia da Faculdade de Medicina da Universidade de São Paulo (FMUSP). Diretor Científico da Sociedade Paulista de Pneumologia (SPPT) – Biênio 2015-2017.

Sobre os Editores do Volume

ALEXANDRE DE MELO KAWASSAKI
Médico Assistente do Grupo de Doenças Pulmonares Intersticiais do Hospital das Clínicas da Faculdade de Medicina da Universidade de São Paulo (HCFMUSP). Doutor em Pneumologia pela USP.

REGINA CÉLIA CARLOS TIBANA
Pós-graduanda do Grupo de Assistência e Pesquisa em Doenças Pulmonares Intersticiais da Universidade Federal de São Paulo (Unifesp).

SÍLVIA CARLA SOUSA RODRIGUES
Doutora em Ciências pela Escola Paulista de Medicina da Universidade Federal de São Paulo (EPM/Unifesp). Pneumologista do Grupo de Doenças Pulmonares Intersticiais do Hospital do Servidor Público Estadual "Francisco Morato de Oliveira" do Instituto de Assistência Médica ao Servidor Público Estadual (HSP-FMO-Iamspe). Orientadora do Programa de Pós-graduação em Ciências da Saúde do HSP-FMO-Iamspe.

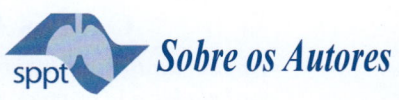# Sobre os Autores

Alexandre de Melo Kawassaki
Médico Assistente do Grupo de Doenças Pulmonares Intersticiais do Hospital das Clínicas da Faculdade de Medicina da Universidade de São Paulo (HCFMUSP). Doutor em Pneumologia pela USP.

Alexandre Franco Amaral
Médico Assistente da Divisão de Penumologia do Instituto do Coração do Hospital das Clínicas da Faculdade de Medicina da Universidade de São Paulo (Incor-HCFMUSP).

Ana Paula Luppino Assad
Médica Assistente da Disciplina de Reumatologia do Hospital das Clínicas da Faculdade de Medicina da Universidade de São Paulo (HCFMUSP). Médica do Grupo de Circulação Pulmonar do Instituto do Coração do HCFMUSP (InCor-HCFMUSP).

André Nathan Costa
Graduado em Medicina pela Faculdade de Medicina da Universidade de São Paulo (FMUSP). Título de Doutor em Ciências pela FMUSP. Professor Colaborador da FMUSP. Coordenador do Grupo de Infecções Pulmonares da Disciplina de Pneumologia do HCFMUSP. Docente Permanente da Pós-graduação da Disciplina de Pneumologia do HCFMUSP. Médico Assistente do Grupo de Transplante Pulmonar da Disciplina de Pneumologia do HCFMUSP. Médico Pneumologista do Hospital Sírio-Libanês (HSL).

Bianca Barbosa Gregorio
Biomédica Especialista em Citologia Oncótica.

Bruno Guedes Baldi
Médico Assistente da Divisão de Pneumologia do Instituto do Coração do Hospital das Clínicas da Faculdade de Medicina da Universidade de São Paulo (InCor-HCFMUSP). Doutor em Ciências (Programa de Pneumologia) da FMUSP.

Bruno Leôncio de Moraes Beraldo
Médico Pneumologista e Broncoscopista pela Escola Paulista de Medicina da Universidade Federal de São Paulo (EPM/Unifesp). Pós-graduando pela Disciplina de Pneumologia da EPM/Unifesp.

Camila Melo de Oliveira Costa
Pós-graduanda dos Grupos de Doenças Pulmonares Intersticiais, Circulação Pulmonar e Fisiologia Clínica do Exercício da Universidade Federal de São Paulo (Unifesp).

Carlos Alberto de Castro Pereira
Doutor em Pneumologia pela Universidade Federal de São Paulo (Unifesp). Coordenador do Grupo de Doenças Intersticiais da Unifesp. Médico Responsável pelo Programa de Assistência e Pós-graduação em Doenças Pulmonares Intersticiais da Escola Paulista de Medicina da Unifesp (EPM/Unifesp).

Carlos Gustavo Yuji Verrastro
Médico Radiologista do Grupo Fleury e da Escola Paulista de Medicina da Universidade Federal de São Paulo (EPM/Unifesp). Doutor em Ciências pela EPM/Unifesp.

Carlos Roberto Ribeiro de Carvalho
Professor Titular da Disciplina de Pneumologia da Faculdade de Medicina da Universidade de São Paulo (FMUSP). Diretor de Divisão da Pneumologia do Instituto do Coração do Hospital das Clínicas da FMUSP (InCor-HCFMUSP).

Carmen Sílvia Valente Barbas
Professora Livre-docente em Pneumologia pela Faculdade de Medicina da Universidade de São Paulo (FMUSP). Médica Pneumologista e Intensivista do Hospital Israelita Albert Einstein (HIAE).

Cesar Yoshito Fukuda
Pneumologista. Pós-graduando da Disciplina de Pneumologia da Escola Paulista de Medicina da Universidade Federal de São Paulo (EPM/Unifesp).

Daniel Antunes Silva Pereira
Médico Pós-graduando do Grupo de Doenças Pulmonares Intersticiais da Divisão de Pneumologia do Instituto do Coração do Hospital das Clínicas da Faculdade de Medicina da Universidade de São Paulo (Incor-HCFMUSP).

Ellen Caroline Toledo do Nascimento
Residência Médica em Anatomia Patológica na Faculdade de Medicina de São José do Rio Preto (Famerp). Doutorado em Ciências pela Faculdade de Medicina da Universidade de São Paulo (FMUSP).

Ellen Pierre de Oliveira
Médica Pós-graduanda do Grupo de Vasculites Pulmonares da Divisão de Pneumologia do Instituto do Coração do Hospital das Clínicas da Faculdade de Medicina da Universidade de São Paulo (Incor-HCFMUSP). Médica Pós-graduanda em Cuidados Paliativos pelo Hospital Sírio-Libanês (HSL).

Ester Nei Aparecida Martins Coletta
Professora Adjunta do Departamento de Patologia da Escola Paulista de Medicina da Universidade Federal de São Paulo (EPM/Unifesp). Médica Assistente do Departamento de Anatomia Patológica do Hospital do Servidor Público Estadual (HSPE).

Fábio Eiji Arimura
Médico Assistente do Grupo de Doenças Intersticiais Pulmonares do Instituto do Coração do Hospital das Clínicas da Faculdade de Medicina da Universidade de São Paulo (InCor-HCFMUSP).

Flávio Alves Toledo
Pneumologista pela Escola Paulista de Medicina da Universidade Federal de São Paulo (EPM/Unifesp). Pós-graduando (Doutorado) em Doenças Pulmonares Intersticiais pela Disciplina de Pneumologia da EPM/Unifesp.

Gláucia Itamaro Heiden
Médica Pneumologista. Especialista em Doenças Pulmonares Intersticiais. Doutoranda em Pneumologia pela Faculdade de Medicina da Universidade de São Paulo (FMUSP).

Graça Helena Maia do Canto
Graduada em Medicina pela Universidade Federal Fluminense (UFF). Mestrado em Patologia (Anatomia Patológica) pela UFF. Residência Médica pela UFF. Professora Adjunto da UFF.

Gustavo de Souza Portes Meirelles
Médico Radiologista. Coordenador da Equipe de Imagem Torácica do Grupo Fleury. Doutor em Ciências pela Escola Paulista de Medicina da Universidade Federal de São Paulo (EPM/Unifesp). Pós-Doutor pelo Memorial Sloan-Kettering Cancer Center de Nova York, EUA.

Gustavo Frazatto Medeiros de Miranda
Médico Pneumologista. Doutorando do Grupo de Doenças Pulmonares Intersticiais da Disciplina de Pneumologia da Escola Paulista de Medicina da Universidade Federal de São Paulo (EPM/Unifesp).

José Antonio Baddini-Martinez
Professor-associado do Departamento de Clínica Médica da Faculdade de Medicina de Ribeirão Preto da Universidade de São Paulo (FMRP-USP).

Juliana Monteiro Barros
Médica pela Universidade de Taubaté. Pneumologista pelo Instituto de Assistência Médica ao Servidor Público Estadual (IAMSPE). Doutora em Ciências pela Universidade de São Paulo (USP). Área de Concentração: Pneumologia. Pós-graduação em Cuidados Paliativos pelo Pallium Latinoamerica de Buenos Aires, Argentina. Pós-graduação em Medicina Integrativa pelo Hospital Israelita Albert Einstein (HIAE).

Katia Hidemi Nishiyama
Médica Graduada pela Escola Paulista de Medicina da Universidade Federal de São Paulo (EPM/Unifesp). Residência Médica na Especialidade de Radiologia e Diagnóstico por Imagem pela EPM/Unifesp. Especialização no Programa na Área de Diagnóstico de Tórax pelo Instituto de Radiologia do Hospital das Clínicas da Faculdade de Medicina da Universidade de São Paulo (IR-HCFMUSP). Médica Radiologista Torácica da DASA (Diagnósticos da América) e do Hospital do Coração (HCor). Médica Radiologista Torácica Assistente na EPM/Unifesp.

Letícia Barbosa Kawano-Dourado

Doutora em Pneumologia pela Faculdade de Medicina da Universidade de São Paulo (FMUSP). Coordenadora Nacional do Registro Latino-americano de Fibrose Pulmonar Idiopática (ALAT). Pesquisadora Colaboradora do Grupo de Doenças Intersticiais Pulmonares da Divisão de Pneumologia do Instituto do Coração do Hospital das Clínicas da Faculdade de Medicina da Universidade de São Paulo (InCor-HCFMUSP). Pesquisadora Clínica do Instituto de Pesquisa do Hospital do Coração (HCor). Professora Titular de Pneumologia do Centro Universitário São Camilo (CUSC).

Lilian Tiemi Kuranishi

Doutora em Ciências da Saúde pela Escola Paulista de Medicina da Universidade Federal de São Paulo (EPM/Unifesp). Docente no Curso de Medicina do Centro Universitário Ingá.

Luciana Alves de Oliveira Lopes

Médica Residente da Disciplina de Pneumologia da Faculdade de Medicina da Santa Casa de São Paulo (FMSCSP).

Luis Renato Alves

Doutor em Clínica Médica pela Faculdade de Medicina de Ribeirão Preto da Universidade de São Paulo (FMRP-USP). Médico Assistente da Divisão de Pneumologia do Hospital das Clínicas da FMRP-USP.

Marcelo Luiz Balancin

Médico Patologista Pós-graduando (Doutorado) do Departamento de Patologia da FMUSP. Médico Patologista no Laboratório Diagnóstika (Instituto Hermes Pardini).

Marcos Soares Tavares

Pneumologista e Intensivista do Hospital 9 de Julho. Médico Colaborador do Ambulatório de Vasculites do Hospital das Clínicas da Faculdade de Medicina da Universidade de São Paulo (HCFMUSP). Doutor em Pneumologia pelo HCFMUSP.

Maria Raquel Soares

Mestrado em Pneumologia pelo Hospital do Servidor Público Estadual "Francisco Morato de Oliveira" do Instituto de Assistência Médica ao Servidor Público Estadual (HSP-FMO-Iamspe). Doutorado em Pneumologia pela Universidade Federal de São Paulo (Unifesp).

Mariana Silva Lima

Doutora em Ciências pela Disciplina de Pneumologia da Escola Paulista de Medicina da Universidade Federal de São Paulo (EPM/Unifesp). Pneumologista do Grupo de Doenças Pulmonares Intersticiais do Hospital do Servidor Público Estadual "Francisco Morato de Oliveira" do Instituto de Assistência Médica ao Servidor Público Estadual (HSP-FMO-Iamspe).

Mariana Sponholz Araujo

Professora de Pneumologia na Universidade Federal do Paraná (UFPR). Doutora em Ciências Médicas do Programa de Pneumologia pela Faculdade de Medicina da Universidade de São Paulo (FMUSP).

Marina Dornfeld Cunha Castro
Doutora em Pneumologia pela Universidade Federal de São Paulo (Unifesp). Integrante do Grupo de Doenças Intersticiais da Unifesp.

Martina Rodrigues de Oliveira
Médica Pneumologista do Programa de Complementação Especializada em Doenças Intersticiais Pulmonares da Divisão de Pneumologia do Instituto do Coração do Hospital das Clínicas da Faculdade de Medicina da Universidade de São Paulo (InCor-HCFMUSP). Especialista em Pneumologia pela Sociedade Brasileira de Pneumologia e Tisiologia (SBPT).

Mauri Monteiro Rodrigues
Mestre em Ciências pela Disciplina de Pneumologia da Escola Paulista de Medicina da Universidade Federal de São Paulo (EPM/Unifesp). Médico do Serviço de Doenças do Aparelho Respiratório do Hospital do Servidor Público Estadual "Francisco Morato de Oliveira" do Instituto de Assistência Médica ao Servidor Público Estadual (HSP-FMO-Iamspe). Médico do Hospital de Transplante Euryclides de Jesus Zerbini. Especialista pela Sociedade Brasileira de Pneumologia e Tisiologia (SBPT).

Milena Tenório Cerezolli
Pneumologista. Pós-graduanda em Doenças Intersticiais da Disciplina de Pneumologia da Escola Paulista de Medicina da Universidade Federal de São Paulo (EPM/Unifesp).

Patrícia Kittler Vitório
Médica do Serviço de Doenças do Aparelho Respiratório do Hospital do Servidor Público Estadual "Francisco Morato de Oliveira" do Instituto de Assistência Médica ao Servidor Público Estadual (HSP-FMO-Iamspe). Médica do Hospital de Transplante Euryclides de Jesus Zerbini. Especialista pela Sociedade Brasileira de Pneumologia e Tisiologia (SBPT).

Paula Silva Gomes
Médica Pneumologista, Pós-graduanda em Nível de Doutorado da Disciplina de Pneumologia da Escola Paulista de Medicina da Universidade Federal de São Paulo (EPM/Unifesp).

Priscila Cilene León Bueno de Camargo
Médica Assistente do Grupo de Transplante Pulmonar do Hospital Israelita Albert Einstein (HIAE). Médica Pneumologista do Hospital Alemão Oswaldo Cruz. Doutoranda em Pneumologia no Instituto do Coração do Hospital das Clínicas da Faculdade de Medicina da Universidade de São Paulo (InCor-HCFMUSP).

Ronaldo Adib Kairalla
Professor Assistente-Doutor da Disciplina de Pneumologia da Faculdade de Medicina da Instituto do Coração do Hospital das Clínicas da Faculdade de Medicina da Universidade de São Paulo (InCor-HCFMUSP).

Sílvia Carla Sousa Rodrigues
Doutora em Ciências pela Escola Paulista de Medicina da Universidade Federal de São Paulo (EPM/Unifesp). Pneumologista do Grupo de Doenças Pulmonares Intersticiais do Hospital do Servidor Público Estadual "Francisco Morato de Oliveira" do Instituto de Assistência Médica ao Servidor Público Estadual (HSP-FMO-Iamspe). Orientadora do Programa de Pós-graduação em Ciências da Saúde do HSP-FMO-Iamspe.

Sílvia Carla Sousa Rodrigues

Doutora em Ciências pela Escola Paulista de Medicina da Universidade Federal de São Paulo (EPM/Unifesp). Pneumologista do Grupo de Doenças Pulmonares Intersticiais do Hospital do Servidor Público Estadual "Francisco Morato de Oliveira" do Instituto de Assistência Médica ao Servidor Público Estadual (HSP-FMO-Iamspe). Orientadora do Programa de Pós-graduação em Ciências da Saúde do HSP-FMO-Iamspe.

Telma Antunes

Médica Pneumologista do Hospital Israelita Albert Einstein (HIAE). Doutora em Pneumologia pela Faculdade de Medicina da Universidade de São Paulo (FMUSP).

Venerino Poletti

Professor de Pneumologia no Departamento de Doenças Respiratórias do Hospital GB Morgagni em Forlì, Itália. Departamento de Doenças Respiratórias e Alergia do Hospital Universitário de Aarhus, Aarhus.

Vera Luiza Capelozzi

Professora-associada do Departamento de Patologia da Faculdade de Medicina da Universidade de São Paulo (FMUSP).

Vicente Sanchez Lajarin

Título de Especialista em Radiologia pelo Colégio Brasileiro de Radiologia. Residência Médica e Especialização em Medicina Interna pela Santa Casa de São Paulo (SCSP). Médico Radiologista do Grupo de Tórax da Santa Casa de São Paulo e do Grupo Fleury Medicina Diagnóstica.

Apresentação da Série

Desde sua fundação, a Sociedade Paulista de Pneumologia e Tisiologia (SPPT) busca oferecer aos seus associados o pujante conhecimento de vários expoentes paulistas na área da Medicina do Tórax, visto que o Estado de São Paulo tem o privilégio de acolher boa parte dos maiores centros acadêmicos nacionais de referência na especialidade.

No início, a difusão do conhecimento era realizada através de jornadas, cursos e boletins, com destaque para o periódico *Pneumologia Paulista*, atualmente publicado em formato eletrônico, com acesso prático e imediato. Obviamente, nosso momento de maior troca de experiências continua a ser o Congresso Paulista de Pneumologia e Tisiologia.

Nos Congressos, a SPPT iniciou a prática de sempre publicar um livro de atualização com vários tópicos, sendo cada edição tradicionalmente aguardada pelos associados. Desde 2011, a Diretoria da SPPT alterou o formato da edição dos livros, optando por edições temáticas, buscando maior imersão na área escolhida.

As edições temáticas seguiram a trilha do sucesso dos livros pioneiros. Nos últimos três congressos foram publicados dez livros, abordando Função Pulmonar, Hipertensão Pulmonar, Fisioterapia Respiratória, Oncologia Torácica, Infecções Respiratórias, Medicina Torácica Intervencionista, Insuficiência Respiratória Crônica, Doença Pulmonar Obstrutiva Crônica e Tabagismo, Tromboembolia Venosa e Interfaces Clínico-Cirúrgicas na Medicina do Tórax.

Neste último biênio, mesmo com as adversidades econômicas enfrentadas pela economia brasileira e que não pouparam a área de saúde, a SPPT superou as adversidades e tem o prazer de apresentar outras edições temáticas com assuntos de grande interesse: Asma, Sono, Doenças Pleurais, Doenças Pulmonares Intersticiais e Pneumologia Pediátrica.

Continuam sendo características marcantes nas edições os textos mesclados por teoria e prática, tornando a leitura útil e agradável, com imediata aplicação no cotidiano dos pneumologistas, pneumologistas pediátricos, cirurgiões de tórax e fisioterapeutas, assim como para os demais profissionais de saúde que atuam nesta área.

Agradecemos o inestimável apoio de todos os autores e colaboradores, engajados na manutenção do tônus da SPPT, propiciando aos nossos leitores maior conhecimento e segurança na condução dos pacientes, os principais merecedores da nossa contínua busca por uma melhor Medicina.

"Medicina que, sendo técnica e conhecimento, é também ato de solidariedade e de afeto; que é dádiva não apenas de ciência, mas ainda de tempo e de compreensão; que sabe ouvir com interesse, transmitindo ao enfermo a segurança de que sua narração é recebida como o fato mais importante desse momento. Medicina que é amparo para os que não têm amparo; que é certeza de apoio dentro da desorientação, do pânico ou da revolta que a doença traz" (parafraseando o venerável Prof. Dr. Luiz V. Decourt).

Desejamos uma vibrante leitura.

Os editores

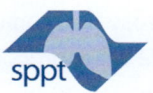

Prefácio

Um em cada quatro brasileiros é acometido por uma doença respiratória. A apneia obstrutiva do sono é a doença mais frequente, seguida da asma e da DPOC. Uma estimativa sugeriu que as doenças pulmonares intersticiais atingem 80 mil pessoas no Brasil, número muito semelhante ao observado na tuberculose. Quatro condições, doenças do tecido conectivo, fibrose pulmonar idiopática, sarcoidose e pneumonia de hipersensibilidade, respondem por 60% das doenças intersticiais. Entretanto, existem dezenas de doenças pulmonares intersticiais, algumas vistas apenas ocasionalmente mesmo por pneumologistas, o que dificulta a familiaridade e o diagnóstico. Entretanto, nos últimos anos, os avanços no campo das doenças pulmonares intersticiais foram substanciais, e a disseminação do seu conhecimento no Brasil é crescente.

A fibrose pulmonar idiopática situa-se entre as doenças de pior prognóstico em Medicina e na Pneumologia. Com a mudança do paradigma da patogenia de uma doença inflamatória, seguida por reparo por fibrose, para o de uma doença de agressão alveolar seguida de um reparo fibrótico anormal e persistente, houve uma completa mudança no enfoque terapêutico. Em 2014, dois novos fármacos se mostraram capazes de reduzir a progressão da doença com aumento da sobrevida. Entretanto, ao contrário de outras especialidades médicas como a Oncologia e a Reumatologia, que conseguiram liberação de medicamentos novos de alto custo por parte dos governantes; na Pneumologia, a obtenção desses tratamentos é penosa, levando à perda irreversível de qualidade de vida e morte de muitos pacientes com fibrose pulmonar idiopática. Na sarcoidose, o metotrexate, uma medicação de indicação frequente e custo não elevado, mas de compra difícil pela população mais carente, não é liberada no país. O micofenolato, um fármaco de custo moderado, hoje largamente utilizado em doenças intersticiais do tecido conectivo, e mesmo na pneumonia de hipersensibilidade crônica fibrosante, é disponibilizado apenas para transplantados.

As doenças pulmonares intersticiais associadas às doenças do tecido conectivo são frequentes e variadas, tornando fascinante o envolvimento dos pneumologistas com essas condições. Em muitos casos, a doença se apresenta inicialmente ao pneumologista. Com o progressivo envolvimento dos pneumologistas com essas doenças, uma parceria com os colegas reumatologistas tornou-se imperiosa, trazendo um significativo avanço no conhecimento decorrente dessa partilha de pacientes.

Um dos maiores avanços no campo das doenças pulmonares intersticiais no Brasil nos últimos anos foi o reconhecimento da grande frequência da pneumonia de hipersensibilidade como uma de suas causas. Isso também está ocorrendo em diversos países, em desenvolvimento ou mesmo desenvolvidos. Critérios diagnósticos estão sendo propostos por vários grupos internacionais. A pneumonia de hipersensibilidade decorre, na maioria dos casos, de exposição no ambiente doméstico, podendo resultar em fibrose pulmonar. Embora de menor letalidade em comparação à fibrose pulmonar idiopática, torna muitos pacientes incapazes e dependentes de oxigênio, em idade mais precoce.

Devido à semelhança de apresentação em muitas doenças intersticiais e sua complexidade, o chamado "padrão-ouro" para diagnóstico tornou-se, nos últimos anos, a chamada discussão multidisciplinar, envolvendo no mínimo radiologistas torácicos, patologistas pulmonares e pneumologistas com interesse específico na área. Pela dificuldade de reunir esta equipe e pela escassez de patologistas dedicados, poucos centros no Brasil, infelizmente, conseguem esta discussão sistemática. Outros profissionais, como reumatologistas, cirurgiões de tórax, endoscopistas respiratórios, especialistas em doenças pulmonares ocupacionais e, mais recentemente, geneticistas, podem ser incorporados a este grupo.

A criobiópsia broncoscópica está sendo iniciada no Brasil, e uma revisão sobre este assunto pelo autor mais experiente na área (Venerino Poletti, da Itália) consta do presente livro. A possibilidade de prescindir de biópsia pulmonar cirúrgica pela aplicação do método é muito interessante, mas seu real papel irá exigir mais estudos feitos no exterior e no Brasil, levando em consideração nossas particularidades.

Evoé, jovens à vista, como disse nosso poeta musical maior. O número de especialistas jovens com interesse na área de doenças pulmonares intersticiais é crescente e vários deles colaboraram para o presente volume. Embora diversos capítulos sejam revisões de literatura, o nível dos temas revistos é bom. Espera-se que no futuro muitos desses colegas adentrem a área de pesquisa e tragam contribuições originais. Que este volume sirva também de estímulo para todos os colegas de especialidade para que se embrenhem nesse arrebatador território e explorem melhor a multiplicidade de suas nuances.

Carlos A. C. Pereira

Doutor em Pneumologia
Coordenador do Grupo de Assistência e Pesquisa em Doenças Pulmonares
Intersticiais da Escola Paulista de Medicina da Unifesp

Apresentação do Volume

As doenças pulmonares intersticiais sempre despertaram o interesse do médico pneumologista, por abrangerem uma variedade de patologias, cujo diagnóstico e conduta terapêutica frequentemente representam um desafio.

Atualmente, o olhar dos especialistas tem se voltado com maior interesse a este grupo de pacientes, devido às novas perspectivas terapêuticas, lideradas pelos avanços recentes no tratamento da fibrose pulmonar idiopática.

Nesse novo cenário, é extremamente importante a atualização e reciclagem no assunto, para que a partir de um diagnóstico acurado, seja possível a realização do tratamento adequado.

A proposta principal deste livro, portanto, é atualizar o médico pneumologista na identificação e abordagem das doenças pulmonares intersticiais trazendo novas perspectivas no que diz respeito a patogenia, genética, patologia, métodos diagnósticos e terapia. Com a finalidade de facilitar a leitura e o aprendizado, a estrutura do livro foi dividida em três áreas principais (área básica, diagnóstico/propedêutica e avaliação específica).

Desejamos a todos uma boa leitura e esperamos que as informações contidas neste livro possam ser incorporadas na prática clínica diária dos médicos que cuidam de pacientes com doença pulmonar intersticial.

Os editores

Sumário

SEÇÃO 1 – ÁREA BÁSICA

1 Patogenia da Fibrose Pulmonar Idiopática, *3*
   Cesar Yoshito Fukuda
   Carlos Alberto de Castro Pereira

2 Fibrose Pulmonar Familiar e Marcadores Genéticos nas Doenças Intersticiais Idiopáticas, *9*
   José Antonio Baddini-Martinez

3 Antígenos Infecciosos e Sarcoidose – Qual o Papel na Patogênese?, *21*
   Marina Dornfeld Cunha Castro
   Carlos Alberto de Castro Pereira

4 Pneumonia Intersticial Bronquiolocêntrica e Outros Padrões Histológicos Menos Comuns, *33*
   Lilian Tiemi Kuranishi
   Bruno Guedes Baldi

SEÇÃO 2 - DIAGNÓSTICO E PROPEDÊUTICA

5 Pneumonias Intersticiais Idiopáticas: Classificação e Diagnóstico, *41*
   Ester Nei Aparecida Martins Coletta
   Graça Helena Maia do Canto
   Marcelo Luiz Balancin
   Vera Luiza Capelozzi

6 Abordagem Diagnóstica Multidisciplinar das Doenças Pulmonares Intersticiais – Avaliação Clínica, Radiológica e Anatomopatológica, *59*
   Fábio Eiji Arimura
   Ellen Caroline Toledo do Nascimento
   Carlos Roberto Ribeiro de Carvalho

7 Avaliação Funcional das Doenças Pulmonares Intersticiais: Provas de Função Pulmonar e Testes de Esforço, *77*
   Maria Raquel Soares
   Carlos Alberto de Castro Pereira
   Camila Melo de Oliveira Costa

8 Lavado Broncoalveolar e Biomarcadores nas Doenças Pulmonares Intersticiais, **91**
Bianca Barbosa Gregorio
Paula Silva Gomes
Carlos Alberto de Castro Pereira

9 Criobiópsia Transbrônquica na Doença Pulmonar Parenquimatosa Difusa, **105**
Bruno Leôncio de Moraes Beraldo
Carlos Alberto de Castro Pereira
Venerino Poletti

10 O Papel dos Exames de Imagem na Avaliação das Doenças Pulmonares Intersticiais, **119**
Carlos Gustavo Yuji Verrastro
Katia Hidemi Nishiyama
Vicente Sanchez Lajarin
Gustavo de Souza Portes Meirelles

SEÇÃO 3 - AVALIAÇÃO ESPECÍFICA

11 Doença Pulmonar Intersticial Incipiente e Doença Pulmonar Intersticial Não Classificada, **145**
Silvia Carla Sousa Rodrigues

12 Tratamento da Fibrose Pulmonar Idiopática, **159**
Luis Renato Alves
José Antonio Baddini-Martinez

13 Tratamento da Sarcoidose: Além do Corticoide e do Metotrexato, **173**
Silvia Carla Sousa Rodrigues

14 Doenças Pulmonares Intersticiais Causadas por Novos Imunobiológicos, **193**
Milena Tenório Cerezolli
Flávio Alves Toledo
Gustavo Frazatto Medeiros de Miranda
Carlos Alberto de Castro Pereira

15 Atualizações na Pneumonite de Hipersensibilidade, **201**
Mariana Silva Lima

16 Vasculites Pulmonares, **219**
Carmen Sílvia Valente Barbas
Leticia Barbosa Kawano-Dourado
Marcos Soares Tavares
Telma Antunes

17 Doenças pulmonares Intersticiais nas Doenças do Tecido Conjuntivo, **243**
Ronaldo Adib Kairalla
Letícia Barbosa Kawano-Dourado

18 Pneumonia Intersticial com Aspectos Autoimunes: Um Novo Conceito, **227**
Martina Rodrigues de Oliveira
Daniel Antunes Silva Pereira
Alexandre de Melo Kawassaki

19 Novas Perspectivas no Diagnóstico e Tratamento das Doenças Pulmonares Órfãs: Linfangioleiomiomatose, Proteinose Alveolar Pulmonar e Imunodeficiência Comum Variável, **281**
Gláucia Itamaro Heiden
Bruno Guedes Baldi
Carlos Roberto Ribeiro Carvalho

20 Hipertensão Pulmonar nas Doenças Pulmonares Intersticiais, **293**
Mauri Monteiro Rodrigues
Patrícia Kittler Vitório
Ana Paula Luppino Assad
Luciana Alves de Oliveira Lopes

21 Doenças Pulmonares Intersticiais Tabaco-Relacionadas, **311**
Mariana Silva Lima

22 Doenças Pulmonares Linfoproliferativas, **321**
Olívia Meira Dias
Bruno Guedes Baldi
Ellen Caroline Toledo do Nascimento
Marisa Dolhnikoff

23 Transplante Pulmonar nas Doenças Pulmonares Intersticiais, **339**
Priscila Cilene León Bueno de Camargo
André Nathan Costa

24 Manejo de Pacientes com Fibrose Pulmonar Idiopática: Qualidade de Vida, Paliação dos Sintomas e Comorbidades, **345**
Juliana Monteiro Barros
Ellen Pierre de Oliveira
Ronaldo Adib Kairalla

25 Reabilitação Pulmonar e Prognóstico dos Pacientes com Fibrose Pulmonar Idiopática e Outras Doenças Pulmonares Intersticiais, **355**
Mariana Sponholz Araujo
Bruno Guedes Baldi

26 Bronquiolites: Classificação, Diagnóstico e Tratamento, **367**
Alexandre Franco Amaral
Alexandre de Melo Kawassaki

Atlas de Imagens, **235**

Índice Remissivo, **263**

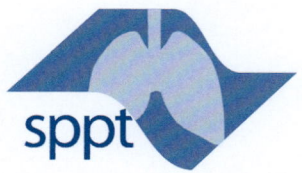

SEÇÃO 1

ÁREA BÁSICA

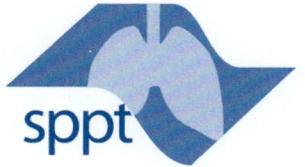

Patogenia da Fibrose Pulmonar Idiopática

1

Cesar Yoshito Fukuda
Carlos Alberto de Castro Pereira

INTRODUÇÃO

A fibrose pulmonar idiopática (FPI) é uma doença crônica e progressiva de causa desconhecida que ocorre em adultos. É limitada aos pulmões e associada ao padrão patológico e radiológico de pneumonia intersticial usual (PIU). A sobrevida média é de 3 anos, com dispneia progressiva e, eventualmente, falência respiratória compondo a história natural mais comum.

Apesar dos recentes avanços no entendimento da patogenia da FPI, o real mecanismo da doença ainda não é totalmente conhecido.

A FPI é causada pela interação entre a predisposição genética individual, a presença de fatores exógenos (tabagismo, doença do refluxo gastroesofágico, infecções virais, exposições ocupacionais e ambientais) e o envelhecimento.

No passado, acreditava-se que a doença era causada principalmente por um quadro inflamatório crônico que levava à fibrose. Entretanto, as evidências atuais baseiam-se no conceito de que ocorra uma lesão recorrente ao epitélio alveolar seguida de uma regeneração defeituosa deste em um indivíduo geneticamente predisposto, tendo a inflamação papel secundário.

A doença se inicia com a lesão do epitélio, associada a uma interação defeituosa epitélio-mesenquimal e a ativação de células imunes (Figura 1.1).

Apesar de muito utilizado para o estudo dos mecanismos de fibrose pulmonar, o modelo da bleomicina apresentava várias diferenças em relação à FPI.

Epitélio alveolar

Acredita-se que microlesões recorrentes ao epitélio, seguidas de um mecanismo defeituoso de regeneração, representem o evento inicial na FPI.

As células alveolares epiteliais (CAEs) tipo I são células escamosas que cobrem 90 a 95% da superfície alveolar, formando uma fina camada permeável aos gases respiratórios. As CAEs tipo II estão envolvidas no processo de reparação tecidual alveolar, na regulação de fluidos pulmonares, na produção de surfactante e na produção de componentes do sistema imune inato.

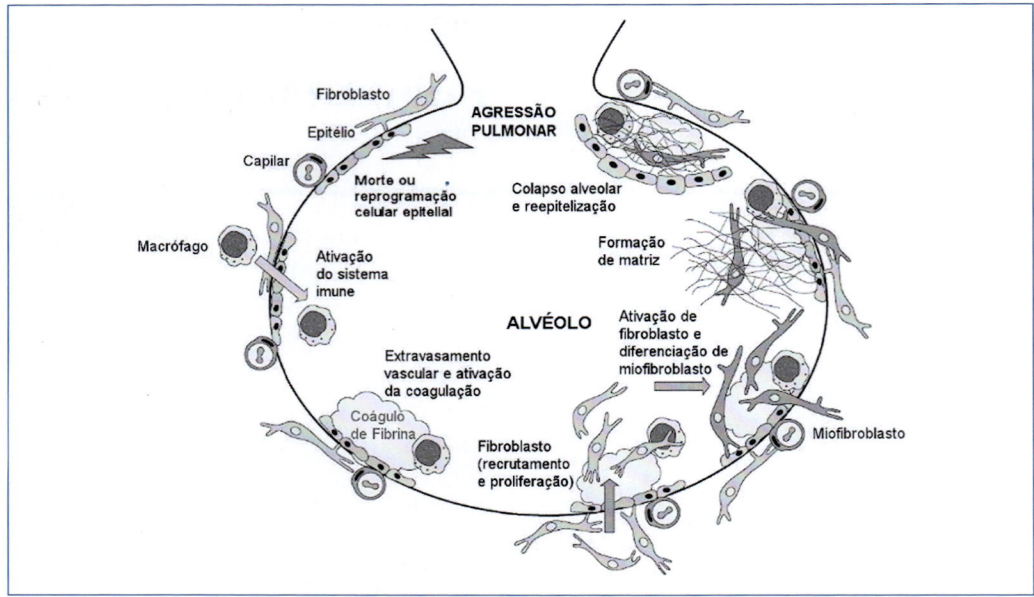

Fig. 1.1 – Esquematização do processo pró-fibrótico de lesão ao epitélio alveolar que inicia as respostas reparadoras defeituosas e resulta em fibrose. (Adaptado de Ahluwalia *et al.*)

A exposição contínua das CAEs tipo II a microinjúrias pode levar ao dano epitelial, causando uma ativação anormal dessas células, com perda de sua integridade e consequente apoptose celular, além de gerar alterações fenotípicas das células sobreviventes que podem potencializar lesões futuras. Entre as consequências da lesão às CAEs podemos citar: o extravasamento vascular e a ativação da coagulação, o recrutamento e ativação de fibroblastos, a ativação do sistema imune inato e a formação da matriz extracelular (Figura 1.1).

Em indivíduos suscetíveis, essas alterações ativam mecanismos reparadores, incluindo o de estresse do retículo endoplasmático (RE) e da transição epitélio-mesenquimal (TEM), que causam a disfunção das CAEs tipo II, além da formação de tecido cicatricial e distorção da arquitetura pulmonar.

A TEM é o processo no qual células epiteliais se transformam em células mesenquimais, adquirindo determinadas características moleculares e fisiológicas após serem ativadas por fatores de crescimento específicos, principalmente o TGF-β. Essa reprogramação molecular ocorre em três situações: durante as fases do desenvolvimento embrionário, nas neoplasias e na fibrose.

Estresse do retículo endoplasmático

O RE é uma organela de células eucarióticas que forma uma rede de membranas responsáveis pela síntese proteica e pelo metabolismo de lipídios e carboidratos.

A resposta ao estresse do RE ocorre em situações de expressão exacerbada de proteínas, estado redox alterado, aumento de cálcio, privação metabólica e infecção viral. Esse tipo de resposta é visto em várias doenças, incluindo a FPI familiar e esporádica.

O estresse do RE leva a ativação da resposta a proteínas mal enoveladas (UPR, da sigla em inglês *unfolded protein response*). Trata-se de uma resposta celular inicial ao acúmulo de proteínas aberrantes que visa restaurar a função celular, com aumento da configuração proteica e prevenção da morte celular através da inibição da translocação e promoção da degradação proteica. Existem três vias pelas quais a UPR é ativada: fator de transcrição ativado 6, proteína quinase RNA-*like* ER-quinase (PERK) e IRE-1α. Todas essas vias são ativadas na CEA tipo II.

Caso a célula não seja capaz de restaurar a homeostase entre a produção proteica e a capacidade do RE, uma via terminal é ativada e leva à apoptose celular.

Células mesenquimais

Em resposta à lesão epitelial, uma série de moléculas sinalizadoras levam à ativação de fibroblastos pulmonares, sua diferenciação em miofibroblastos e à produção de matriz extracelular (MEC).

Algumas potenciais fontes de fibroblastos são:
- Fibroblastos endógenos do pulmão;
- Transformação de células epiteliais locais em fibroblastos;
- Migração de fibrócitos circulantes derivados da medula-óssea para o pulmão;
- Células pleurais mesoteliais.

Especialmente através da influência do TGF-β, alterações fenotípicas ocorrem nos fibroblastos, os quais se transformam em miofibroblastos, resultando na produção excessiva de colágeno tipo I.

Essas alterações representam a base do processo fibrótico e resultam na formação do foco fibroblástico típico da PIU.

Fibrócitos

Os fibrócitos são células mesenquimais derivadas da medula óssea e podem ser encontrados na circulação ou nos tecidos. Participam no processo de fibrose através da síntese de MEC, da mudança fenotípica de fibrócitos para fibroblastos ou miofibroblastos e pela produção de citoquinas, que induzem a deposição de colágeno.

O aumento na porcentagem de fibrócitos circulantes se correlaciona com a exacerbação de pacientes com FPI, além de ter impacto no prognóstico da doença.

Fibroblastos e miofibroblastos

Na FPI existem evidências de que os fibroblastos ocorrem em diferentes subpopulações e com propriedades únicas. Os fibroblastos se localizam na lâmina própria do tecido conjuntivo sob o epitélio alveolar de forma relativamente quiescente, e quando ocorre perda da integridade tecidual, eles se transformam em um fenótipo denominado miofibroblasto. Esse é o fenótipo típico de fibroblasto encontrados na FPI.

Diversos mediadores podem levar a essa diferenciação. Comparados aos fibroblastos residentes, os miofibroblastos secretam grandes quantidades de MEC. Esse depósito excessivo na matriz pode levar à fibrose pulmonar.

Os miofibroblastos podem não ser permanentes e necessitam da ativação contínua por fatores de diferenciação.

Durante o processo de cicatrização normal, os fibroblastos excedentes são removidos através de vias apoptóticas. Na FPI, os fibroblastos apresentam características invasoras e resistência à apoptose.

Homeostase do colágeno

Uma das principais características da FPI é o excesso de MEC, principalmente de colágeno, o qual é sintetizado em grande quantidade pelos miofibroblastos.

Os colágenos I e II são predominantes e representam 90% de todo o colágeno que é encontrado no espaço intersticial, nos alvéolos e próximos à região broncovascular.

A atividade lítica do colágeno está presente mesmo nas áreas fibróticas, portanto, parece haver um desequilíbrio entre a síntese e a degradação, com predomínio de sua produção e deposição.

Existem duas vias de degradação: a extracelular, que envolve enzimas proteolíticas, como as metaloproteinases, e a intracelular, caracterizada pela fagocitose e degradação lisossomal por fibroblastos e macrófagos.

A quantidade de fibroblastos produtores de colágeno está aumentada na FPI. Estes são agrupados em *clusters*, formando focos fibroblásticos, que ficam localizados sob as camadas epiteliais do pulmão afetado.

Os níveis de interferon-γ estão diminuídos na FPI. Esta citocina regula negativamente o crescimento de fibroblastos e a síntese de MEC, além de inibir a resposta Th2.

Algumas citocinas são consideradas pró-fibróticas, como a interleucina 4 (IL-4), a interleucina 13 (IL-13) e o fator de crescimento tumoral beta (TGF-β), pois ativam fibroblastos e miofibroblastos.

A IL-4 é uma forte indutora de proliferação de fibroblastos e da síntese de colágeno. Os fibroblastos também possuem receptores de IL-4, o que soma mais um estímulo à produção de MEC.

Os anticorpos monoclonais tralokinumab e lebriquizumab, ambos com ação contra a IL-13, têm sido objeto de estudos no tratamento da FPI.

Os níveis de TGF-β encontram-se aumentados nos pulmões de pacientes com FPI. Entre as ações do TGF-β estão a inibição da proliferação das células epiteliais, a diferenciação de fibroblastos para miofibroblastos e a participação no processo de transição epitélio-mesenquimal.

A ativação de macrófagos também induz a produção de citocinas pró-fibróticas, como o TGF-β e o fator derivado de crescimento de plaquetas, que participam da produção de colágeno.

Via Wnt

A via Wnt faz parte do desenvolvimento embrionário crucial para a organogênese e diferenciação celular. Em particular, a via β-catenina é essencial para o desenvolvimento pulmonar.

O acúmulo nuclear de β-catenina é observado nos focos fibroblásticos, sugerindo que ocorra uma reativação patológica da via Wnt no mecanismo da FPI. Entre as funções desse mediador, está a estimulação de fibroblastos para a produção de colágeno tipo I.

Via Lisil-Oxidase 2

A via lisil-oxidase 2 (LOXL2) é essencial na formação de tecido conjuntivo. Trata-se de uma enzima produzida por fibroblastos que catalisa a aderência da matriz proteica, o que pode contribuir para a sua rigidez. Altas concentrações séricas de LOXL2 têm sido associadas a um risco aumentado de mortalidade e progressão da doença em pacientes com FPI.

O anticorpo monoclonal contra a LOXL2 (simtuzumab) foi avaliado em um estudo fase II em pacientes com FPI que foi interrompido precocemente, pois não foi demonstrado benefício em relação ao placebo na taxa de progressão da doença.

REFERÊNCIAS

1. Ahluwalia N, Shea BS, Tageret AM. New Therapeutic Targets in Idiopathic Pulmonary Fibrosis - Aiming to Rein in Runaway Wound-Healing Responses, Am J Respir Crit Care Med Vol 190, Iss 8, 2014.
2. Armanios, M. Syndromes of telomere shortening. Annu Rev Genomics Hum Genet 10: 45, 2009.
3. Armanios, M. Telomerase and idiopathic pulmonary fibrosis. Mutat Res 730(1-2): 2012.
4. Barry-Hamilton V, Spangler R, Marshall D, McCauley S, Rodriguez HM, Oyasu M, et al. Allosteric inhibition of lysyl oxidase-like-2 impedes the development of a pathologic microenvironment. Nat Med 16(9):1009-1017. 2010.
5. Batra H, Antony VB. Pleural mesothelial cells in pleural and lung diseases. J Thorac Dis 7(6): 964-980.2015.
6. Borensztajn K, Crestani B, Kolb M. Idiopathic pulmonary fibrosis: from epithelial injury to biomarkers-insights from the bench side. Respiration 86(6): 441- 452. 2013.
7. Chilosi M, Poletti V, Zamo A, Lestani M, Montagna L, Piccoli P, et al. Aberrant Wnt/ β-Catenin Pathway Activation in Idiopathic Pulmonary Fibrosis American Journal of Pathology, Vol. 162, No.5, 2003.
8. Gunther A, Korfei M, Mahavadi P, Beck DV, Ruppert C, Markart P. Unravelling the progressive pathophysiology of idiopathic pulmonary fibrosis. Eur Respir Rev 21(124): 152-160. 2012.
9. Kage H, Borok Z. EMT and interstitial lung disease: a mysterious relationship. Curr Opin Pulm Med.18:517–23. 2012.
10. Komiya,Y, Habaset R,et al. Wnt signal transduction pathways Organogenesis 4:2, 68-75; 2008.
11. Marmai C, Sutherland RE, Kim KK, Dolganov GM, Fang X, Kim SS, Jiangat S, et al. Alveolar epithelial cells express mesenchymal proteins in patients with idiopathic pulmonary fibrosis. Am J Physiol Lung Cell Mol Physiol 301: L71–L78, 2011.
12. Phillips R, Burdick JMD, Hong K, Lutz MA, Murray LA, Xue YY, et al. Circulating fibrocytes traffic to the lungs in response to CXCL12 and mediate fibrosis. Journal of Clinical Investigation 114(3): 438-446. 2004.
13. Puglisi S, Torrisi SE, Giuliano R, Vindigni V, Vancheri C. What We Know About the Pathogenesis of IPF. Seminars in Respiratory and Critical Care Medicine Vol. 37 No. 3/2016.
14. Sasaki T, Kahn M. Inhibition of β-catenin/p300 interaction proximalizes mouse embryonic lung epitheliumTranslational Respiratory Medicine, 2:8. 2014.
15. Selman M, Pardo A. Idiopathic pulmonary fibrosis: An epithelial/fibroblastic cross-talk disorder. Respir Res, 3:3, 2002.
16. Wolters P, Collard HR, Jones KD. Pathogenesis of Idiopathic Pulmonary Fibrosis, Annu Rev Pathol. 9: 157–179. 2014.

SEÇÃO 1 – ÁREA BÁSICA

Fibrose Pulmonar Familiar e Marcadores Genéticos nas Doenças Intersticiais Idiopáticas

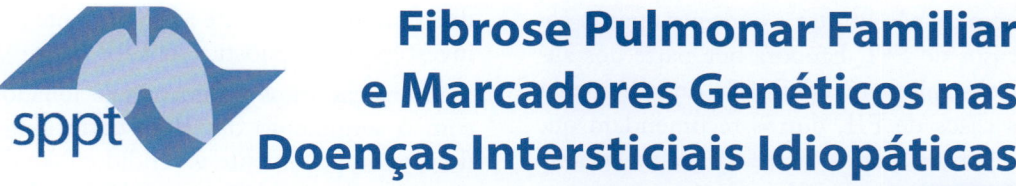

2

José Antonio Baddini-Martinez

INTRODUÇÃO

As pneumonias intersticiais fibrosantes (PIFib) são um grupo heterogêneo de moléstias pulmonares que compartilham características clínicas, radiológicas e histológicas semelhantes. Note o leitor que essa denominação é conceito mais amplo do que a terminologia "pneumonias intersticiais idiopáticas (PII)", comumente empregada. A justificativa para o uso do primeiro termo baseia-se no fato de que, não raro, pneumopatias intersticiais de etiologia bem definida podem simular quadros idiopáticos como, por exemplo, pacientes com pneumonite de hipersensibilidade crônica ou pneumonia intersticial com elementos de autoimunidade. Desse modo, a expressão mais abrangente amplia o diagnóstico diferencial das condições, além de facilitar a compreensão de eventuais mudanças de diagnóstico que possam acontecer ao longo do acompanhamento dos pacientes. Além disso, ela restringe um grupo de processos de diagnóstico mais desafiador em oposição a outros quadros de doença intersticial pulmonar (DIP), como as doenças granulomatosas e císticas. Parece-nos que a denominação PIFib é mais apropriada do que o da expressão "fibrose pulmonar", a qual, quase automaticamente, dirige o raciocínio de médicos, pacientes e familiares para a temida fibrose pulmonar idiopática (FPI).

Há décadas reconhecem-se casos de PIFib de ocorrência familiar. Tais observações foram feitas mesmo antes da aquisição de conhecimentos mais profundos acerca daquele grupo de DIPs. Geralmente, tais condições recebem o nome de "fibrose pulmonar familiar", denominação pouco apropriada, diante da diversidade clínica e anatomopatológica que tais casos podem exibir. Portanto, neste texto, as formas de PIFib de acometimento familiar serão chamadas de pneumonias intersticiais familiares (PIF).

Atualmente, PIF é definida como a presença de quadros de PIFib em dois ou mais familiares que compartilhem um antepassado comum.[1] Na maioria das vezes, está se falando de parentescos até o nível de terceiro grau, ou seja, até primos, bisavós e bisnetos.[2] Contudo, havendo consanguinidade, vínculos até mais distantes podem ser aceitos dentro do conceito.[1,3] Essa definição é simples e tem a vantagem de não limitar o conceito apenas aos casos de FPI. Embora boa parte dos autores apliquem a definição de PIF apenas a casos de PII, outros recomendam que sejam incluídos nesse conceito mesmo outras causas de PIFib. Assim, por exemplo, para Borie et al.,[3] uma família com casos de FPI e asbestose, ou mesmo FPI e acometimento por artrite reumatoide, deve ser classificada como PIF. Para esses autores, "qualquer DIP, de causa conhecida ou desconhecida, pode ocorrer em um contexto familiar e estar associada a um distúrbio genético". Ainda que essa postura possa ser passível de críticas, ela parece ser adequada no momento atual, no qual os mecanismos envolvidos na patogênese das PIF ainda não estão totalmente esclarecidos.

A real prevalência da PIF não é completamente conhecida e, certamente, sofre a influência do uso de critérios mais ou menos restritivos para os tipos de pneumopatias que acabam sendo incluídos na definição. Contudo, há fortes sugestões de que as estimativas tradicionais, variando entre 0,5 e 3,7% dos casos, são conservadoras.[4,5] Ainda que a American Thoracic Society aponte prevalência variando entre 3 e 5%, um estudo mexicano encontrou valor de 20%![6,7] É importante notar que, na última investigação, as pesquisadoras foram especialmente treinadas na maneira de efetuar perguntas, para 1000 pacientes com diagnóstico de FPI até então considerados esporádicos. Além disso, as perguntas restringiram-se exclusivamente a outros casos de "fibrose pulmonar" na família e não incluíram outras formas de DIPs.[7]

Esse último resultado ressalta a importância da pesquisa minuciosa dos antecedentes familiares frente a um paciente em investigação diagnóstica de DIP.

Os mecanismos genéticos relacionados com o surgimento das PIFs estão longe de ser completamente entendidos. Ainda que, nas últimas décadas, tenha havido a identificação de vários genes relacionados ao surgimento da doença, estima-se que os já identificados sejam responsáveis por apenas aproximadamente 20% dos casos.[8] Além disso, tudo indica que os fenótipos apresentados sejam consequência não apenas da presença de variantes genéticas, como também da sua interação com fatores epigenéticos e ambientais.[9] Isso demonstra a magnitude dos desafios que os pesquisadores na área ainda têm pela frente.

ASPECTOS CLÍNICOS

Partindo do princípio de que diferentes fatores genéticos e epigenéticos influenciam no desenvolvimento da PIF, parece ser grande simplificação, ou mesmo ingenuidade, querer descrever características clínico-laboratoriais comuns para os indivíduos acometidos pelo problema. De qualquer modo, análises de coortes bastante numerosas, incluindo casos índice e familiares acometidos e sadios, têm fornecido informações relevantes:

- O acometimento pulmonar é mais comum entre homens e torna-se mais frequente com o envelhecimento.[2,10] Em um estudo, a idade média dos familiares acometidos girou em torno de 68 anos e a dos não acometidos em 53 anos.[2]
- História de tabagismo é mais comum nos indivíduos acometidos do que em familiares sem a doença, indicando que ele possa ser importante fator ambiental para desencadeamento do processo patológico.[2,10]

- A tomografia de tórax de alta resolução (TCAR) é instrumento superior para detecção de doença incipiente, em familiares assintomáticos, do que medidas de função pulmonar, incluindo a difusão pulmonar do monóxido de carbono (DLCO) e testes de exercício.[10]
- O percentual de anormalidades tomográficas em familiares assintomáticos de indivíduos acometidos gira em torno de 22%. A idade média desses familiares é inferior à dos casos índice (46 x 67 anos), sugerindo que a progressão até doença sintomática pode levar décadas.[10]
- Achados tomográficos de 309 indivíduos classificados como tendo PIF provável ou definitiva foram compatíveis com PIU em 80,3% dos casos. Outros padrões encontrados foram PINE (6,5%), pneumonia em organização (0,7%), nódulos centrolobulares (0,3%) e quadro não classificável (1,4%).[2] Em 45% das famílias observou-se heterogeneidade fenotípica, ou seja, padrões tomográficos distintos entre os indivíduos acometidos.
- Apesar de os achados tomográficos compatíveis com PIU serem considerados os mais frequentes entre as PIFs, estudo efetuado por radiologistas torácicos contesta tal conceito.[2,11,12] Nesse estudo foram avaliadas 340 TCARs de casos índice e familiares. O achado mais comum foi reticulação periférica (82%), frequentemente associada a áreas em vidro despolido (80%), geralmente de distribuição difusa (64%), sem gradiente ápico-basal. Faveolamento periférico foi observado apenas em 32% dos casos. Padrões classificados como PIU definitiva ou provável corresponderam a apenas 22% dos exames, enquanto esse valor para PINE definitiva ou provável foi 12%. A grande maioria dos casos (55%) caiu numa categoria radiológica não classificável. Como se trata de um estudo de desenho transversal, não se pode excluir a hipótese de que muitas dessas alterações representem apenas doença inicial, as quais, com a evolução, venham a sofrer transformação para padrões mais típicos de PIU ou PINE.[12]
- Anormalidades celulares nos lavados broncoalveolares de pacientes com PIF, mesmo assintomáticos, são comuns. Pacientes com quadros bem estabelecidos de PIF exibem neutrofilia alveolar. Já familiares assintomáticos apenas com alterações tomográficas discretas tendem a mostrar linfocitose e maior percentual de linfócitos ativados do que familiares sem a doença.[10] Tais achados sugerem a possibilidade de progressão de alveolite linfocitária para alveolite neutrofílica à medida que a doença progride.
- Na prática médica cotidiana, pacientes com PIF não são submetidos a biópsias pulmonares cirúrgicas com muita frequência. Esse fato acaba por influenciar, inclusive, os resultados das principais coortes estudadas. No estudo de Lee et al.,[11] material histológico foi disponível para 8 pacientes apenas, sendo 7 diagnosticados como PIU e um como PIU provável. Na casuística de Rosas et al.,[10] foram realizadas seis biópsias em indivíduos assintomáticos. Três casos foram diagnosticados como PIU, um como PINE, um como pneumonite de hipersensibilidade e outro como pneumonite celular associada a pneumonia em organização. Na maior casuística, Steele et al.[2] apresentam

dados relativos a 78 biópsias. Padrão PIU foi encontrado em 85,6% dos casos, PINE em 10,3%, pneumonia em organização em 2,5% e uma pneumonite não classificável em 1,3%. Apesar do conjunto de dados indicar que PIU seja o padrão histológico mais frequentemente associado a PIF, um estudo bem desenhado, realizado por patologistas pulmonares de renome, sugere que, na verdade, podemos estar diante de um padrão PIU símile.[12] Em 30 biópsias cirúrgicas, o padrão PIU pode ser claramente definido em apenas 40% dos casos. Ainda que as demais biópsias exibissem graus variáveis de fibrose, proliferação muscular lisa e até áreas de faveolamento, o painel de patologistas acabou diagnosticando-as como fibrose parenquimatosa inclassificável. Apesar da evolução ruim da quase totalidade dos pacientes, o padrão inclassificável esteve associado a um prognóstico pouco melhor do que o PIU típico. Naturalmente que tais questões permanecem em aberto.

- Dados da literatura indicam que a evolução da PIF, no geral, é semelhante à das formas esporádicas de FPI.[6,11] Esse fato deve refletir a presença do padrão PIU na maioria dos pacientes com doença familiar. Contudo, é possível que diferentes tipos de anormalidade genética também possam influenciar o prognóstico, como será discutido mais abaixo. Muito provavelmente, em casos individuais, a presença de padrões histológicos como PINE ou pneumonia em organização pode associar-se a evoluções menos agressivas. Há sugestões, e também é nossa observação que a doença tende a exibir melhor evolução em mulheres.

ASPECTOS GENÉTICOS

A patogênese das PIFib é assunto complexo e obscuro, mas, nos dias de hoje, admite-se que tais processos possam ser o resultado da interação de três fatores principais: (i) predisposição genética, (ii) agressões repetidas ao epitélio respiratório distal por exposições ambientais e (iii) envelhecimento pulmonar.[3,13]

Ao que tudo indica, tanto as formas esporádicas de FPI como a PIF tendem a compartilhar, em algum grau, mecanismos patogenéticos comuns. Assim, por exemplo, o surgimento de mutação *de novo* pode levar ao estabelecimento de um caso de FPI esporádica. Quando essa mesma mutação é transmitida e expressa por diversas gerações, estamos diante de casos de PIF.

Os genes relacionados ao estabelecimento da FPI esporádica e das PIFs podem ser classificados em dois grandes grupos: variantes genéticas comuns e variantes genéticas raras.[8] O primeiro grupo refere-se a variações do DNA que, embora presentes na minoria da população, não são tão incomuns assim e tendem a ser transmitidas inalteradas por gerações. Já no segundo caso, trata-se de mutações verdadeiras, as quais são encontradas em menos de 1% das pessoas.

Um importante exemplo de variante genética comum, associada ao surgimento de FPI e PIF, é o polimorfismo rs35705950 do *promoter* do gene MUC5B. A presença de um alelo desse polimorfismo eleva as chances de se ter PIF em 2,8 vezes e FPI esporádica em 9 vezes. Já a presença de dois alelos desse polimorfismo aumenta as chances de aparecimento de PIF em 20,8 vezes e de FPI esporádica em 21,8 vezes.[14] Outros três polimorfismos do gene TOLLIP também mostraram associações com risco para FPI esporádica, porém em menor grau.[15] Além disso, estudos de associação ampla do genoma foram capazes de identificar inúmeras regiões cromossômicas que abrigam genes potencialmente ligados ao surgimento de FPI esporádica e PIF, as quais necessitam ser mais bem exploradas.[16]

Ainda que as variantes genéticas comuns associem-se a riscos para o estabelecimento de PIF, a sua identificação exibe valores preditores positivo e negativo baixos, diante da maior frequência desses marcadores na população geral.[1] Portanto, não há benefícios na sua pesquisa em casos individuais, já que eles não permitem aconselhamento genético satisfatório.[3] Dentro desse contexto, quando se fala em genes ligados a PIFs, as atenções se concentram nas variáveis genéticas raras. No momento, os genes identificados concentram-se em dois grandes grupos: os ligados ao comprimento e função teloméricas e os ligados à estrutura e função de proteínas do surfactante (Tabela 2.1).

Alterações teloméricas

Os telômeros correspondem a sequências repetidas das bases TTAGGG, localizadas nas porções terminais dos cromossomos. Os telômeros exibem até 10.000 repetições dessa sequência de bases e, admite-se, têm como função proteger os cromossomos da perda de material genético codificador ao longo das divisões celulares.[17] A manutenção do tamanho, forma e função dos telômeros é garantida pela atuação de um complexo de proteínas sobre uma sequência de RNA, a qual funciona como *template* para produção repetida da sequência de bases. O *template* de RNA é conhecido como *hTR* e é produzido por ação da enzima denominada *TERC* ou *hTR*. A síntese e formatação dos telômeros propriamente ditas estão na dependência de outras enzimas, entre as quais se destacam a telomerase *TERT*, bem como *DKC1*, *RTEL1*, *TINF2* e *PARN*.[17]

A primeira doença associada a distúrbios teloméricos foi a disceratose congênita, condição caracterizada por anemia

Tabela 2.1 – Variáveis genéticas raras associadas às pneumonias intersticiais familiares*

Função	Gene	Frequência	Transmissão
Telômeros	TERT	8-15%	Autossômica dominante**
	RTEL1	5%	Autossômica dominante
	hTR	<1%	Autossômica dominante
	PARN	<1%	Autossômica dominante
	DKC1	<1%	Relacionada ao X
	TINF2	<1%	Autossômica dominante
Surfactante	SFTPC	2-25%	Autossômica dominante
	SFTPA2	<1%	Autossômica dominante
	ABCA3	<1%	Autossômica recessiva
Desconhecida	Desconhecidos	75-85%	-

*Modificado a partir da referência 8.

**Os graus de penetração dos genes com transmissão autossômica dominante ainda não foram precisamente determinados.

aplástica, leucoplasia cutânea, unhas distróficas e predisposição a neoplasias. É doença mais comum em homens jovens e cursa com formas de PII em 20% dos casos.[18] O número de doenças reconhecidas como associadas a anormalidades teloméricas é crescente e inclui síndrome mielodisplásica, cirrose hepática, cardiomiopatia dilatada, imunodeficiências, câncer de pele e quadros oculares.[19]

No ano de 2007, dois grupos identificaram a ocorrência de mutações nos genes TERT e TERC em casos de PIF, sem outras características de disceratose congênita.[20, 21] Desde então, mutações de TERT têm sido detectadas em aproximadamente 15% dos casos de PIF, enquanto mutações de TERC e outros genes são muito mais raras. Além disso, mutações TERC ou TERT também podem ser detectadas em aproximadamente 2% dos casos de FPI esporádica.[22]

Os comprimentos dos telômeros podem ser medidos em células mononucleares do sangue periférico, empregando-se diversas técnicas, entre as quais se destaca a citometria de fluxo. Esse tipo de exame, embora não disponível amplamente no nosso meio, pode servir como ferramenta de triagem em casos de PIF suspeitos para telomeropatias. Pacientes com PIF associada a mutações teloméricas costumam exibir comprimentos inferiores a 10% do esperado para a idade.[1] Infelizmente, pelo menos em tese, podem existir casos em que ocorra prejuízo funcional dos telômeros, apesar do comprimento normal. Para complicar mais o assunto, existem indivíduos que apresentam comprimentos teloméricos curtos na ausência de mutações genéticas. Essa última condição é chamada "doença genética oculta" e pode ser relacionada à transmissão geracional de variantes individuais pequenas ou fenômenos epigenéticos ainda não identificados.[1, 23] Além disso, tabagismo e exposição a pesticidas também podem levar a redução do comprimento dos telômeros em células do sangue.[3]

Apesar da complexidade do tema, a detecção de telômeros curtos no sangue periférico parece ser fator de risco para estabelecimento de PII, independentemente da presença ou não de mutações no complexo da telomerase, uma vez que em torno de um terço dos pacientes com PIF, e mesmo FPI esporádica, exibem valores abaixo do percentil 10%.[8, 24, 25]

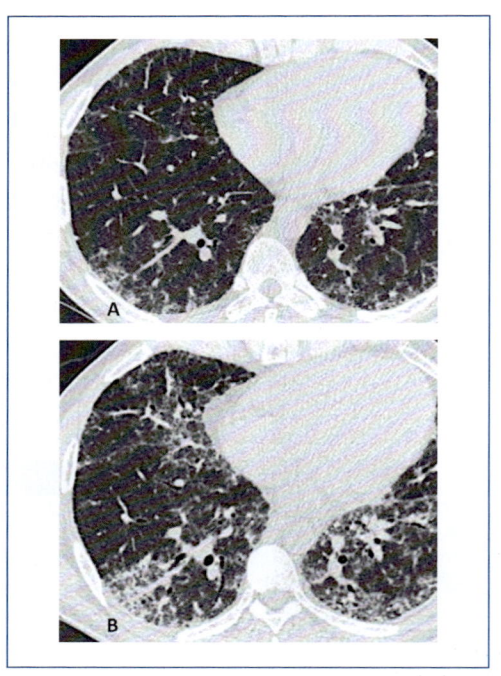

Fig. 2.1 – Cortes tomográficos de paciente de 35 anos com quadro de anemia aplástica e PIF devido à mutação no gene TERT. (A) São evidenciadas áreas de espessamento septal e vidro despolido. (B) Exame realizado 5 meses após o inicial, devido a acentuada piora do quadro respiratório; houve piora dos infiltrados reticulares, acentuação do vidro despolido, surgimento de áreas de bronquiectasias de tração e consolidação alveolar.

A idade média dos pacientes que apresentam PIF devido a mutações TERT parece ser 10 anos inferior à de indivíduos com FPI esporádica e gira em torno de 57 anos. A grande maioria exibe história de tabagismo e a sobrevida média gira em torno de 3 anos após o momento do diagnóstico.[22] Padrões tomográficos compatíveis com PIU foram identificados em 74% dos casos, sugestivos de PIU em 13% e incompatíveis com PIU em outros 13% (Figura 2.1).[22] A evolução parece ser menos agressiva nas mulheres.[26]

A Tabela 2.2 lista elementos que devem ser pesquisados em pacientes com PII sob investigação, no intuito de se levantar a suspeita da presença de mutações do complexo da telomerase.

Tabela 2.2 – Elementos que levantam suspeitas de pneumonia intersticial associada a telomeropatias ou a anormalidades do surfactante

*Telomeropatias**

- Outros casos de PII na família
- Cabelos brancos com menos de 30 anos
- Casos de cirrose hepática
- Casos de anemia aplástica
- Casos de leucemia
- Casos de câncer de pele não melanoma

Anormalidades do surfactante

- Recém-nascido com insuficiência respiratória ao nascer
- Casos de DIP diagnosticados na infância
- Paciente com doença diagnosticada antes dos 45 anos
- Presença de enfisema ou neoplasia associados

*Modificado a partir da Referência 1.

A presença de duas ou mais das características sugere síndrome telomérica.

Alterações do surfactante

A primeira associação entre a ocorrência de mutações em gene da proteína C do surfactante e PIIs foi estabelecida em 2001, com o relato de um recém-nascido com quadro de PINE, cuja mãe e avô também exibiam quadros de PII.[27] A partir daí vários grupos relataram a ocorrência desse tipo de mutações, entre 1 e 2% dos pacientes com PIF.[28, 29] Em um único estudo holandês, esse valor chegou a 25% dos indivíduos acometidos.[30] Entretanto, tudo leva a crer que tal achado não reflete a realidade global, mas sim um alto percentual de consanguinidade nas regiões de onde os pacientes se originavam.

Os mecanismos pelos quais tais mutações geram PII foram estudados em animais, gerando a hipótese de que proteínas do surfactante anormais não sofram processo fisiológico de conformação tridimensional. Como consequência, haveria estresse do retículo endoplasmático dos pneumócitos tipo II, levando à disfunção e apoptose dessas células.[31]

Raras mutações no gene ABCA3, responsável pelo transporte, através da membrana celular, de proteínas do surfactante a partir do citoplasma dos pneumócitos tipo II, também podem ser causa de PIF.[32]

Mutações de genes das proteínas C do surfactante são importante causa de DIP na infância, estando envolvidas na sua gênese em aproximadamente 11% dos casos.[33] Em adultos, a apresentação clínica é bastante variável, indo desde quadros assintomáticos até doença fibrótica avançada.[28, 30] Os achados radiológicos mais comuns são áreas em vidro despolido, espessamento septal e cistos de tamanhos variados, de distribuição predominante em ápices, lembrando enfisema. Em fases avançadas pode haver predomínio de *honeycombing*. Histologicamente foram descritos principalmente padrão PIU, mas PINE, pneumonias em organização e pneumonia intersticial descamativa já foram igualmente observadas.[3,30]

A presença de determinados antecedentes familiares e características clínicas levantam a suspeita para anormalidades do surfactante como causa da PIF (Tabela 2.2).

Outras síndromes

Telomeropatias e alterações do surfactante podem levar ao surgimento de PIIs isoladas. Contudo, algumas doenças hereditárias raras também podem cursar com acometimento pulmonar, em meio a diversas outras manifestações sistêmicas. Assim, por exemplo, em pacientes com neurofibromatose tipo 1 já foram descritas reticulações periféricas bilaterais, imagens em vidro despolido, cistos, bolhas e enfisema.[33]

Uma doença hereditária muito rara, que frequentemente cursa com PII, é a síndrome de Hermansky-Pudlak. Essa doença é mais comum em Porto Rico e cursa com defeitos da função lisossômica.[34] Há pelo menos dez genes associados com a doença, que é de transmissão autossômica recessiva. Clinicamente a moléstia se caracteriza por albinismo e predisposição para fenômenos hemorrágicos. Até 80% dos pacientes com as mutações *HPS-1*, *HPS-2* e *HPS-4* podem exibir PII associada, que geralmente se apresenta em idades entre 30 e 40 anos.[34] Os achados tomográficos descritos são variados e incluem áreas em vidro despolido, reticulações periféricas, bronquiectasias de tração e, em fases finais, *honeycombing* e perda de volume. Embora o quadro pulmonar seja de natureza fibrótica, a distribuição é predominantemente peribronquiolar e não se encaixe nos critérios de PIU.[3] No momento não há tratamento realmente efetivo para o acometimento pulmonar desta síndrome, além do transplante pulmonar. Estudos estão em andamento, visando avaliar o potencial papel terapêutico da pirfenidona e do nintedanibe nessa condição.

DIAGNÓSTICO GENÉTICO

Para que o diagnóstico de PIF seja feito, é necessário realizar uma minuciosa pesquisa dos antecedentes familiares dos pacientes em investigação. Não raro, uma resposta negativa em uma primeira consulta pode, depois de alguma reflexão em casa, tornar-se positiva no momento do retorno. Além disso, não basta confiar apenas nas informações do doente. É fundamental conseguir acesso concreto às informações clínicas disponíveis de outros familiares supostamente acometidos. Isso envolve, inclusive, a análise de radiografias, TCAR e biópsias realizadas.

Havendo motivos para suspeitas de telomeropatias ou de anormalidades do surfactante, a literatura internacional indica investigação genética dirigida para o possível defeito.[1]

Caso a suspeita envolva distúrbios dos telômeros, o primeiro exame a ser indicado é a medida do comprimento telomérico. Trata-se de teste especializado, que envolve técnicas de biologia molecular, no momento disponíveis apenas em poucos laboratórios brasileiros. Alguns autores consideram a técnica de citometria de fluxo mais confiável, mas nem sempre ela está disponível. Quando o comprimento telomérico se mostrar abaixo do décimo percentil da normalidade, está indicada complementação da pesquisa com sequenciamento de TERT e, eventualmente, de outros genes relacionados. Na eventualidade do comprimento telomérico se situar além do décimo percentil, a pesquisa pode ser encerrada nesse ponto.[1] Embora essa abordagem seja recomendada por especialistas no assunto, este autor acredita que, na presença de alta suspeita clínica para telomeropatias, os estudos de sequenciamento genético possam ser feitos mesmo quando o comprimento telomérico for pouco alterado, como, por exemplo, entre o décimo e quadragésimo percentis.

Quando houver suspeita de anormalidades do surfactante, o exame a ser pedido, de pronto, seria o sequenciamento do gene da proteína C e outros relacionados, quando necessário. Contudo, atualmente esse tipo de análise específica não parece ser disponível comercialmente no Brasil, ficando reservado a alguns centros de pesquisa.

A literatura internacional recomenda ainda que, diante da detecção de alguma anormalidade genética, sejam oferecidos testes e aconselhamento genético para familiares, sintomáticos ou não, com idade superior a 18 anos.[1]

É importante lembrar que a real utilidade da caracterização do distúrbio genético de base em pacientes com PIF é, no momento, muito pequena, diante das enormes incertezas envolvidas na condução desses casos. Por isso, tais procedimentos acabam sendo realizados quase exclusivamente dentro do campo da pesquisa. Vale salientar ainda que nos casos de disceratose congênita e síndrome de Hermansky-Pudlak, a realização de testes e aconselhamento genético são condutas bem estabelecidas.[1]

PROBLEMAS DA PRÁTICA CLÍNICA

A condução clínica de casos com PIF pode tornar-se problema desafiador. Isso ocorre devido à possibilidade da ocorrência de quadros histológicos de natureza diversa, bem como pela falta de ensaios clínicos avaliando o uso de antifibróticos exclusivamente nesses pacientes. Diante desse cenário, não existem na literatura recomendações adequadas para a condução clínica dos casos. Portanto, as sugestões abaixo não são de forma alguma absolutas e baseiam-se em dados publicados, conversas com outros especialistas, bom senso e opiniões pessoais deste autor. Elas podem servir como guias até o surgimento de diretrizes oficiais por parte das sociedades médicas.

- Os dados disponíveis indicam que a maioria dos pacientes com PIF exibe padrões histológicos do tipo PIU ou PIU símile. Contudo, padrões de PINE, pneumonia em organização e mesmo pneumonites de hipersensibilidade já foram encontrados. Nesse contexto, a indicação de biopsias pulmonares cirúrgicas em pacientes com PIF e padrão tomográfico incompatível com PIU soa bastante razoável, desde que não envolva riscos excessivos para os indivíduos. Pacientes com possível PIU à tomografia devem ser avaliados caso a caso, diante da alta probabilidade de, nesses casos, o padrão histológico vir a mostrar realmente PIU. Esse tipo de abordagem se justifica, diante da possibilidade de identificação de padrões responsivos à terapia imunossupressora tradicional.
- Ainda que não tenham sido feitos ensaios clínicos específicos sobre o uso de nintedanibe e pirfenidona em pacientes com PIF, vários voluntários inclu-

ídos nos estudos originais envolvendo tais drogas tinham esse tipo de condição. Portanto, se um paciente com PIF exibe TCAR e/ou biopsia pulmonar compatíveis com PIU, é bem aceitável considerar a introdução de tratamento com uma dessas drogas em pacientes sem contraindicações.

- Uma vez feito o diagnóstico de PIF em um paciente, é recomendável a realização de avaliação clínica em familiares sintomáticos respiratórios. As avaliações podem ser feitas também em familiares do primeiro grau assintomáticos e, além da observação clínica, devem obrigatoriamente incluir TCAR.
- A identificação de doença incipiente em familiares não implica necessariamente na introdução de tratamento antifibrótico. Além de não existirem estudos avaliando a efetividade dessas drogas em tal situação, a evolução do processo pode ser longa, particularmente em mulheres. Nessas condições, pode-se optar pelo acompanhamento funcional com medidas de volumes pulmonares e difusão do monóxido de carbono, assim como TCAR de frequência anual. Diante de evidências concretas de progressão da doença, avaliar a necessidade de biopsia pulmonar e as eventuais opções terapêuticas disponíveis.
- Pacientes com PIF associada a telomeropatias podem exibir evolução muito rápida, particularmente os do sexo masculino. Por isso, devem ser encaminhados precocemente para avaliação em centros de transplante pulmonar. A literatura indica que a realização de transplante pulmonar é viável em tais indivíduos, apesar de se correr maior risco de complicações.[35]
- Um estudo recente, não controlado, envolvendo amostra pequena e heterogênea de pacientes com telomeropatias, apontou benefício hematológico com o uso prolongado do hormônio sintético danazol.[36] Houve ainda uma sugestão de que o uso da droga cursou com estabilização da função pulmonar em pelo menos sete indivíduos. Ainda que promissores, tais resultados ainda não são suficientes para indicar o tratamento rotineiro de pacientes com PIF por telomeropatias com danazol.

CONSIDERAÇÕES FINAIS

A genética da PIFib é assunto complexo, cuja investigação está ainda apenas em seu início. Muito do que aprendemos sobre as PIF tem se tornado embasamento para investigações da patogenia dos quadros de ocorrência esporádica.

A Figura 2.2 ilustra uma hipótese atraente para o desenvolvimento das PIFib de diferentes naturezas. De acordo com ela, os padrões histológicos de PIFib podem ser consequência da interação de predisposições genéticas distintas com exposições ambientais variáveis, como, por exemplo, tabagismo ou exposição a aves. Desse modo, em futuro breve, mais importante do que caracterizar as PIFib a partir dos seus aspectos clínicos, radiológicos e histológicos, seria defini-las em função dos genótipos de cada paciente. Além da relevância diagnóstica, esse tipo de caracterização também seria importante na predição do prognóstico e das respostas frente a diferentes tipos de tratamentos instituídos.[1,8] Quem viver, verá!

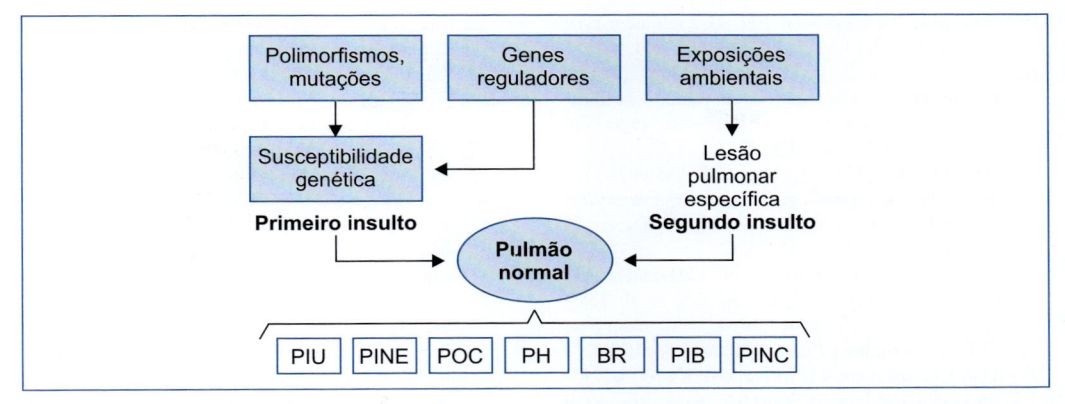

Fig. 2.2 – Diagrama ilustrando hipótese geral para a patogênese das pneumonias intersticiais fibrosantes. PIU: pneumonia intersticial usual; PINE: pneumonia intersticial não específica; POC: pneumonia em organização criptogênica; PH: pneumonites de hipersensibilidade; BR: bronquiolite respiratória; PIB: pneumonia intersticial bronquiolocêntrica; PINC: pneumonia intersticial não classificável.

REFERÊNCIAS

1. Kropski JA, Young LR, Cogan JD, Mitchell DB, Lancaster LH, Worrell JA, et al. Genetic evaluation and testing of patients and families with idiopathic pulmonary fibrosis. Am J Respir Crit Care Med. 2016 Oct 27. [Epub ahead of print].
2. Steele MP, Speer MC, Loyd JE, Brown KK, Herron A, Slifer SH, et al. Clinical and pathologic features of familial interstitial pneumonia. Am J Respir Crit Care Med. 2005;172: 1146-52.
3. Borie R, Kannengiesser C, Nathan N, Tabèze L, Pradère P, Crestani B. Familial pulmonary fibrosis. Rev Mal Respir. 2015;32: 413-34.
4. Marshall RP, Puddicombe A, Cookson WO, Laurent GJ. Adult familial cryptogenic fibrosing alveolitis in the United Kingdom. Thorax. 2000;55: 143-6.
5. Hodgson U, Laitinen T, Tukiainen P. Nationwide prevalence of sporadic and familial idiopathic pulmonary fibrosis: evidence of founder effect among multiplex families in Finland. Thorax. 2002;57: 338-42.
6. Raghu G, Collard HR, Egan JJ, Martinez FJ, Behr J, Brown KK, et al. An official ATS/ERS/JRS/ALAT statement: idiopathic pulmonary fibrosis: evidence-based guidelines for diagnosis and management. Am J Respir Crit Care Med. 2011;183: 788-824.
7. García-Sancho C, Buendía-Roldán I, Fernández-Plata MR, Navarro C, Pérez-Padilla R, Vargas MH, et al. Familial pulmonary fibrosis is the strongest risk factor for idiopathic pulmonary fibrosis. Respir Med. 2011;105: 1902-7.
8. Kropski JA, Blackwell TS, Loyd JE. The genetic basis of idiopathic pulmonary fibrosis. Eur Respir J. 2015;45: 1717-27.
9. Tzouvelekis A, Kaminski N. Epigenetics in idiopathic pulmonary fibrosis. Biochem Cell Biol. 2015;93: 159-70.
10. Rosas IO, Ren P, Avila NA, Chow CK, Franks TJ, Travis WD, et al. Early interstitial lung disease in familial pulmonary fibrosis. Am J Respir Crit Care Med. 2007; 176: 698-705.
11. Lee HL, Ryu JH, Wittmer MH, Hartman TE, Lymp JF, Tazelaar HD, et al. Familial idiopathic pulmonary fibrosis: clinical features and outcome. Chest. 2005;127: 2034-41.
12. Leslie KO, Cool CD, Sporn TA, Curran-Everett D, Steele MP, Brown KK, et al. Familial idiopathic interstitial pneumonia: histopathology and survival in 30 patients. Arch Pathol Lab Med. 2012;136: 1366-76.
13. Pardo A, Selman M. Lung fibroblasts, aging, and idiopathic pulmonary fibrosis. Ann Am Thorac Soc. 2016;13: S417-S421.
14. Seibold MA, Wise AL, Speer MC, Steele MP, Brown KK, Loyd JE, et al. A common MUC5B promoter polymorphism and pulmonary fibrosis. N Engl J Med. 2011; 364: 1503-12.
15. Noth I, Zhang Y, Ma SF, Flores C, Barber M, Huang Y, et al. Genetic variants associated with idiopathic pulmonary fibrosis susceptibility and mortality: a genome-wide association study. Lancet Respir Med. 2013; 1: 309-17.
16. Fingerlin TE, Murphy E, Zhang W, Peljto AL, Brown KK, Steele MP, et al. Genome-wide association study identifies multiple susceptibility loci for pulmonary fibrosis. Nat Genet. 2013; 45: 613-20.
17. MacNeil DE, Bensoussan HJ3, Autexier C. Telomerase regulation from beginning to the end. Genes (Basel). 2016; 7: E64.
18. Calado RT, Young NS. Telomere diseases. N Engl J Med. 2009; 361: 2353-65.

19. Armanios M, Blackburn EH. The telomere syndromes. Nat Rev Genet. 2012;13: 693-704.
20. Tsakiri KD, Cronkhite JT, Kuan PJ, Xing C, Raghu G, Weissler JC, et al. Adult-onset pulmonary fibrosis caused by mutations in telomerase. Proc Natl Acad Sci U S A. 2007;104: 7552-7.
21. Armanios MY, Chen JJ, Cogan JD, Alder JK, Ingersoll RG, Markin C, et al. Telomerase mutations in families with idiopathic pulmonary fibrosis. N Engl J Med. 2007;356: 1317-26.
22. Diaz de Leon A, Cronkhite JT, Katzenstein AL, Godwin JD, Raghu G, Glazer CS, et al. Telomere lengths, pulmonary fibrosis and telomerase (TERT) mutations. PLoS One. 2010;5: e10680.
23. Hao LY, Armanios M, Strong MA, Karim B, Feldser DM, Huso D, et al. Short telomeres, even in the presence of telomerase, limit tissue renewal capacity. Cell. 2005; 123: 1121-31.
24. Alder JK, Chen JJ, Lancaster L, Danoff S, Su SC, Cogan JD, et al. Short telomeres are a risk factor for idiopathic pulmonary fibrosis. Proc Natl Acad Sci U S A. 2008; 105: 13051-6.
25. Cronkhite JT, Xing C, Raghu G, Chin KM, Torres F, Rosenblatt RL, et al. Telomere shortening in familial and sporadic pulmonary fibrosis. Am J Respir Crit Care Med. 2008;178: 729-37.
26. El-Chemaly S, Ziegler SG, Calado RT, Wilson KA, Wu HP, Haughey M, et al. Natural history of pulmonary fibrosis in two subjects with the same telomerase mutation. Chest. 2011; 139: 1203-9.
27. Nogee LM, Dunbar AE 3rd, Wert SE, Askin F, Hamvas A, Whitsett JA. A mutation in the surfactant protein C gene associated with familial interstitial lung disease. N Engl J Med. 2001; 344: 573-9.
28. Thomas AQ, Lane K, Phillips J 3rd, Prince M, Markin C, Speer M, et al. Heterozygosity for a surfactant protein C gene mutation associated with usual interstitial pneumonitis and cellular nonspecific interstitial pneumonitis in one kindred. Am J Respir Crit Care Med. 2002; 165: 1322-8.
29. Wang Y, Kuan PJ, Xing C, Cronkhite JT, Torres F, Rosenblatt RL, et al. Genetic defects in surfactant protein A2 are associated with pulmonary fibrosis and lung cancer. Am J Hum Genet. 2009; 84: 52-9.
30. van Moorsel CH, van Oosterhout MF, Barlo NP, de Jong PA, van der Vis JJ, Ruven HJ, et al. Surfactant protein C mutations are the basis of a significant portion of adult familial pulmonary fibrosis in a dutch cohort. Am J Respir Crit Care Med. 2010;182: 1419-25.
31. Tanjore H, Blackwell TS, Lawson WE. Emerging evidence for endoplasmic reticulum stress in the pathogenesis of idiopathic pulmonary fibrosis. Am J Physiol Lung Cell Mol Physiol. 2012; 302: L721-9.
32. Campo I, Zorzetto M, Mariani F, Kadija Z, Morbini P, Dore R, et al. A large kindred of pulmonary fibrosis associated with a novel ABCA3 gene variant. Respir Res. 2014;15: 43.
33. Nathan N, Taam RA, Epaud R, Delacourt C, Deschildre A, Reix P, et al. A national internet-linked based database for pediatric interstitial lung diseases: the French network. Orphanet J Rare Dis. 2012;7: 40.
34. Vicary GW, Vergne Y, Santiago-Cornier A, Young LR, Roman J, et al. Pulmonary fibrosis in Hermansky-Pudlak syndrome. Ann Am Thorac Soc. 2016;13:1839-1846.
35. Silhan LL, Shah PD, Chambers DC, Snyder LD, Riise GC, Wagner CL, et al. Lung transplantation in telomerase mutation carriers with pulmonary fibrosis. Eur Respir J. 2014;44: 178-87.
36. Townsley DM, Dumitriu B, Liu D, Biancotto A, Weinstein B, Chen C, et al. Danazol treatment for telomere diseases. N Engl J Med. 2016;374: 1922-31.

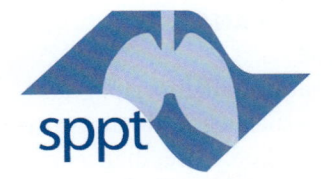

Antígenos Infecciosos e Sarcoidose – Qual o Papel na Patogênese?

3

Marina Dornfeld Cunha Castro
Carlos Alberto de Castro Pereira

INTRODUÇÃO

A sarcoidose é uma doença granulomatosa multissistêmica idiopática que afeta indivíduos de todas as raças e grupos étnicos e ocorre em qualquer idade.[1,2] Os pulmões são envolvidos em 90 a 95% dos pacientes.[2]

A doença combina distribuições geográficas, sazonais, de gêneros e raças específicas, com características familiares e de agrupamento.[3] Sua incidência varia amplamente ao redor do mundo, provavelmente devido a diferentes exposições ambientais, métodos de vigilância, e fatores genéticos.[1]

O diagnóstico é estabelecido quando achados clínicos e radiológicos são apoiados pela evidência histológica de granulomas não caseosos de células epitelioides, excluídos granulomas de causas conhecidas e reações sarcoides locais.[2]

A etiologia da sarcoidose permanece desconhecida e seu desenvolvimento é complexo.[4] Estudos sugerem que fatores genéticos, imunológicos e ambientais interagem juntamente para causar a doença.[5]

A sarcoidose é caracterizada por granulomas epitelioides não caseosos, infiltrado celular oligoclonal de células T CD4+ e a formação de complexos imunes.[6]

O desenvolvimento e acúmulo de granulomas, anormalidade fundamental na sarcoidose, resultam da resposta imune protetora do hospedeiro a um antígeno persistente, deficientemente degradado.[1,4,7]

Essa resposta inicia-se com o estímulo antigênico, seguido pela ativação de células T, macrófagos e células dendríticas, mediada pela via do complexo principal de histocompatibilidade II.[4] As células T agem através do reconhecimento do antígeno e amplificação da resposta imune celular local. Os macrófagos e linfócitos T dos granulomas liberam citocinas inflamatórias chaves no processo.[8] Os mecanismos que influenciam tanto a indução quanto a manutenção e, em alguns casos, a resolução da inflamação granulomatosa sistêmica permanecem incompletamente compreendidos.[5] Irregularidades nas respostas imune adaptativa e inata foram identificadas em pacientes com sarcoidose, ambas contribuindo para a inflamação granulomatosa identificada na doença.[9]

Classicamente, os granulomas são bem formados, compactos e cercados por colágeno hialino lamelar; possuem distribuição linfática e podem coalescer.[10] São constituídos de células epitelioides, células mononucleares e células T CD4+, com poucas células T CD8+ na periferia.[8]

A sarcoidose tem predileção pelos pulmões e linfonodos torácicos, embora possa envolver quase todas as partes do corpo, possivelmente, de forma mais comum, áreas com contato externo com o ambiente, como os olhos e a pele.[5]

A procura por causas ambientais é centrada nas exposições a antígenos transportados pelo ar, e tanto os agentes infecciosos como os não infecciosos são possíveis fatores implicados na sarcoidose.[1, 11] Assim, os bioaerossóis microbianos poderiam constituir-se fator unificador de relatos ambientais e geográficos.[12] Ainda, a sarcoidose pode ter não apenas um agente causador único, mas múltiplos agentes.[13]

Algumas exposições ocupacionais e ambientais foram relacionadas com um risco elevado de sarcoidose em alguns pacientes.[4] Investigadores de um estudo etiológico observaram associações positivas com trabalho agrícola, exposição a inseticidas e ambientes mofados. Outras previamente citadas incluem bombeiros, profissionais de cuidado em saúde, militares, trabalhadores da indústria de madeira e moradores costeiros e rurais.[14]

Contudo, a falha na identificação de uma causa específica e a variedade de apresentações em diferentes regiões do mundo aumentam a chance de a sarcoidose constituir, de fato, um espectro de doenças com uma histologia comum.[3]

ETIOLOGIA MICROBIANA DA SARCOIDOSE

Frequentemente a inflamação granulomatosa está associada a doenças infecciosas, como tuberculose, hanseníase e esquistossomose, aumentando a possibilidade de que a sarcoidose poderia também ser induzida por um agente infeccioso ainda não identificado.[15] Muitos agentes infecciosos apresentam os requisitos básicos de indução de inflamação granulomatosa e de respostas imunológicas consistentes com a sarcoidose.[16] Em contrapartida, outras síndromes com características imunopatológicas semelhantes à sarcoidose, como beriliose crônica e pneumonite de hipersensibilidade, ilustram que as doenças granulomatosas podem ter etiologia não infecciosa.[12]

Embora a etiologia da sarcoidose permaneça desconhecida, evidências crescentes de estudos moleculares, genéticos e imunológicos relacionam infecções microbianas à etiologia da sarcoidose,[5, 12] devido a suas similaridades clínicas com as doenças granulomatosas infecciosas.[17]

Os granulomas usualmente são resultantes da persistência de produtos não degradados ou de resposta de hipersensibilidade. Uma sobreposição desses dois mecanismos ocorre na maioria das infecções, pois os microrganismos podem servir como corpo estranho ou antígenos. Tendo em conta que o granuloma de células epitelioides é a marca patológica da sarcoidose, qualquer agente etiológico pode estar presente ou ter estado presente dentro dos granulomas sarcoides.[7]

Estudos histopatológicos que demonstrem organismos ou antígenos nos granulomas são essenciais para provar uma ligação causal entre a sarcoidose e agentes infecciosos.[7] Nesse raciocínio, a incapacidade de identificar os microrganismos por colorações ou culturas de tecidos patológicos continua sendo um dos argumentos mais fortes contra o potencial papel dos antígenos infecciosos na patogênese da doença,[11] apesar da baixa sensibilidade desses métodos.[12]

Organismos micobacterianos e propionibacterianos são os mais comumente implicados como agentes etiológicos em estudos de detecção por reação em cadeia da polimerase (PCR) de ácido desoxirribonucleico (DNA) microbiano em tecidos de pacientes com sarcoidose.[17] Os resultados de diferentes estudos apresentam variação considerável, porém com relatos da presença de DNA microbiano em 0 a 80% dos tecidos de sarcoidose e em 0 a mais de 30% nos tecidos de controles. A falha na detecção do DNA em doentes sugere outras causas para a sarcoidose, enquanto a detecção em alguns controles sugere infecção latente pela bactéria.[7]

Um passo importante no entendimento seria a identificação de antígenos específicos contribuindo para a resposta imune mediadora da inflamação granulomatosa.[18] Essa resposta imune foi encontrada em estudos de pacientes com sarcoidose e controles saudáveis e doentes, porém a presença de infecção latente complica a interpretação de resultados em estudos imunológicos. Assim, a abordagem imunológica pode não ser suficiente para confirmar inequivocamente que os organismos são os causadores.[7]

Uma etiologia infecciosa poderia prontamente explicar o envolvimento sistêmico, porém o desafio é entender os mecanismos pelos quais qualquer agente infeccioso hipotético causa uma doença crônica, progressiva.[16] Assim, não há consenso sobre os mecanismos patogenéticos pelos quais cada infecção causa a sarcoidose e não há concordância quanto ao papel de agentes específicos na sarcoidose, com as micobactérias e propionibactérias constituindo os principais alvos da maioria dos estudos de pesquisa.[5]

PAPEL DOS ORGANISMOS MICOBACTERIANOS NA SARCOIDOSE

A evidência para um papel causal das micobactérias na sarcoidose é multidimensional.[8]

Semelhanças entre características clínicas, histológicas e imunológicas entre a sarcoidose e a tuberculose levaram alguns a pensar que a sarcoidose poderia ser uma forma atípica da infecção.[19] A tuberculose, causada pelo *Mycobacterium tuberculosis* (MTB), caracteriza-se por manifestações pulmonares e/ou extrapulmonares similares à sarcoidose e tem na formação de granuloma com necrose caseosa seu substrato patológico.[15]

A ocorrência de infecção micobacteriana, seja concomitante, precedendo ou sucedendo a sarcoidose, a favorece como gatilho para a doença[20] ou mesmo faz do diagnóstico diferencial entre as duas entidades um grande desafio, particularmente em países com alta incidência de tuberculose.[4] Muitos casos de tuberculose são inicialmente diagnosticados de forma incorreta como sarcoidose e vice-versa, e há inúmeros relatos de casos de tuberculose e sarcoidose concomitantes no mesmo paciente.[15] A possibilidade de infecção micobacteriana na sarcoidose deve ser considerada na presença de piora clínica significativa da doença sistêmica crônica em pacientes submetidos a terapias imunossupressoras a longo prazo.[8]

Tanto as micobactérias contagiosas (*Mycobacterium tuberculosis*) quanto as não contagiosas (micobactérias não tuberculosas) foram implicadas na patogênese da sarcoidose.[4] Apesar disso, estas nunca foram isoladas em coloração ou cultura de lesões sarcoides.[19] e não há evidência clara para determinar se o bacilo é realmente a causa da sarcoidose.[20]

Melhorias no isolamento de micobactérias não tuberculosas (MNT), através de métodos mais acurados, levaram ao reconhecimento de diversas novas espécies associadas com doenças em seres humanos.[4] O aumento da capacidade de detectar micobactérias em sarcoidose aumentaria a possibilidade de que as duas tenham um agente causal similar e que seriam diferentes manifestações clínicas da mesma doença, com espectros de sobreposição.[4, 15] A sarcoidose seria, então, uma forma mais benigna, menos infecciosa e agressiva do mesmo processo patológico, e os pacientes com sarcoidose teriam uma resposta imune mais robusta em controlar a infecção desencadeada pelo agente micobacteriano.[15]

O uso de ferramentas moleculares e técnicas demonstrando material genômico ou proteico de micobactérias em tecidos de sarcoidose, associado a respostas imunes humoral e celular elevadas contra antígenos destas, podem apoiar a hipótese de que antígenos micobacterianos levariam a alguns casos de sarcoidose.[4]

Ao utilizar PCR para a pesquisa de DNA micobacteriano em amostras teciduais de pacientes com sarcoidose, alguns investigadores detectaram a micobactéria, enquanto outros não.[13] Entretanto, é importante enfatizar que a mera presença do DNA não indica a existência de relação causa-efeito.[21]

Uma metanálise visando avaliar evidências moleculares incluiu 31 estudos de PCR para amplificação de ácido nucleico e identificação de sequências específicas para diferentes tipos de micobactérias. De um total de 874 pacientes incluídos, quase 30% dos tecidos apresentavam ácidos nucleicos de micobactérias, especialmente de *M. tuberculosis*, com uma probabilidade 10 a 20 vezes maior de identificação do agente em amostras de sarcoidose que em controles. Diferentes técnicas empregadas nos estudos, exposições ambientais locais variadas e outros possíveis gatilhos para a doença podem ter influenciado nos resultados.[20]

Positividade superior foi encontrada em um estudo em pacientes recém-diagnosticados com sarcoidose de região com elevada incidência de tuberculose, com a presença de DNA de micobactérias por PCR em 48% das amostras de lavado broncoalveolar e/ou biópsia transbrônquica, achado significativamente superior que em controles (7%).[22]

Análise qualitativa e quantitativa de PCR em tempo real para genoma de MTB demonstrou maior discriminação entre tuberculose e sarcoidose através da quantificação genômica, com um valor de corte de $1,14 \times 10^3$ cópias por mL para diferenciação (sensibilidade de 96,8% e especificidade de 98,1%).[23]

Estudos imunológicos recentes avaliaram a evidência de antígenos micobacterianos em sarcoidose, indicando que o *M. tuberculosis* poderia estar envolvido na patogênese da doença.[6, 18, 24]

Utilizando uma abordagem proteômica, pesquisadores identificaram uma catalase-peroxidase de *Mycobacterium tuberculosis* (mKatG) como um candidato a antígeno tecidual patogênico, que estimula a resposta celular B e T na sarcoidose, sugerindo que esta seja um alvo da resposta imune adaptativa conduzindo a inflamação granulomatosa em sarcoidose.[6,18]

No contexto imunológico, uma metanálise de estudos caso-controle incluindo mais de 700 participantes encontrou incidência positiva de resposta imune (tanto celular quanto humoral) a antígenos específicos de micobactérias (especialmente MTB) significativamente superior no grupo com sarcoidose em relação ao grupo controle, indicando que esses antígenos induzem resposta T celular específica no sangue ou fluido do lavado broncoalveolar (LBA) de pacientes com sarcoidose. Os resultados indicam que alguns antígenos insolúveis específicos da micobactéria, em vez da micobactéria inteira, contribuem para a patogênese, desencadeando uma inflamação granulomatosa através de resposta imune tipo IV.[21]

É importante perceber que os antígenos micobacterianos sozinhos podem não explicar a patogênese da doença em todos os indivíduos, uma vez que evidências moleculares ou imunes podem não ser observadas em alguns indivíduos. Assim, assume-se que os antígenos poderiam representar apenas um dos fatores mais importantes da patogênese, porém outros fatores podem contribuir para a doença.[21]

A presença da micobactéria pode ser considerada incidental, mas também pode sugerir que os granulomas sarcoides são iniciados por uma reação contínua ao agente, que, apesar de baixo potencial patogênico, tem capacidade de desencadear resposta imune.[20] Não há evidências microbiológicas e imunopatológicas de que a sarcoidose seja causada por uma infecção micobacteriana ativa e em replicação em nenhuma fase da doença.[5]

Estudos futuros devem ser delineados para avaliar se os ácidos nucleicos ou proteínas identificados refletem replicação ativa dos organismos ou proteínas persistentes.[11]

Um ponto relevante, além da possível etiologia, parece ser a influência da presença de micobactérias na evolução da doença.[20] Um estudo demonstrou a correlação da sarcoidose crônica com a positividade para *M. tuberculosis* e/ou a presença de alelos de HLA-DR específicos, além de níveis mais elevados dos biomarcadores (enzima conversora de angiotensina e receptor solúvel de interleucina-2) em achados positivos para micobactéria.[25]

Vários aspectos ainda devem ser explorados em pesquisas futuras, incluindo o DNA micobacteriano, antígenos e resposta imune, a associação entre HLA e diferentes espectros da doença, bem como ensaios em investigação diagnóstica e resposta à terapêutica antituberculostática na sarcoidose.[15]

PAPEL DOS ORGANISMOS PROPIONIBACTERIANOS NA SARCOIDOSE

No final dos anos 1970 um grande estudo japonês buscou avaliar os patógenos responsáveis pela sarcoidose através de ensaios extensivos a fim de isolar microrganismos, incluindo bactérias, vírus e fungos de amostras teciduais.[26] O *Propionibacterium acnes* foi e é, até o momento, o único microrganismo isolado de lesões sarcoides por cultura bacteriana.[17,26] O *P. acnes* é uma bactéria Gram-positiva anaeróbia, não formadora de esporos, presente nas superfícies de pele e mucosas (cavidade oral, intestino, conjuntiva).[17,27]

Posteriormente, uma série de estudos japoneses forneceu evidências do papel dessa bactéria na sarcoidose, embora também presente em controles, demonstrando que o *P. acnes* também é comensal para pulmões e linfonodos de indivíduos sem sarcoidose.[7, 13, 19, 28-30]

O *P. acnes* foi isolado por cultura em 78% das biópsias linfonodais de japoneses com sarcoidose, com diferença significante entre o resultado positivo nos tecidos de sarcoidose em relação aos controles (21%).[29]

Genomas de *Propionibacterium acnes* ou *Propioniobacterium granulosum*, por PCR quantitativo, foram detectados em linfonodos biopsiados de todos os 15 pacientes portadores de sarcoidose de um estudo, e, em menores proporções e quantidades, em indivíduos com tuberculose e controles. Em contrapartida, DNA de *M. tuberculosis* esteve presente nas amostras de 100% dos pacientes com tuberculose e em apenas três dos pacientes com sarcoidose, sugerindo uma maior chance de propionibactérias serem causadoras de sarcoidose que micobactérias.[13]

Semelhantemente, um estudo multicêntrico avaliou a possibilidade dessa ligação etiológica, e também encontrou que *Propionibacterium spp.* (*P. acnes* ou *P. granulosum*) tiveram maior propensão que *Mycobacterium spp.* para estarem envolvido na etiologia da sarcoidose, tanto em frequência quanto em quantidade de genoma, não só em japoneses como também em europeus.[19]

Essa diferença também reside em análises quantitativas no DNA entre os grupos de doentes e controles; a quantidade de DNA de *P. acnes* nas células do lavado broncoalveolar de pacientes com sarcoidose foi significativamente maior que em outras doenças pulmonares, e correlacionou-se com o nível sérico de ECA e a porcentagem de macrófagos no líquido do LBA na sarcoidose.[30]

Ainda, estudo de imuno-histoquímica utilizando anticorpos monoclonais específicos contra o *P. acnes* demonstrou reatividade em 88% dos granulomas sarcoides linfonodais e em 57% dos pulmonares, em oposição a outros granulomas (tuberculose e reação sarcoide), que não apresentaram reatividade. A alta frequência e sensibilidade do *P. acnes*, detectada pelos anticorpos nos granulomas da sarcoidose, indica que a bactéria pode ser a causa da formação do granuloma em muitos pacientes, porém não em todos, sugerindo outras etiologias, incluindo causas não infecciosas ou a degradação completa do antígeno do P. acnes nas células do granuloma.[7]

No intuito de fortalecer a associação, uma metanálise recente reuniu 9 estudos caso-controle avaliando o papel etiológico do *P. acnes* na sarcoidose e encontrou uma taxa de positividade de 78% e risco significativamente elevado (taxa de probabilidade de 19).[31]

PAPEL DE OUTROS ORGANISMOS MICROBIANOS NA SARCOIDOSE

Uma variedade de outros patógenos humanos, incluindo fungos, vírus e espiroquetas, foi sugerida como causas potenciais, porém carece de confirmação mais ampla por múltiplos grupos de pesquisa, uma vez que nesses casos faltam evidências clínicas e microbiológicas do papel direto desses agentes na etiologia da sarcoidose.[5]

A associação da sarcoidose com os microrganismos *Borrelia burgdorferi*, Herpes Vírus Humano-8, *Rickettsia helvetica*, *Chlamydia pneumoniae*, Epstein-Barr Vírus e Retrovírus, anteriormente sugerida, foi refutada em uma metanálise que compilou 58 estudos histológicos e celulares.[32] Ademais, esta reforçou a ligação etiológica entre a sarcoidose e propionibactérias e micobactérias, com influência da região geográfica ditando os microrganismos mais envolvidos.[32]

Descrições de reação sarcoidose-símiles com linfadenopatia hilar bilateral ou lesões pulmonares nodulares em pacientes posteriormente detectados com infecções bacterianas ou fúngicas enfatizam a importância da exclusão de infecções ativas em casos específicos, porém não há evidência direta desses patógenos na etiologia da sarcoidose.[33,34]

IMUNIDADE INATA E PAPEL POTENCIAL DO AMILOIDE SÉRICO A NA SARCOIDOSE

Considera-se que a imunopatogênese da sarcoidose envolva contribuições de respostas imunes tanto adaptativa como inata.[9] Embora a identificação de respostas adaptativas aos antígenos elucide os mecanismos que regulam a inflamação na sarcoidose, mecanismos inatos provavelmente representam o "elo perdido" para a iniciação, manutenção e resolução da inflamação granulomatosa e, portanto, têm um papel central na patogênese da sarcoidose.[9,35] Além disso, exposições ambientais também proporcionam oportunidades para a interação com ligantes inatos.[9]

Estudos apoiam a etiologia micobacteriana da sarcoidose; contudo, os mecanismos inatos críticos para regulação da inflamação granulomatosa crônica na ausência de infecção permanecem desconhecidos.[35]

Vários estudos identificaram uma capacidade de resposta aumentada através de vias receptoras de reconhecimento padrão, potencializando a indução local de citocinas relevantes para a inflamação granulomatosa e contribuindo para propriedades inerentes aos granulomas, incluindo, em alguns casos, a localização persistente de patógenos e antígenos, com papel tanto na iniciação quanto na manutenção da inflamação.[9]

O amiloide sérico A (ASA) é uma proteína reagente de fase aguda ligante de receptor inato, componente estrutural abundante nos granulomas epitelioides da sarcoidose, e efetora da resposta imune inata que regula a inflamação granulomatosa Th1 a agentes micobacterianos. Essa proteína correlaciona-se com a patobiologia da doença, através de sua interação com vários receptores, regulação da formação de granulomas e da resposta a citocinas.[9,35] O ASA é expresso em intensidade e padrão de distribuição característicos na sarcoidose, em comparação a outros processos granulomatosos, sugerindo que desempenhe um papel doença-específico na sarcoidose.[16] Estudos forneceram novos mecanismos para a doença crônica, além de demonstrarem a utilidade como biomarcador e como novo alvo terapêutico.[9,16,35]

A teoria proposta é de que a sarcoidose seja desencadeada por uma infecção microbiana (mais frequentemente micobacteriana) que induz uma resposta hiperimune Th1 que mata o agente infeccioso, mas induz o acúmulo de amiloide sérico A agregado nos locais de formação do granuloma. O depósito inicial de ASA serve como um ninho para a formação de granuloma e leva a autoagregação subsequente de ASA lentamente progressiva. Isso contribui para o sequestro de antígenos patogênicos no granuloma e, juntamente com seus peptídeos, o ASA estimula uma amplificação que mantém a resposta imune Th1 aos antígenos, explicando a cronificação da doença na ausência de agente replicante viável.[35] Se esta hipótese estiver correta, a resolução da sarcoidose dependerá da depuração tanto de agregados de ASA quanto de antígenos nos locais de inflamação.[16]

Evidências recentes corroboram um papel potencial de macrófagos alternativamente ativados para direcionar os resultados histopatológicos na sarcoidose. A capacidade destes de participar na cicatrização de feridas pode explicar como a fibrose ocorre em uma desordem Th1 como a sarcoidose, e pesquisas adicionais são indicadas para definir a associação do estado de ativação de macrófagos com os resultados na sarcoidose.[9]

A ampliação dos conhecimentos sobre os mecanismos inatos e características inerentes aos granulomas podem fornecer novos alvos terapêuticos para o tratamento da sarcoidose.[9]

PERSPECTIVAS FUTURAS

A observação do aumento da mortalidade na sarcoidose, associada à eficácia limitada de algumas opções de tratamento atuais, enfatizam a necessidade de novas terapêuticas.[36]

Para os pacientes que necessitam de tratamento, as drogas disponíveis apresentam eficácia limitada em melhorar os fatores relacionados à mortalidade, como a capacidade vital forçada (CVF). Os tratamentos atuais focam na limitação da resposta inflamatória, com os corticosteroides servindo como o suporte principal, entretanto, ensaios sobre seus efeitos na função pulmonar apresentaram resultados variados.[36] Drogas antissarcoides modificadoras da doença e, recentemente, antagonistas do fator de necrose tumoral,

são utilizados em pacientes refratários ao corticosteroide, porém apenas o infliximabe demonstrou melhora funcional em dois estudos randomizados placebo-controlados.[37, 39]

Elucidações adicionais sobre a etiologia infecciosa da sarcoidose poderiam proporcionar abertura para novas estratégias de tratamento.[40] Um potencial papel dos agentes antimicrobianos no tratamento da sarcoidose tem sido foco de vários estudos, possivelmente pelos efeitos anti-inflamatórios e imunomodulatórios.[5, 41]

Numerosos relatos de uso de tetraciclinas foram publicados em pacientes com sarcoidose, especialmente cutânea.[42,46] Embora a minociclina tenha efeito antimicrobiano contra o *Propionibacterium acnes*, o mecanismo de ação parece ser imunomodulatório, dada a ocorrência de recaída da doença com a descontinuação da droga.[43] Um relato recente da eficácia da claritromicina (ação contra propionibactéria e micobactéria) em sarcoidose sistêmica foi descrito, com possíveis papéis como imunossupressor, imunomodulador, indutor de apoptose, além de antimicrobiano.[47]

No passado, ensaios de tratamento mostraram resultados desanimadores, limitados pelo tamanho dos estudos, vieses de tempo e uso de esquemas antigos, baseados em isoniazida, ácido aminossalicílico e estreptomicina. No entanto, um grupo de pesquisadores de um centro terciário de sarcoidose em zona endêmica para tuberculose não observou influência no desfecho dos pacientes tratados com drogas antituberculostáticas.[20]

Recentemente, um ensaio randomizado em doentes com sarcoidose cutânea grave tratados com o esquema de quatro drogas "CLEAR" (levofloxacino, etambutol, azitromicina e rifampicina concomitantes) comparado a placebo demonstrou melhora nas lesões cutâneas, associada a alterações em células T CD4+ por análise de transcriptoma imunológico.[48]

Em um estudo aberto de tratamento de sarcoidose pulmonar crônica moderada a grave, o esquema "CLEAR" levou à melhora significante da função pulmonar (CVF absoluta), da capacidade funcional, da percepção da dispneia e da qualidade de vida em pacientes que demonstraram resposta imune contra micobactéria. Isso sugere que em pacientes que apresentam resposta antimicobacteriana a terapia possivelmente levaria a melhora na imunidade do hospedeiro, o que auxilia na remoção do antígeno patogênico.[36]

Para o melhor entendimento do mecanismo de ação dessas drogas, uma investigação detectou a evidência de múltiplos produtos micobacterianos, possíveis alvos dos agentes antimicobacterianos atuais, em mais de 80% dos espécimes de sarcoidose. Assim, concluiu-se que o uso dos antimicrobianos atuais, direcionados contra as enzimas dos produtos genéticos das micobactérias, pode ser um tratamento alternativo inovador.[49]

Devido aos efeitos altamente tóxicos de vários antibióticos, este regime ainda deve ser considerado como um regime de resgate na ocorrência de falha nos esquemas terapêuticos padrões.[41]

Apesar de promissores, investigações futuras sobre os mecanismos de ação dos antimicrobianos (ação antimicrobiana, modulação imune, ou ambos) são necessárias.[11]

RESUMO

Estudos moleculares, genéticos e imunológicos recentes apoiam a associação da sarcoidose e agentes microbianos, especialmente de micobactérias entre americanos e propionibactérias entre japoneses. O ímpeto dos pesquisadores atuais é traduzir as robustas investigações de pesquisa básica em terapêuticas inovadoras que impactem na patogênese e levem à cura.[11]

REFERÊNCIAS BIBLIOGRÁFICAS

1. Iannuzzi MC, Rybicki BA, Teirstein AS. Sarcoidosis. N Engl J Med. 2007;357(21):2153-65.
2. Statement on sarcoidosis. Joint Statement of the American Thoracic Society (ATS), the European Respiratory Society (ERS) and the World Association of Sarcoidosis and Other Granulomatous Disorders (WASOG) adopted by the ATS Board of Directors and by the ERS Executive Committee, February 1999. Am J Respir Crit Care Med. 1999;160(2):736-55.
3. Dubrey S, Shah S, Hardman T, Sharma R. Sarcoidosis: the links between epidemiology and aetiology. Postgrad Med J. 2014;90(1068):582-9.
4. Mortaz E, Adcock IM, Barnes PJ. Sarcoidosis: Role of non-tuberculosis mycobacteria and Mycobacterium tuberculosis. Int J Mycobacteriol. 2014;3(4):225-9.
5. Chen ES, Moller DR. Etiologies of Sarcoidosis. Clin Rev Allergy Immunol. 2015;49(1):6-18.
6. Song Z, Marzilli L, Greenlee BM, Chen ES, Silver RF, Askin FB, et al. Mycobacterial catalase-peroxidase is a tissue antigen and target of the adaptive immune response in systemic sarcoidosis. J Exp Med. 2005;201(5):755-67.
7. Negi M, Takemura T, Guzman J, Uchida K, Furukawa A, Suzuki Y, et al. Localization of propionibacterium acnes in granulomas supports a possible etiologic link between sarcoidosis and the bacterium. Mod Pathol. 2012;25(9):1284-97.
8. Mortaz E, Masjedi MR, Tabarsi P, Pourabdollah M, Adcock IM. Immunopathology of sarcoidosis. Iran J Allergy Asthma Immunol. 2014;13(5):300-6.
9. Chen ES. Innate immunity in sarcoidosis pathobiology. Curr Opin Pulm Med. 2016;22(5):469-75.
10. Rossi G, Cavazza A, Colby TV. Pathology of Sarcoidosis. Clin Rev Allergy Immunol. 2015;49(1):36-44.
11. Celada LJ, Hawkins C, Drake WP. The Etiologic Role of Infectious Antigens in Sarcoidosis Pathogenesis. Clin Chest Med. 2015;36(4):561-8.
12. Oswald-Richter KA, Drake WP. The etiologic role of infectious antigens in sarcoidosis pathogenesis. Semin Respir Crit Care Med. 2010;31(4):375-9.
13. Ishige I, Usui Y, Takemura T, Eishi Y. Quantitative PCR of mycobacterial and propionibacterial DNA in lymph nodes of Japanese patients with sarcoidosis. Lancet. 1999;354(9173):120-3.

14. Newman LS, Rose CS, Bresnitz EA, Rossman MD, Barnard J, Frederick M, et al. A case control etiologic study of sarcoidosis: environmental and occupational risk factors. Am J Respir Crit Care Med. 2004;170(12):1324-30.
15. Agrawal R, Kee AR, Ang L, Tun Hang Y, Gupta V, Kon OM, et al. Tuberculosis or sarcoidosis: Opposite ends of the same disease spectrum? Tuberculosis (Edinb). 2016;98:21-6.
16. Chen ES, Moller DR. Etiologic role of infectious agents. Semin Respir Crit Care Med. 2014;35(3):285-95.
17. Eishi Y. Etiologic link between sarcoidosis and Propionibacterium acnes. Respir Investig. 2013;51(2):56-68.
18. Chen ES, Wahlström J, Song Z, Willett MH, Wikén M, Yung RC, et al. T cell responses to mycobacterial catalase-peroxidase profile a pathogenic antigen in systemic sarcoidosis. J Immunol. 2008;181(12):8784-96.
19. Eishi Y, Suga M, Ishige I, Kobayashi D, Yamada T, Takemura T, et al. Quantitative analysis of mycobacterial and propionibacterial DNA in lymph nodes of Japanese and European patients with sarcoidosis. J Clin Microbiol. 2002;40(1):198-204.
20. Gupta D, Agarwal R, Aggarwal AN, Jindal SK. Molecular evidence for the role of mycobacteria in sarcoidosis: a meta-analysis. Eur Respir J. 2007;30(3):508-16.
21. Fang C, Huang H, Xu Z. Immunological Evidence for the Role of Mycobacteria in Sarcoidosis: A Meta-Analysis. PLoS One. 2016;11(8):e0154716.
22. Mootha VK, Agarwal R, Aggarwal AN, Gupta D, Ahmed J, Verma I, et al. The Sarcoid-Tuberculosis link: evidence from a high TB prevalence country. J Infect. 2010;60(6):501-3.
23. Zhou Y, Li HP, Li QH, Zheng H, Zhang RX, Chen G, et al. Differentiation of sarcoidosis from tuberculosis using real-time PCR assay for the detection and quantification of Mycobacterium tuberculosis. Sarcoidosis Vasc Diffuse Lung Dis. 2008;25(2):93-9.
24. Dubaniewicz A, Dubaniewicz-Wybieralska M, Sternau A, Zwolska Z, Izycka-Swieszewska E, Augustynowicz-Kopec E, et al. Mycobacterium tuberculosis complex and mycobacterial heat shock proteins in lymph node tissue from patients with pulmonary sarcoidosis. J Clin Microbiol. 2006;44(9):3448-51.
25. Grosser M, Luther T, Fuessel M, Bickhardt J, Magdolen V, Baretton G. Clinical course of sarcoidosis in dependence on HLA-DRB1 allele frequencies, inflammatory markers, and the presence of M. tuberculosis DNA fragments. Sarcoidosis Vasc Diffuse Lung Dis. 2005;22(1):66-74.
26. JY H. Bacteriological investigation on biopsy specimens from patients with sarcoidosis. In: C A, H C, K U, J S, M N, H H, et al., editors. Jpn J Exp Med1978. p. 251-5.
27. Perry AL, Lambert PA. Propionibacterium acnes. Lett Appl Microbiol. 2006;42(3):185-8.
28. Ishige I, Eishi Y, Takemura T, Kobayashi I, Nakata K, Tanaka I, et al. Propionibacterium acnes is the most common bacterium commensal in peripheral lung tissue and mediastinal lymph nodes from subjects without sarcoidosis. Sarcoidosis Vasc Diffuse Lung Dis. 2005;22(1):33-42.
29. Abe C, Iwai K, Mikami R, Hosoda Y. Frequent isolation of Propionibacterium acnes from sarcoidosis lymph nodes. Zentralbl Bakteriol Mikrobiol Hyg A. 1984;256(4):541-7.
30. Ichikawa H, Kataoka M, Hiramatsu J, Ohmori M, Tanimoto Y, Kanehiro A, et al. Quantitative analysis of propionibacterial DNA in bronchoalveolar lavage cells from patients with sarcoidosis. Sarcoidosis Vasc Diffuse Lung Dis. 2008;25(1):15-20.
31. Zhou Y, Hu Y, Li H. Role of Propionibacterium Acnes in Sarcoidosis: A Meta-analysis. Sarcoidosis Vasc Diffuse Lung Dis. 2013;30(4):262-7.
32. Esteves T, Aparicio G, Garcia-Patos V. Is there any association between Sarcoidosis and infectious agents?: a systematic review and meta-analysis. BMC Pulm Med. 2016;16(1):165.
33. Yano S, Kobayashi K, Ikeda T, Kadowaki T, Wakabayashi K, Kimura M, et al. Sarcoid-like reaction in Cryptococcus neoformans infection. BMJ Case Rep. 2012;2012.
34. Fretzayas A, Moustaki M, Priftis KN, Yiallouros P, Paschalidou M, Nicolaidou P. Bilateral hilar lymphadenopathy due to Chlamydia pneumoniae infection. Pediatr Pulmonol. 2011;46(10):1038-40.
35. Chen ES, Song Z, Willett MH, Heine S, Yung RC, Liu MC, et al. Serum amyloid A regulates granulomatous inflammation in sarcoidosis through Toll-like receptor-2. Am J Respir Crit Care Med. 2010;181(4):360-73.
36. Drake WP, Richmond BW, Oswald-Richter K, Yu C, Isom JM, Worrell JA, et al. Effects of broad-spectrum antimycobacterial therapy on chronic pulmonary sarcoidosis. Sarcoidosis Vasc Diffuse Lung Dis. 2013;30(3):201-11.
37. Baughman RP, Drent M, Kavuru M, Judson MA, Costabel U, du Bois R, et al. Infliximab therapy in patients with chronic sarcoidosis and pulmonary involvement. Am J Respir Crit Care Med. 2006;174(7):795-802.
38. Rossman MD, Newman LS, Baughman RP, Teirstein A, Weinberger SE, Miller W, et al. A double-blinded, randomized, placebo-controlled trial of infliximab in subjects with active pulmonary sarcoidosis. Sarcoidosis Vasc Diffuse Lung Dis. 2006;23(3):201-8.
39. Korsten P, Strohmayer K, Baughman RP, Sweiss NJ. Refractory pulmonary sarcoidosis – proposal of a definition and recommendations for the diagnostic and therapeutic approach. Clin Pulm Med. 2016;23(2):67-75.

40. de Brouwer B, Veltkamp M, Wauters CA, Grutters JC, Janssen R. Propionibacterium acnes isolated from lymph nodes of patients with sarcoidosis. Sarcoidosis Vasc Diffuse Lung Dis. 2015;32(3):271-4.
41. Baughman RP, Grutters JC. New treatment strategies for pulmonary sarcoidosis: antimetabolites, biological drugs, and other treatment approaches. The Lancet Respiratory Medicine. 2015;3(10):813-22.
42. Bachelez H, Senet P, Cadranel J, Kaoukhov A, Dubertret L. The use of tetracyclines for the treatment of sarcoidosis. Arch Dermatol. 2001;137(1):69-73.
43. Miyazaki E, Ando M, Fukami T, Nureki S, Eishi Y, Kumamoto T. Minocycline for the treatment of sarcoidosis: is the mechanism of action immunomodulating or antimicrobial effect? Clin Rheumatol. 2008;27(9):1195-7.
44. Schmitt CE, Fabi SG, Kukreja T, Feinberg JS. Hypopigmented cutaneous sarcoidosis responsive to minocycline. J Drugs Dermatol. 2012;11(3):385-9.
45. Steen T, English JC. Oral minocycline in treatment of cutaneous sarcoidosis. JAMA Dermatol. 2013;149(6):758-60.
46. Sheu J, Saavedra AP, Mostaghimi A. Rapid response of tattoo-associated cutaneous sarcoidosis to minocycline: case report and review of the literature. Dermatol Online J. 2014;20(8).
47. Takemori N, Nakamura M, Kojima M, Eishi Y. Successful treatment in a case of Propionibacterium acnes-associated sarcoidosis with clarithromycin administration: a case report. J Med Case Rep. 2014;8:15.
48. Drake WP, Oswald-Richter K, Richmond BW, Isom J, Burke VE, Algood H, et al. Oral antimycobacterial therapy in chronic cutaneous sarcoidosis: a randomized, single-masked, placebo-controlled study. JAMA Dermatol. 2013;149(9):1040-9.
49. Rotsinger JE, Celada LJ, Polosukhin VV, Atkinson JB, Drake WP. Molecular Analysis of Sarcoidosis Granulomas Reveals Antimicrobial Targets. Am J Respir Cell Mol Biol. 2016;55(1):128-34.

SEÇÃO 1 – ÁREA BÁSICA

Pneumonia Intersticial Bronquiolocêntrica e Outros Padrões Histológicos Menos Comuns

4

Lilian Tiemi Kuranishi
Bruno Guedes Baldi

INTRODUÇÃO

Nos últimos anos tem-se discutido muito sobre novos padrões de doenças intersticiais fibrosantes, especialmente pela melhoria das técnicas de imagem radiológica e descrição de novos padrões histológicos. Na última classificação das pneumonias intersticiais idiopáticas da American Thoracic Society (ATS) foram incluídas duas entidades, denominadas PII raras: pneumonia intersticial linfoide (PIL) e fibroelastose pleuroparenquimatosa idiopática (FPPI). Mais dois padrões histológicos foram considerados como raros e sem associação com sintomas clínicos: a pneumonia intersticial bronquiolocêntrica (PIB) e a pneumonia organizante aguda fibrinosa (POAF).

No último consenso da Sociedade Brasileira de Pneumologia e Tisiologia (SBPT), apenas a pneumonia intersticial bronquiolocêntrica é descrita dentro do grupo das PII. A PIL está classificada dentro do grupo das doenças linfoides. A FPPI e a POAF não foram descritas.

Neste capítulo, falaremos sobre a PIB, a POAF e a FPPI.

PNEUMONIA INTERSTICIAL BRONQUIOLOCÊNTRICA

A PIB, ou fibrose centrada nas vias aéreas, descrita inicialmente em 2002, é um padrão raro de doença pulmonar intersticial e se caracteriza por fibrose e graus variados de inflamação predominando em torno das vias aéreas, com possibilidade de progressão para o parênquima pulmonar adjacente ao local envolvido. Existem poucos estudos que descreveram detalhadamente o padrão de PIB e ainda são escassas as informações relacionadas ao prognóstico e tratamento ideal. Até o momento, existem cerca de 148 casos em seis artigos publicados.

Os pacientes são na sua maioria do sexo feminino, com idade média entre 40 e 60 anos. Dispneia e tosse são os principais sintomas.

Diversas etiologias podem estar associadas ao padrão de PIB, incluindo microaspiração crônica de conteúdo do trato gastrointestinal, exposição a antígenos orgânicos associados a mofo e pássaros, exposição a gases tóxicos (incluindo os relacionados ao tabaco) e doenças do colágeno, principalmente esclerose sistêmica progressiva, miopatias inflamatórias e artrite reumatoide. Os casos idiopáticos parecem ser raros.

Frente à associação com exposição a antígenos, a PIB deveria ser incluída entre os padrões histológicos associados à pneumonite de hipersensibilidade. No estudo de Kuranishi et al., que avaliou 68 pacientes com PIB, exposição a mofo e pássaros (62% dos casos) e refluxo gastroesofágico (56% dos casos) foram os potenciais fatores etiológicos mais comumente encontrados. Entretanto, ainda não foi definido se existe relação causal entre a presença desses potenciais fatores de risco e a ocorrência de PIB, e nem mesmo se o controle desses fatores tem impacto na reversão ou na estabilização da doença.

Na Figura 4.1, tem-se um exemplo de PIB com ilustração dos achados radiológicos e histológicos.

O diagnóstico de PIB é confirmado pela avaliação histológica de material obtido por biópsia pulmonar, preferencialmente cirúrgica. São evidenciadas áreas de deposição de colágeno na região dos bronquíolos membranosos e respiratórios, que podem estar obliterados, com potencial progressão para os septos interlobulares, e com graus variados de inflamação linfocitária. Observam-se ainda bronquiolectasias e necrose com metaplasia do epitélio bronquiolar, pneumonia em organização e focos fibroblásticos, e pode haver material basofílico e corpos estranhos, como vegetais, cristais de colesterol e células gigantes multinucleadas.

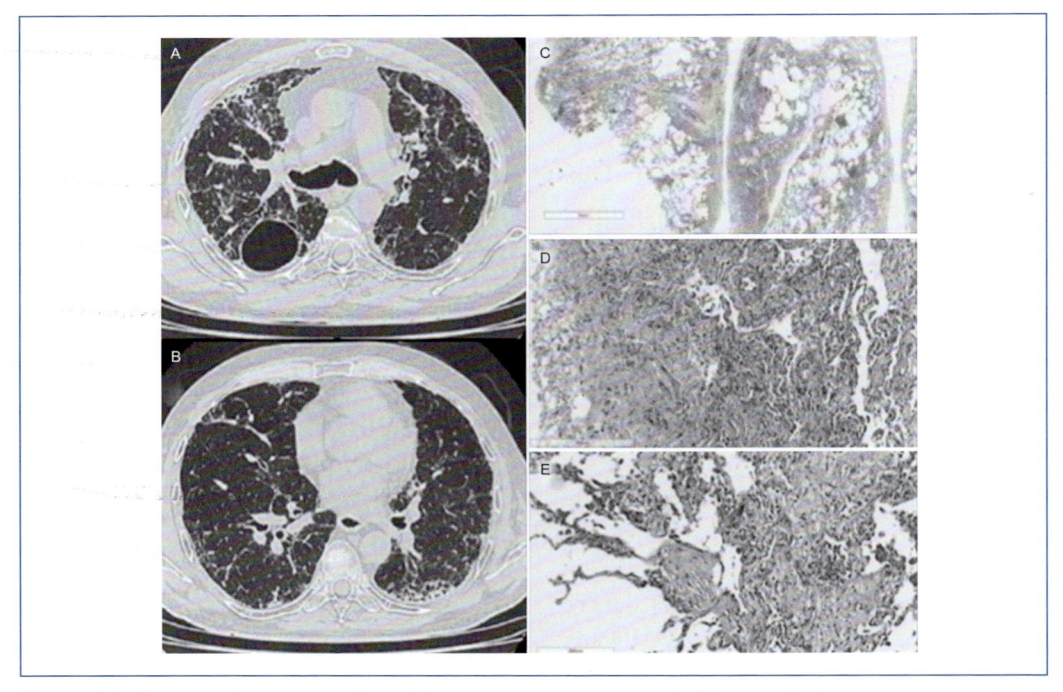

Figura 4.1 – Paciente do sexo masculino, 64 anos, com exposição a mofo. Tomografia de tórax mostra predomínio dos achados em campos pulmonares superiores, padrão peribroncovascular, bronquiectasias de tração, vidro fosco esparso e bolha em lobo superior direito. Biópsia pulmonar cirúrgica revelou pneumonia intersticial bronquiolocêntrica, com infiltrado inflamatório crônico associado e tecido de organização em parede de via aérea.

Exames adicionais podem ser realizados para identificar a presença de fator de risco potencialmente relacionado, como por exemplo impedanciopHmetria, pHmetria, endoscopia digestiva alta, manometria esofágica e radiografia contrastada do esôfago, estômago e duodeno, para a investigação de microaspiração/doença do refluxo gastroesofágico.

As alterações funcionais mais frequentes são o padrão ventilatório restritivo e a redução da capacidade de difusão do monóxido de carbono. Padrão ventilatório obstrutivo pode ser raramente observado.

Do ponto de vista tomográfico, a PIB se caracteriza pela ocorrência de alterações focais e frequentemente assimétricas, com predomínio em regiões inferiores, principalmente quando há microaspiração crônica, e na região ao redor das vias aéreas (peribroncovascular). Os padrões mais comumente observados na tomografia computadorizada de tórax incluem bronquiectasias e bronquiolectasias de tração, espessamento de paredes das vias aéreas, opacidades reticulares, áreas em vidro fosco, consolidações, aprisionamento aéreo e nódulos centrolobulares. Pode ser evidenciada dilatação esofágica, incluindo a presença de resíduo alimentar e/ou nível hidroaéreo no interior do esôfago.

Ainda não se estabeleceu o tratamento definitivo para a PIB, especialmente em função da raridade da doença e da ausência de ensaios clínicos. A resposta ao tratamento não é previsível e muitos pacientes progridem mesmo com a utilização de medicações. Além do controle do fator desencadeante, como afastamento de exposições a antígenos orgânicos e controle do refluxo gastroesofágico e microaspiração, sugere-se a combinação de corticosteroide e imunossupressores (azatioprina ou ciclofosfamida, por exemplo). Em algumas situações, pode ser considerada a utilização de macrolídeos a longo prazo, e em casos mais avançados os pacientes devem ser avaliados para transplante pulmonar.

A evolução clínica a longo prazo ainda não está completamente definida. No estudo de Kuranishi et al., o único que avaliou a evolução desses pacientes, a mediana de sobrevida foi de 10 anos, com mortalidade em 5 anos de 32,5%. Os fatores associados a pior prognóstico foram a presença de tosse e a identificação de faveolamento microscópico, focos fibroblásticos e tecido em organização nas vias aéreas na análise histológica. Alguns autores sugerem que o prognóstico da PIB esteja entre o da fibrose pulmonar idiopática (FPI) e o da pneumonite de hipersensibilidade crônica.

PNEUMONIA ORGANIZANTE AGUDA FIBRINOSA

Na última diretriz da ATS, a POAF foi descrita como padrão histológico raro, sem conotação de entidade clínica definida, pela ausência de dados clínicos consistentes até o momento. A POAF se apresenta como um quadro entre a pneumonia organizante (PO) e o dano alveolar difuso (DAD). Além disso, faz diagnóstico diferencial com a pneumonia eosinofílica (PE).

O diagnóstico de POAF se baseia nos achados histológicos, que são descritos como pneumonia organizante intra-alveolar com depósitos de fibrina, formando nódulos de fibrina no interior dos alvéolos, sem formação de membranas hialinas (Figura 4.2). A diferenciação da PO é feita pela presença de maior quantidade de fibrina e menor quantidade de tecido de

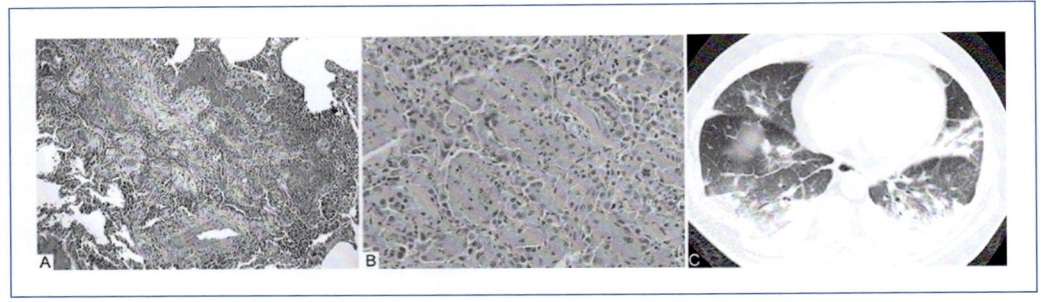

Figura 4.2 – Paciente com diagnóstico de pneumonia em organização aguda fibrinosa. Achados histológicos de pneumonia organizante (A) e nódulos de fibrina intra-alveolar (B). Tomografia de tórax com áreas de consolidação em lobos inferiores e nódulos mal definidos esparsos, derrames pleural e pericárdico (C).

granulação e formações fibromixoides. Em relação ao DAD, o grande diferencial está na ausência de membranas hialinas, que é característico do DAD. Alguns autores consideram a POAF a forma fibrinoide do DAD. A PE se diferencia pela presença marcante dos eosinófilos em meio ao processo inflamatório, o que não é observado na POAF. Na Tabela 4.1, são descritos os critérios histológicos sugeridos para o diagnóstico da POAF, segundo Beasley et al.

Existem poucos trabalhos na literatura descrevendo esta entidade. Os sintomas clínicos mais frequentes são dispneia, tosse, hemoptise e febre, com evolução aguda ou subaguda, de até dois meses. Radiologicamente, são descritos padrões de nódulos ou massas, consolidações e vidro fosco, com distribuição difusa e bilateral, predominando nas bases (Figura 4.2).

Vários fatores são associados ao quadro de POAF, como doenças autoimunes, exposições ambientais, infecções, quimioterapia, radioterapia e drogas. Casos idiopáticos também foram descritos. Tratamento com imunossupressores como corticosteroides, ciclofosfamida, azatioprina e micofenolato são relatados, porém com padrões variados de resposta clínica.

Tabela 4.1 – Aspectos histológicos da pneumonia organizante aguda fibrinosa

Achados maiores
Presença de fibrina intra-alveolar exuberante
Pneumonia em organização
Distribuição heterogênea
Achados menores
Hiperplasia de pneumócitos tipo 2
Tecido fibromixoide em septos alveolares
Inflamação intersticial leve a moderada
Alterações intersticiais adjacentes às áreas de fibrina intra-alveolar
Achados ausentes
Membranas hialinas
Eosinofilia
Áreas extensas de broncopneumonia ou formação de abcessos
Inflamação granulomatosa

FIBROESLASTOSE PLEUROPARENQUIMATOSA IDIOPÁTICA

Em 1992, Amitani et al. descreveram um novo padrão de doença intersticial que tinha como característica principal a fibrose em lobos superiores, denominando-a de doença de Amitani. Em 2004, Frankel et al. sugeriram o termo fibroelastose pleuroparenquimatosa para denominar os casos de fibrose comprometendo a pleura e o parênquima adjacente nos lobos superiores.

A FPPI afeta adultos entre a terceira e quarta décadas de vida, com homens e mulheres na mesma proporção. Está associada a baixos índices de massa corpórea e piores valores de função pulmonar. Os sintomas principais são dispneia, tosse, dor torácica pleurítica e emagrecimento. Tabagismo parece não estar associado com a etiologia da FPPI, sendo mais comum em não tabagistas. Hipoxemia e hipercapnia podem ocorrer em casos de doença pulmonar avançada. Baqueteamento digital é raro, porém é comum observar tórax com conformidade achatada e delgada.

Na avaliação funcional, pode haver distúrbio ventilatório restritivo ou obstrutivo.

Os aspectos tomográficos são de irregularidades pleuroparenquimatosas com espessamento da pleura, opacidades consolidativas subpleurais e retração dos hilos para ápices. O comprometimento é maior nas zonas médias e superiores dos pulmões (Figura 4.3). Alterações intersticiais com fibrose em locais distantes das alterações apicais, consolidações peribrônquicas e espessamento septal também podem ser vistos. Achados tomográficos sugestivos de FPI pode ocorrer em até 25% dos casos e pneumotórax espontâneo uni ou bilateral, em até 30% dos pacientes.

O padrão histológico é de fibrose intra-alveolar densa associada a espessamento fibroso da pleura visceral adjacente, com deposição de fibras elásticas na parede alveolar em maior quantidade do que a encontrada em doenças fibrosantes como a FPI. Faveolamento não é frequente na FPPI (Figura 4.3).

Apesar de a maior parte dos casos não apresentar etiologia definida, existem relatos de associação com transplante de pulmão e medula óssea, quimioterapia, radioterapia, exposição a materiais como asbesto e alumínio, infecções recorrentes, infecções por fungos (especialmente o *Aspergillus sp*), infecções por bactérias do complexo *Mycobacterium avium* (MAC)

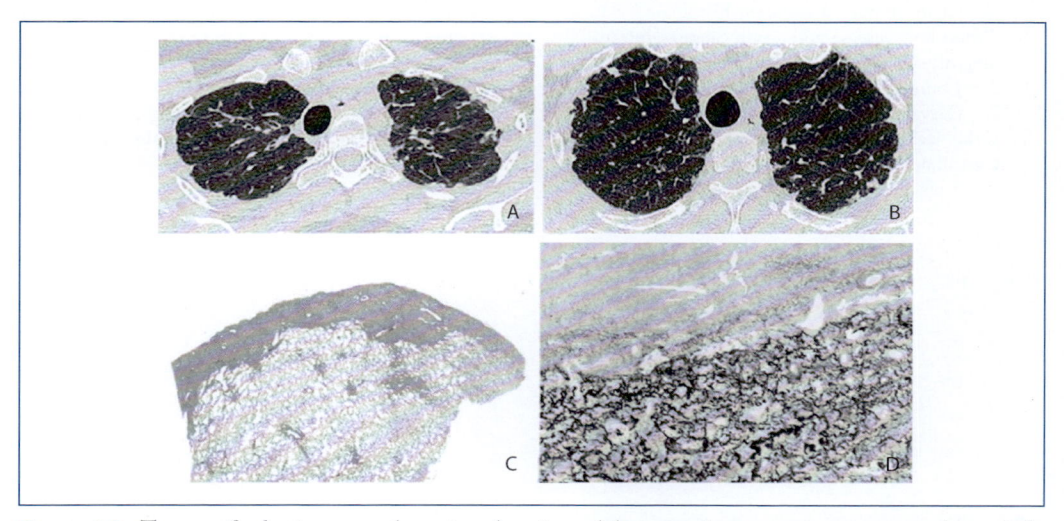

Figura 4.3 – Tomografia de tórax com alterações pleurais em lobos superiores, espessamento septal associado e opacidades consolidativas pleurais periféricas (A e B). Biópsia pulmonar demonstra o espessamento exuberante da pleura visceral (C) e o depósito de elastina no tecido adjacente às áreas de fibrose (D).

e doenças autoimunes (espondilite anquilosante, colite ulcerativa, psoríase). Casos familiares também são relatados.

Alguns autores sugerem que os aspectos radiológicos da FPPI são muito característicos, não sendo necessário biopsiar a maioria dos casos. A evolução clínica é variável, podendo ser de forma acelerada ou lenta e progressiva, com óbito após 10 a 20 anos do diagnóstico. Os casos associados a transplante têm pior prognóstico, geralmente refratários ao uso de corticosteroides e imunossupressores.

REFERÊNCIAS BIBLIOGRÁFICAS

1. Travis WD, Costabel U, Hansell DM et al. An official American Thoracic Society/European Respiratory Society statement: Update of the international multidisciplinary classification of the idiopathic interstitial pneumonias. Am J Respir Crit Care Med. 2013 Sep 15;188(6):733-48.
2. Baldi BG, Pereira CA de C, Rubin AS, Santana AN da C et al. Highights of the Brazilian Thoracic Association guidelines for intersticial lung diseases. J Bras Pneumol. 2012 Jun;38(3):282-91.
3. Yousem SA, Dacic S. Idiopathic bronchiolocentric interstitial pneumonia. Mod Pathol off J United States Can Acad Pathol Inc. 2002 Nov:15(11):1148-53.
4. Fukuoka J, Franks TJ, Colby TV et al. Peribronchiolar metaplasia: a common histologic lesion in diffuse lung disease and a rare cause of interstitial lung disease: clinicopathologic features of 15 cases. Am J Surg Pathol. 2005 Jul:29(7):948-54.
5. De Carvalho MEP, Kairalla RA, Capelozzi VL, Deheinzelin D, do Nascimento Saldiva PH, de Carvalho CRR. Centrilobular fibrosis: a novel histological pattern of idiopathic interstitial pneumonia. Pathol Res Pract. 2002: 198(9):577-83.
6. Churg A, Myers J, Suarez T, et al. Airway-centered interstitial fibrosis: a distinct form of aggressive diffuse lung disease. Am J Surg Pathol. 2004 Jan:28(1):62-8.
7. Kuranishi LT, Leslie KO, Ferreira RG et al. Airway-centered interstitial fibrosis: etiology, clinical findings and prognosis. Respir Res.2015 May 9;16:55.
8. Kokosi MA, Nicholson AG, Hansell DM, Wells AU. Rare idiopathic interstitial pneumonias: LIP and PPFE and rare histologic patterns of interstitial pneumonias: AFOP and BPIP. Respirology. 2016 May;21(4):600-14.
9. Frankel SK, Cool SD, Lynch DA, Brown KK. Idiopathic pleuroparenchymal fibroelastosis. Chest. 2004 Dec;126(6):2007-13.
10. Reddy TL, Tominaga M, Hansell MD et al. Pleuroparenchymal fibroelastosis: a spectrum of histopathological and imaging phenotypes. Eur Respir J. 2012 Aug;40(2):377-85.
11. Watanabe K. Pleuroparenchymal fibroelastosis: its clinical characteristics. Curr Respir Med Rev. 2013Jun;9:299-237.
12. Hirota T, Yoshida Y, Kitasato Y et al. Histological evolution of pleuroparenchymal fibroelastosis. Histopathology. 2015 Mar;66(4):545-54.
13. Beasley MB, Franks TJ, Galvin JR, Gochuico B, Travis WD. Acute fibrinous and organizing pneumonia: a histologic pattern of lung injury and possible variant of diffuse alveolar damage. Arch Pathol Lab Med. 2002 Sep;126(9):1064-70.
14. Feinstein MB, DeSouza SA, Moreira AL et al. A comparison of the pathological, clinical and radiographical, features of cryptogenic organising pneumonia, acute fibrinous and organising pneumonia and granulomatous organising pneumonia. J Clin Pathol.2015 Jun;68(6):441-7.
15. Tzouvelekis A, Koutsopoulos A, Oikonomou A et al. Acute fibrinous and organising pneumonia: a case report and review of the literature. J Med Case Rep.2009 Oct 12;3:74.

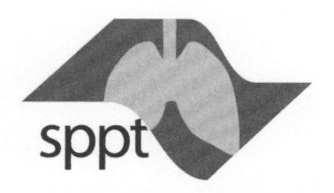

SEÇÃO 2

DIAGNÓSTICO E PROPEDÊUTICA

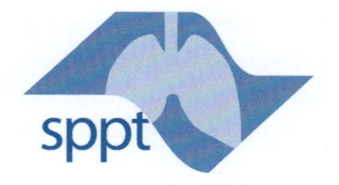

Pneumonias Intersticiais Idiopáticas: Classificação e Diagnóstico

5

Ester Nei Aparecida Martins Coletta
Graça Helena Maia do Canto
Marcelo Luiz Balancin
Vera Luiza Capelozzi

INTRODUÇÃO

As doenças pulmonares intersticiais (DPI) compreendem um grupo heterogêneo de afecções agrupadas em função de seus achados clínicos, radiológicos e histológicos. Em muitas situações a etiologia é desconhecida e uma mesma doença pode apresentar evolução aguda ou crônica, podendo ter diferentes aspectos radiológicos e anatomopatológicos (ex.: pneumonia de hipersensibilidade). Doenças dentro da mesma subcategoria podem ter progressão e prognóstico variáveis, o que torna sua classificação um desafio na prática clínica.

Neste grupo de doenças estão incluídas diversas formas de doenças com etiologia conhecida, como as bronquiolites, doenças de preenchimento alveolar, vasculites pulmonares etc. Entretanto, um grupo de condições de etiologia desconhecida ou idiopática deve ser mais bem estudado e conhecido, em geral necessitando de discussão multidisciplinar para um diagnóstico de certeza. Neste grupo situam-se a fibrose pulmonar idiopática (FPI), pneumonia intersticial não específica (PINE), pneumonia em organização criptogenética (POC), pneumonia intersticial bronquiolocêntrica (PIB) e pneumonia intersticial aguda (PIA).

A ATS e a ERS propuseram uma classificação em 2002 que se tornou popular e aplicável, onde foram determinadas quatro categorias: DPI de causas ou associações conhecidas, pneumonias intersticiais idiopáticas (PII), doenças granulomatosas e outras.

- DPI de causas conhecidas: exposições ambientais e ocupacionais, fármacos, doenças do tecido conjuntivo (DTC), doenças infecciosas, neoplasias.
- PII, dentre as quais se situa a FPI.
- Doenças granulomatosas, como a sarcoidose.
- Entidades específicas ou miscelâneas: definidas por achados anatomopatológicos como a proteinose alveolar, doença de depósito, linfangioleiomiomatose e outras.

A vantagem desta classificação e da classificação mais recente e atualmente aplicável para as DPI, como das diretrizes da Sociedade Brasileira de Pneumologia e Tisiologia (SBPT), é colocar em uma categoria à parte as PII.

A classificação das DPI das diretrizes da SBPT está detalhada na Figura 5.1.

Quando a biópsia transbrônquica (BTB) ou biópsia pulmonar cirúrgica for indicada, informações essenciais devem fazer parte da requisição enviada ao patologista, pois em muitos casos o diagnóstico será feito por correlação dos achados clínicos, radiológicos e dos resultados da biópsia. Discussão multidisciplinar envolvendo clínicos, radiologistas e patologistas deve ser feita em todos os casos de DPI.

São informações essenciais para o patologista:

- Idade do paciente, duração da doença, exposições ocupacionais e ambientais.

A histologia pode ser diagnóstica em várias pneumoconioses (p. ex., silicose, asbestose), mas em geral o exame do tecido pulmonar não é necessário para o diagnóstico.

- Imunocompetência do paciente.
- Uso de drogas lícitas ou ilícitas. Uma vez que a reação a drogas é um diagnóstico de exclusão, a história é mais importante do que a histologia na maioria dos casos.
- Suspeita clínica e padrão tomográfico dominante (consolidação/vidro fosco, reticular com ou sem faveolamento, nodular, mosaico, cístico).

Antes da realização de qualquer biópsia, a consulta entre um radiologista e/

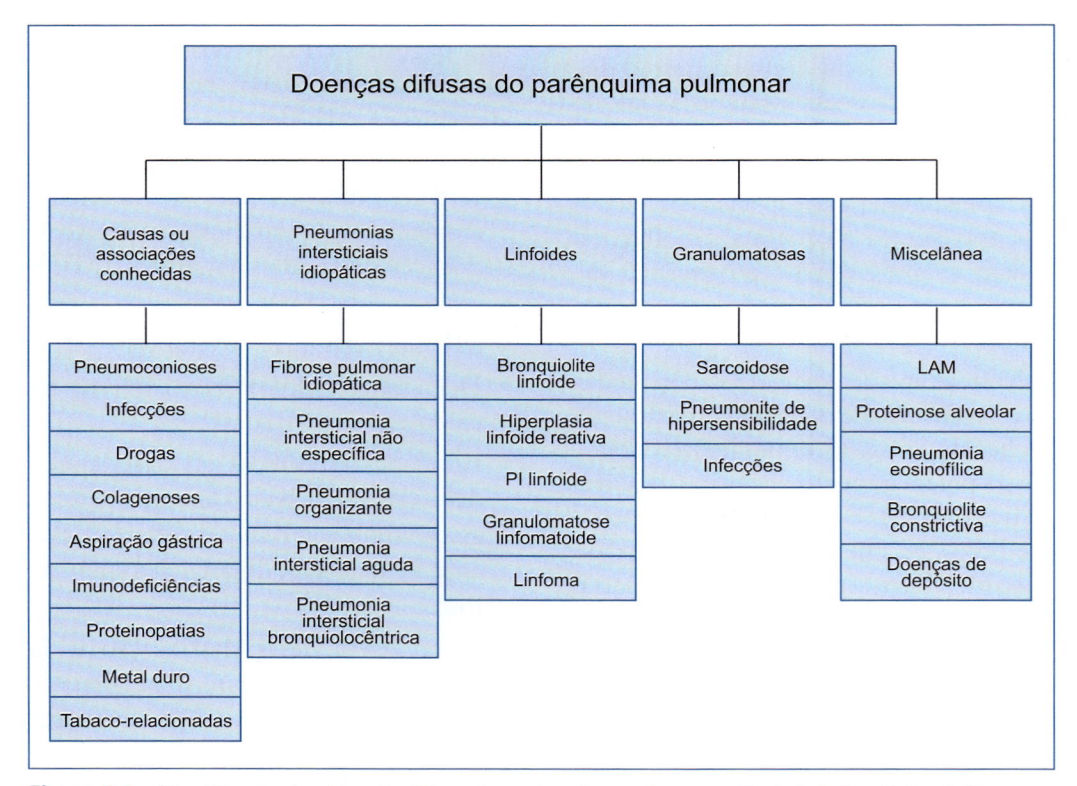

Figura 5.1 – Classificação das doenças difusas do parênquima pulmonar – Sociedade Brasileira de Pneumologia e Tisiologia. PI: pneumonia intersticial; LAM: linfangioleiomiotose.

ou pneumologista e o cirurgião torácico é essencial para assegurar amostragem adequada e localização ideal da retirada do(s) fragmento(s). A decisão de tentar o diagnóstico por broncoscopia ou biópsia cirúrgica é determinada pelo padrão tomográfico, pela idade do paciente e pelo estado funcional. Em pacientes com padrão nodular ou consolidações/vidro fosco, o rendimento da biópsia BTB é elevado. Por outro lado, quando houver padrão reticular com faveolamento, em mosaico, ou na suspeita de vasculites, o rendimento é baixo.

Maior número de fragmentos retirados na BTB aumenta o rendimento diagnóstico; pelo menos cinco fragmentos devem ser retirados. Alguns achados na BTB (pneumonia em organização, pneumonia eosinofílica, dano alveolar difuso (DAD), hemorragia alveolar, proteinose alveolar e bronquiolite respiratória) podem representar apenas lesões focais. Para conclusão diagnóstica nestas condições, discussão multidisciplinar com correlação dos achados clínicos, tomográficos e do lavado broncoalveolar (LBA) é essencial.

Igualmente, as criobiópsias permitem a retirada de grandes fragmentos, com possível maior rendimento diagnóstico.

A biópsia cirúrgica é o padrão ouro para o diagnóstico das DPIs, mas a tomografia computadorizada de alta resolução (TCAR) tem um papel importante no diagnóstico destas doenças, e com o advento da TCAR e com melhor compreensão das DPIs em geral, o número de biópsias pulmonares cirúrgicas tem decrescido.

O cirurgião deve evitar amostras apenas de tecido subpleural, especialmente na presença de pleurite, bem como áreas de faveolamento. Os espécimes obtidos devem ter pelo menos 3 cm de diâmetro máximo quando infladas e incluir uma profundidade a partir da superfície pleural de 3-5 cm. Cortes de congelação têm apenas valor na suspeita de neoplasia.

Classicamente recomenda-se que a língua e o lobo médio devam ser evitados, devido ao encontro de alterações fibróticas e vasculares inespecíficas; entretanto, estudos mais recentes não confirmaram estes achados. Outra controvérsia é a necessidade de realização de biópsia de um ou mais locais. Em pacientes com áreas de consolidação ou vidro fosco, ou doença multinodular, uma biópsia com tamanho de fragmento adequado, de um único local, incluindo lobo médio ou língua, se afetados, pode ser suficiente para o diagnóstico. Na presença de doenças com "patologia pulmonar mínima" (bronquiolites, doenças císticas, suspeita de DPI com TCAR normal e doenças associadas com mais de um padrão tomográfico em diferentes áreas (vidro fosco e mosaico, nódulos e infiltrado reticular), biópsias de múltiplos locais são recomendadas.

Em geral, o LBA é mais importante nas doenças que se expressam na TCAR por padrão de vidro fosco/consolidação, de importância intermediária nas doenças nodulares e ocasionalmente nas doenças intersticiais fibrosantes. Também tem importância nas doenças difusas agudas ou quando há possibilidade de complicações de condições crônicas, tais como infecções oportunistas, exacerbação da FPI, entre outras. O achado de linfócitos acima de 30% no LBA é útil no diagnóstico diferencial das doenças fibrosantes, tornando improvável a possibilidade de FPI e sugerindo pneumonia de hipersensibilidade (PH) e PINE como as causas mais comuns.

FIBROSE PULMONAR IDIOPÁTICA/ PNEUMONIA INTERSTICIAL USUAL

A fibrose pulmonar idiopática (FPI) é a mais comum das PII. É definida como uma forma específica de pneumonia intersticial fibrosante crônica, de etiologia incerta, que ocorre primariamente em adultos mais idosos e limitada aos pulmões.

Diversos fatores de risco têm sido associados com a FPI, entretanto, ainda sem evidência de relação causal: aspiração crônica decorrente de refluxo gastresofagiano (RGE); diabetes mellitus; alguns agentes infecciosos tais como o vírus da hepatite C, CMV e vírus Epstein-Barr. Estudos caso-controle têm sugerido que diversas exposições além do tabagismo podem estar envolvidas na etiologia da doença: exposição a gado, pó de madeira, poeiras de metais, e exposição a poeiras de rochas, areia e sílica. Existem também evidências de uma participação genética na FPI. FPI familiar tem sido observada em até 5% dos casos.

A FPI é caracterizada pelo padrão histológico de pneumonia intersticial usual (PIU). Este padrão pode ser fortemente inferido pelos achados tomográficos em muitos casos. No menor aumento, observa-se distorção arquitetural com fibrose de distribuição subpleural e parasseptal com aparência heterogênea. A aparência de heterogeneidade é dada pela presença de áreas fibróticas maduras, alternadas com áreas de pulmão normal ou quase normal e focos fibroblásticos imaturos. Os focos fibroblásticos consistem em coleções de miofibroblastos com estroma mixóide, cobertos por pneumócitos hiperplásicos, em um arranjo paralelo ao maior eixo alveolar. Apresentam uma coloração mais pálida do que o restante da amostra, permitindo sua fácil identificação nas colorações de rotina (hematoxilina e eosina). Representam as áreas focais de agressão alveolar, enquanto o faveolamento e a fibrose colagênica representam fases mais tardias do processo (heterogeneidade geográfica). A extensão dos focos fibroblásticos se correlaciona inversamente com o tempo de sobrevida. As áreas de cicatrização que podem ser acompanhadas de proliferação da musculatura lisa resultam em remodelamento da arquitetura pulmonar, com formação de espaços císticos (faveolamento). Os cistos são revestidos por epitélio colunar e podem conter muco e células inflamatórias. Faveolamento pode estar ausente nas fases iniciais da doença e um infiltrado inflamatório incluindo folículos linfoides pode ser observado nas áreas de faveolamento, mas fora destas áreas a inflamação é geralmente mínima e obscurecida pela fibrose. Na Figura 5.2 estão ilustrados os aspectos histopatológicos da PIU definitiva.

Raghu et al. propuseram em 2011 uma diretriz que dividiu os critérios tomográficos como definitivo, possível e inconsistente com padrão de PIU, e os critérios histológicos em definitivo, provável, possível e inconsistente.

Em 2012, a Diretriz da SBPT recomendou que as duas primeiras categorias histológicas (biópsia mostrando critérios de PIU definitiva ou provável PIU) são aceitáveis como diagnóstico de FPI; entretanto, possível PIU é de difícil aceitação por apresentar na biópsia distribuição difusa e possível inflamação intersticial, achados histológicos que ressaltam evidência contra PIU. Os critérios histológicos de PIU definitiva, provável e inconsistente são mostrados nos Quadros 5.1, 5.2 e 5.3.

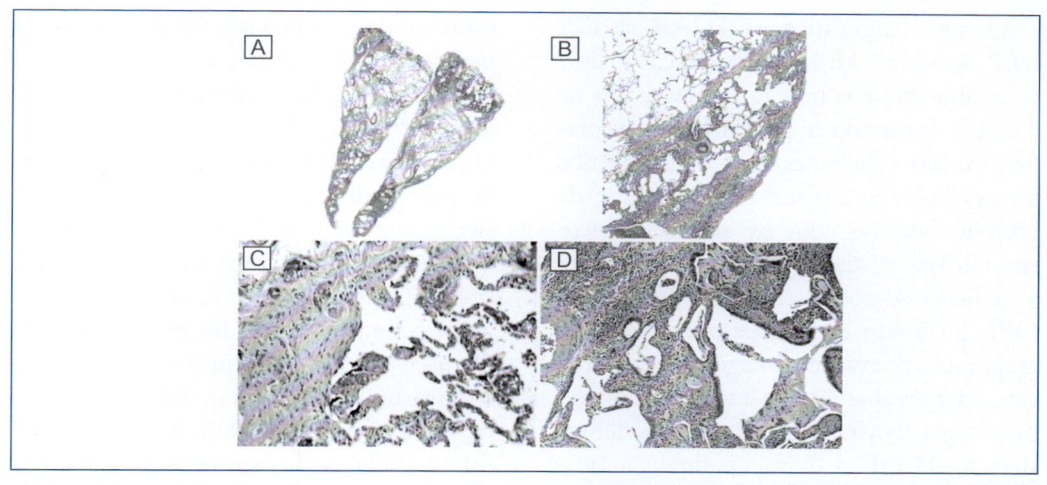

Figura 5.2 – Critérios histológicos de PIU definitiva. A e B: Em menor aumento, distorção arquitetural acinar com fibrose de distribuição subpleural e parasseptal e aparência heterogênea com presença de áreas fibróticas maduras, alternadas com áreas de pulmão normal ou quase normal. C: Foco fibroblástico representado por miofibroblastos com estroma mixoide cobertos por pneumócitos hiperplásicos, apresentando-se como área de coloração mais pálida do que o restante da amostra. D: Faveolamento representado por espaços císticos, revestidos por epitélio colunar contendo muco e células inflamatórias (HE, 28 ×, 40 ×, 200 ×, 100 ×).

Quadro 5.1 – Critérios histológicos de PIU definitiva (presença de todos os quatro critérios)

Distorção arquitetural
Fibrose de localização subpleural/parasseptal com distribuição heterogênea (presença de áreas normais e áreas alteradas)
Focos fibroblásticos
Áreas de faveolamento

Quadro 5.2 – Critérios histológicos de PIU provável

Evidência de fibrose marcada/distorção arquitetural com ou sem faveolamento
Presença de envolvimento heterogêneo OU focos fibroblásticos
Ausência de dados contra o diagnóstico de PIU, sugerindo um diagnóstico alternativo
OU faveolamento isolado

Quadro 5.3 – Achados histológicos inconsistentes com PIU (presença de qualquer dos seis critérios)

Membranas hialinas
Pneumonia em organização
Granulomas
Inflamação intersticial marcada, distante das áreas de faveolamento
Alterações predominantemente centradas em vias aéreas
Outros achados sugerindo um diagnóstico alternativo

O valor diagnóstico da TCAR na FPI tem crescido. Uma apresentação clínica compatível e o padrão característico na TCAR, incluindo a presença de faveolamento, são suficientes para o diagnóstico ser considerado definitivo e prescinde da biópsia. Mesmo com os achados típicos na TCAR, o diagnóstico de FPI requer a exclusão de outras causas conhecidas de DPI, incluindo exposições ocupacionais e ambientais relevantes, colagenoses (mesmo sem achados aparentes) e lesões pulmonares por drogas. Na ausência de achados definitivos na TCAR, a biópsia pode ser indicada. Biópsia cirúrgica deve incluir amostras de múltiplos lobos ou de pelo menos dois lobos. Amostragem de múltiplos lobos associada à discussão multidisciplinar tem importante papel na avaliação destes pacientes e aumenta a acurácia diagnóstica.

A combinação dos achados da TCAR e os achados histológicos baseados na Diretriz da SBPT de 2012 são apresentados no Quadro 5.4.

Aspecto semelhante à PIU pode ser encontrado em diversas condições. Infiltrado inflamatório linfoplasmocitário, bronquiolite celular, folículos linfoides ou pleurite favorecem a suspeita de colagenose; fibrose peribronquiolar, às vezes com formação de pontes de fibrose até a periferia do lóbulo sugere pneumonia de hipersensibilidade crônica (PHC); granulomas podem ser eventualmente encontrados por acaso no parênquima pulmonar, mas sua presença deve sugerir PHC, sarcoidose ou infecções granulomatosas. Na Figura 5.3, apresenta-se um caso clínico cuja biópsia foi indicada pelo padrão tomográfico de PIU possível e com achados histológicos distintos nas amostras dos três lobos biopsiados (lobo inferior, médio e superior). O diagnóstico final de PHC foi possível através de discussão multidisciplinar com achados inconsistentes de PIU em duas amostras, e critérios histológicos definitivos de PHC foram evidenciados somente em uma das amostras (lobo superior).

PNEUMONIA INTERSTICIAL NÃO ESPECÍFICA (PINE)

A PINE representa um subgrupo dentro das PII, com características histológicas, radiológicas e clínicas distintas e prognóstico mais favorável que a PIU. Corresponde à segunda PII mais comum em frequência, depois da PIU. A idade média de aparecimento da doença está entre 50 e 60 anos, com predomínio em mulheres. O padrão histológico de PINE pode ainda ser observado em diversas situações clínicas: infecção por HIV, doenças do tecido conjuntivo (DTC), PHC, drogas, tabagismo e fibrose familiar. A forma idiopática da PINE é infrequente e sua abordagem diagnóstica deve ser sem-

Quadro 5.4 – Critérios diagnósticos de fibrose pulmonar idiopática (FPI) – Modificado da Diretriz da Sociedade Brasileira de Pneumologia e Tisiologia – 2012

Padrão radiológico	*Padrão histológico*	*FPI?*
PIU definitiva	Biópsia desnecessária	Sim*
PIU possível	PIU definitiva PIU provável	Sim*
PIU possível	Não PIU	Não
PIU inconsistente	PIU definitiva Qualquer outro resultado	Possível* Discussão multidisciplinar

*Na ausência de outras possíveis etiologias para pneumonia intersticial usual (PIU).

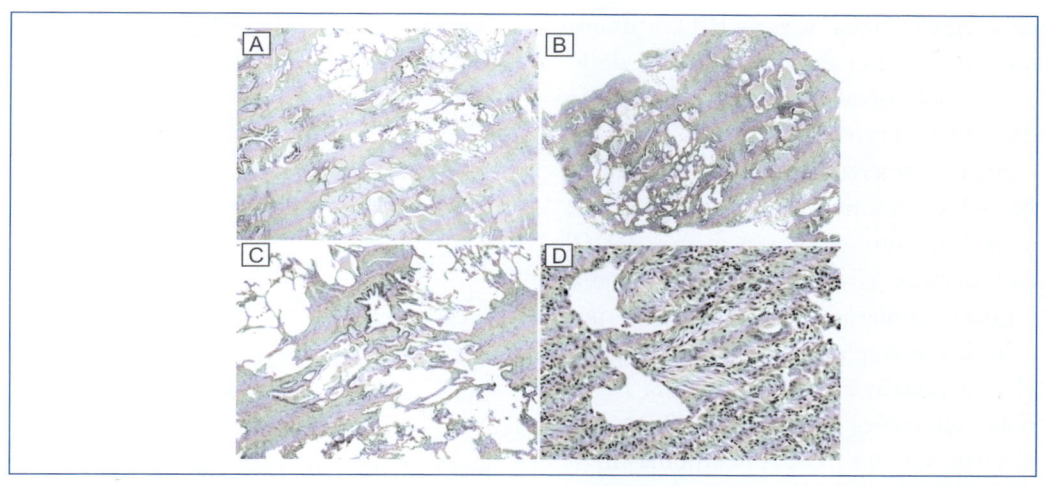

Figura 5.3 – Pneumonite de hipersensibilidade (PH) crônica imitando pneumonia intersticial usual (PIU). Biópsia cirúrgica pulmonar do lobo inferior (A e B) mostrando lesão inflamatória e fibrosante, heterogênea, com desorganização arquitetural acinar e faveolamento periférico (padrão histológico de PIU provável). Na amostra do lobo médio (C) do mesmo caso, observam-se fibrose centroacinar (bronquiolocêntrica) e aprisionamento aéreo. No lobo superior (D), achados de bronquiolite obliterante e transformação gigantocelular foram observados com frequência. Os achados histológicos dos lobos médio e superior são inconsistentes com o padrão histológico de PIU, com critérios definitivos de PH somente na amostra do lobo superior (HE, 28 ×, 28 ×, 40 ×, 200 ×).

pre dinâmica e multidisciplinar, a fim de afastar a possibilidade de outras doenças que podem apresentar envolvimento pulmonar com padrão de PINE.

O principal aspecto morfológico da PINE é o envolvimento uniforme do parênquima pulmonar, caracterizado pela presença de inflamação intersticial e fibrose dos septos alveolares em graus variados, distribuição homogênea e ausência de alterações morfológicas específicas de PIU, pneumonia intersticial descamativa (PID) ou PIA. Podem ser reconhecidos dois padrões histológicos principais: o celular (16%) e o fibrótico (84%), podendo, no entanto, haver combinação de ambos. O padrão celular revela infiltrado inflamatório crônico intersticial de linfócitos e plasmócitos, de leve a moderada intensidade, promovendo espessamento leve, difuso e homogêneo dos septos alveolares, e pouca ou mínima fibrose. A uniformidade temporal do acometimento tecidual é bem observada na análise por microscopia óptica ao pequeno aumento. Corresponde a um subtipo mais facilmente reconhecível, embora seja o menos frequente. Há acometimento do interstício alveolar e peribronquiolar, além de hiperplasia de pneumócitos nas áreas de inflamação. A densidade da inflamação é considerada mais intensa quando comparada às demais PII. No padrão fibrótico há espessamento dos septos alveolares por fibrose, com a mesma aparência histológica e preservação da arquitetura alveolar. A fibrose, temporalmente uniforme, pode ter aspecto frouxo, com fibroblastos, ou estar representada por faixas de colágeno espessando os septos alveolares; o infiltrado de células inflamatórias mononucleares costuma ser mínimo. Talvez um dos desafios mais comuns na abordagem das PII seja o diagnóstico diferencial entre a PINE fibrosante e a PIU. Enquanto a presença de fibrose extensa com deposição de colágeno possa sugerir PIU, a uniformidade das alterações e a ausência de focos fibroblásticos favorecem o diagnóstico de PINE fibrosante. Outras alterações menos características, tais como pólipos fibroides intraluminais, pequenos e inconspícuos (em geral, em menos de 10% da amostra), agregados linfoides esparsos e pouco numerosos, hiperplasia de músculo liso, metaplasia bronquiolar e fibrose pleural podem estar presentes na PINE. Estas alterações permitem o diagnóstico diferencial entre PHC, pneumonia em organização (PO) e PIU, sendo necessária a estreita correlação com os dados clínicos, radiológicos e discussão multidisciplinar. A presença de granulomas, ainda que esparsos e malformados, contraindicam o diagnóstico de PINE.

No Quadro 5.5 e na Figura 5.4 são descritas e mostradas as características histológicas da PINE.

Quadro 5.5 – Características histológicas da pneumonia intersticial não específica (PINE)

PINE celular: infiltrado inflamatório crônico intersticial, promovendo espessamento leve, difuso e homogêneo dos septos alveolares.

PINE fibrótica: fibrose temporalmente uniforme, frouxa, ou colágeno denso espessando os septos alveolares.

Envolvimento uniforme do parênquima pulmonar.

Pequenas áreas de pneumonia em organização podem estar presentes.

Focos fibroblásticos em geral ausentes ou ocasionais.

Ausência de distorção arquitetural/faveolamento.

PNEUMONIA EM ORGANIZAÇÃO CRIPTOGÊNICA

A PO (também conhecida como bronquiolite obliterante com pneumonia em organização – BOOP), apresenta padrão histopatológico caracterizado pela presença de *plugs* de tecido conjuntivo compostos por tecido fibromixoide lembrando tecido de granulação nos espaços aéreos. A PO pode ser a principal lesão pulmonar

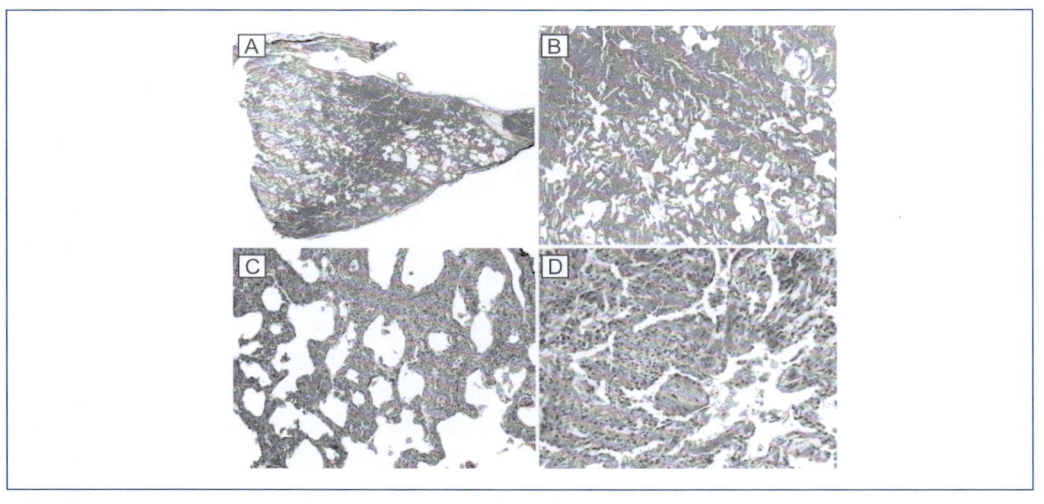

Figura 5.4 – Pneumonia intersticial não específica (PINE). Um caso de PINE celular e fibrótica. No menor aumento (A) observa-se comprometimento homogêneo, ausência de distorção arquitetural e de faveolamento. (HE, 28 ×, 40 ×). Nos aumentos maiores (B, C), há espessamento difuso e homogêneo da parede alveolar por fibrose e infiltrado de linfomononucleares. Na mesma amostra, pólipos fibrosos intraluminais são observados em áreas focais (HE, 28 ×, 40 × ,100 ×, 200 ×).

e causar sintomas respiratórios ou ser um componente histológico menor de outras doenças, como, por exemplo: PINE, PH, pneumonia eosinofílica, vasculites ou como uma reação inespecífica em torno de outras lesões (abscessos ou neoplasias). Na apresentação como lesão principal, pode ser secundária ou associada a diversas condições, tais como infecções, reação a drogas, DTC e doenças inflamatórias variadas. Se uma etiologia específica não for encontrada, é denominada pneumonia em organização criptogênica (POC) ou BOOP idiopática. Portanto, para o diagnóstico de POC todas as possíveis causas devem ser excluídas. Ocorre mais frequentemente em adultos jovens com sintomas inespecíficos associados a achados radiológicos e patológicos típicos, alteração da função pulmonar e geralmente boa resposta ao tratamento.

A biópsia a céu aberto é o padrão ouro para o diagnóstico, em conjunto com a biópsia transparietal em lesões periféricas. No menor aumento, o diagnóstico histológico da PO consiste em um padrão nodular composto por tecido conjuntivo frouxo/fibromixoide em torno das pequenas vias aéreas, circundado por parênquima pulmonar normal ou próximo do normal. Os *plugs* de tecido conjuntivo preenchem os bronquíolos respiratórios e se estendem com aspecto serpiginoso para os espaços aéreos distais (ductos alveolares e alvéolos). Pequenas coleções de linfócitos, plasmócitos e histiócitos podem ser encontrados em meio aos *plugs* fibrosos. A arquitetura pulmonar é preservada, mas inflamação intersticial crônica variável, em geral leve, está presente nas áreas de organização. As células de revestimento alveolar, pneumócitos tipo 2, apresentam sinais de hiperplasia,

e acúmulos de macrófagos xantomatosos intra-alveolares são frequentes e ocorrem devido ao caráter obstrutivo da lesão. Achados ausentes incluem fibrose intersticial extensa, bronquiectasias de tração e faveolamento.

A BTB, quando associada a achados clínicos e radiológicos compatíveis, pode ser considerada suficiente para o diagnóstico de POC.

No Quadro 5.6 e na Figura 5.5 estão descritos e demonstrados os achados histológicos característicos da PO.

Quadro 5.6 – Achados histológicos da pneumonia em organização

Lesão centrada em vias aéreas, circundada por parênquima normal.
Plugs de tecido fibromixoide nos espaços aéreos distais (bronquíolos respiratórios, ductos alveolares e alvéolos).
Inflamação intersticial crônica variável nas áreas de organização.
Preservação da arquitetura pulmonar.
Processo temporalmente homogêneo.
Ausência de fibrose estabelecida ou faveolamento.

PADRÕES HISTOLÓGICOS BRONQUIOLOCÊNTRICOS DE PNEUMONIA INTERSTICIAL

Várias pequenas séries retrospectivas descreveram recentemente alterações inflamatórias bronquiolocêntricas, que serão discutidas a seguir.

- Bronquiolite com pneumonia organizante peribronquiolar: Três pacientes foram descritos por Thivolet et al. em 1999, portadores de dispneia grave e micronódulos bilaterais e difusos, lesão bronquiolocêntrica inflamatória e bronquiolite fibrótica (*obliterans*), com pólipos fibroides limitados aos alvéolos e adjacentes ao bronquíolo envolvido.

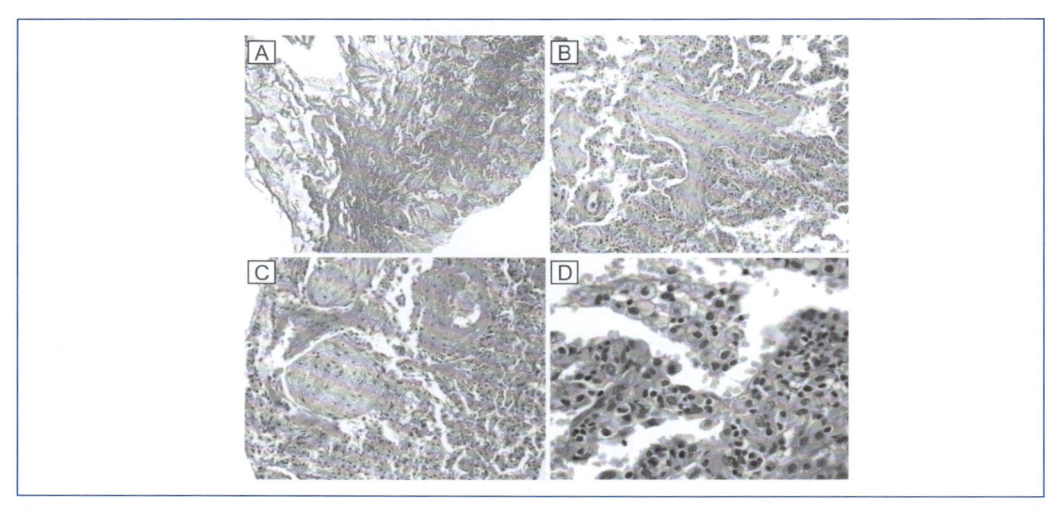

Figura 5.5 – Pneumonia em organização (PO). Tecido de granulação circundado por parênquima pulmonar pouco alterado, ausência de fibrose antiga ou distorção arquitetural são observados no menor aumento (A). Nos aumentos maiores, notam-se *plugs* de tecido de granulação nos bronquíolos respiratórios com extensão para os espaços aéreos distais (B, C), infiltrado inflamatório intersticial moderado e macrófagos xantomatosos intralveolares (HE, 28 ×, 100 ×, 100 ×, 200 ×).

Os autores concluíram que, embora este padrão tenha patologias bronquiolares elementares e lesões alveolares comuns à PO, sua distribuição foi nitidamente diferente, merecendo individualizá-la dentro do grupo de DPI e doenças bronquiolares.

- Fibrose Centrolobular: Na série de Carvalho et al. em 2002, foram descritos 49 pacientes com padrões histológicos de PIU (n = 24), PINE (n = 13) e 12 pacientes com proeminente desarranjo lobular e lesões bronquiolocêntricas em distribuição uniforme denominada pelos autores de fibrose centrolobular (Figura 5.6).

- Pneumonia Intersticial Bronquiolocêntrica Idiopática: Yousem et al. em 2002, descreveram uma série onde foram incluídos 10 pacientes com TCAR com infiltrado intersticial bibasal e provas de função pulmonar com restrição leve. Todos pacientes apresentaram uma forma distinta de PII bronquiolocêntrica, com padrões histológicos identificados em meio a PI não classificáveis cujas características eram sugestivas de PHC. Todos os casos mostraram infiltrado inflamatório crônico bronquiolocêntrico centrolobular, fibrose e metaplasia peribronquiolar. Dos nove pacientes acompanhados, três faleceram e em cinco a doença persistiu após tratamento.

- Fibrose Intersticial Centrada em Vias Aéreas: Na série descrita por Churg et al. em 2004, 12 casos foram selecionados em um grupo de PI no México. A TCAR demonstrou espessamento peribroncovascular, bronquiectasias de tração, conglomerados de massas fibróticas ao redor das vias aéreas, bronquioloectasias e/ou faveolamento. Os pacientes tinham história de exposição ambiental, a pássaros e provas de função pulmonar com restrição leve.

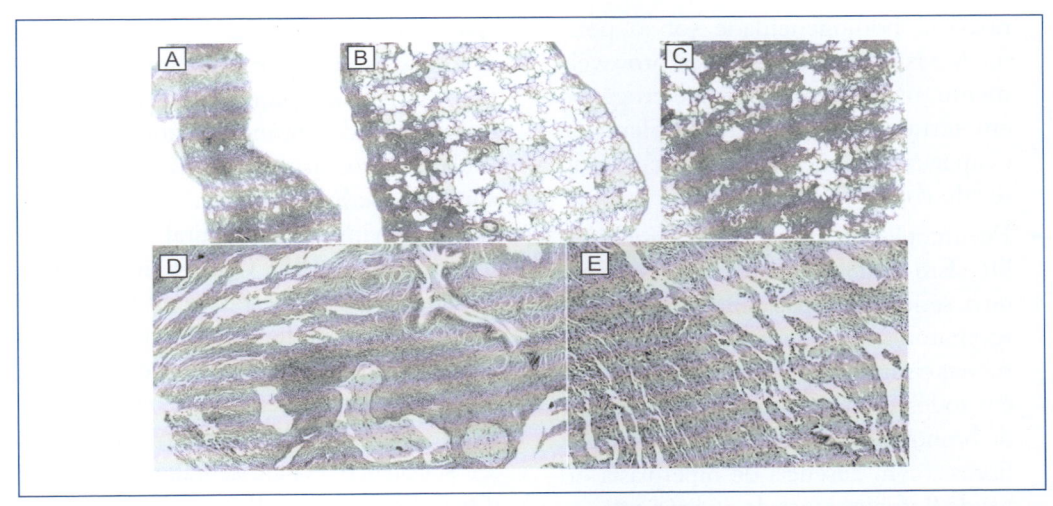

Figura 5.6 – Pneumonia intersticial bronquiolocêntrica. Vista panorâmica do padrão centrado em vias aéreas exibindo fibrose centrolobular, distorção da histoarquitetura pulmonar e ectasias bronquiolares (A). Extensão do processo para os ácinos periféricos com indícios de remodelamento do parênquima (B). Obliteração consolidativa do parênquima pulmonar (C). Grande aumento nas áreas de distorsão lobular evidenciam ectasias bronquiolares preenchidas por material basofílico sugestivo de necrose péptica (D). Infiltrado inflamatório crônico ao redor dos bronquíolos comprometidos (E) HE, (A, B, C: 10 ×), (D, E: 200 ×).

Distinguiram da pneumonia intersticial bronquiolocêntrica idiopática pela presença de um padrão histológico de fibrose intersticial centrada em vias aéreas de bronquíolos membranosos e respiratórios. Durante o seguimento, cinco pacientes apresentaram doença progressiva, quatro faleceram, três melhoraram e dois permaneceram estáveis. A análise das figuras apresentadas nesta série de pacientes não são convincentes de lesões centrolobulares, no entanto parecem ser um padrão diferente de lesão pulmonar, que não se enquadra nos padrões aceitos de PII.

Em recente estudo nacional e retrospectivo de Kuranishi et al. de 2015, uma série de 68 pacientes com diagnóstico de fibrose centrada em vias aéreas, todos com biópsia pulmonar cirúrgica revisadas por três patologistas com experiência em doenças intersticiais pulmonares, os achados clínicos, funcionais e tomográficos analisados demonstraramp redomínio em mulheres, com média de idade de 57 anos e padrão reticular com infiltrado peribroncovascular em 79% dos casos na TCAR. As etiologias principais foram de PH e doença do RGE. Formas idiopáticas foram encontradas somente em três casos. Valores baixos de saturação de oxigênio, presença de tosse como sintoma clínico e alguns achados histológicos como focos fibroblásticos e faveolamento foram fatores de pior prognóstico. Os autores concluem que esta forma de DPI fibrosante tem melhor sobrevida quando comparada com a FPI.

- Metaplasia Peribronquiolar: Foram descritos por Fukuoka et al. em 2005, 13 pacientes do sexo feminino e 2 pacientes do sexo masculino. A média de idade foi de 57 anos e na TCAR obeservou-se atenuação em mosaico/aprisionamento aéreo e vidro fosco multifocal. Trata-se de uma série com razoável homogeneidade sob o ponto de vista histológico, mas provavelmente inclui um grupo heterogêneo em termos de exposição ambiental e ocupacional e presença de doenças do tecido conjuntivo.

- Pneumonia Intersticial com Bronquiolite: Em 2008, Mark et al. descrevem uma série de 32 pacientes com doença respiratória submetidos a biópsia pulmonar cirúrgica. A característica comum em todos os casos foi uma combinação de bronquiolite, inflamação intersticial e fibrose, com ausência de hiperplasia do tecido linfoide associado ao brônquio.

Entre as séries apresentadas, dois estudos em particular sugerem que estes casos possam ser PII centradas em vias aéreas, embora os aspectos de imagem radiográfica não tenham sido bem caracterizados e em um dos estudos havia história de exposição ocupacional ou ambiental. Um estudo descreveu casos de metaplasia peribronquiolar – doença interstitial pulmonar que provavelmente representa uma forma de doença das pequenas vias aéreas.

Um observador casual não imerso no dividido mundo da patologia pulmonar perguntaria por que temos descrito tantos padrões histológicos que parecem ter consideráveis semelhanças. Quase todas as séries são pequenas, com seguimento relativamente curto e inconsistente, ou não descrito. O que há de comum entre os casos é a predileção por mulheres e pacientes entre a quinta e sexta décadas de vida. Claramente, uma condição importante no diagnóstico diferencial é a PHC com fibrose e ausência de granulomas. Em tais casos, a história de exposição deve sempre ser realizada, e deve-se lembrar que alterações em vias aéreas como as mostradas podem ser encontradas em bronquiectasias e como parte das DTC. Em nossa rotina, os termos bronco/bronquiolocêntrico significam processos centrados nas vias aéreas, dos brônquios aos ductos alveolares. São mais bem identificados sob aumento de lupa e contrastam com o típico envolvimento subpleural e paraseptal preferencial na PIU. Quanto um processo patológico deveria estar centrado em via aérea para uso do termo? Não há resposta. Quando a fibrose se desenvolve em algum processo centrado em via aérea, notavelmente a PHC, alguma cicatrização pode ser subpleural e paraseptal, portanto de difícil distinção da PIU.

Os achados histológicos dos padrões bronquiolocêntricos de pneumonia intersticial são mostrados na Figura 5.6.

PNEUMONIA INTERSTICIAL AGUDA/ DANO ALVEOLAR AGUDO

Dano alveolar difuso (DAD) é o termo descritivo para a sequência de eventos histológicos que ocorrem na forma grave da lesão pulmonar aguda e síndrome do desconforto respiratório (SDR) em resposta a vários insultos tóxicos. O termo difuso é frequentemente interpretado como sinônimo de extenso e seria intuitivo estender o conceito de alveolar difuso como envolvimento a todos os alvéolos pulmonares. No entanto, o termo difuso refere-se a alterações em um único alvéolo e indica que todos componentes do alvéolo (endotélio, epitélio e septo intersticial) são afetados pelo processo. O DAD pode envolver o pulmão difusa (todo o pulmão) ou focalmente. O DAD é dividido em dois estágios: *agudo precoce* (ou exsudativo), nas primeiras duas semanas, principalmente na primeira após lesão, com edema e membranas hialinas; e *tardio fibroproliferativo* (ou organizante), após duas semanas, com predomínio de fibrose. A alteração submicroscópica mais precoce no estágio agudo do DAD é a permeabilidade vascular alterada, com lesão endotelial, reflexo das alterações fisiopatológicas no parênquima pulmonar na SDR. As membranas hialinas, critério histológico *sine qua non* do DAD, são compostas por fibrina e edema dispostos ao longo das altas tensões de oxigênio. São estruturas homogêneas, amorfas, eosinofílicas dispostas ao longo dos septos alveolares, frequentemente acompanhadas por exsudato proteináceo alveolar contendo debris celulares. Sob microscopia eletrônica nota-se grande quantidade de debris nucleares e citoplasmáticos resultantes da descamação de células alveolares em meio a malhas de fibrina, desmentindo a falsa homogeneidade dessas estruturas. Nessa fase, é característico o desacoplamento das células alveolares de revestimento e denudação da membrana basal, associados a áreas de colapso alveolar. Além das membranas hialinas, outra decorrência de lesão endotelial vascular são os microtrombos de fibrina, que ocorrem em 90% dos casos, e macrotrombos em, 47%, sendo frequentemente encontrados em vários estágios de organização em pequenas artérias pulmonares. Adicionalmente, megacariócitos intracapilares indicam a presença de estresse anormal translocado. Após o colapso alveolar, ocorre a dilatação dos ductos alveolares e posterior fibrose septal. O resultado final é a perda do leito microvascular, simplificação da estrutura pulmonar e remodelamento. Na microscopia eletrônica, podem ser contemplados o colapso alveolar e aposição dos alvéolos, associados à proeminente proliferação fibroblástica. Os alvéolos colapsados ficam permanentemente apostos quando são reepitelizados por pneumócitos alveolares proliferados, contribuindo para o espessamento do interstício pulmonar. Nas Figuras 5.7 e 5.8 estão ilustrados os aspectos histopatológicos da fase aguda (Figuras 5.7 A e B) e prolife-

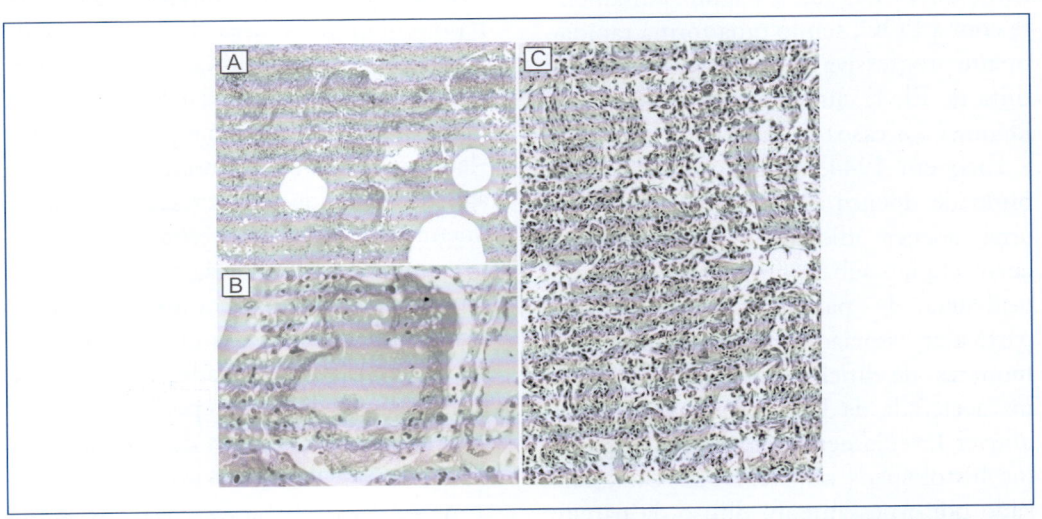

Figura 5.7 – Dano alveolar agudo, estágio agudo precoce (exsudativo) e tardio (fibroproliferativo) (A e B, respectivamente). Formações de membranas hialinas, dispostas ao longo dos septos alveolares acompanhadas por exsudato proteináceo alveolar e debris celulares. Aspecto amorfo, homogêneo e eosinofílico das membranas hialinas (B). Fase tardia, com sinais de reepitelização e espessamento intersticial (C) (HE, 100 ×, 400 ×, 100 ×).

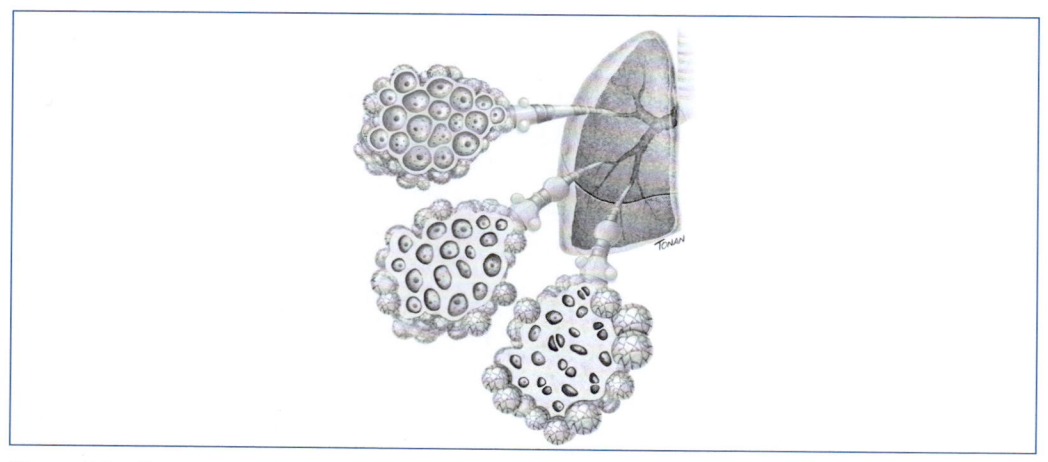

Figura 5.8 – Comparação ilustrativa dos aspectos tridimensionais dos alvéolos. Comparação entre alvéolos normais e na fase aguda e tardia do dano alveolar difuso, com progressivo espessamento intersticial e redução volumétrica. Ilustração: Rodrigo Tonan.

rativa (Figura 5.7 C), além de visão tridimensional dos alvéolos (Figura 5.8).

A recente atualização pela ATS/ERS para a classificação multidisciplinar internacional das PI incluiu a PIA entre os padrões histológicos maiores de PII. Histologicamente, a PIA foi categorizada como uma PI aguda/subaguda juntamente com a POC, sendo uma forma rapidamente progressiva e histologicamente distinta de PI. É clínica e histologicamente idêntica aos casos descritos por Hamman e Rich em 1944, sendo portanto sinônimo de doença de Hamman-Rich. É uma doença idiopática, que apresenta curso clínico subagudo progressivo, com evidência de padrão fibroproliferativo particular associado a trombos intrapulmonares, de difícil distinção entre a forma acelerada da PIU, principalmente se houver faveolamento precoce. Os aspectos histológicos são de DAD caracterizado por espessamento difuso da parede alveolar à custa de proliferação do tecido conjuntivo e inflamação, membranas hialinas e pneumócitos tipo II proeminentes.

SDR é a principal causa de internação hospitalar prolongada, representando 0,5 a 8% destas. Suas causas são divididas em *lesão pulmonar direta* e *lesão pulmonar indireta*. Pneumonia e aspiração de conteúdo gástrico são causas comuns de lesão pulmonar direta, enquanto contusão, embolia gordurosa e quase afogamento representam as causas mais comuns de lesão pulmonar indireta. Outras doenças que podem mimetizar SDR incluem infecções, PIA, síndrome pulmonar pré--leucêmica, PO, pneumonia organizante aguda fibrinóide, exacerbação aguda de pneumonia intersticial crônica e síndrome pulmonar hemorrágica. Tais diferenciais, em meio ao contexto clínico de dúvida diagnóstica, com possibilidade de sobreposição de quadros, condutas e prognósticos distintos, podem requerer biópsia pulmonar, cujos diagnósticos diferenciais são abordados a seguir.

A indicação de biópsia leva em consideração a necessidade de avaliação diagnóstica de doenças que se apresentam de forma clínica incaracterística e exclusão de quadros potencialmente tratáveis, como doenças infecciosas. Para maior acurácia da biópsia é necessário correlação com imagens radiográficas, LBA, BTB, biópsia cirúrgica, imuno-histoquímica, microscopia eletrônica de transmissão e imunofluorescência. O quadro abaixo sumaria as características histológicas e a conduta do patologista mediante as propostas (Quadro 5.7).

Na Figura 5.9 observam-se os aspectos histopatológicos das doenças que podem mimetizar SDR.

O painel dos padrões histológicos das DPI abordadas neste capítulo é mostrado na Figura 5.10.

Quadro 5.7 – Sumário de características anatomopatológicas de interesse para o diagnóstico diferencial de dano alveolar difuso

Diagnóstico Clínico	Característica Morfológica	Diagnóstico Diferencial
Pneumocistose	Minúsculas esferas semilunares em meio a transudato intra-alveolar	Edema, criptococose
Pneumonia intersticial aguda	Espessamento difuso de parede alveolar Membranas hialinas Pneumócitos tipo II reativos	Pneumonia intersticial usual na forma acelerada
Síndrome pré-leucêmica	Pneumonia intersticial não específica associadoa a hematopoese extramedular	Pneumonia comunitária na fase aguda
PO/POC	Membranas hialinas Alterações fibroproliferativas	BOOP
POAF	Nódulos de fibrina Pneumonia organizante Pólipos fibromixoides intra-alveolares	Pneumonia por *Legionella sp*
Exacerbação aguda de PI	PIU usual com DAD Focos fibroblásticos no componente agudo	Infecção; insuficiência cardíaca
Hemorragia alveolar pulmonar	Hemorragia alveolar Macrófagos hemossideróticos	Exclusão de quadros inflamatórios e autoimunes (Goodpasture, imunofluorescência para IgG)

PO/POC (pneumonia organizante/pneumonia organizante criptogênica); POAF (pneumonia organizante aguda fibrinosa); BOOP (bronquiolite obliterante); PI (pneumonia intersticial); PIU (pneumonia intersticial usual); DAD (dano alveolar difuso).

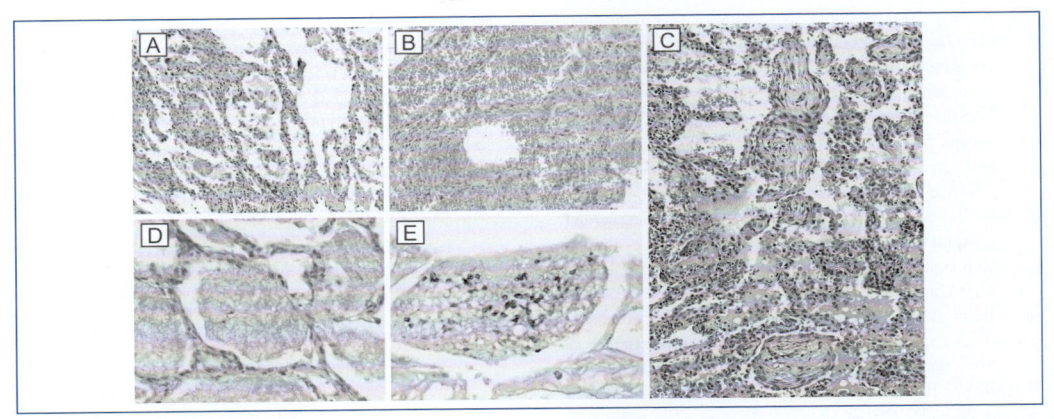

Figura 5.9 – Hemorragia alveolar pulmonar, com extenso comprometimento alveolar, focos hemossideróticos (A e B). *Plugs* de fibrina intra-alveolares, observados em pneumonia em organização (C). *Pneumocystis jirovecii*, com exsudato alveolar espumoso e positividade para estruturas semilunares à coloração de Grocott (D e E).

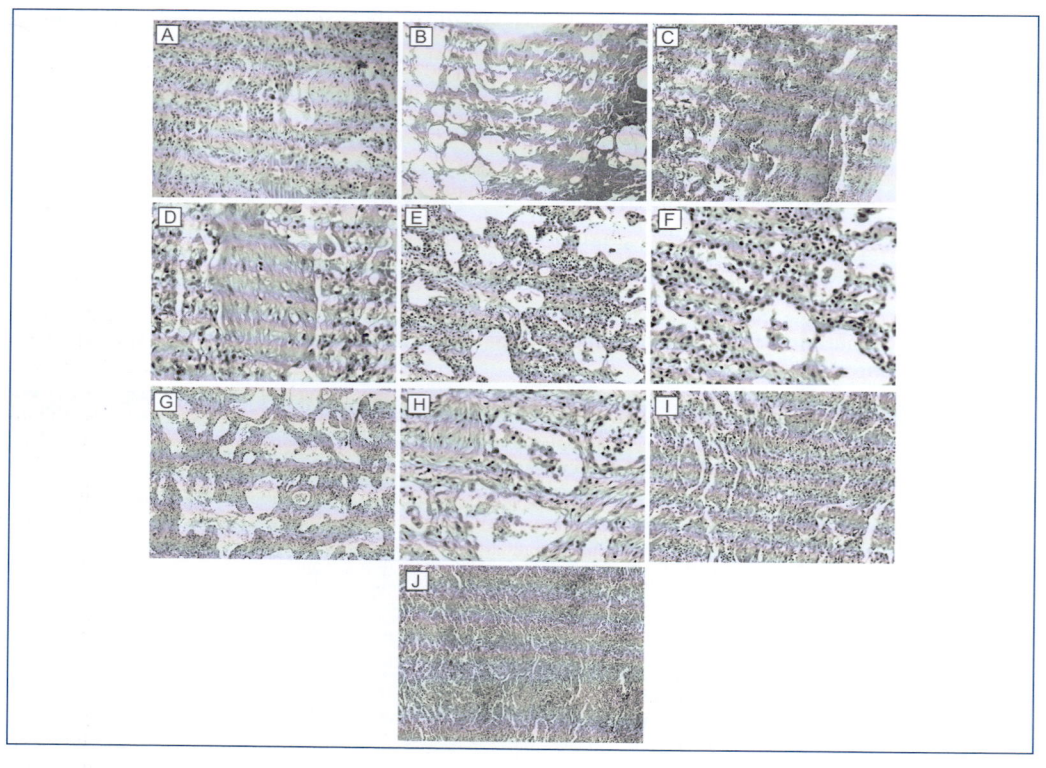

Figura 5.10 – Pneumonia intersticial usual com foco fibroblástico (A e B). Pneumonia organizante (C e D). Pneumonia intersticial não específica (PINE) (E e F). PINE fibrosante (G e H). Pneumonia em organização aguda fibrinosa (I e J).

REFERÊNCIAS BIBLIOGRÁFICAS

1. American Thoracic Society/European Respiratory Society. International Multidisciplinary consensus classification of the idiopathic interstitial pneumonias. Am J Respir Crit Care Med. 165(2):277-304, 2002.
2. American Thoracic Society. Idiopathic pulmonary fibrosis: diagnosis and treatment. International consensus statement. American Thoracic Society (ATS) and the European Respiratory Society (ERS). Am J Respir Crit Care Med. 161(2 Pt 1):646-64, 2000.
3. Akira M, Kozuka T, Yamamoto S, Sakatani M. Computed tomography findings in acute exacerbation of idiopathic pulmonary fibrosis. Am J Respir Crit Care Med 178:372-378, 2008.
4. Baldi BG, Pereira CAC, Rubin AS. Destaques das diretrizes de doenças pulmonares intersticiais da Sociedade Brasileira de Pneumologia e Tisiologia. Jornal Brasileiro de Pneumologia (Impresso), v. 38, p. 282-291, 2012.
5. Beasley MB, Franks TJ, Galvin JR, Gochuico B, Travis WD. Acute fibrinous and organizing pneumonia: a histological pattern of lung injury and possible variant of diffuse alveolar damage. Arch Pathol Lab Med 126: 1064-70, 2002.
6. Colby TV. Pathologic aspects of bronchiolitis obliterans organizing pneumonia. Chest. 102:Suppl. 1 38S–43S, 1992.
7. Carvalho MEP, Kairalla RA, Capelozzi VL, Deheinzelin D, Saldiva PHN, Carvalho CRR. Centrilobular fibrosis: a novel histological pattern of IIPs. Pathol Res Pract 198:577-583, 2002.
8. Cordier JF. Cryptogenic organising pneumonia. Eur Respir J. 28(2):422-46, 2006.
9. Costabel U, Guzman J. Bronchoalveolar lavage. In King T, Schwartz M (eds). Interstitial Lung Disease, PMPH Connecticut, 5, ed., p.149-170, 2011.
10. Churg A, Myers J, Suarez T, Gaxiola M, Estrada A, Mejia M, Selman M. Airway-centered interstitial fibrosis: a distinct form of aggressive diffuse lung disease. Am J Surg Pathol 28:62-68, 2004.
11. Churg A, Müller NL, Silva CIS, Wright JL. Acute exacerbation (acute lung injury of unknown cause) in UIP and other forms of fibrotic interstitial pneumonias. Am J Surg Pathol 31:277-284, 2007.

12. Dushianthan A, et al. Acute respiratory distress syndrome and acute lung injury. Postgrad Med J 87:612e622, 2011.
13. Epler GR, Colby TV, McLoud TC, Carrington CB, Gaensler EA. Bronchiolitis obliterans organizing pneumonia. N Engl J Med. 312(3):152-8, 1985.
14. Epler GR. Bronchiolitis obliterans organizing pneumonia, 25 years: a variety of causes, but what are the treatment options? Expert Rev Respir Med. 5(3):353-61, 2011.
15. Flaherty KR, Toews GB, Travis WD, Colby TV, Kazerooni EA, Gross BH, et al. Clinical significance of histological classification of idiopathic interstitial pneumonia. Eur Respir J. 19(2):275-83, 2002.
16. Fukuoka J, Franks TJ, Colby TV, Flaherty KR, Galvin JR, Hayden D, Gochuico BR, Kazerooni EA, Martinez F, Travis WD. Peribronchiolar metaplasia: a common histologic lesion in diffuse lung disease and a rare cause of interstitial lung disease: clinicopathologic features of 15 cases. Am J Surg Pathol 29:948-954, 2005.
17. Katzenstein AL, Bloor CM, Leibow AA. Diffuse alveolar damage- the role of oxygen, shock, and related factors. A review. Am J Pathol 85:209-228, 1976.
18. Katzenstein AL, Fiorelli RF. Nonspecific interstitial pneumonia/fibrosis: histologic features and clinical significance. Am J Surg Pathol. 18(2):136-47, 1994.
19. Katzenstein AL, Mukhopadhyay S, Myers JL. Diagnosis of usual interstitial pneumonia and distinction from other fibrosing interstitial lung diseases. Hum Pathol. 39(9):1275-94, 2008.
20. Kuranishi LT, Leslie KO, Ferreira RG. Airway-centered interstitial fibrosis: etiology, clinical findings and prognosis. Respiratory Research, 2015.
21. Mandal RV, Mark EJ, Kradin RL. Organizing pneumonia and pulmonary lymphatic architecture in diffuse alveolar damage. Hum Pathol 39:234-38, 2008.
22. Poletti V, Romagnoli M, Piciucchi S, Chilosi M. Current Status of idiopathic nonspecific intersticial pneumonia. Semin Resp Crit Care Med. 33(5):440-449, 2012.
23. Raghu G, Collard HR, Egan JJ, Martinez FJ, Behr J, Brown KK, et al. An Official ATS/ERJ/JRS/ALAT Statement: Idiopathic Pulmonary Fibrosis: Evidence-based Guidelines for Diagnosis and Management. Am J Respir Crit Care Med.183 (6):788-824, 2011.
24. Smith, Ml. Update on pulmonary fibrosis. Arch Pathol Lab Med. 140:221-229, 2016.
25. Snow R, Davies P, Pontoppidant H et al. Pulmonary vascular remodeling in adult respiratory distress syndrome. Am Rev Respir Dis 126: 887, 1982.
26. Song JW, Hong SB, Lim CM, Koh Y, Kim DS. Acute exacerbation of idiopathic pulmonary fibrosis: incidence, risk factors and outcome. Eur Respir J 37:356-363, 2011.
27. Yousem SA, Dacic S. Idiopathic bronchiolocentric interstitial pneumonia. Mod Pathol 15:1148-1153, 2002.
28. Travis WD, Hunninghake G, King TE Jr, Lynch DA, Colby TV, Galvin JR, et al. Idiopathic nonspecific interstitial pneumonia: report of an American Thoracic Society project. Am J Respir Crit Care Med. 177(12):1338-47, 2008.
29. Travis WD et al. An Official American Thoracic Society/European Respiratory Society Statement: Update of the International Multidisciplinary Classification of the Idiopathic Interstitial Pneumonia. Am J Respir Crit Care Med 188:733, 2013.
30. Thivolet F, Loire R, Cordier J-F. Bronchiolitis with peribronchiolar organizing pneumonia (B-POP): A new clinicopathologic entity in bronchiolar/interstitial lung disease? Eur Respir J 14:272S, 1999.

SEÇÃO 2 – DIAGNÓSTICO E PROPEDÊUTICA

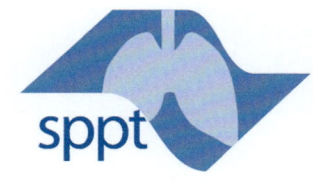

Abordagem Diagnóstica Multidisciplinar das Doenças Pulmonares Intersticiais - Avaliação Clínica, Radiológica e Anatomopatológica

6

Fábio Eiji Arimura
Ellen Caroline Toledo do Nascimento
Carlos Roberto Ribeiro de Carvalho

INTRODUÇÃO

As doenças pulmonares intersticiais (DPI) englobam mais de 200 entidades diferentes, todas caracterizadas por inflamação e/ou fibrose do parênquima pulmonar. As diferenças clínicas, tomográficas e histopatológicas, entre as DPI, podem ser sutis e sobrepostas, porém sua história natural e terapia podem ser muito diferentes, sendo crucial a identificação precisa da doença pulmonar.

REUNIÃO MULTIDISCIPLINAR NAS DPI

A multiplicidade dos dados clínicos pode acarretar opiniões divergentes entre pneumologistas, levando-os a direcionar para uma ou outra doença. Exames radiológicos, como a tomografia computadorizada de alta resolução do tórax (TCAR), podem ter achados subjetivos e grande variabilidade interobservadores. Achados histopatológicos, em vários casos de DPI, não têm a sensibilidade e especificidade suficientes para serem patognomônicos de doenças isoladas. Tendo em vista essas dificuldades, nas últimas décadas a reunião multidisciplinar (RM) tem sido considerada o melhor método diagnóstico possível das DPI.

A RM é composta classicamente por pneumologistas, radiologistas e patologistas torácicos, podendo incluir outras especialidades, e é particularmente relevante nos casos em que um ou mais dos padrões (clínicos, radiológicos ou histopatológicos) são discordantes.

A RM geralmente transcorre seguindo um fluxograma. (Figura 6.1)

- O pneumologista apresenta o caso detalhadamente, com a história pregressa, quadro clínico, exposições ocupacionais, ambientais e medicamentosas, história familiar, exame físico e exames complementares como espirometria, exames laboratoriais e reumatológicos, assim como os pareceres de outras especialidades que possam ser relevantes.
- O radiologista avalia os exames radiológicos, especialmente a radiografia de tórax e a TCAR, podendo incluir outros exames, por exemplo, cintilografia pulmonar e exames de outros sistemas.
- Demais especialidades, como reumatologia, imunologia, cirurgia torácica, entre outras, a depender do quadro clínico e do seguimento do paciente, podem fazer a sua contribuição, com

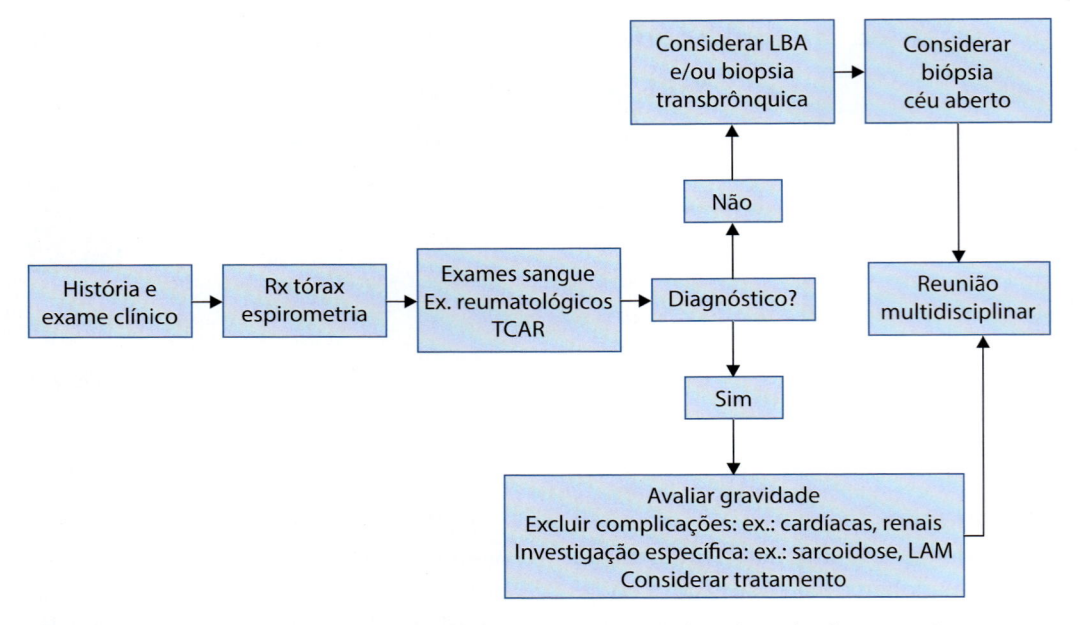

Figura 6.1 – Fluxograma habitual da abordagem diagnóstica multidisciplinar das doenças pulmonares intersticiais.

as suas impressões e hipóteses sobre o caso descrito.

- O patologista analisa, quando disponível, os aspectos histológicos da biópsia obtida, seja por broncoscopia, agulha ou por cirurgia, esta idealmente de pelo menos dois sítios diferentes, já que os achados podem ser heterogêneos, aumentando a sensibilidade e a especificidade.
- Os achados são rediscutidos para alcançar um consenso diagnóstico comum entre os participantes da reunião.

A RM é de vital importância para o diagnóstico definitivo das DPI. Trabalhos recentes demonstraram que o grau de concordância de diagnóstico entre diferentes profissionais aumenta significativamente após RM (*kappa* de 0,14-0,20 a 0,70-0,94), especialmente em centros de referência. Portanto, a discussão multidisciplinar é fundamental para o diagnóstico correto da patologia pulmonar, que pode impactar no prognóstico, sobrevida e tratamento do paciente.[1-6]

Nas seções a seguir discutiremos algumas doenças pulmonares que foram pouco ou não abordadas em outros capítulos deste livro, priorizando dados importantes para o diagnóstico multidisciplinar. Imagens tomográficas de algumas afecções estão ilustradas em outros capítulos, indicados no texto.

PNEUMONITE DE HIPERSENSIBILIDADE

A pneumonite de hipersensibilidade (PH) é uma reação de hipersensibilidade limitada aos pulmões, causada por uma grande variedade de pequenas partículas orgânicas que chegam aos alvéolos, levando a uma resposta imune exagerada. Os agentes causadores incluem fungos, protozoários, proteínas animais e de insetos, assim como componentes de baixo peso molecular. A epidemiologia é desconhecida, devendo variar bastante ao redor do mundo, dependendo da exposição.

A PH pode se apresentar nas formas aguda, subaguda ou crônica, porém com sobreposição frequente entre elas. Atualmente existe uma segunda forma de classificação, que se baseia principalmente no prognóstico da doença. O *cluster* 1 tem maior identificação com a forma subaguda e caracteriza-se por sintomas recorrentes, radiografia de tórax normal, tênues alterações tomográficas, boa resposta ao uso de corticoides e bom prognóstico. O *cluster* 2 está relacionado à PH crônica e caracteriza-se por sintomas crônicos de dispneia, hipoxemia, padrão restritivo à função pulmonar e presença de fibrose pulmonar, denotando um pior prognóstico.

A forma aguda é caracterizada por exposição a altos níveis de antígenos, resultando em sintomas semelhantes aos observados em infecções de vias aéreas superiores (IVAS), como febre, tosse e calafrios, entretanto sintomas mais intensos como dispneia e sibilos podem acontecer. Em geral, o quadro clínico aparece horas após a exposição e pode recrudescer horas ou dias após a exposição inicial e recorrer após reexposição. A TCAR caracteristicamente apresenta consolidações e opacidades em vidro fosco, que histologicamente se traduzem em infiltrado inflamatório de padrão peribroncovascular, agregados histiocitários frouxos, aumento de neutrófilos e deposição de fibrina, podendo se assemelhar a uma pneumonia em organização ou pneumonia fibrinosa, tanto histologicamente quanto tomograficamente (Figura 6.2). Em alguns casos

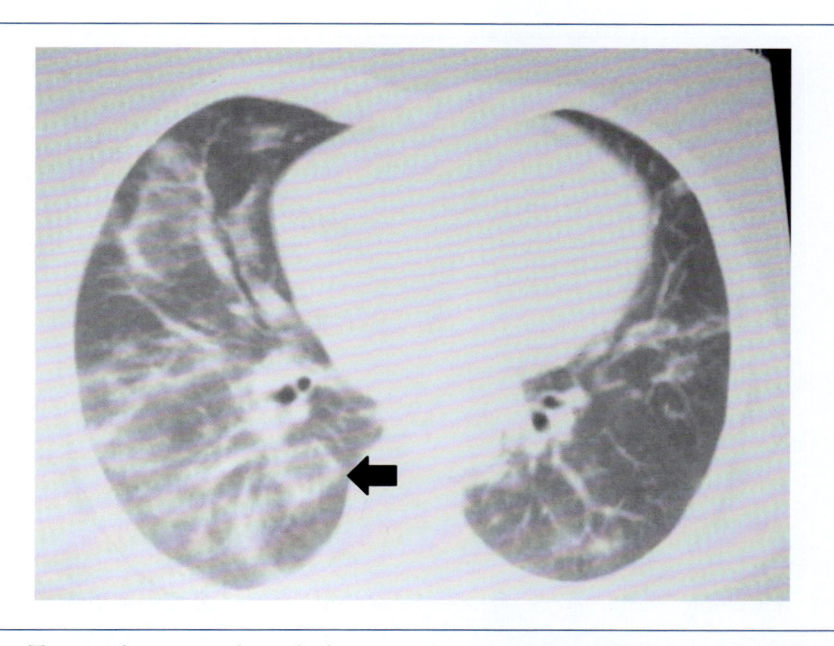

Figura 6.2 – Tomografia computadorizada de paciente com pneumonite de hipersensibilidade aguda. Notam-se opacidades em vidro fosco predominando no pulmão direito, com presença do sinal do halo (seta preta), muito associado à pneumonia em organização.

podem ser observados à TCAR micronódulos centrolobulares mal definidos, mostrando o acometimento de pequenas vias aéreas. Em geral, a forma aguda não é progressiva, com remissão espontânea após cessar a exposição, mas alguns pacientes necessitam de tratamento com corticosteroide.

A forma subaguda (ou *cluster* 1) é resultado de uma exposição frequente de baixa dose. O início é insidioso, semanas a poucos meses, e é caracterizado por tosse, dispneia, fadiga e, por vezes, febre inespecífica. O quadro geralmente tem caráter progressivo, com persistência da febre e da tosse. A TCAR classicamente mostra micronódulos centrolobulares mal definidos e mosaico expiratório (Capítulo 10, Figura 10.21), em acordo com o mecanismo de lesão, que segue pelas pequenas vias aéreas até a região peribronquiolar. A correlação histopatológica é caracterizada por pneumonite granulomatosa bronquiolocêntrica com inflamação predominantemente linfocitária e granulomas malformados, não necrosantes, ou células gigantes multinucleadas isoladas em distribuição peribronquiolovascular (Figura 6.3). O tratamento consiste em afastar o paciente da exposição e uso de corticosteroides.

A forma crônica (ou *cluster* 2) pode ser resultado de diversos episódios agudos e subagudos não diagnosticados e tratados. A apresentação clínica é caracterizada por dispneia progressiva, tosse, fadiga, mal-estar e perda de peso. Nos casos avançados, sintomas relacionados à hipoxemia, como cianose e baqueteamento digital, podem ocorrer. A TCAR classicamente mostra sinais de fibrose, como espessamento septal, bronquiolectasias e bronquiectasias de tração, reticulado periférico e até faveolamento,

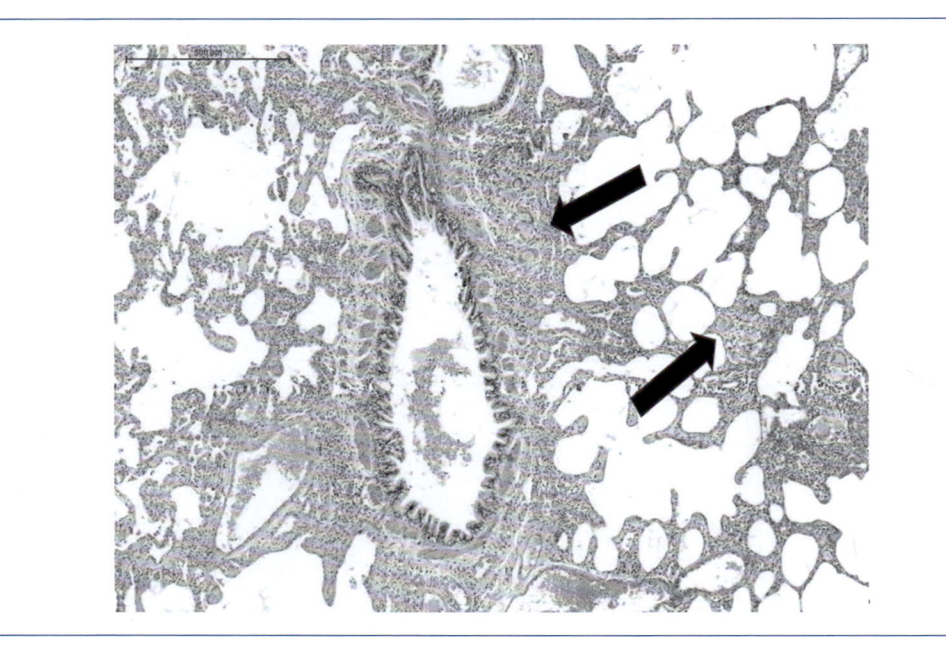

Figura 6.3 – Pneumonia de hipersensibilidade. Pneumonia intersticial com bronquiolocentricidade. Presença de granulomas incompletos em parede bronquiolar e em interstício alveolar peribronquiolar (setas) (HE 6 ×).

em geral predominando na região medioapical. Entretanto, a PH pode predominar em bases e mimetizar padrão de pneumonia intersticial usual (PIU) ou não específica (PINE). Vidro fosco e micronódulos centrolobulares também podem estar presentes, achados que diferenciam PH da fibrose pulmonar idiopática (FPI) (Capítulo 10, Figuras 10.20 e 10.23). Os achados histológicos correspondentes incluem inflamação linfocitária de predomínio bronquiolocêntrico, fibrose peribroncovascular, hiperplasia epitelial bronquiolar e presença de granulomas frouxos ou células gigantes multinucleadas. Distorção arquitetural também pode ser observada, podendo se assemelhar histologicamente, assim como na TCAR, aos padrões de PIU ou PINE, associados ou não a pneumonia em organização. Achados importantes que ajudam a diferenciar a PH crônica da FPI são a ocorrência de bronquiolite e fibrose da região centrolobular, por vezes com formação de pontes fibróticas que unem a região centrolobular com os septos interlobulares. O tratamento consiste em afastar-se da exposição e no uso de corticosteroides, podendo em alguns casos ser indicados imunossupressores, como a azatioprina, e até mesmo transplante pulmonar.[7-11]

SARCOIDOSE

A sarcoidose é uma doença multissistêmica de etiologia indefinida, que mais comumente afeta pacientes entre 20 e 60 anos de idade. Frequentemente se apresenta com linfadenopatia hilar bilateral, infiltrado pulmonar, uveíte e lesões cutâneas, podendo acometer também fígado, baço, coração, sistema nervoso central e sistema musculoesquelético. A doença aparenta estar relacionada a diferentes exposições e ter um componente genético de resposta imunológica.

Um terço dos pacientes é assintomático ao diagnóstico, sendo um achado incidental à radiografia de tórax. Outro terço dos pacientes apresenta quadro clínico de febre baixa, fadiga, sudorese noturna e perda de peso com duração de algumas semanas. O restante exibe sintomas relacionados especificamente ao órgão afetado. Uma apresentação inicial importante é a síndrome de Löfgren, que se manifesta com febre, linfadenopatia hilar bilateral, eritema nodoso e artrite ou poliartralgia migratória.

A radiografia de tórax é alterada em 90% dos pacientes, e tais alterações são classificadas em cinco estágios, conforme Tabela 6.1. Os achados típicos da TCAR são micronódulos e nódulos de distribuição perilinfática, que podem confluir e formar massas em até 25% dos pacientes (Capítulo 10, Figura 10.28). Os casos mais avançados podem apresentar reticulados periféricos, espessamento septal, bronquiectasias de tração e fibrose, acometendo especialmente lobos superiores, com retração hilar (Capítulo 10, Figura 10.30).

Os nódulos e micronódulos observados à TCAR correspondem histologicamente a granulomas bem forma-

Tabela 6.1 – Classificação radiográfica dos estágios da sarcoidose pulmonar

Estagiamento da Sarcoidose Pulmonar	
Estágio 0	Sem adenopatias ou opacidades pulmonares
Estágio 1	Adenopatia hilar e mediastinal somente
Estágio 2	Adenopatia e opacidades pulmonares
Estágio 3	Opacidades pulmonares sem adenopatia
Estágio 4	Fibrose pulmonar

dos, com células gigantes e histiócitos epitelioides, às vezes circundados por discreta rima de linfócitos ou com hialinização periférica, em distribuição perilinfática (Figura 6.4). Investigação negativa para etiologia infecciosa por colorações histoquímicas é condição imprescindível para o diagnóstico.

A sarcoidose remete espontaneamente em grande parte dos casos, especialmente estágios I (55% a 90%) e II (40% a 70%). Pacientes com sintomas constitucionais e/ou doença articular devem receber apenas anti-inflamatórios não hormonais. O tratamento com corticoides é reservado para os pacientes com comprometimento de órgãos ou sistemas vitais, dentre os quais destacam-se sistema nervoso central, coração e pulmões com alteração funcional. O tratamento inicial de escolha é a prednisona, em doses de 20 a 40 mg por dia, com desmame lento ao longo de 6 a 12 meses. Drogas poupadoras de corticoide, principalmente metotrexato e azatioprina, devem ser associadas quando há recidiva da doença durante o desmame ou em casos refratários.[12-14]

FIBROSE CENTROLOBULAR

A fibrose centrolobular é caracterizada por fibrose e inflamação com predomínio ao redor de bronquíolos. A etiologia não é bem definida e pode estar relacionada a microaspirações, inalação de antígenos orgânicos e gases tóxicos.

Os achados tomográficos mais comuns são vidro fosco difuso em região peribroncovascular, opacidades reticulares, espessamento de via aérea, bronquiectasias e bronquiolectasias de tração (Capítulo 4, Figura 4.1). Quando associada à broncoaspiração crônica, o acometimento pode ser assimétrico, predominando no mesmo

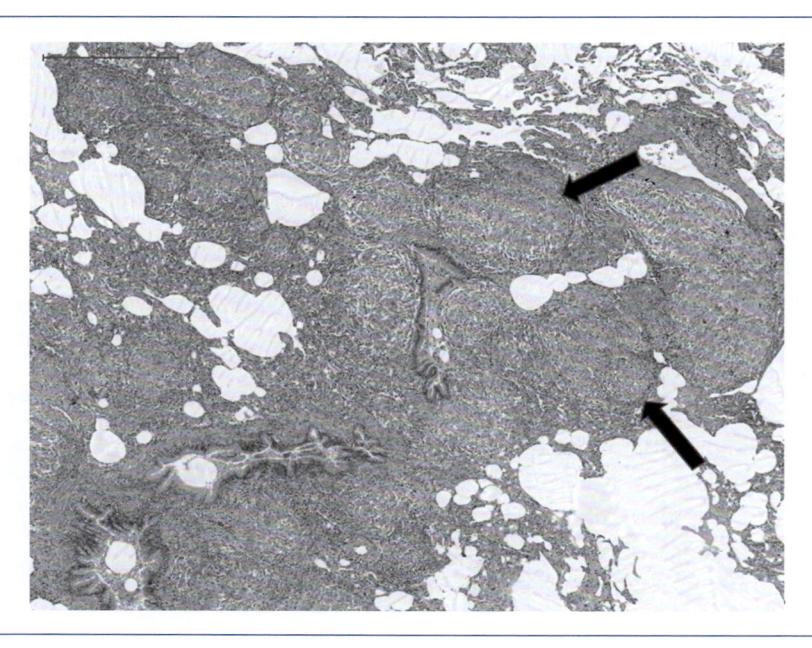

Figura 6.4 – Sarcoidose. Granulomas epitelioides não necrosantes ao longo do eixo bronquiolovascular (setas) (HE 5 ×).

lado do decúbito preferencial do paciente durante o sono. Também podem ser observados sinais de aprisionamento aéreo e dilatação esofágica.

Em concordância com a TCAR, a biópsia pulmonar demonstra lesão bronquiolar e centrolobular, com deposição de colágeno (Figura 6.5), assim como inflamação linfocitária, bronquiolectasias e metaplasia, por vezes com necrose bronquiolar. Quando associada à aspiração, pode ser encontrado material exógeno, como células vegetais e cristais de colesterol.

O tratamento ainda não é totalmente estabelecido, mas envolve controle da doença de base e medidas antirrefluxo gastroesofágico.[15-18]

LINFANGIOLEIOMIOMATOSE

A linfangioleiomiomatose (LAM) é uma doença rara, que pode ocorrer isoladamente ou em associação com o complexo esclerose tuberosa, primariamente em mulheres na idade reprodutiva.

Os sintomas mais comuns são dispneia progressiva e tosse. Os achados radiológicos característicos à TCAR são cistos pulmonares de tamanho e contorno variáveis, redondos, de distribuição difusa pelo parênquima pulmonar (Capítulo 19, Figura 19.1A).

As lesões na LAM são constituídas por duas subpopulações celulares: células fusiformes, semelhantes a miofibroblastos, e células poligonais de morfologia epitelióide. Quando os cistos são submetidos a biópsia pulmonar cirúrgica, as células LAM são frequentemente encontradas nas suas paredes (Figura 6.6), mas também podem formar nódulos e pequenos agrupamentos de células dispersas no parênquima pulmonar. Células fusiformes expressam proteínas específicas, como a actina de músculo liso (AML), e as cé-

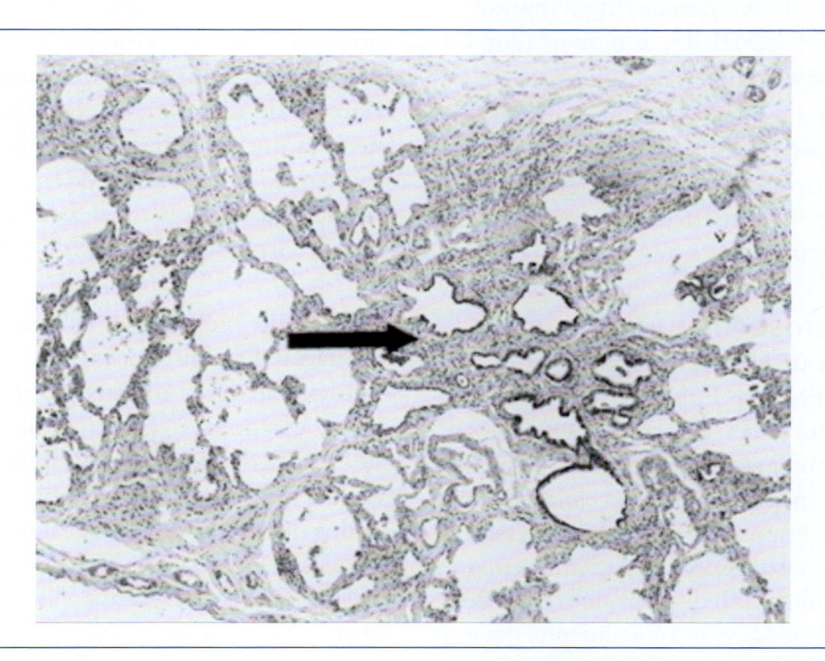

Figura 6.5 – Pneumonia intersticial bronquiolocêntrica. Fibrose e infiltrado inflamatório crônico centrados em pequena via aérea (seta) (HE 4 ×).

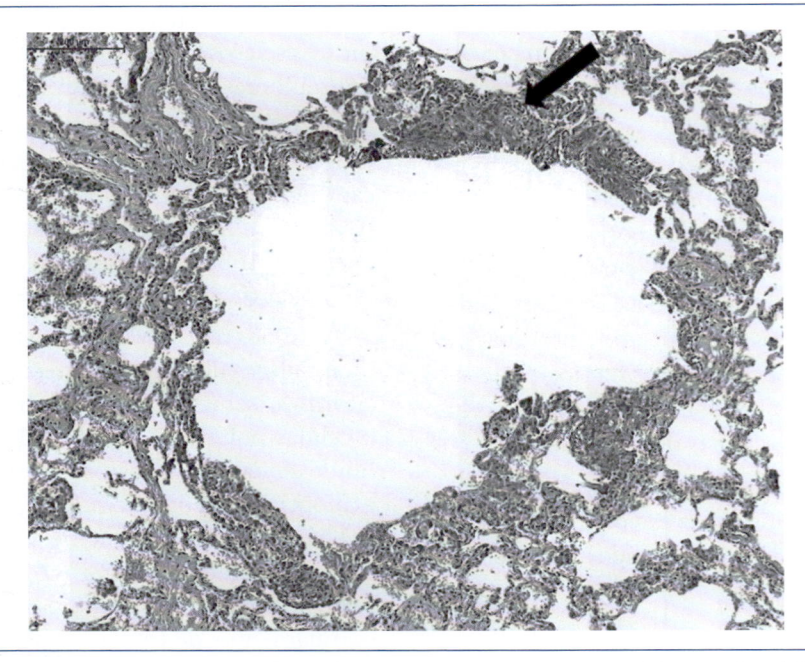

Figura 6.6 – Linfangioleiomiomatose (LAM). Cisto intrapulmonar com proliferação de células-LAM na parede (seta) (HE 8 ×).

lulas epitelioides demonstram imunoexpressão de HMB-45, um marcador de células melanocíticas.

O tratamento inclui inibidores da mTOR (como sirolumus) e bloqueio hormonal com progestágenos, além de sintomáticos e controle de complicações.[19-22]

HISTIOCITOSE PULMONAR DE CÉLULAS DE LANGERHANS

A Histiocitose Pulmonar de Células de Langerhans (HPCL) é uma doença causada pela proliferação anormal dessas células, fenotipicamente similares a células dendríticas, em resposta a diferentes agressores, sobretudo tabagismo. Os pacientes em geral são adultos com dispneia, têm entre 20 e 40 anos de idade e, ocasionalmente, podem apresentar febre, pneumotórax e perda de peso. Cerca de 20% são assintomáticos.

Nos quadros iniciais, a TCAR mostra nódulos estrelados, com dimensões de 1 a 10 mm, predominando nos campos superiores e de distribuição centrolobular. À medida que a doença avança, os nódulos cavitam e formam cistos de aspecto bizarro, ou seja, de diferentes formatos e com paredes irregulares (Capítulo 10, Figuras 10.14, 10.15 e 10.16).

Quando biopsiados, os nódulos pulmonares bronquiolocêntricos, característicos das fases iniciais, contêm linfócitos, eosinófilos, plasmócitos e células de Langerhans, com discreta fibrose. Nesse estágio é possível observar agregados de células de Langerhans positivas para CD1a e S-100 no exame imuno-histoquímico (Figura 6.7). Nos casos avançados, quando predominam as alterações císticas à tomografia, as células de Langerhans podem não ser encontradas

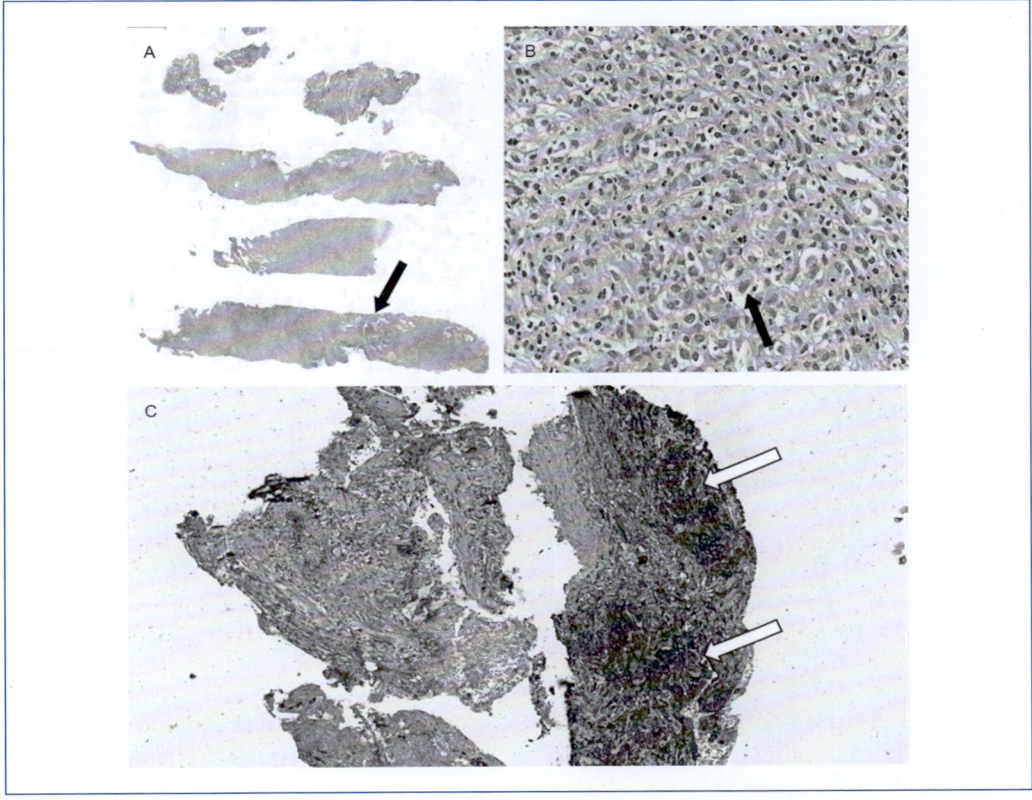

Figura 6.7 – (A) Histiocitose de células de Langerhans. Nódulo centrado em via aérea (seta) (HE panorâmica). (B) Agregados de células de Langerhans (seta) (HE 30 ×). (C) Exame imunohistoquímico: células de Langerhans positivas para CD1a (setas) (10 ×).

na análise histológica, mas o achado característico de fibrose estrelada auxilia no diagnóstico final.

O tratamento depende do órgão acometido e do curso clínico e varia desde cessação de tabagismo e observação clínica a tratamento local, imunomodulação, corticosteroides e quimioterapia.[23-24]

PROTEINOSE ALVEOLAR

A proteinose alveolar pulmonar (PAP) é uma doença rara, caracterizada pelo acúmulo, nos espaços alveolares, de surfactante não devidamente depurado pelos macrófagos, causando dispneia progressiva de caráter indolente e tosse. À TCAR observam-se superposição de opacidades em vidro fosco (pelo acúmulo de surfactante) e espessamento de septos interlobulares, formando um padrão muito característico, conhecido como pavimentação em mosaico (*crazy paving*, Capítulo 19, Figura 19.2). Apesar de essa alteração ser muito sugestiva de PAP, o achado não é patognomônico da doença.

O diagnóstico não requer biópsia, porém quando realizada é considerada o padrão ouro, pois demonstra o acúmulo de fosfolipídios e proteínas nos espaços alveolares, caracterizado pela deposição

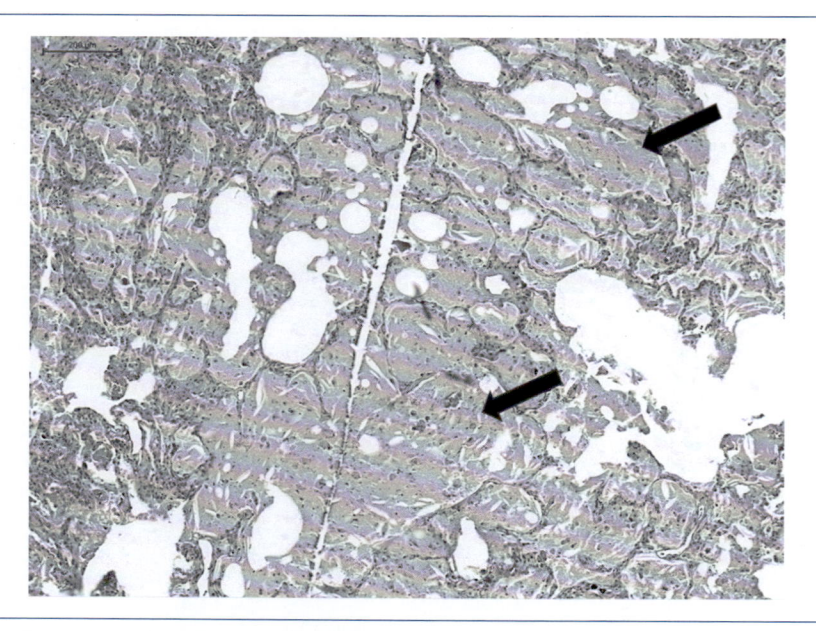

Figura 6.8 – Proteinose alveolar. Acúmulo de material eosinofílico intra-alveolar (setas) (HE 7 ×).

de material eosinofílico granular (Figura 6.8), positivo na coloração de ácido periódico de Schiff (periodic acid Schiff - PAS), com digestão pela diástase.

O tratamento de escolha para o paciente sintomático é lavagem pulmonar total com solução salina, tendo como terapias alternativas menos disponíveis a suplementação de GM-CSF e Rituximabe.[25-26]

LINFANGITE CARCINOMATOSA

A linfangite carcinomatosa é caracterizada pela presença de células neoplásicas em linfáticos pulmonares. Tumores de pulmão, mama, estômago, pâncreas, ovário e próstata são os que mais comumente exibem esse padrão de apresentação. Os sintomas em geral são inespecíficos, os mais frequentemente observados são dispneia insidiosa e tosse seca. A TCAR mostra sobrecarga e ingurgitamento do sistema linfático, representado através do espessamento irregular dos septos interlobulares e paredes brônquicas, com preservação da arquitetura pulmonar, por vezes com nódulos, linfonodomegalias e derrame pleural concomitante (Figura 6.9).

A biópsia mostra células neoplásicas no interior de linfáticos pulmonares ao longo do eixo bronquiolovascular (Figura 6.10), septos interlobulares e pleura visceral, causando o ingurgitamento linfático tão característico à tomografia. O tratamento é focado na neoplasia de base, levando em conta que, em geral, o prognóstico é reservado nos pacientes com acometimento linfático pulmonar.[27-28]

PNEUMONIA EOSINOFÍLICA

As pneumonias eosinofílicas são um grupo de desordens intersticiais caracterizadas por proeminente infiltrado de eosinófilos no interstício e espaços alve-

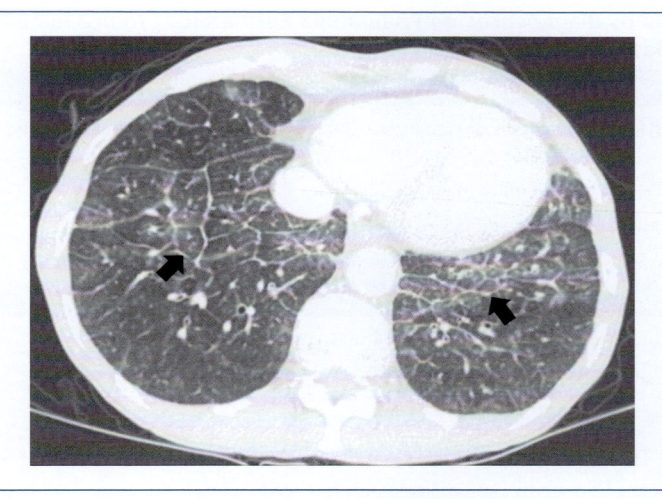

Figura 6.9 – Tomografia computadorizada de paciente portadora de adenocarcinoma gástrico. Observam-se vidro fosco difuso e intenso espessamento irregular de septos interlobulares (setas pretas).

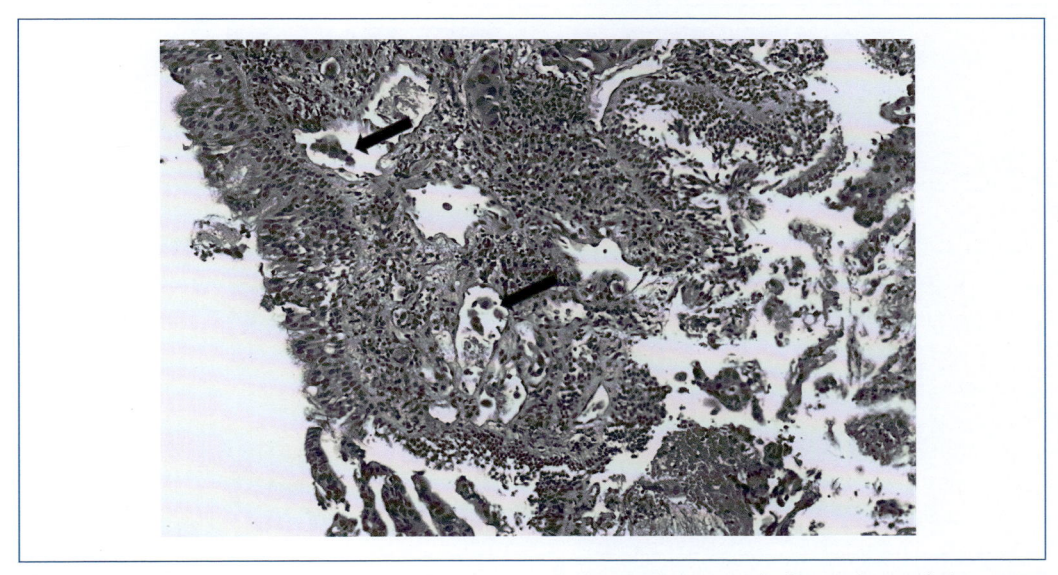

Figura 6.10 – Linfangite carcinomatosa. Presença de células neoplásicas em linfáticos da parede brônquica (setas) (HE 20 ×).

olares, com preservação da arquitetura pulmonar. São classicamente distribuídas em aguda, crônica e transitória, esta última também conhecida como síndrome de Loëffler, causada pelo ciclo pulmonar de alguns helmintos intestinais.

A pneumonia eosinofílica crônica em geral não requer biópsia, pois a presença de eosinófilos > 40% no lavado broncoalveolar, associada a quadro clínico e tomográfico compatíveis, é diagnóstica (Tabela 6.2). Quando a biópsia é realizada, os achados histológicos observados são infiltrado eosinofílico intersticial difuso e espaços alveolares (Figura 6.11), com linfócitos, plasmócitos e

Tabela 6.2 – Critérios diagnósticos de Pneumonia Eosinofílica Crônica Idiopática e Pneumonia Eosinofílica Aguda Idiopática

Pneumonia Eosinofílica Crônica Idiopática
TCAR com consolidação pulmonar difusa com broncograma aéreo e/ou opacidades em vidro fosco, com predominância periférica
Eosinofilia no LBA > 40% de eosinófilos (ou eosinofilia sérica > 1.000/mm^3)
Sintomas respiratórios presentes por pelo menos 2-4 semanas
Ausência de outras causas de doença pulmonar eosinofílica (especialmente drogas susceptíveis)
Pneumonia Eosinofílica Aguda Idiopática
Início agudo com manifestação respiratória febril (< 1 mês, especialmente < 7 dias)
Imagem com opacidades bilaterais difusas
PaO$_2$ em ar ambiente < 60 mmHg, ou PaO$_2$/FiO$_2$ < 300 mmHg ou saturação < 90%
Eosinofilia pulmonar com Eosinófilos > 25% no lavado broncoalveolar ou pneumonia eosinofílica na biópsia pulmonar
Ausência de causa para a Pneumonia Eosinofílica Aguda (incluindo infecção ou exposição a drogas conhecidamente causadoras de eosinofilia)

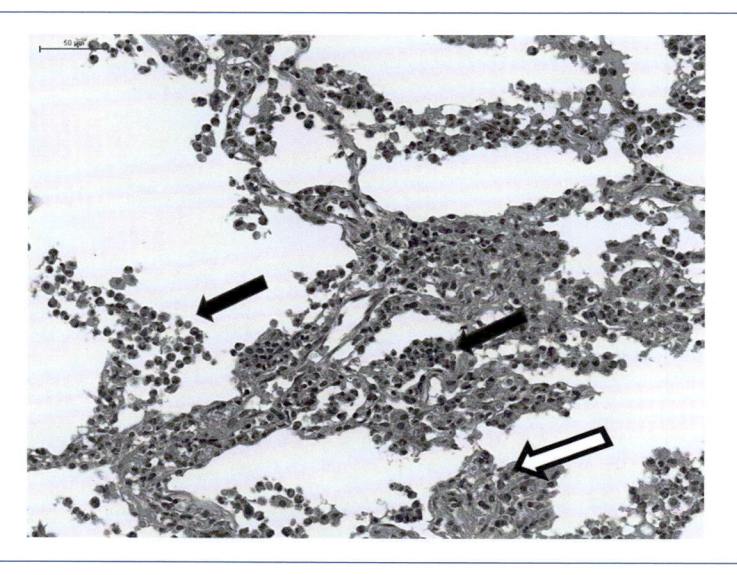

Figura 6.11 – Pneumonia eosinofílica. Presença de numerosos eosinófilos em interstício (seta branca) e espaços alveolares (setas pretas) (HE 25 ×).

macrófagos. Em alguns casos, notam-se microabscessos eosinofílicos, exsudato fibrinoso, pneumonia em organização, vasculites não necrosantes e células gigantes multinucleadas. Os diagnósticos diferenciais incluem aspergilose broncopulmonar alérgica (ABPA), pneumonia em organização e Churg-Strauss. A TCAR é típica, mostrando consolidações periféricas bilaterais de predomínio em campos superiores, uma "imagem em espelho" do edema agudo pulmonar (Figura 6.12). O tratamento requer investigação do agente causa-

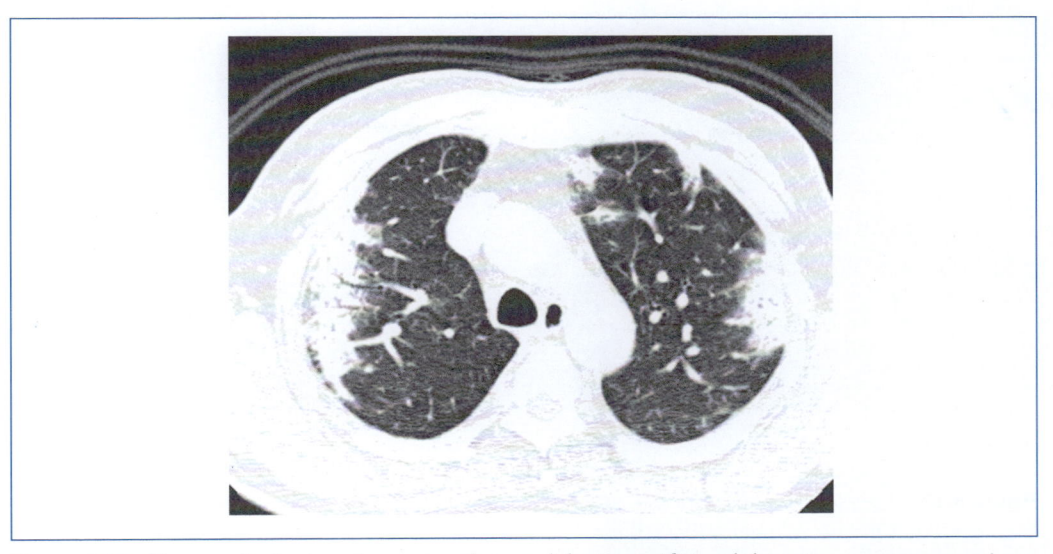

Figura 6.12 – Tomografia de tórax demonstrando consolidações periféricas bilaterais em campos superiores, tipicamente observada na pneumonia eosinofílica crônica.

dor, prevenção da reexposição e uso de corticosteroides.

A pneumonia eosinofílica aguda também é raramente biopsiada, pois eosinofilia no lavado broncoalveolar[3] 25%, associada aos critérios clínico-tomográficos, é diagnóstica (Tabela 6.2). O exame histopatológico mostra áreas de pneumonia eosinofílica com dano alveolar difuso sobreposto. A TCAR mostra um padrão agudo inflamatório, com vidro fosco difuso (Figura 6.13). Derrame pleural é frequente. Os principais diagnósticos diferenciais são edema pulmonar e pneumonia intersticial aguda. Uma variedade de causas deve ser investigada, incluindo doenças virais, drogas, parasitas e HIV. O tratamento de escolha também é o corticosteroide.[29-30]

DOENÇAS DE DEPÓSITO
Amiloidose

A amiloidose caracteriza-se por um acúmulo anormal de proteínas no tecido acometido, podendo refletir uma doença sistêmica ou ser restrita ao órgão. No pulmão, a deposição pode ocorrer no parênquima, na região traqueobrônquica e nos vasos, levando a diferentes formas de apresentação.

A amiloidose na forma nodular pode se apresentar isoladamente como lesão idiopática, ser resultado de inflamação crônica ou parte de doença sistêmica (exemplos: mieloma, linfoma, doença de cadeia leve, síndrome de Sjögren). Os exames de imagem mostram nódulos, que podem representar um achado incidental ou estar associados a sintomas inespecíficos (Figura 6.14). Na amiloidose traqueobrônquica, o quadro clínico mais comumente observado é dispneia, chiado e estridor. A amiloidose difusa septal tem como sintomas tosse e dispneia. As manifestações mais comuns na TCAR consistem em nódulos pequenos, áreas de vidro fosco, espessamento interlobular septal e reticulado periférico predominante em bases. O exame histopatológico mostra espessamento de paredes alveolares à custa de deposição de material

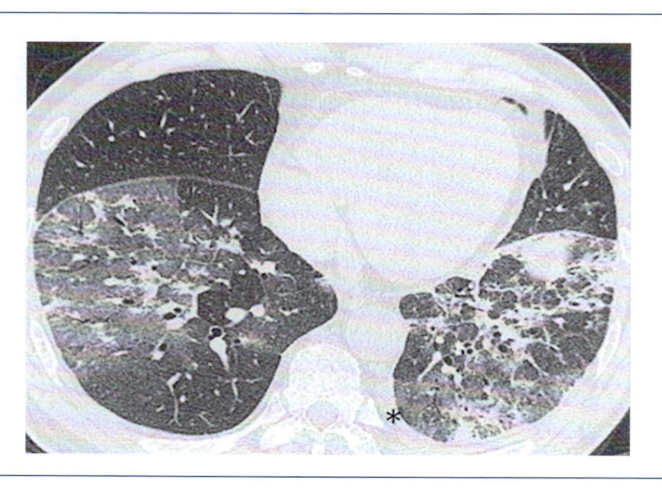

Figura 6.13 – Tomografia de paciente com 58 anos que evoluiu com pneumonia eosinofílica aguda após uso de nimesulida. Observam-se vidro fosco difuso, opacidades nodulares e reticulares de permeio, com discreto derrame pleural esquerdo (asterisco). Imagem cedida pelo Dr. Alexandre de Melo Kawassaki.

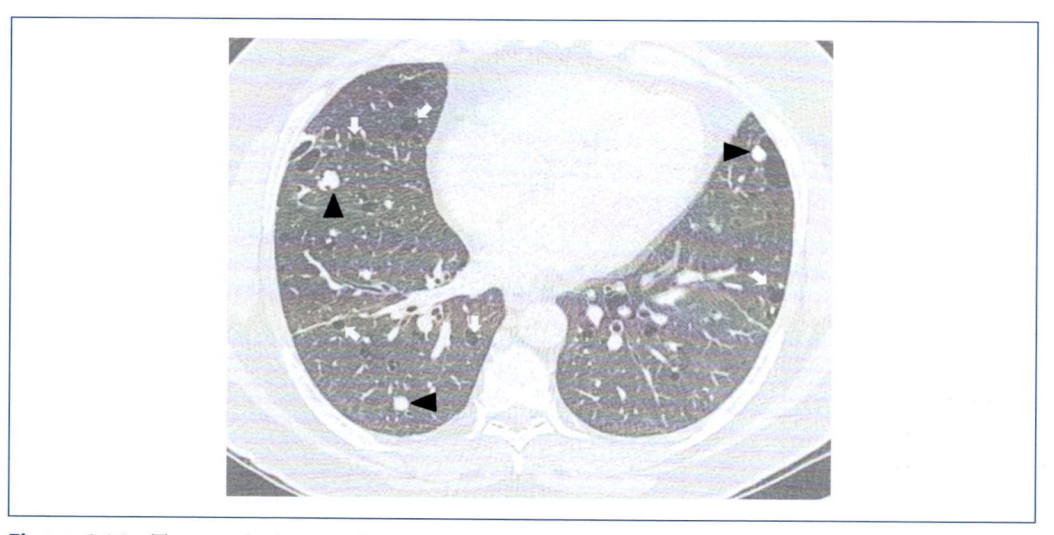

Figura 6.14 – Tomografia computadorizada de paciente com síndrome de Sjögren, pneumonia intersticial linfocitária e amiloidose nodular (cabeças de seta pretas). Note a presença de vários cistos (setas brancas), típicos da pneumonia intersticial linfocitária.

amiloide amorfo eosinofílico, positivo na coloração histoquímica de vermelho congo. A maioria dos pacientes com amiloidose septal difusa não evolui para doença clínica significante, mas, em alguns casos, pode se observar associação com deposição de substância amiloide no coração.[31,32]

Doença de Niemann-Pick

É uma doença autossômica recessiva causada pelo acúmulo intracelular de esfingomielina, devido à deficiência da enzima lisossomal esfingomielinase. Atualmente a doença é classificada em seis variantes (de A a F), de acordo com os aspectos clínicos e bioquímicos. Os sintomas podem ser frustros e estão relacionados ao acúmulo de macrófagos ricos em lipídios ("células Niemann-Pick") nos órgãos acometidos, como fígado, baço, medula óssea, cérebro, coração e pulmões.

A TCAR mostra opacidades em vidro fosco e espessamento dos septos interlobulares (Figura 6.15). A biópsia pulmonar exibe um padrão de pneumonia lipoídica, com macrófagos xantomizados, sobretudo em lumens alveolares e interstício, condizentes com o vidro fosco difuso visto à TCAR. O diagnóstico diferencial é com a síndrome de Gaucher. O prognóstico varia de acordo com o subtipo da doença de Niemann-Pick, alguns pacientes morrem ainda na infância, enquanto outros chegam à idade adulta.[33,34]

IMUNODEFICIÊNCIAS
Imunodeficiência Comum Variável

A imunodeficiência comum variável é definida clinicamente por acentuada redução dos níveis de imunoglobulinas séricas, associada a resposta limitada dos anticorpos a infecções e imunização. Com o advento da terapia de reposição de imunoglobulina humana (IgG), o desenvolvimento de complicações não infecciosas, como doença inflamatória intestinal, doenças pulmonares, linfomas, entre outras, tem emergido como uma importante causa de morbidade e mortalidade nesses pacientes. Dentre as complicações pulmonares não infecciosas, a principal é a doença pulmonar linfocítica-granulomatosa.

Os sintomas clínicos incluem dispneia e esplenomegalia. As principais alterações radiológicas são consolidações, vidro fosco e reticulado (Capítulo 19, Figura 19.5). A biópsia pulmonar mostra bronquiolite folicular, pneumonia intersticial linfocítica e granulomas não-necrosantes. A patogênese ainda não é definida, mas alguns estudos sugerem possível relação com vírus herpes tipo 8 (HHV-8) e vírus Epstein-Barr (EBV).

Não há estudos controlados para o tratamento da pneumopatia associada a

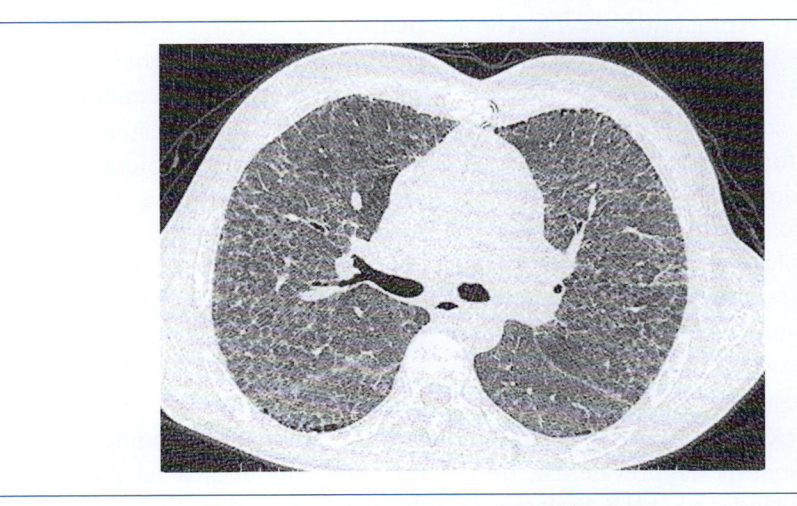

Figura 6.15 – Tomografia de paciente portador de Niemann-Pick. Nota-se tênue vidro fosco em todo o parênquima pulmonar e espessamento de septos interlobulares. Imagem cedida pelo Dr. Alexandre de Melo Kawassaki.

ICV, mas corticosteroides em diferentes doses têm sido usados, com melhora clínica e radiológica.[35-37]

HIV

Infecções oportunistas e neoplasias malignas são as principais complicações pulmonares associadas ao vírus da imunodeficiência humana, principalmente em pacientes com síndrome da imunodeficiência adquirida (SIDA). Na era pré-antirretrovirais, até 38% dos pacientes apresentavam doença pulmonar com padrão de pneumonia intersticial não específica (PINE), caracterizada à tomografia por vidro fosco difuso, áreas de consolidação e infiltrado reticulonodular bilateral. Tais alterações são representadas, histopatologicamente, por espessamento do interstício alveolar e infiltrado inflamatório celular com linfócitos e histiócitos.

Outro achado relativamente comum nesses pacientes é pneumonia intersticial linfocítica (LIP), que pode estar associada a outras doenças como síndrome de Sjögren e artrite reumatoide. A TCAR mostra nódulos centrolobulares, áreas de opacificação em vidro fosco e infiltrado intersticial. O exame histológico mostra expansão e distorção dos septos alveolares por infiltrado linfoplasmocitário, frequentemente com formação de folículos linfoides hiperplásicos. A LIP pode ficar estável por meses, mesmo sem tratamento, havendo alguma evidência favorável ao uso de corticosteroides.

Após o início do tratamento com drogas antirretrovirais (TARV) observou-se um aumento na prevalência de sarcoidose associada ao HIV, relacionada a contagem de CD4 maior que 200 células/μL, sendo considerada, portanto, um fenômeno de reconstituição imune. Os achados radiológicos e histológicos são semelhantes aos da sarcoidose no paciente imunocompetente, e o tratamento também pode incluir corticosteroides em casos com progressão importante.[38]

DOENÇA ESCLEROSANTE SISTÊMICA RELACIONADA A IgG4

A doença esclerosante sistêmica relacionada a IgG4 é uma condição fibroinflamatória, de acometimento localizado ou sistêmico, que pode causar esclerose de diferentes órgãos, como pâncreas, ducto biliar, fígado, parótidas, derme e pulmões. Pode haver sintomas sistêmicos constitucionais ou relacionados ao órgão acometido, caracteristicamente associados a elevado nível de IgG policlonal, subtipo 4.

O acometimento pulmonar é bem variado, com nódulos ou massas, vidro fosco, consolidações, opacidades reticulares e bronquiolectasia de tração (Figura 6.16). O acometimento torácico extrapulmonar também é variado, sendo descritos estenose traqueobrônquica, nódulos pleurais, derrame pleural, linfadenopatia mediastinal e mediastinite fibrosante. A histopatologia caracteriza-se por denso infiltrado linfoplasmocitário rico em plasmócitos produtores de IgG4 e fibrose estoriforme (ou seja, em múltiplas direções, como as cerdas de um capacho). O prognóstico da doença é bom, podendo ter remissão espontânea ou requerer o uso de corticosteroides.[39-40]

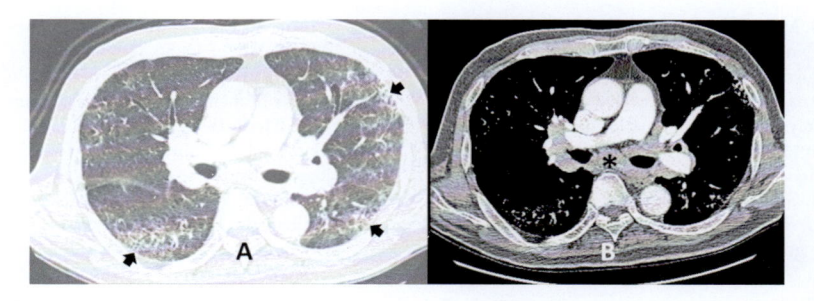

Figura 6.16 – Tomografia computadorizada de paciente portador de doença esclerosante sistêmica relacionada a IgG4. (A) Janela pulmonar mostrando opacidades reticulares com bronquiolectasias de tração (setas pretas) e vidro fosco segmentar. (B) Janela mediastinal na mesma altura, evidenciando adenomegalias mediastinais e hilares (asterisco).

REFERÊNCIAS BIBLIOGRÁFICAS

1. Maher TM. A clinical approach to diffuse parenchymal lung disease. Immunol Allergy Clin NA. 2012;32(4):453-72.
2. Flaherty KR, King TE, Raghu G, Iii JPL, Colby T V, Travis WD, et al. Idiopathic interstitial pneumonia: what is the effect of a multidisciplinary approach to diagnosis? Am J Respir Crit Care Med. 2004;170:904-10.
3. Flaherty KR, Andrei A, King TE, Raghu G, Colby T V, Wells A, et al. Idiopathic interstitial pneumonia: do community and academic physicians agree on diagnosis? Am J Respir Crit Care Med. 2003;175:105460.
4. Tomassetti S, Piciucchi S, Tantalocco P, Dubini A, Poletti V. The multidisciplinary approach in the diagnosis of idiopathic pulmonary fibrosis: a patient case-based review. Eur Respir Rev. 2015;24:69-77.
5. King TE. Clinical advances in the diagnosis and therapy of the interstitial lung diseases. Am J Respir Crit Care Med. 2005;172:268-79.
6. Jo HE, Corte TJ, Moodley Y, Levin K, Westall G, Hopkins P, et al. Evaluating the interstitial lung disease multidisciplinary meeting: a survey of expert centres. BMC Pulm Med. 2016;16:22.
7. Hariri LP, Mino-Kenudson M, Shea B, Digumarthy S, Onozato M, Yagi Y, et al. Distinct histopathology of acute onset or abrupt exacerbation of hypersensitivity pneumonitis. Hum Pathol. 2012;43(5):2012.
8. Lacasse Y, Selman M, Costabel U, Dalphin J, Morell F, Erkinjuntti-pekkanen R, et al. Classification of hypersensitivity pneumonitis: a hypotesis. Int Achives Allergy Immunol. 2009;149:161-6.
9. Selman M, Pardo A, King TE. Hypersensitivity pneumonitis: Insights in diagnosis and pathobiology. Am J Respir Crit Care Med. 2012;186(4):314-24.
10. Richerson HB, Bernstein IL, Fink JN, Hunninghake GW, Novey HS, Reed CE, et al. Guidelines for the clinical evaluation hypersensitivity pneumonitis: report of the subcommittee hypersensitivity pneumonitis. J Allergy Clin Immunol. 1989;84(5):839-44.
11. Katzenstein A. Katzenstein and Askin's surgical pathology of non neoplastic lung disease. Elsevier Inc.; 2006.
12. Criado E, Sanchez M, Ramirez J, Arguis P, Caralt TM de, Perea RJ, et al. Pulmonary sarcoidosis : typical and atypical manifestations at high- resolution ct with pathologic correlation. radiographics. 2010;30:1567-86.
13. Baughman RP, Culver DA, Judson MA, Carolina S. A concise review of pulmonary sarcoidosis. Am J Respir Crit Care Med. 2011;183:573-81.
14. Hunninghake GW, Costabel U, Ando M, Baughman RP, Cordier J-F, du Bois RM, et al. Statement on sarcoidosis. Am J Respir Crit Care Med. 1999;160:736-55.
15. Souza RBC de, Borges CTL, Capelozzi VL, Parra ER, Jatene FB, Kavakama J, et al. Centrilobular Fibrosis : An Underrecognized Pattern in Systemic Sclerosis. Respiration. 2009;77:389-97.
16. Carvalho MP De, Kairalla RA, Capelozzi VL, Deheinzelin D, Hilário P, Saldiva N, et al. Centrilobular Fibrosis : A novel histological pattern of idiopathic interstitial pneumonia. Pathol Res Pract. 2002;198:577-83.
17. Churg A, Myers J, Estrada A, Selman M. Airway-centered Interstitial fibrosis: a distinct form of aggressive diffuse lung disease. Am J Surg Pathol. 2004;28(1):62-8.
18. Kuranishi LT, Leslie KO, Ferreira RG, Aparecida E, Coletta N, Storrer KM, et al. Airway-centered interstitial fibrosis: etiology , clinical findings and prognosis. Respir Res. 2015;16:55.

19. Ryu JH, Moss J, Beck GJ, Lee J, Brown KK, Chapman JT, et al. The NHLBI lymphangioleiomyomatosis registry characteristics of 230 patients at enrollment. Am J Respir Crit Care Med. 2006;173:105-11.
20. Krymskaya VP. Smooth muscle-like cells in pulmonary lymphangioleiomyomatosis. Am J Respir Crit Care Med. 2008;5:119-26.
21. Johnson SR, Cordier J-F, Lazor R, Cottin V, Costabel U, Harari S, et al. European Respiratory Society guidelines for the diagnosis and management of lymphangioleiomyomatosis. Eur Respir J. 2010;35:14-26.
22. Mccormack FX, Gupta N, Finlay GR, Young LR, Taveira-dasilva AM, Glasgow CG, et al. Official American Thoracic Society/Japanese Respiratory Society Clinical Practice Guidelines: Lymphangioleiomyomatosis diagnosis and management. Am J Respir Crit Care Med. 2016;194(6):748-61.
23. Stockschlaeder M, Sucker C. Adult Langerhans cell histiocytosis. Eur J Haematol. 2006;76(15):363-8.
24. Suri HS, Yi ES, Nowakowski GS, Vassallo R. Pulmonary Langerhans cell histiocytosis. Orphanet J Rare Dis. 2012;7:10-2.
25. Borie R, Danel C, Debray M, Taille C, Dombret M, Aubier M. Pulmonary alveolar proteinosis. Eur Respir Rev. 2011;20(120):98-107.
26. Trapnell BC, Whitsett JA, Nakata K. Pulmonary Alveolar Proteinosis. NEJM. 2005;349:2527-39.
27. Munk L, Muller L, Miller R, Ostrow N. Pulmonary lymphangitic carcinomatosis: pathologic findings. radiology. 1988;166:705-9.
28. Johkoh T, Ikezoe J, Tomiyama N, Nagareda T, Kohno N, Takeuchi N, et al. CT findings in lymphangitic carcinomatosis of the lung: correlation with histologic findings and pulmonary function tests. AJR. 1992;158:1217-22.
29. Perez ERF, Olson AL, Frankel SK. Eosinophilic lung diseases. Med Clin North Am. 2011;95:1163-87.
30. Cottin V. Eosinophilic lung diseases. Clin Chest Med. 2016;3:535-56.
31. Berk JL, Regan AO, Skinner M. Pulmonary and tracheobronchial amyloidosis. Semin Respir Crit Cere Med. 2002;23(2):155-66.
32. Cordier J-F. Pulmonary amyloidosis in hematological disorders. Semin Respir Crit Cere Med. 2005;26(5):502-13.
33. Gulhan B, Ozçelik U, Gurakan F, Guçer S, Orhan D, Cinel G, et al. Different features of lung involvement in Niemann-Pick disease and Gaucher disease. Respir Med. 2012;9:2012.
34. Minai OA, Sullivan EJ, Stoller JK. Pulmonary involvement in Neimann- Pick disease : Case report and literature review. Respir Med. 2000;94:1241-51.
35. Park JH, Levinson AI. Granulomatous-lymphocytic interstitial lung disease (GLILD) in common variable immunodeficiency (CVID). Clin Immunol. 2010;134(2):97-103.
36. Prasse A, Kayser G, Warnatz K. Common variable immunodeficiency-associated granulomatous and interstitial lung disease. Curr Opin Pulm Med. 2013;19:503-9.
37. Maglione PJ, Overbey JR, Cunningham-Rundles C. Progression of common variable immunodeficiency interstitial lung disease accompanies distinct pulmonar and laboratory findings. J Allergy Clin Immunol Pract. 2015;3:941-50.
38. Doffman SR, Miller RF. Interstitial Lung Disease in HIV. Clin Chest Med. 2013;34(2):293–306.
39. Ryu JH, Sekiguchi H, Yi ES. Pulmonary manifestations of immunoglobulin G4-related sclerosing disease. Eur Respir J. 2012;39(1):180-6.
40. Kawassaki AM, Haga H, Dantas TCA, Musolino RS, Baldi BG, Carvalho CRR de, et al. Adenopathy and Pulmonary Infiltrates in a Japanese Emigrant in Brazil. Chest. 2011;139(4):947-52.

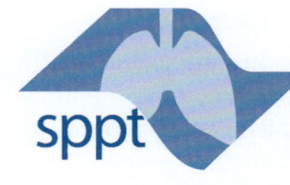

Avaliação Funcional das Doenças Pulmonares Intersticiais: Provas de Função Pulmonar e Testes de Esforço

7

Maria Raquel Soares
Carlos Alberto de Castro Pereira
Camila Melo de Oliveira Costa

ACHADOS GERAIS

Classicamente, o padrão funcional na maioria das doenças pulmonares intersticiais (DPIs) é o distúrbio ventilatório restritivo (DVR), associado à redução da difusão de monóxido de carbono (DCO) e à hipoxemia que se agrava com exercício.[1]

Pacientes com doença pulmonar intersticial (DPI) têm menor complacência pulmonar com desvio da curva de pressão-volume para a direita, resultando em menores volumes pulmonares e aumento da retração elástica em um dado volume pulmonar absoluto (Figura 7.1).[1]

Em pacientes com a combinação de fibrose e enfisema, não raro em fumantes, a curva de pressão-volume é aparentemente "normalizada" e os valores da CVF e do VEF_1 encontram-se com frequência na faixa prevista. Nessa situação, a DCO e a saturação periférica de oxigênio (SpO_2) no esforço são claramente reduzidas, refletindo o grave comprometimento da troca gasosa nesses casos.[2]

Embora as pequenas vias aéreas sejam afetadas em muitas DPIs, a patência das grandes vias aéreas é usualmente preservada, e índices de fluxos corrigidos para os volumes pulmonares, tais como a relação VEF_1/CVF ou FEF25-75%/CVF, situam-se em valores normais ou acima do normal, especialmente nas doenças fibrosantes.

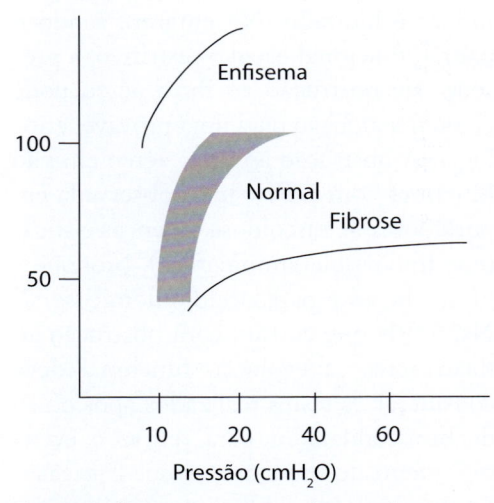

Fig. 7.1 – Curva de pressão-volume pulmonar em portadores de fibrose, de enfisema e em normais

A DCO é tipicamente reduzida nas DPIs e representa o teste mais sensível de função pulmonar nessas condições.[3] A medida do coeficiente de difusão pulmonar (KCO) resulta em uma falsa normalização da DCO em muitos pacientes com DPI.

Quedas de PaO$_2$ e SpO$_2$ são observadas em muitos casos de DPI em repouso e agravadas no exercício. O mecanismo é multifatorial e apenas parcialmente relacionado à DCO, de modo que os dois testes, a medida da SpO$_2$ (e idealmente da PaO$_2$) no exercício e a DCO dão informações complementares, devendo ser incluídas como medidas da rotina.[4]

Os testes de função pulmonar são essenciais para o acompanhamento das DPIs e têm aplicações diversas. Na detecção precoce, os testes podem ser anormais em pacientes com DPI e radiografia (ou mesmo tomografia computadorizada - TC) de tórax normal.[5]

Para o diagnóstico diferencial das DPIs, o papel dos testes de função pulmonar é limitado. No entanto, sendo o padrão funcional usual o restritivo, a presença de obstrução ao fluxo aéreo pode chamar a atenção para uma provável etiologia. A obstrução ao fluxo aéreo em não fumantes com DPI é mais observada em portadores de sarcoidose, doenças císticas (e.x: linfangioleiomiomatose), bronquiolites, silicose e paracoccidioidomicose.[6-11] Nas DPIs que cursam com obstrução ao fluxo aéreo, a evolução funcional deve considerar os testes realizados após o uso de broncodilatador para retirar o eventual efeito de broncoespasmo. Em casos de bronquiolite obliterante, é interessante a medida do volume residual (por meio da pletismografia) após o uso de broncodilatador.

Nas DPIs, o papel fundamental dos testes de função pulmonar é na determinação da gravidade, prognóstico e resposta ao tratamento.

Fibrose pulmonar idiopática

Na fibrose pulmonar idiopática (FPI), os resultados dos testes de função pulmonar na avaliação inicial e sua variação ao longo do tempo têm valor prognóstico.[12] São dos trabalhos sobre prognóstico realizados na FPI que derivam os pontos de corte usados hoje na rotina para a função pulmonar no seguimento de todas as DPIs fibrosantes. Portanto, a seguir, comentaremos alguns dos artigos seminais que salientaram o que é relevante em relação aos parâmetros funcionais mais utilizados.

CAPACIDADE VITAL FORÇADA (CVF)

A CVF tem sido o desfecho mais comumente empregado e aceito em ensaios clínicos de FPI.[13] Sua maior vantagem é ser fácil de medir e reproduzir. Outro ponto a favor é o de refletir o peso do componente da fibrose na doença parenquimatosa.[14]

Du Bois e cols. avaliaram a predição prognóstica do valor da CVF em porcentagem do previsto (CVF%) em 1.099 portadores de FPI.[15] Os riscos relativos (RR) para morte em 12 meses comparados com pacientes com CVF ≥ 80% do previsto foram os seguintes: RR = 7,44 (IC95% = 3,28-6,87) em pacientes com CVF ≤ 50% do previsto; RR = 4,09 (IC95% = 1,87-8,98) em pacientes com CVF entre 51-65% do previsto; e RR = 1,97 (IC95% = 0,85-4,55; p > 0,05) em pacientes com CVF entre 66-79% do previsto. Portanto, valores de CVF ≤ 65% do previsto indicaram pior prognóstico na FPI.

Em outro estudo de Nathan e cols. que incluiu 521 pacientes, aqueles com doença leve, moderada e grave (categorizada pela CVF% ≥ 70%, 55-69% e <55% do previsto) tiveram medianas de sobrevida de 56, 39 e 27 meses respectivamente.[16]

Declínio da CVF é o parâmetro mais utilizado como medida de progressão de doença na FPI. Desde 2003, diversos estudos demonstraram que um declínio de 10% ou mais na CVF dentro de 6-12 meses se associa com um aumento significativo na mortalidade.[17-19]

O declínio na CVF pode ser expresso em relação ao valor inicial (também denominado relativo) de 10% (ex.: de 4 para 3,6 L ou de 60 para 54% do previsto) ou um declínio expresso em relação ao valor previsto (também denominado de absoluto) de 10% (ex: de 60% para 50% do previsto). Alguns ensaios clínicos em pacientes com FPI utilizaram a queda relativa da CVF, enquanto outros utilizaram a mudança absoluta. Richeldi e cols. compararam estes dois métodos de expressão de queda da CVF após 12 meses de seguimento em uma coorte de 142 pacientes portadores de FPI. A frequência de declínio de 10% ou mais na CVF após 12 meses foi quase o dobro pelo uso da mudança relativa, em comparação à mudança absoluta (30% vs 18%, p < 0,001). Os autores sugeriram que um declínio relativo (10% em relação ao valor inicial) é preferível para avaliação prognóstica na FPI.[20]

Em 2010, Zappala e cols. demonstraram que na FPI "declínios marginais" na CVF, definidos por redução de 5-10% do previsto após 6 ± 2 meses de acompanhamento, se associaram com maior mortalidade (HR = 2,31, IC95% = 1,19-4,50; p < 0.01).[21] Estes dados foram confirmados pelo grande estudo de Du Bois e cols., envolvendo 1156 pacientes com FPI.[22] Declínios de CVF ≥ 10% se associaram com risco de mortalidade de 4,78 (IC 95% = 3,12-7,33; p < 0,001) no ano subsequente, enquanto quedas entre 5-10% na CVF foram também associadas a maior risco de mortalidade (HR = 2,14, IC95% = 1,45-3,20; p < 0,001).

Mais recentemente, Reichmann e cols. acompanharam uma coorte de 490 pacientes com FPI diagnosticada e não tratados com antifibróticos, 51% dos pacientes foram classificados como estáveis pela variação da CVF, 20% tiveram declínio entre 5 e 10% e 29% tiveram perda de 10% ou mais na CVF.[23]

Outra forma de avaliação longitudinal da CVF é medir a inclinação da mudança, que tem a vantagem de incorporar todas as medidas da CVF obtidas para o período do estudo, em vez da avaliação da mudança entre dois pontos predefinidos. Talvez seja o único método que pode tirar a influência da variabilidade intrínseca do teste. Esse conceito levanta também a questão de quantas vezes a CVF deve ser medida durante o curso do estudo, que ainda permanece indefinida.[14]

Relação VEF_1/CVF

Em doenças pulmonares fibrosantes, um aumento na relação entre a pressão de recolhimento elástico e a resistência das vias aéreas pode resultar em um aumento da relação VEF_1/CVF, o que tem sido estudado como parâmetro prognóstico, conforme demonstrado em estudos anteriores e deve ser observado na avaliação de rotina.[24,25]

Pontos de corte da relação VEF_1/CVF maiores de 87% e 89% já foram estabelecidos como indicadores de maior mortalidade em FPI.[26,27]

Difusão de monóxido de carbono

A DCO é o teste que melhor reflete a extensão da FPI. Um declínio acima de 15% do valor previsto inicial ao longo de 6 a 12 meses é indicativo de pior prognóstico.[12, 18]

Diversos investigadores têm identificado uma DCO basal reduzida como o melhor preditor de mortalidade na FPI.[14]

Em 2001, Mogulkoc e cols. avaliaram uma coorte de 115 pacientes com FPI e identificaram que, por análise de regressão multivariada, apenas a DCO em porcentagem do previsto (p = 0,005) e fibrose na TCAR (p = 0,026) foram preditores independentes de sobrevida. Análise por curva ROC foi realizada no modelo de regressão logística e um valor de DCO ≤ 39% do previsto obteve uma maior área sob a curva (AUROC = 0,802; IC95% = 0,706 a 0,898), sendo identificado como preditor de pior sobrevida no modelo, com uma sensibilidade de 82% e especificidade de 84%.[28]

Posteriormente, outros estudos confirmaram que pacientes com DCO acentuadamente reduzida (DCO < 40%) são considerados portadores de doença avançada e devem ser encaminhados para transplante pulmonar, obedecidas as demais condições.[28-30]

Modelos compostos de predição

Modelos estatísticos compostos de predição ou sistemas de pontuação tentam combinar variáveis funcionais, dados clínicos e outros exames com valor prognóstico. Esses modelos têm se mostrado mais eficazes em predizer sobrevida do que variáveis individuais.[28] Com essa proposta, alguns estudos apresentando esses modelos surgiram na literatura nos últimos anos.[22,27, 31-33]

Escore CPI

Em 2003, Wells e cols. avaliaram 212 pacientes, que foram divididos em dois grupos iguais e dos quais um modelo de pontuação denominado CPI (índice fisiológico composto) foi derivado e posteriormente validado. Destes, 76 tinham enfisema concomitante, situação onde a DCO e a troca gasosa são mais afetadas. Na fórmula derivada do modelo [extensão da fibrose na TCAR = 91 − (0,65 × DCO %) − (0,53 × CVF %) + (0,34 × VEF_1 %)], a extensão da fibrose na TCAR se correlacionou negativamente com a DCO e a CVF e positivamente com o volume expiratório forçado no primeiro segundo (VEF_1).[28] Uma subanálise demonstrou que o modelo se ajustou melhor devido à inclusão dos pacientes com enfisema. Esse índice não estratifica risco. Um ponto de corte de 41 apenas separa os pacientes, para mais ou para menos, em relação a uma pior ou uma melhor sobrevida, respectivamente.

Escore de Du Bois (inicial e modificado)

Em 2011, Du Bois e cols. propuseram outro modelo de predição de uma amostra de 1099 pacientes derivados de dois grandes estudos multicêntricos. As variáveis que se correlacionaram de forma independente com a sobrevida em um ano foram: idade, história de hospitalização de causa respiratória, CVF% basal e CVF% em 24 semanas.[22] Cada variável recebia uma pontuação, e quanto maior a soma das pontuações, pior a sobrevida (Tabela 7.1). Em 2014, o mesmo grupo de autores publicou outro estudo com a mesma coorte, avaliando e reconhecendo a distância caminhada em 6 minutos (DCAM6) como um preditor independente de mortalidade na FPI e propuseram acrescentar mais essa variável a fim de melhorar o desempenho do modelo de predição clínica publicado anteriormente.[34] Nesse novo trabalho ficou realmente definido que uma DCAM6 < 250 m na avaliação inicial foi independentemente associada com um aumento de duas vezes no risco de mortalidade em um ano, e um decréscimo de 50 metros na DCAM6 em 24 semanas conferiu um aumento de quase três vezes no risco de mortalidade durante o ano subsequente, mesmo após o controle para idade, hospitalização de causa respiratória, CVF% do previsto basal e mudanças após 24 semanas na CVF.

Escore GAP

Ley e cols. utilizaram dados retrospectivos de três anos para desenvolver um sistema de estadiamento multidimensional chamado de GAP (*gender* – gênero, *age* – idade, *physiology* – fisiologia, que incluiu duas variáveis) para predizer o prognóstico da FPI. Os pacientes foram divididos em três grupos: a coorte de derivação (n = 228), uma coorte de validação (n = 330), e ainda uma segunda coorte de validação (n = 0325). O desfecho primário foi tempo de morte ou transplante de pulmão. A mortalidade foi de 49% na coorte de derivação, e de 62% na primeira coorte de validação. Foram identificados quatro preditores independentes de sobrevida: idade, sexo (masculino HR = 1,66, p < 0,072), CVF% (HR = 0,98, p < 0,001), e DCO% (HR = 1,03, p < 0,002), que foram então usados para desenvolver o cálculo do GAP (Tabela 7.2). Um sistema de estadiamento foi desenvolvido e dividido em três estágios. A mortalidade foi estimada em 16,3%, 42,1% e 76,8% nos estágios I, II, e III, respectivamente (Tabela 7.3). A estatística C para o índice de GAP foi de 0,693 e 0,687 nas coor-

Tabela 7.1 – Fatores de risco e pontuação do escore inicial de Du Bois

1. Soma dos escores individuais para cada fator de risco		2. Probabilidade de morte em um ano estimada pelo escore final total	
Fatores de risco	Pontuação	Escore Total	Mortalidade
IDADE		0-4	< 2%
>70	8	8-14	2-5%
60-69	4	16-21	5-10%
<60	0	22-29	10-20%
HOSPITALIZAÇÃO		30-33	20-30%
Sim	14	34-37	30-40%
Não	0	38-40	40-50%
CVF% previsto (basal)		41-43	50-60%
<50	18	44-45	60-70%
51-65	13	47-49	70-80%
66-79	8	> 50	> 80%
>80	0		
ΔCVF %prev (24 semanas)			
≤ -10	21		
-5 a -9	10		
- 4,9	0		

Tabela 7.2 – Escore GAP

		Preditor	Pontos
G	Gênero	Feminino	0
		Masculino	1
A	Idade	≤60	0
		61-65	1
		>65	2
P	Função Pulmonar		
	CVF (% previsto)	>75	0
		50-75	1
		<50	2
	DCO (% previsto)	>55	0
		36 – 55	1
		≤ 55	2
		Não consegue realizar	3

Tabela 7.3 – Estágios conforme pontuação do escore GAP

Estágio	I	II	III
Pontos	0-3	4-5	6-8
Mortalidade			
1 ano	5,6%	16,2%	39,2%
2 anos	10,9%	29,9%	62,1%
3 anos	16,3%	42,1%	76,8%

tes de derivação e de validação, respectivamente. O desempenho do modelo foi avaliado 6 a 24 meses após a linha de base em 325 pacientes da segunda coorte de validação. A estatística C para este grupo foi de 0,723.[31]

Uma análise crítica ao escore GAP deve ser realizada. Muitos estudos não encontraram influência do sexo na mortalidade e não foi considerado o uso de oxigenoterapia como marcador de gravidade. Os estudos de validação realizados em outros países ainda são poucos e com resultados discordantes.

Escore DDS

Soares e cols. avaliaram retrospectivamente 120 pacientes. A maioria dos pacientes era do sexo masculino, fumantes ou ex-fumantes, e tinha faveolamento na TCAR. A média de idade foi de aproximadamente 70 anos. Todos os pacientes que não tinham faveolamento na TCAR foram diagnosticados com PIU pela biópsia pulmonar cirúrgica. A mediana do tempo de seguimento foi de 37,5 meses (variação de 4-120 meses). A mediana de sobrevida foi de 44 (IC 95% = 38-50) meses. No final do período de acompanhamento, 80 pacientes morreram. Todos os pacientes, com exceção de dois, morreram por progressão da FPI ou complicações relacionadas (quatro morreram de câncer de pulmão). Dois foram censurados devido a transplante de pulmão. Foram identificados quatro preditores independentes de sobrevida: dispneia avaliada pelo domínio de magnitude da tarefa (ou dispneia para esforços fixos usuais) da escala de dispneia basal de Mahler (2/3/4) (HR = 1,96, p < 0,005), CVF < 70% (HR = 2,02, p < 0,003), relação $VEF_1/CVF > 0,89$ (HR = 2,42, p<0,002), e DCO ≤ 40% (HR = 2,30, p < 0,001). Um escore de pontos foi desenvolvido atribuindo-se o mesmo peso (zero ou um) para estas variáveis categóricas e os resultados apresentados como escore DDS (*dyspnea* - dispneia, *carbon monoxide diffusion* - difusão de CO, *spirometry* - espirometria) (Tabela 7.4). A pontuação total (0 a 4 pontos) foi obtida, e as curvas de sobrevida foram estimadas pelo método de Kaplan-Meier. Os escores foram transformados em estágios I, II e III. A sobrevida para estes estágios em 24 e 48 meses são demonstradas na Tabela 7.5. A estatística-C para o desempenho global de pontuação foi 0,785 (IC95% = 0,705-0,865).[27]

Tabela 7.4 – Escore DDS

		Preditor	Pontos
D	Dispneia BDI*	3-4	0
		0-2	1
D	DCO (% previsto)	>40%	0
		≤40%	1
S	Espirometria (*Spirometry*)		
	CVF (% previsto)	≥70	0
		<70	1
	VEF1/CVF	≤0,89	0
		>0,89	1

*Escala de dispneia BDI – magnitude da tarefa. Grau 4 - Extraordinária: Tem falta de ar apenas com atividades extraordinárias, tais como carregar cargas muito pesadas no plano, cargas mais leves ao subir ladeiras, escadas ou correndo. Nenhuma falta de ar com tarefas ordinárias. Grau 3 - Maior: Tem falta de ar apenas com atividades maiores, tais como subir ladeira forte, mais de três lances de escadas, ou carregar carga moderada no plano. Grau 2 - Moderada: Tem falta de ar com tarefas moderadas, tais como subir uma ladeira suave, menos de três lances de escada ou carregar uma carga leve no plano. Grau 1 - Leve: Tem falta de ar com atividades leves, tais como andar no plano, tomar banho, permanecer em pé ou fazer compras. Grau 0 - Nenhuma tarefa: Falta de ar em repouso, enquanto sentado, ou deitado.

Tabela 7.5 – Estágios conforme pontuação do escore DDS

	Sobrevida	
Estágio	24 meses	48 meses
I	96%	82%
II	85%	40%
III	39%	4%

PNEUMONITE DE HIPERSENSIBILIDADE

Na pneumonite de hipersensibilidade (PH) a gravidade do distúrbio funcional nem sempre se correlaciona com a intensidade do processo inflamatório nos pulmões. Alguns pacientes podem desenvolver hiper-responsividade brônquica, mas na PH crônica fibrosante o quadro funcional é muito semelhante ao da FPI (DVR, DCO reduzida e hipoxemia que se agrava ao esforço), e as mesmas considerações prognósticas são utilizadas na prática clínica. A literatura sobre o papel da função pulmonar na avaliação prognóstica da PH é escassa. Alguns trabalhos já relacionaram os seguintes parâmetros funcionais como preditores de pior prognóstico na PH: menor CVF na apresentação, relação VEF_1/CVF elevada e menor SpO_2 em repouso ou aos esforços.[35,36]

Após validação para a FPI, o escore GAP descrito acima foi modificado e aplicado a outras DPIs fibrosantes (GAP-DPI), como a PH crônica (206 pacientes) com boa acurácia em predizer risco de morte em um dois e três anos. Segundo os autores, um índice GAP-DPI ≥ 4 sugere um alto risco de mortalidade, sendo indicação para transplante pulmonar. Na presença de PH, dois pontos foram subtraídos do escore GAP original e a pontuação total foi correlacionada com a sobrevida. Neste mesmo estudo o prognóstico de PH foi significativamente melhor do que o da FPI.[37]

Recentemente, em tese de doutorado apresentada na Unifesp, após avaliar uma coorte bem documentada de 112 pacientes com PH crônica, a análise multivariada dos dados revelou que os seguintes fatores permaneceram significativos para predizer uma pior sobrevida: menor CVF inicial e declínio da CVF ≥ 10% (HR = 2,92, IC95% = 1,47-5,81). Melhora clínica com afastamento de antígenos foi preditor significativo de maior sobrevida. Queda de 10% na CVF após 6-12 meses da avaliação inicial foi significativamente associada a pior sobrevida.[38]

COLAGENOSES

Nas doenças do tecido conjuntivo com envolvimento pulmonar, os testes de função pulmonar podem ser de auxílio na previsão da evolução. Destas, a mais bem estudada é a esclerose sistêmica progressiva (ESP).

A DCO e a CVF se correlacionam com a extensão tomográfica na ESP e com o prognóstico.[39, 40] A combinação de volumes pulmonares bem preservados e DCO muito reduzida (relação CVF% do previsto/DCO% do previsto > 1,4-1,8) sugerem a presença de hipertensão pulmonar (HP) na ESP.[41,42] Pacientes com esclerodermia difusa e aqueles com declínio da CVF nos primeiros cinco anos de doença têm maior risco de doença progressiva e morte.[41, 42]

Na ESP, a extensão tomográfica acima de 30% indica doença mais avançada e progressiva, com pior sobrevida e com indicação de tratamento.[43] Pacientes com extensão de doença ≤ 10% na TCAR têm doença limitada. Pacientes com extensão tomográfica de 10-30% devem ser classificados de acordo com a CVF (≥ 70% ou < 70% do previsto) em limitados ou extensos, respectivamente.[43] A DCO com ponto de corte de 60% pode ser incorporada à classificação.[40]

Mais recentemente Ryerson e cols.[44] avaliaram prospectivamente 156 pacientes com DPI secundária a ESP(DPI/ESP) testando quatro dos modelos de predição descritos acima e desenhados para a FPI (escore CPI,[32] escore GAP,[31] escore de du Bois inicial.[22] e escore de du Bois modificado.[34]) A mediana de sobrevida foi de 15 anos a partir do diagnóstico de DPI/ESP. O índice de du Bois modificado (idade, história de hospitalização de causa respiratória, CVF% basal e CVF% em 24 semanas, DCAM6 < 250 m basal e decréscimo de 50 metros na DCAM6 em 24 semanas) apresentou uma maior área sob a curva em relação aos demais (AUROC = 0,84, comparado com 0,77 e 0,81 dos outros modelos, GAP e CPI respectivamente) e foi considerado o melhor discriminativo de sobrevida em um ano.

Os autores também concluíram que menor CVF basal e menor DCAM6 basal também foram preditores independentes de mortalidade em um ano na DPI/ESP.

SARCOIDOSE

A história natural da sarcoidose é variável e 10-30% dos casos apresentam doença progressiva. As alterações funcionais se correlacionam pobremente com a extensão da doença avaliada por morfometria em biópsias cirúrgicas e com a extensão das alterações radiográficas e tomográficas.[45]

Na sarcoidose, pacientes com CVF < 80% do previsto (RR = 2,17, IC95% = 0,97-4,85) e aqueles com obstrução inicial ao fluxo aéreo, definida por relação VEF_1/CVF reduzida, têm doença mais persistente.[46, 47] Igualmente, DCO reduzida na sarcoidose é indicativa de pior evolução em comparação aos pacientes com DCO normal.[47]

Na sarcoidose, a CVF muda mais frequentemente em resposta ao tratamento do que a DCO e outros parâmetros de troca gasosa. Em um estudo controlado sobre o uso de corticosteroide em pacientes com sarcoidose em seguimento por cinco anos, a CVF e a DCO, respectivamente, aumentaram 0,22 L e 0,56 mL/min/mmHg no grupo tratado.[48] Medidas da CVF, DCO e SpO_2 devem ser obtidas na avaliação inicial; se a DCO ou a SpO_2 forem alteradas, as medidas devem ser repetidas no acompanhamento; se normais, apenas a espirometria deve ser repetida.[49] A resposta funcional inicial, em geral, é evidente após 6-12 semanas do início do tratamento.

TESTES DE ESFORÇO

Limitação ao exercício é uma característica comum dos pacientes com DPI e tem causa multifatorial. Alteração da mecânica respiratória, prejuízo das trocas gasosas, disfunção muscular esquelética e comprometimento cardiocirculatório são os principais fatores associados ao baixo desempenho durante o esforço.[50]

Teste do degrau

O teste do degrau é um teste de avaliação funcional limitado por tempo ou sintomas sem padronização definida, podendo ser realizado em três, quatro ou seis minutos. Foi demonstrado anteriormente que a SpO_2 estabiliza após três minutos do início do exercício, de forma que o teste do degrau de quatro minutos (TD4M) é um teste aceitável.[51] Tem a vantagem de o espaço físico utilizado ser de pequena proporção quando comparado com o teste de caminhada. Dal Corso e cols.[51] avaliaram 25 pacientes com FPI e seis com PH crônica e concluíram que o teste do degrau é capaz de fornecer estimativas reais e reprodutíveis da capacidade de exercício e da dessaturação induzida pelo exercício em pacientes portadores de doenças intersticiais pulmonares. O consumo de oxigênio ($\dot{V}O_2$) ao final do teste do degrau foi semelhante ao atingido no teste incremental máximo realizado em cicloergômetro.[51]

Valores de $SpO_2 < 90\%$ ao final de um TD4M, realizado na frequência ditada pelo paciente, se associaram com uma taxa de sobrevida em quatro anos de 39%, comparada a 96% naqueles sem queda da saturação (HR = 2,23; p < 0,01).[52]

Teste de caminhada de seis minutos

O teste de caminhada de seis minutos (TCAM6) é mais amplamente utilizado e tem técnica padronizada, apesar de ainda permanecer em aberta a questão do efeito aprendizado e qual o número ideal de testes para fins de análise.

Os valores previstos da distância caminhada em seis minutos (DCAM6) para a população brasileira adulta já foram derivados.[53]

O TCAM6 é comumente empregado como medida funcional nas DPIs e vários trabalhos na literatura em FPI comprovam a sua utilização.[54-59] A DCAM6 tem boa reprodutibilidade e se correlaciona inversamente com a dispneia, volumes pulmonares e DCO na FPI e na sarcoidose.[60-62]

A diferença mínima clinicamente significativa para a distância caminhada foi examinada em inúmeros estudos e definida como aproximadamente 24 a 50 metros.[57,63,64]

Du Bois e cols, avaliando 822 pacientes com FPI, identificaram a variação na DCAM6 após seis meses de seguimento como preditora de mortalidade – pacientes com decréscimo maior de 50 metros na DCAM6 em 24 semanas tiveram um aumento de quase três vezes no risco de mortalidade em um ano (HR: 2,73, IC95% = 1,60-4,66, p < 0,01) [64]. O valor preditivo da DCAM6 inicial sobre a mortalidade na FPI era controverso em estudos anteriores.[55-57] No entanto, avaliando dados da mesma coorte acima, os autores também concluíram que DCAM6 basal < 250 metros é um preditor independente de sobrevida, associado a um aumento de duas vezes no risco de mortalidade em um ano (HR: 2,12; IC95% = 1,15-3,92, p = 0,02).[64]

Devido à correlação entre o distúrbio de troca gasosa e a extensão da FPI, diversos autores avaliaram o valor da SpO_2 no exercício como prognóstico nas doenças fibrosantes. O valor da dessaturação durante o TCAM6 foi avaliado em 83 pacientes com FPI e em 22 com PINE.[54] Os pacientes que apresentaram dessaturação durante o TCAM6, definida por $SpO_2 \leq 88\%$, tiveram uma taxa de sobrevida em quatro anos de 34,5% comparada a 69,1% naqueles que não apresentaram tal dessaturação (HR = 4,47; IC95%: 1,58-12,64). Nos pacientes com PINE que apresentaram dessaturação, a taxa de sobrevida foi pior em comparação àqueles que não apresentaram (65,6% vs. 100%).

Em indivíduos submetidos a teste de exercício, a recuperação mais lenta da frequência cardíaca (FC) após o término do teste se associa com maior mortalidade.[59] Pacientes com FPI e com queda da FC ≤ 13 batimentos por minuto após TCAM6 tiveram risco de morte 5,2 vezes maior (IC95% = 1,8-15,2, p = 0,002) em comparação aos pacientes com recuperação mais rápida da FC.[58] Pacientes com recuperação mais lenta da FC têm mais frequentemente HP, o que explica o pior prognóstico.[59]

Na PH crônica, o achado de SpO_2 durante o exercício ≤ 88% foi o principal preditor de pior sobrevida.[35,52] Em pacientes com $SpO_2 \leq 88\%$ ao final do exercício, 43% morreram após cinco anos, comparado a 4% daqueles com $SpO_2 > 88\%$ (teste log-rank; Z = 13,53; p < 0,001).

Teste de exercício cardiopulmonar

Através do teste de exercício cardiopulmonar (TECP) incremental podemos avaliar de forma objetiva e quantitativa as respostas metabólicas, ventilatórias, cardiovasculares e de trocas gasosas e assim determinar os fatores limitantes. Para isso, devemos ter critérios objetivos e subjetivos de teste máximo que incluem: RER (razão do $V'CO_2/V'O_2 > 1,10$), FC > 85% da máxima e Borg superior a 5 para pernas e/ou dispneia. É importante destacar que a dessaturação significativa durante o esforço também pode ser considerada um critério objetivo de desempenho máximo nos pacientes com DPI.[65]

Respostas ventilatórias

Devido à redução na complacência pulmonar, os pacientes com DPI apresentam inabilidade em aumentar adequadamente o volume corrente (VC) durante o esforço.[50] De fato, a resposta ventilatória taquipneica é característica marcante nestes pacientes, como estratégia para aumento do volume minuto (VE) durante o esforço. Além do recolhimento elástico, o aumento do comando neural por meio de estímulos de receptores pulmonares e periféricos também contribui para uma resposta ventilatória excessiva às custas da elevação da frequência respiratória.[66-68] É importante salientar que a relação entre VE de pico e ventilação voluntária máxima (VVM) encontra-se usualmente dentro dos valores de referência. Destaca-se que a estimativa da VVM por equações indiretas derivadas com o VEF_1 pode subestimar o valor real em pacientes com doenças fibrosantes.

Estudo realizado por Baldi e cols.,[69] que incluiu 42 pacientes com linfangioleiomiomatose, demonstrou que 55% apresentaram hiperinsuflação dinâmica, sendo a relação VEF_1/CVF inferior a 0,72, o melhor marcador para predizer aprisionamento aéreo durante o esforço.

Respostas metabólicas e cardiovasculares

A distorção parenquimatosa e a vasoconstrição hipóxia persistente apresentam importância relevante no aumento da resistência vascular pulmonar em indivíduos com DPI. Como consequência, haverá aumento da pós-carga do ventrículo direito (VD) e redução do débito cardíaco (DC).[67] Essas alterações dificultam o incremento do DC durante o esforço e influenciam o V'O$_2$, já que a elevação dessa última variável está diretamente relacionada ao aumento do DC no decorrer do exercício, como visto pelo princípio de Fick: V'O$_2$ = DC × C (a – v) O$_2$.

Portanto, diante do baixo incremento do DC, observam-se valores também reduzidos do V'O$_2$ pico. Glaser e cols.[70] demonstraram que pacientes com fibrose e HP, tinham valores de V'O$_2$ pico e V'O$_2$ no limiar de lactato (LL) inferiores àqueles com fibrose pulmonar e sem HP. Esse estudo ainda constatou melhor correlação do V'O$_2$ pico com limitação cardiocirculatória do que com ineficiência ventilatória e alterações de trocas gasosas. Assim sendo, o V'O$_2$ pico, bem como o V'O$_2$ LL, são variáveis relevantes na caracterização dessa disfunção.

O pulso de O2 (V'O$_2$/FC) e a morfologia da sua curva merecem atenção especial na avaliação de limitação cardiocirculatória. Retomando o princípio de Fick e considerando que não existem alterações significativas na extração periférica, observa-se que essa variável é diretamente proporcional ao volume sistólico (VS): V'O$_2$/FC (Pulso de O$_2$) = VS × C (A – V) O$_2$.

Dessa forma, alterações no pulso de O2, especialmente as modificações qualitativas em sua morfologia, podem sugerir limitação cardiocirculatória.

Trocas gasosas

O aumento da relação entre o espaço morto fisiológico e o volume corrente (V_{EM}/Vc) e ainda a redução do ponto de ajuste da pressão arterial de dióxido de carbono ($PaCO_2$) são os principais responsáveis pelo excesso de ventilação durante o esforço, demonstrado pela elevação da relação V'$_E$/VCO$_2$ e diminuição da pressão expiratória final de CO$_2$ ($P_{EF}CO_2$).[50, 67, 8, 9] Do mesmo modo, a inadequação da relação V/Q e a redução do conteúdo venoso misto de O$_2$ justificam a intensa dessaturação evidenciada durante o exercício.[50]

Um estudo em pacientes com FPI demonstrou que valores da inclinação V'$_E$/VCO$_2$ superiores a 48 foram preditores de HP nesses indivíduos, tendo, portanto, impacto negativo no prognóstico da doença.[71]

Na ESP, tal como na FPI, a SpO$_2$ em teste de exercício prediz a sobrevida.[72] A sobrevida de pacientes com DPI e ESP com queda máxima da SpO$_2$ abaixo de 89% após TECP foi pior do que nos demais pacientes. O risco de morte durante em mediana de seguimento de 7,1 anos foi de 2,4 vezes maior nos pacientes com SpO$_2$ no exercício abaixo de 89% (IC95% = 1,1 - 4,9 ; p = 0,02). Na ESP, de modo surpreendente, a SpO$_2$ (oximetria) reflete com precisão a saturação arterial (SaO$_2$).[72]

Em suma, os principais achados no TECP em pacientes com DPI incluem :

- Respostas metabólicas: redução do V'O$_2$, V'O$_2$/W e limiar de lactato precoce.
- Respostas cardiovasculares: redução do pulso de O$_2$ e presença de platô (se HP associada).
- Respostas ventilatórias: padrão taquipneico de incremento do volume-minuto.
- Trocas gasosas: Aumento do V'$_E$/VCO$_2$, redução do $P_{EF}CO_2$ e dessaturação da oxiemoglobina.

REFERÊNCIAS

1. Berend, N., Respiratory disease and respiratory physiology: putting lung function into perspective interstitial lung disease. Respirology, 2014. 19(7): p. 952-9.
2. Cottin, V., et al., Combined pulmonary fibrosis and emphysema: a distinct underrecognised entity. Eur Respir J, 2005. 26(4): p. 586-93.
3. Epler, G.R., et al., Normal chest roentgenograms in chronic diffuse infiltrative lung disease. N Engl J Med, 1978. 298(17): p. 934-9.
4. Sue, D.Y., et al., Diffusing capacity for carbon monoxide as a predictor of gas exchange during exercise. N Engl J Med, 1987. 316(21): p. 1301-6.
5. Lynch, D.A., et al., Hypersensitivity pneumonitis: sensitivity of high-resolution CT in a population-based study. AJR Am J Roentgenol, 1992. 159(3): p. 469-72.
6. Chung, M.P. and C.H. Rhee, Airway obstruction in interstitial lung disease. Curr Opin Pulm Med, 1997. 3(5): p. 332-5.
7. Handa, T., et al., Clinical and radiographic indices associated with airflow limitation in patients with sarcoidosis. Chest, 2006. 130(6): p. 1851-6.
8. Levinson, R.S., et al., Airway function in sarcoidosis. Am J Med, 1977. 62(1): p. 51-9.
9. Vassallo, R., et al., Clinical outcomes of pulmonary Langerhans'-cell histiocytosis in adults. N Engl J Med, 2002. 346(7): p. 484-90.
10. Wang, X.R. and D.C. Christiani, Respiratory symptoms and functional status in workers exposed to silica, asbestos, and coal mine dusts. J Occup Environ Med, 2000. 42(11): p. 1076-84.
11. Campos, E.P., C.R. Padovani, and A.M. Cataneo, [Paracoccidioidomycosis: radiologic and pulmonary study in 58 cases]. Rev Inst Med Trop Sao Paulo, 1991. 33(4): p. 267-76.
12. Martinez, F.J. and K. Flaherty, Pulmonary function testing in idiopathic interstitial pneumonias. Proc Am Thorac Soc, 2006. 3(4): p. 315-21.
13. Saketkoo, L.A., et al., Connective tissue disease related interstitial lung diseases and idiopathic pulmonary fibrosis: provisional core sets of domains and instruments for use in clinical trials. Thorax, 2014. 69(5): p. 428-36.
14. Nathan, S.D. and K.C. Meyer, IPF clinical trial design and endpoints. Curr Opin Pulm Med, 2014.
15. du Bois, R.M., et al., Forced vital capacity in patients with idiopathic pulmonary fibrosis: test properties and minimal clinically important difference. Am J Respir Crit Care Med, 2011. 184(12): p. 1382-9.
16. Nathan, S.D., et al., Long-term course and prognosis of idiopathic pulmonary fibrosis in the new millennium. Chest, 2011. 140(1): p. 221-9.
17. Collard, H.R., et al., Changes in clinical and physiologic variables predict survival in idiopathic pulmonary fibrosis. Am J Respir Crit Care Med, 2003. 168(5): p. 538-42.
18. Latsi, P.I., et al., Fibrotic idiopathic interstitial pneumonia: the prognostic value of longitudinal functional trends. Am J Respir Crit Care Med, 2003. 168(5): p. 531-7.
19. Flaherty, K.R., et al., Prognostic implications of physiologic and radiographic changes in idiopathic interstitial pneumonia. Am J Respir Crit Care Med, 2003. 168(5): p. 543-8.
20. Richeldi, L., et al., Relative versus absolute change in forced vital capacity in idiopathic pulmonary fibrosis. Thorax, 2012. 67(5): p. 407-11.
21. Zappala, C.J., et al., Marginal decline in forced vital capacity is associated with a poor outcome in idiopathic pulmonary fibrosis. Eur Respir J, 2010. 35(4): p. 830-6.
22. du Bois, R.M., et al., Ascertainment of individual risk of mortality for patients with idiopathic pulmonary fibrosis. Am J Respir Crit Care Med, 2011. 184(4): p. 459-66.
23. Reichmann, W.M., et al., Change in forced vital capacity and associated subsequent outcomes in patients with newly diagnosed idiopathic pulmonary fibrosis. BMC Pulm Med, 2015. 15: p. 167.
24. Manali, E.D., et al., MRC chronic Dyspnea Scale: Relationships with cardiopulmonary exercise testing and 6-minute walk test in idiopathic pulmonary fibrosis patients: a prospective study. BMC Pulm Med, 2010. 10: p. 32.
25. Schwartz, D.A., et al., Determinants of progression in idiopathic pulmonary fibrosis. Am J Respir Crit Care Med, 1994. 149(2 Pt 1): p. 444-9.
26. Cai, M., et al., Clinical features and outcomes of 210 patients with idiopathic pulmonary fibrosis. Chin Med J (Engl), 2014. 127(10): p. 1868-73.
27. Soares, M.R., et al., A score for estimating survival in idiopathic pulmonary fibrosis with rest SpO2 > 88. Sarcoidosis Vasc Diffuse Lung Dis, 2015. 32(2): p. 121-8.
28. Mogulkoc, N., et al., Pulmonary function in idiopathic pulmonary fibrosis and referral for lung transplantation. Am J Respir Crit Care Med, 2001. 164(1): p. 103-8.
29. Lynch, D.A., et al., High-resolution computed tomography in idiopathic pulmonary fibrosis: diagnosis and prognosis. Am J Respir Crit Care Med, 2005. 172(4): p. 488-93.
30. Jegal, Y., et al., Physiology is a stronger predictor of survival than pathology in fibrotic interstitial pneumonia. Am J Respir Crit Care Med, 2005. 171(6): p. 639-44.
31. Ley, B., et al., A multidimensional index and staging system for idiopathic pulmonary fibrosis. Ann Intern Med, 2012. 156(10): p. 684-91.
32. Wells, A.U., et al., Idiopathic pulmonary fibrosis: a composite physiologic index derived from disease extent observed by computed tomography. Am J Respir Crit Care Med, 2003. 167(7): p. 962-9.

33. Mura, M., et al., Predicting survival in newly diagnosed idiopathic pulmonary fibrosis: a 3-year prospective study. Eur Respir J, 2012. 40(1): p. 101-9.
34. du Bois, R.M., 6-minute walk distance as a predictor of outcome in idiopathic pulmonary fibrosis. Eur Respir J, 2014. 43(6): p. 1823-4.
35. Lima, M.S., et al., Subacute and chronic hypersensitivity pneumonitis: histopathological patterns and survival. Respir Med, 2009. 103(4): p. 508-15.
36. Fernández Pérez, E.R., et al., Identifying an inciting antigen is associated with improved survival in patients with chronic hypersensitivity pneumonitis. Chest, 2013. 144(5): p. 1644-51.
37. Ryerson, C.J., et al., Predicting survival across chronic interstitial lung disease: the ILD-GAP model. Chest, 2014. 145(4): p. 723-8.
38. Gimenez, A., Mortalidade e variação longitudinal da capacidade vital forçada na pneumonite de hipersensibilidade crônica. Dados não publicados, in Universidade Federal de São Paulo. 2016.
39. Wells, A.U., et al., Fibrosing alveolitis in systemic sclerosis: indices of lung function in relation to extent of disease on computed tomography. Arthritis Rheum, 1997. 40(7): p. 1229-36.
40. Wells, A.U., et al., Functional impairment in lone cryptogenic fibrosing alveolitis and fibrosing alveolitis associated with systemic sclerosis: a comparison. Am J Respir Crit Care Med, 1997. 155(5): p. 1657-64.
41. Steen, V.D., et al., Isolated diffusing capacity reduction in systemic sclerosis. Arthritis Rheum, 1992. 35(7): p. 765-70.
42. Hsu, V.M., et al., Assessment of pulmonary arterial hypertension in patients with systemic sclerosis: comparison of noninvasive tests with results of right-heart catheterization. J Rheumatol, 2008. 35(3): p. 458-65.
43. Goh, N.S., et al., Interstitial lung disease in systemic sclerosis: a simple staging system. Am J Respir Crit Care Med, 2008. 177(11): p. 1248-54.
44. Ryerson, C.J., et al., Predicting Mortality in Systemic Sclerosis-Associated Interstitial Lung Disease Using Risk Prediction Models Derived From Idiopathic Pulmonary Fibrosis. Chest, 2015. 148(5): p. 1268-75.
45. Winterbauer, R.H. and J.F. Hutchinson, Use of pulmonary function tests in the management of sarcoidosis. Chest, 1980. 78(4): p. 640-7.
46. Mañá, J., et al., Are the pulmonary function tests and the markers of activity helpful to establish the prognosis of sarcoidosis? Respiration, 1996. 63(5): p. 298-303.
47. Drent, M., et al. Does the cellular bronchoalveolar lavage fluid profile reflect the severity of sarcoidosis? Eur Respir J, 1999. 13(6): p. 1338-44.
48. Pietinalho, A., et al., Early treatment of stage II sarcoidosis improves 5-year pulmonary function. Chest, 2002. 121(1): p. 24-31.
49. Alhamad, E.H., J.P. Lynch, and F.J. Martinez, Pulmonary function tests in interstitial lung disease: what role do they have? Clin Chest Med, 2001. 22(4): p. 715-50, ix.
50. Troy, L.K., et al., Exercise pathophysiology and the role of oxygen therapy in idiopathic interstitial pneumonia. Respirology, 2016. 21(6): p. 1005-14.
51. Dal Corso, S., et al., A step test to assess exercise-related oxygen desaturation in interstitial lung disease. Eur Respir J, 2007. 29(2): p. 330-6.
52. Stephan, S., et al., Oxygen desaturation during a 4-minute step test: predicting survival in idiopathic pulmonary fibrosis. Sarcoidosis Vasc Diffuse Lung Dis, 2007. 24(1): p. 70-6.
53. Soares, M.R. and C.A. Pereira, Six-minute walk test: reference values for healthy adults in Brazil. J Bras Pneumol, 2011. 37(5): p. 576-83.
54. Lama, V.N., et al., Prognostic value of desaturation during a 6-minute walk test in idiopathic interstitial pneumonia. Am J Respir Crit Care Med, 2003. 168(9): p. 1084-90.
55. Lederer, D.J., et al., Six-minute-walk distance predicts waiting list survival in idiopathic pulmonary fibrosis. Am J Respir Crit Care Med, 2006. 174(6): p. 659-64.
56. Lettieri, C.J., et al., The distance-saturation product predicts mortality in idiopathic pulmonary fibrosis. Respir Med, 2006. 100(10): p. 1734-41.
57. du Bois, R.M., et al., Six-minute-walk test in idiopathic pulmonary fibrosis: test validation and minimal clinically important difference. Am J Respir Crit Care Med, 2011. 183(9): p. 1231-7.
58. Swigris, J.J., et al., Heart rate recovery after 6-min walk test predicts survival in patients with idiopathic pulmonary fibrosis. Chest, 2009. 136(3): p. 841-8.
59. Swigris, J.J., et al., Heart rate recovery after six-minute walk test predicts pulmonary hypertension in patients with idiopathic pulmonary fibrosis. Respirology, 2011. 16(3): p. 439-45.
60. Alhamad, E.H., The six-minute walk test in patients with pulmonary sarcoidosis. Ann Thorac Med, 2009. 4(2): p. 60-4.
61. Baughman, R.P., B.K. Sparkman, and E.E. Lower, Six-minute walk test and health status assessment in sarcoidosis. Chest, 2007. 132(1): p. 207-13.
62. Chetta, A., et al., Relationship between outcome measures of six-minute walk test and baseline lung function in patients with interstitial lung disease. Sarcoidosis Vasc Diffuse Lung Dis, 2001. 18(2): p. 170-5.
63. Swigris, J.J., et al., The 6 minute walk in idiopathic pulmonary fibrosis: longitudinal changes and minimum important difference. Thorax, 2010. 65(2): p. 173-7.
64. du Bois, R.M., et al., 6-minute walk test distance is an independent predictor of mortality in patients with idiopathic pulmonary fibrosis. Eur Respir J, 2013.
65. Palange, P., et al., Recommendations on the use of exercise testing in clinical practice. Eur Respir J, 2007. 29(1): p. 185-209.

66. O'Donnell, D.E., L.K. Chau, and K.A. Webb, Qualitative aspects of exertional dyspnea in patients with interstitial lung disease. J Appl Physiol, 1985. 84(6): p. 2000-9.
67. Hansen, J.E. and K. Wasserman, Pathophysiology of activity limitation in patients with interstitial lung disease. Chest, 1996. 109(6): p. 1566-76.
68. Burdon, J.G., K.J. Killian, and N.L. Jones, Pattern of breathing during exercise in patients with interstitial lung disease. Thorax, 1983. 38(10): p. 778-84.
69. Baldi, B.G., et al., Exercise performance and dynamic hyperinflation in lymphangioleiomyomatosis. Am J Respir Crit Care Med, 2012. 186(4): p. 341-8.
70. Glaser, S., et al., Impact of pulmonary hypertension on gas exchange and exercise capacity in patients with pulmonary fibrosis. Respir Med, 2009. 103(2): p. 317-24.
71. Glaser, S., et al., Pulmonary hypertension in patients with idiopathic pulmonary fibrosis - the predictive value of exercise capacity and gas exchange efficiency. PLoS One, 2013. 8(6).
72. Swigris, J.J., et al., Exercise peripheral oxygen saturation (SpO_2) accurately reflects arterial oxygen saturation (SaO_2) and predicts mortality in systemic sclerosis. Thorax, 2009. 64(7): p. 626-30.

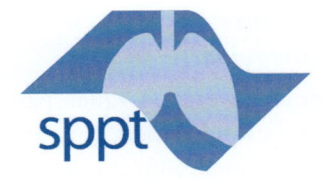

Lavado Broncoalveolar e Biomarcadores nas Doenças Pulmonares Intersticiais

8

Bianca Barbosa Gregorio
Paula Silva Gomes
Carlos Alberto de Castro Pereira

LAVADO BRONCOALVEOLAR

O lavado broncoalveolar (LBA) é um procedimento broncoscópico pouco invasivo, pelo qual células, partículas inaladas, organismos infectantes e constituintes fluidos podem ser obtidos dos bronquíolos terminais e dos alvéolos. Reynolds e Newbal realizaram o primeiro LBA (como é conhecido atualmente) em um paciente sob anestesia local, utilizando-se de um fibroscópio óptico em 1974. Estes dois cientistas foram motivados pela pesquisa e não tinham ideia do significado importante deste feito na pneumologia.

Na década de 1980, muitas publicações foram feitas relatando novos aspectos da patogênese das doenças pulmonares intersticiais (DPI), e o LBA tomou grande papel na compreensão destes processos. Nas últimas três décadas, o LBA tem sido utilizado extensivamente para a avaliação de várias condições pulmonares, incluindo doenças infecciosas, inflamatórias e malignas. Contudo, após tantos anos de uso, suas limitações foram compreendidas e se faz de extrema importância que seus aspectos técnicos sejam entendidos e suas limitações e vantagens estejam em mente na prática clínica.

O LBA é normalmente realizado durante a broncoscopia com fibra óptica (BFO) sob anestesia tópica, seguida de inspeção geral da árvore traqueobrônquica. Devido à grande diferença encontrada na forma como o LBA era realizado, diversos grupos sugeriram métodos para a padronização do procedimento. Dois deles são originados da European Respiratory Society e fornecem recomendações sobre os aspectos técnicos da realização do LBA.

Nos Estados Unidos, quatro centros realizaram estudos padronizados, tanto em indivíduos normais quanto em pacientes com DPI, e desenvolveram outras recomendações sobre diversos aspectos do LBA. A American Thoracic Society (ATS) organizou estes estudos e desenvolveu uma recomendação consensual.

Em 1974, o primeiro artigo detalhando a técnica de LBA lidava com pacientes "normais" que passaram por BFO para a avaliação de "lesões intratorácicas". Mais tarde, em 1983, indivíduos saudáveis foram incluídos em um estudo de Van den Bosch e cols., e desde então muitos grupos investigaram o LBA em saudáveis para que houvesse uma padronização dos valores encontrados. Aspectos como tamanho da amostragem, idade, ectopia e hábitos tabagísticos foram discutidos e revistos por Balbi e cols.

Em estudo recente, os valores encontrados não diferiram significativamente dos estudos de Van den Bosch, principalmente em relação à contagem diferencial de leucócitos. Os valores encontrados também são similares àqueles preconizados pelo Bronchoalveolar Lavage Cooperative Group Steering Committee. Portanto, podemos utilizar os valores da Tabela 9.1 como referência em indivíduos saudáveis e não tabagistas.

Importante ressaltar que a presença de tabagismo afeta profundamente a população celular encontrada no LBA. O maior efeito é o aumento do número de macrófagos, que pode ser até dez vezes maior que nos pacientes não fumantes. Os neutrófilos também podem aparecer em maior número. Portanto, muitas vezes, algumas mudanças atribuídas à doença podem ser na realidade devidas ao tabagismo. (Tabela 8.1)

Células escamosas indicam contaminação da orofaringe e o encontro de células epiteliais brônquicas acima de 5% são indicativas de contaminação.

Tabela 8.1 – Valores de referência do lavado broncoalveolar em indivíduos saudáveis e não tabagistas

Células	Valores de Referência*
Macrófagos	80-90%
Linfócitos	5-15%
Polimorfonucleares	1-3%
Eosinófilos	<1%
Mastócitos	<1%

*Em relação ao número total de células, excluindo as epiteliais.

Indicações de Uso do Lavado Broncoalveolar

O LBA é indicado em qualquer paciente com alterações pulmonares intersticiais ou infiltração pneumônica quando a etiologia for incerta. Esta indicação continua válida mesmo quando história clínica, sintomas, achados clínicos, radiografia e testes de função pulmonar sugerem que a etiologia é imunológica, infectante ou maligna. Uma radiografia de tórax normal não exclui doença intersticial e os outros aspectos podem indicar o uso do LBA.

Lavado Broncoalveolar nas Doenças Pulmonares Intersticiais

As DPIs podem ser classificadas por causa (relacionada a drogas, exposição ambiental/ocupacional) e achados histopatológicos específicos (formação de granuloma, infiltração eosinofílica proeminente ou hemorragia). As causas mais comuns de DPI são a fibrose pulmonar idiopática (FPI) e a sarcoidose. Quando realizada com a técnica padronizada, examinada por observador experiente e combinada com informações clínicas e radiográficas, a contagem diferencial do LBA e outras características podem fornecer importantes informações que contribuem substancialmente para o diagnóstico de uma DPI específica (Tabelas 8.2 e 8.3).

Fibrose Pulmonar Idiopática

A FPI é uma DPI crônica, fibrosante e progressiva, de causa desconhecida e caracterizada por um prognóstico ruim. Histologicamente, é caracterizada pelo padrão da pneumonia intersticial usual (PIU). A taxa de sobrevida em cinco anos é por volta de 20% a 40%. No diagnóstico

Tabela 8.2 – Achados no lavado broncoalveolar (LBA) úteis no diagnóstico de doenças pulmonares intersticiais

Achados no LBA	Diagnóstico Sugerido
Eosinófilos ≥ 25%	Pneumonia eosinofílica, pneumonia descamativa
Linfócitos ≥ 25%	Sarcoidose, pneumonia de hipersensibilidade, pneumonia intersticial não específica celular, reação a drogas, pneumonia intersticial linfoide, doenças linfoproliferativas
Neutrófilos ≥ 50%	Pneumonia intersticial aguda, dano alveolar difuso, infecção pulmonar, exacerbação aguda da fibrose pulmonar idiopática
Escore de hemossiderina alto	Hemorragia alveolar difusa, dano alveolar difuso
Células CD1 > 4%	Histiocitose pulmonar de células de Langerhans
Fluido leitoso PAS positivo com debris amorfos	Proteinose alveolar pulmonar
Linfócitos monotípicos	Malignidade pulmonar linfomatosa
Células Malignas	Malignidade pulmonar
Células epiteliais escamosas > 5%	Contaminação de vias áreas superiores
Células epiteliais brônquicas > 5%	Pode ser inviável para análise

de FPI, o padrão de células inflamatórias identificado no LBA pode ser útil no diagnóstico diferencial com pneumonias intersticiais fibrosantes, mas não no diagnóstico de FPI em si. Portanto, os *guidelines* mais recentes não recomendam o uso do LBA para o diagnóstico rotineiro da FPI.

O estudo de Ohshimo e cols. demonstrou a importância do LBA como método auxiliar. Neste estudo, o encontro de linfocitose levou à reconsideração diagnóstica em alguns casos tidos como casos de FPI. Os autores sugeriram um ponto de corte entre FPI e não FPI de 30% de linfocitose no LBA. Alguns estudos mostraram que maior granulocitose ou neutrofilia é um fator prognóstico, mas seu valor adicional aos demais exames prognósticos, tais como extensão da doença na tomografia computadorizada (TC) de tórax, valores de capacidade vital forçada e difusão para o monóxido de carbono é questionável.

Sarcoidose

A sarcoidose é uma doença granulomatosa sistêmica e de causa desconhecida, que afeta primariamente os pulmões e o sistema linfático.

O exame do lavado broncoalveolar é uma importante ferramenta diagnóstica, pois a sarcoidose pulmonar normalmente envolve alveolite linfocítica (>15%) e uma elevada taxa CD4/CD8 de linfócitos. Contudo, este achado ainda apresenta deficiências quanto à sensibilidade (em torno de 55% de acordo com vários estudos), com especificidade em torno de 90%. Segundo observações de Drent e colaboradores, um aumento na contagem de neutrófilos no LBA obtido de pacientes com sarcoidose indica uma forma mais avançada da doença, com um componente de fibrose. Este resultado enfatiza a participação dos neutrófilos e não de linfócitos no estudo da evolução do processo inflamatório para a fibrose pulmonar.

Pneumonia de Hipersensibilidade

A pneumonia de hipersensibilidade (PH) é causada por uma resposta imune exagerada à inalação de uma variedade de

Tabela 8.3 – Características das Pneumonias Intersticiais Idiopáticas

Diagnóstico clínico	Padrão histológico	Características clínicas relevantes	Achados típicos na tomografia de tórax	Achados histológicos relevantes	Padrão no lavado broncoalveolar	Prognóstico
Fibrose pulmonar idiopática	Pneumonia intersticial usual	Quadro gradual de dispneia, pacientes mais velhos, ± tosse	Fibrose subpleural e bibasal, linhas reticulares, faveolamento, bronquiectasia, pouco ou nenhum vidro fosco	Distribuição heterogênea (áreas normais com áreas de fibrose), focos fibroblásticos, distorção arquitetural	↑ neutrófilos ↑ eosinófilos	Sobrevida média de 3 anos
Pneumonia intersticial não específica	Pneumonia intersticial não específica	Dispneia gradual, pacientes mais jovens, tosse, fadiga, perda de peso	Distribuição subpleural e bibasal, vidro fosco predominante	Infiltrado septal alveolar homogêneo por inflamação e/ou fibrose	↑ neutrófilos ↑ linfócitos	Médio
Pneumonia em organização criptogênica	Pneumonia em organização	Apresentação subaguda, tosse, dispneia, febre baixa, fadiga	Infiltrado periférico e aleatório, consolidação subpleural e/ou vidro fosco	Agregados de tecido fibromixoide (fibroblastos frouxos em vias áreas terminais e alvéolos), infiltrado intersticial (linfócitos, plasmócitos), arquitetura preservada	↑ neutrófilos ↑ linfócitos ± ↑ eosinófilos	Bom
Pneumonia intersticial descamativa	Pneumonia intersticial descamativa	Tabagistas, Pacientes mais jovens, apresentação subaguda/crônica	Vidro fosco predominante nas bases, linhas reticulares, faveolamento discreto	Distribuição homogênea, fibrose moderada, aumento de macrófagos pigmentados dentro dos espaços aéreos distais	↑↑ macrófagos	Médio a bom
Pneumonia intersticial aguda	Dano alveolar difuso	Apresentação aguda de dispneia	Vidro fosco difuso e/ou consolidação simétrica predominante em zonas pulmonares mais inferiores	Alterações homogêneas, dano alveolar difuso, ± membranas hialinas, extensa proliferação de fibroblastos em fase organizativa	↑↑ neutrófilos	Muito ruim

partículas encontradas no ambiente. O desenvolvimento da doença e sua apresentação clínica são influenciados por diversos fatores, tais como a natureza e quantidade do antígeno inalado; a intensidade e a frequência da exposição; a resposta imune do paciente, provavelmente determinada pela predisposição genética. A susceptibilidade genética pode explicar por que determinados indivíduos desenvolvem a doença e outros não.

A PH apresenta, de longe, o maior aumento de linfócitos no LBA de todas as doenças intersticiais, normalmente com relativa predominância de células T CD8, resultando em uma baixa taxa CD4/CD8. Tipicamente, o LBA revela um acúmulo de linfócitos ativados CD8+ supressores/citotóxicos, com uma taxa CD4/CD8 menor que 1. Contudo, como demonstrado em extensivas revisões, nem todos os pacientes apresentam alveolite CD8. Diversas razões podem levar a essa variabilidade, tais como o tipo e a dose do antígeno inalado, o tempo levado desde a exposição, tabagismo e as formas de PH. Na forma crônica fibrosante, uma taxa elevada de CD4/CD8 é mais comum. As diretrizes da ATS sobre LBA não recomendam a análise rotineira dos subtipos de linfócitos.

O total de células geralmente é muito alto, com mais de 20 milhões em uma amostra de 100 mL, e a contagem de linfócitos costuma ser maior que 50%. Contudo, a porcentagem de linfócitos pode ser menor nas formas crônicas fibrosantes, quando a linfocitose não é observada em 40-50%. Pode haver também alveolite mista, neutrofílica e linfocítica, que sugere componente de fibrose, à semelhança da sarcoidose. Portanto, o LBA tem valor diagnóstico na diferenciação entre as formas fibrosante e não fibrosante da PH.

É importante ressaltar que o diagnóstico de PH deve ser feito em conjunto com os dados clínicos, radiológicos e do LBA, pois isoladamente todos os métodos apresentam falhas. Em 20% dos casos, as radiografias de tórax se apresentam normais em casos agudos, e muitos estudos e revisões questionam o valor diagnóstico dos anticorpos precipitantes séricos.

O número de neutrófilos, eosinófilos e mastócitos pode estar ligeiramente aumentado, mas um achado mais específico é o aumento de plasmócitos. Outros aspectos morfológicos incluem a presença de células T ativadas (núcleo dobrado, citoplasma amplo) e macrófagos xantomatosos, estes refletindo o componente de bronquiolite na doença. Uma citologia normal no LBA provavelmente exclui as formas agudas e subagudas da PH. Por outro lado, o LBA não permite diferenciar entre pacientes curados ou indivíduos saudáveis que foram expostos ou sensibilizados.

Pneumonia em Organização

A pneumonia em organização (PO), antigamente denominada bronquiolite obliterante com pneumonia em organização, contabiliza 1,8 a 13% de todas as DPIs de acordo com diferentes estudos. Ela afeta homens e mulheres da mesma forma, e é usualmente predominante durante a sexta década de vida.

Em muitos casos, o diagnóstico de PO é baseado em dados clínicos e radiológicos, especialmente em TC de tórax com acurácia em torno de 80%. Quando associada com a biópsia transbrônquica (BTB) e LBA, a sensibilidade do diagnóstico chega a 86%. O LBA pode ser usado em casos onde as apresentações clínica e radiológica sugerem a presença de PO criptogênica, mas a BTB não é diagnóstica, ou quando é impossível realizar uma biópsia de confirmação. O LBA é indicado para todos os casos em que a patologia é suspeita. Pode auxiliar na exclusão de outros diagnósticos e determinar a causa de uma pneumonia de organização secundária, como a PH.

O padrão do LBA na PO é característico. A maioria dos autores concorda que há aumento de linfócitos. Aumento de neutrófilos foi descrito apenas em uma pequena parcela dos pacientes acometidos com uma forma de PO de progressão rápida. Costabel e cols. foram os primeiros a mencionar algumas características marcantes da PO: aumento de todos os tipos celulares, mais expressivo de linfócitos e mais moderado de neutrófilos, eosinófilos e mastócitos; presença de macrófagos xantomatosos e ocasionalmente de plasmócitos; relação CD4/CD8 diminuída. Este grupo sugeriu que este padrão pode ser de auxílio diagnóstico na distinção da PO de outras DPIs (como FPI, PH, entre outras).

Proteinose Alveolar Pulmonar

A proteinose alveolar pulmonar (PAP), primeiramente descrita em 1958, é uma doença rara caracterizada pelo acúmulo de surfactante no espaço alveolar, o que prejudica a troca gasosa.

Como ferramenta de pesquisa, o LBA forneceu informações sobre a composição do material anormal e sobre as funções anormais dos macrófagos alveolares na PAP. A análise bioquímica do material demonstra aumento dos fosfolipídios totais, além de concentrações aumentadas das proteínas surfactantes A, B e D, comprovando que o material alveolar acumulado é derivado de surfactante. Vários marcadores tumorais, como o antígeno carcinoembriônico (CEA) e CA19-9, têm sido relatados como aumentados em fluidos de LBA de pacientes com PAP. Os macrófagos alveolares recuperados do LBA apresentam vários defeitos funcionais (mobilidade, adesão, fagocitose e quimiotaxia reduzidas).

O LBA tem alto valor diagnóstico na PAP, que pode ser estabelecido sem a necessidade de biópsia transbrônquica ou aberta em muitas situações. Na análise macroscópica, o líquido recuperado do LBA é leitoso e turvo, e é tão característico que o diagnóstico pode ser suspeitado na sala de broncoscopia. A microscopia apresenta três aspectos característicos: (1) Glóbulos acelulares de coloração basofílica pelo corante May-Grünwald-Giemsa e rosados com coloração PAS; (2) macrófagos "espumosos" anormais, ingurgitados com inclusões intracelulares PAS-positivas resistentes à diástase; (3) fundo sujo devido a grandes quantidades de detritos amorfos que apresentam fraca coloração PAS e representam estruturas multilameladas semelhantes a mielina e corpos lamelares.

Doença do Refluxo Gastroesofágico

A microaspiração crônica devido à doença do refluxo gastroesofágico (DRGE) associa-se a piora ou desenvolvimento de DPIs e está relacionada a rejeição de enxerto em pacientes submetidos a transplante pulmonar, caracterizada pela presença de bronquiolite obliterante (BO).

Na síndrome da BO, o LBA desempenha papel diagnóstico através da avaliação dos níveis de pepsina e sais biliares. A presença de pepsina no LBA foi demonstrada como um marcador sensível de microaspiração em receptores de transplante pulmonar, apesar de não se associar à presença de BO. Por outro lado, a detecção de sais biliares no LBA mostrou-se um achado mais específico para BO no estudo de Blondeau e cols.

A detecção de macrófagos com inclusão lipídica (MIL) através de coloração por Sudan Black tem se mostrado um método específico no diagnóstico de microaspiração em pacientes com DRGE confirmada. Em recente estudo publicado por Ozdemir e colaboradores, a presença de MIL no LBA ocorreu em 57,1% dos pacientes com DRGE, enquanto naqueles sem DRGE a ocorrência de MIL foi de 4,5% (p = 0,004). O mesmo grupo também comparou a celularidade do LBA nos pacientes com e sem DRGE, e não foram observadas diferenças entre os grupos em relação à distribuição de macrófagos, linfócitos, neutrófilos e eosinófilos. A positividade para MIL também não influenciou a celularidade do LBA.

Apesar de outros trabalhos também já terem demonstrado o papel dos MIL na detecção de DRGE, deve-se ter em mente que a presença de lipídios nos macrófagos pode significar lipídios endógenos ou exógenos, como no caso de DRGE, e que qualquer doença que cause inflamação pulmonar pode levar à presença de MIL.

BIOMARCADORES EM DOENÇAS PULMONARES INTERSTICIAIS

As DPIs formam um grupo de doenças com os mais diversos padrões de inflamação e fibrose do interstício pulmonar. Exames complementares como TC de tórax, broncoscopia e/ou biópsia pulmonar cirúrgica são muitas vezes necessários para a definição do diagnóstico de uma DPI. Alguns exames como os testes de função pulmonar são inclusive usados para monitorar a atividade da doença e prognóstico, entretanto, requerem tecnologias específicas e muitas vezes conferem desconforto ao paciente. Neste contexto, o uso de biomarcadores séricos para o diagnóstico de DPI representa um método de fácil execução, menos invasivo e de baixo custo que pode auxiliar no diagnóstico.

Pneumonite de Hipersensibilidade

A pneumonite de hipersensibilidade (PH) é uma doença inflamatória imunomediada que afeta o parênquima pulmonar e pequenas vias aéreas de indivíduos susceptíveis à repetida exposição a antígenos inalatórios. A seguir, serão discutidos os principais biomarcadores séricos relacionados à PH.

Krebs von den Lungen - antígeno 6: A lesão e/ou regeneração de pneumócitos tipo II são características histológicas bem evidentes nas DPIs. A glicoproteína Krebs von den Lungen (KL-6), atualmente denominada MUC-1, é uma molécula de alto peso molecular que consiste em um importante biomarcador por estar presente em células epiteliais brônquicas, assim como no processo de regeneração dos pneumócitos tipo II após fase de lesão tecidual pulmonar. Seus níveis séricos podem se elevar com o aumento da permeabilidade capilar e/ou com a destruição da barreira alvéolo-capilar. Portanto, seu aumento pode ocorrer com o dano alveolar e com a regeneração de pneumócitos tipo II. É importante ressaltar que o KL-6/MUC-1 também é fortemente expresso por células pancreáticas e tecidos com câncer de mama. Também pode aumentar de maneira menos expressiva em casos de câncer de estômago, cólon e fígado. Embora, o KL-6, assim como as proteínas surfactantes SP-D e SP-A, tenha se mostrado um importante biomarcador para FPI, níveis de KL-6 acima de acima 500 U/mL têm sido encontrados em mais de 70% de pacientes com diversos tipos de DPI, dentre elas, na PH.

Um estudo avaliou 96 pacientes com DPI: FPI, pneumonia intersticial não-específica, fibrose com enfisema, PH associada a pássaros ou fungos e DPI associada a doença do tecido conjuntivo (DTC). Na observação dos níveis séricos de KL-6/MUC-1 no decorrer das estações do verão e inverno, evidenciou-se um aumento dos níveis séricos de KL-6/MUC-1 nos pacientes com PH associada a pássaros na estação do inverno e PH associada a fungos durante o verão. Isso provavelmente está relacionado à flutuação sazonal dos antígenos e a consequente atividade da doença.

Em casos de PH do verão japonês, secundária à exposição ao fungo *Trichosporon assahi*, há descrição de altos valores séricos de KL-6/MUC-1.

Takahashie e cols. avaliaram os níveis séricos de KL-6/MUC-1 em 272 fazendeiros e compararam seus valores em relação aos pacientes com "Pulmão de Fazendeiro" (PH secundária à exposição aos microrganismos *Saccharopolyspora rectivirgula* e/ou *Thermoactinomyces vulgaris*) e aqueles sem a doença, mas com sorologia positiva e negativa para as bactérias descritas. Os fazendeiros com acometimento pulmonar apresentavam níveis muito mais elevados do KL-6/MUC-1 em relação aos que apresentavam apenas sorologia positiva, e estes apresentaram valores superiores em relação aos que tinham sorologia negativa.

Também há vários relatos de aumento dos níveis de KL-6/MUC-1 em pacientes no Japão com PH secundária à inalação de esporos de cogumelos.

Apesar da promissora aplicabilidade do KL-6 nas DPIs, dentre elas a PH, a acessibilidade a este biomarcador na prática clínica ainda é limitada em muitos países e acessível apenas a alguns grupos de pesquisa.

Proteína D do surfactante: a proteína D do surfactante (SP-D) é uma proteína do epitélio celular produzida e secretada por pneumócitos tipo II. Tem sido também utilizada como marcador de DPIs, incluindo a PH. Inaseet e cols. avaliaram retrospectivamente 14 pacientes com PH do verão japonês, e na maior parte dos casos apresentavam níveis séricos elevados de KL-6/MUC-1 e SP-D.

Em outra análise retrospectiva incluindo pacientes com PH crônica e aguda, FPI, sarcoidose e DPI associada a DTC, os valores de KL-6 e SP-D foram significativamente maiores nos pacientes com PH do que nos pacientes com FPI, sarcoidose e DPI-DTC, evidenciando que, assim como o KL-6, a SP-D se mostra um bom marcador para PH.

Em dois casos relatados por Higashi et al., os níveis séricos de SP-D foram reduzidos após tratamento da exacerbação da PH com corticosteróides.

Sarcoidose

A sarcoidose é uma doença inflamatória sistêmica que cursa com a formação de granulomas não caseosos em um ou vários órgãos. Diversos biomarcadores têm sido estudados na sarcoidose para diagnóstico, prognóstico e avaliação da atividade da doença. A maioria deles não apresenta sensibilidade ou especificidade adequadas para serem utilizados isoladamente, mas quando usados em conjunto com outros exames apresentam grande importância.

A quitotriosidase (QTO) pertence a uma família de 18 glicosil-hidrolases ou quitinases, enzimas envolvidas na degradação da quitina (polímero de N-acetilglucosamina) e substratos quitina-*like*. Esta enzima é expressa por macrófagos ativados. Também pode ser encontrada em células epiteliais pulmonares e intestinais, neutrófilos e células de Gaucher. A QTO tem um papel importante da defesa do organismo, já que degrada a quitina presente na constituição de diversos patógenos.

Em um estudo que avaliou os níveis de QTO em pacientes saudáveis e com sarcoidose ativa e inativa, os níveis séricos da enzima foram mais altos em mais de 90% dos pacientes com sarcoidose. Naqueles com doença ativa, os níveis foram significativamente maiores do que naqueles com sarcoidose inativa. Da mesma forma, Brunner e col. detectaram níveis séricos de QTO mais altos em pacientes com sarcoidose ativa em relação à doença inativa.

Em um estudo de coorte prospectivo, foram avaliados 95 pacientes por 2 a 5 anos. Os maiores níveis séricos de QTO durante o seguimento se correlacionaram com a piora clínica, declínio da CVF e piora das alterações no radiograma de tórax.

A sensibilidade da QTO como marcador sérico de outras doenças pulmonares intersticiais ou até mesmo de outras doenças granulomatosas, como a tuberculose, tem sido avaliada por alguns autores. A QTO poderia aumentar em outras doenças granulomatosas, diminuindo sua especificidade para doenças como a sarcoidose. Tasci e col. mostraram que altos níveis séricos de QTO foram úteis para diagnóstico de pacientes com TB ativa com pesquisa de BAAR negativa no escarro. Bargagli e col. mostraram que os níveis séricos de QTO foram significativamente mais altos em pacientes com sarcoidose em comparação com outras doenças granulomatosas e intersticiais e seus respectivos controles.

Em estudo feito em um centro de referência em Siena, Itália, pacientes com sarcoidose em remissão tinham menores níveis plasmáticos de QTO, enquanto aqueles com doença persistente apesar do uso de corticoides e deterioração clínica no último ano, apresentavam níveis maiores. Após o aumento da dose de corticoide ou introdução de um novo imunossupressor, os níveis diminuíram.

Estudos prospectivos adicionais são necessários para melhor elucidação da QTO como biomarcador em DPI, mas em vários estudos tem se mostrado um bom biomarcador de atividade de várias doenças, dentre elas a sarcoidose, com a possibilidade de substituir exames mais dispendiosos, como a tomografia computadorizada com emissão de pósitrons, dentre outros na decisão terapêutica dos pacientes.

Já o receptor solúvel de IL-2 (sIL-2R) está relacionado à atividade de linfócitos T e por isso é utilizado também como um marcador de atividade e diagnóstico de sarcoidose. A IL-2 leva à ativação e proliferação de linfócitos T ao se ligar a estes receptores.

Em um estudo retrospectivo em que foram avaliados 261 pacientes com uveíte secundária à sarcoidose, o sIL-2R apresentou maior especificidade e sensibilidade (94% e 98%, respectivamente) para o diagnóstico comparado ao radiograma de tórax e enzima conversora da angiotensina (ECA).

Um estudo de coorte observacional que avaliou 114 pacientes com sarcoidose submetidos a tratamento com metotrexato por seis meses mostrou que a redução dos níveis séricos da ECA e do sIL-2R se correlacionaram com melhora da função pulmonar após o tratamento.

Apesar dos avanços em se estabelecer novos marcadores no diagnóstico e acompanhamento da sarcoidose, monitorar sua atividade, remissão e progressão permanecem um desafio.

Fibrose pulmonar idiopática

A FPI é uma doença pulmonar fibrosante progressiva caracterizada pelo remodelamento da matriz extracelular. Acredita-se que assim como em outras DPIs, também existam marcadores séricos mais específicos para FPI do que para outras DPIs. White et al. compararam os níveis séricos de 35 marcadores associados à matriz extracelular em pacientes com FPI e outras DPIs. Proteína D do surfactante (SP-D) > 31 ng/ml, metaloprotease da matriz extracelular (MMP)-7 > 1,75 ng/ml e osteopontina > 6 ng/ml conseguiram distinguir pacientes com FPI de outras DPIs, levando a um aumento da acurácia no diagnóstico da FPI.

O KL-6, conforme já citado neste texto, é uma glicoproteína presente em superfícies epiteliais (superfície de pneumócitos tipo II e epitélio brônquico) e tem se mostrado um bom marcador de várias DPIs, dentre elas a FPI.

Em uma análise comparando 33 pacientes com DPI (21 com FPI e 12 com DPI-DTC) e grupo controle, o KL-6 mostrou uma acurácia diagnóstica de 95,7% em relação a outros biomarcadores, como proteína do surfactante D (SP-D), proteína do surfactante A (SP-A) e proteína quimioatrativa de monócitos 1 (MCP-1).

Wakamatsu et al. avaliaram, retrospectivamente, 66 pacientes com FPI e observaram que o aumento dos níveis séricos de KL-6 durante o seguimento estava correlacionado com o declínio da CVF, evidenciando seu valor prognóstico nos pacientes com FPI.

Há evidências de que o polimorfismo dos genes relacionados ao KL-6 também possa influenciar seus níveis séricos. Em outro estudo foram comparados os níveis séricos de KL-6 de pacientes com DPI e indivíduos saudáveis em pacientes de duas etnias, germânica e japonesa. Os valores de corte usados para discriminar indivíduos saudáveis de indivíduos com DPI foram maiores na população germânica do que na japonesa e esta diferença esteve significativamente associada ao genótipo rs4072037.

Apesar da promissora aplicabilidade do KL-6 nas DPIs, a acessibilidade a este biomarcador na prática clínica ainda é limitada em muitos países e acessível apenas a alguns grupos de pesquisa. Dentre todos os biomarcadores que têm sido estudados, o antígeno de carboidrato 15.3 (CA 15.3) tem sido um dos mais promissores. Apresenta a vantagem de ser amplamente disponível em vários serviços de saúde e ter um menor custo em relação ao KL-6. Também é um produto do gene MUC-1, o mesmo que codifica o KL-6. Os epítopos de ambos se localizam em diferentes posições do MUC-1. Está presente na superfície de várias células epiteliais, dentre elas os pneumócitos tipo II. Há algum tempo tem sido utilizado para monitorar recorrência precoce de câncer de mama e também existem evidências da elevação de seus níveis em adenocarcinoma de pulmão, pâncreas, rim, ovário, útero e cólon, além das doenças pulmonares intersticiais.

Ricci e col. compararam os níveis séricos de CA 15.3 em pacientes saudáveis e com DPI, dentre elas FPI, sarcoidose estágios I, II e III e esclerose sistêmica. Os níveis de CA 15.3 foram significativamente maiores nos pacientes com FPI e sarcoidose estágio III. Seus altos níveis se correlacionaram com baixos valores de capacidade pulmonar total, difusão de monóxido de carbono e achados na tomografia de tórax associados à doença avançada. As biópsias avaliadas por imuno-histoquímica evidenciaram um aumento da captação de CA 15.3 em focos fibroblásticos, ao redor de granulomas sarcoídeos e em todas as culturas celulares de fibroblastos pulmonares de pulmões com FPI. Todos esses dados reforçam a associação do CA 15.3 com o dano pulmonar intersticial, atividade fibroblástica e progressão da fibrose pulmonar.

Kruite e col. avaliaram o CA 15.3 como uma alternativa em relação ao KL-6 na detecção de DPI. Encontraram uma boa correlação entre ambos ($r = 0,85$ e $p < 0,0001$) nos pacientes com acometimento pulmonar intersticial. Evidenciou-se também capacidade similar entre ambos como marcadores de FPI e DPI com e sem fibrose com altos valores de sensibilidade e especificidade.

As proteínas do surfactante A e D (SP-D e SP-A) são lipoproteínas produzidas pelos pneumócitos tipo II e células de Clara do epitélio respiratório. São secretadas e se juntam à camada líquida que cobre a superfície alveolar. Em um estudo que avaliou 82 pacientes com diagnóstico histológico de FPI, observou-se que, para cada aumento sérico de 49 ng/ml de SP-A a partir do valor basal, o risco de morte aumentava 3,3 vezes em 1 ano, mostrando-se um forte preditor de mortalidade em pacientes com FPI. Em trabalho que comparou os níveis séricos de SP-A e SP-D em pacientes com FPI e outras DPIs, os autores encontraram níveis significativamente mais elevados em pacientes com FPI em comparação aos controles, pacientes com sarcoidose, esclerodermia e doença pulmonar pelo berílio. Além disso, o aumento de ambos se mostrou um forte preditor de mortalidade nos pacientes com FPI.

As metaloproteases 1 e 7 (MMP-1 e MMP-7) pertencem a uma família de proteases zinco-dependentes que participam da degradação de componentes da matriz extracelular. A MMP-1 está associada à degradação de colágeno fibrilar e a MMP-7 participa da degradação de vários componentes da matriz extracelular. Em um estudo que avaliou a concentração sérica de 49 proteínas em 74 pacientes com FPI e 53 controles, os níveis séricos de MMP-1 e MMP-7 foram capazes de distinguir pacientes com FPI de outras doenças pulmonares como PH e DPOC com uma sensibilidade de 96,3% e uma especificidade de 87,3%. Além disso, níveis elevados de MMP-7 foram encontrados em pacientes com doença subclínica. Algumas evidências também sugerem que o MMP-7 possa ter um papel de marcador prognóstico, podendo ser utilizado para monitorar a evolução da doença.

Em outra análise de amostras plasmáticas de 241 pacientes com FPI, os níveis elevados de MMP-7, moléculas de adesão intercelular 1 (ICAM-1), moléculas de adesão a células vasculares (VCAM-1), IL-8 e S100A12 foram preditores de baixa sobrevida livre de transplante.

Em um estudo retrospectivo, após análise multivariada, observou-se que altos níveis séricos de MMP-7, KL-6 e SP-A eram um forte preditor de mortalidade em pacientes com FPI.

A quimiocina CC ligante 18 (CCL18) é uma proteína que tem ação quimiotática na migração celular. É derivada de macrófagos alveolares e pode estar associada a várias DPIs fibrosantes, incluindo FPI. Em um trabalho prospectivo, que avaliou 72 pacientes com FPI, houve maior mortalidade em pacientes com altos valores de CCL18 > 150 ng/mL (p < 0,0001).

Há muitas limitações aos possíveis marcadores associados à FPI. Em muitos trabalhos, os valores aferidos foram medidas isoladas. Avaliações longitudinais trariam informações adicionais importantes quanto ao monitoramento da doença. Além disso, o diagnóstico de FPI foi feito em diversos estudos por critérios diagnósticos diferentes.

CONSIDERAÇÕES FINAIS

A identificação de biomarcadores séricos consiste em promissora ferramenta diagnóstica e prognóstica no cenário das doenças pulmonares intersticiais. Geralmente são menos dispendiosos e menos invasivos do que outros exames complementares necessários para o diagnóstico e acompanhamento evolutivo das DPIs, o que deve encorajar futuros estudos e sua aplicação na prática clínica.

REFERÊNCIAS

1. Bargagli E, Bennett D, Maggiorelli C, et al. Human chitotriosidase: a sensitive biomarker of sarcoidosis. *Journal of Clinical Immunology* 2013;33(1):264–270.
2. Baughman RP, Lower EE, du Bois RM. Sarcoidosis. Lancet 2003; 361: 1111-8.
3. Baughman, RP. Technical Aspects of Bronchoalveolar Lavage: Recommendations for a Standard Procedure. Semin Respir Crit Care Med. 2007; 28: 475–85.
4. Bargagli E., Mazzi A., Rottoli P. Markers of inflammation in sarcoidosis: blood, urine, BAL, sputum, and exhaled gas.*Clinics in Chest Medicine*. 2008;29(3):445–458.
5. Blondeau K, Mertens V, Vanaudenaerde BA, et al. Gastro-oesophageal reflux and gastric aspiration in lung transplant patients with or without chronic rejection. Eur Respir J 2008; 31: 707–713.
6. Chopra A, Kalkanis A, Judson MA. Biomarkers in sarcoidosis.Expert Rev Clin Immunol. 2016;12(11):1191-1208.
7. Costabel U, Teschler H, Guzman I. Bronchiolitis obliterans organizing pneumonia (BOOP): the cytological and immunocytological profile of bronchoalveolar lavage. Eur Respir J. 1992; 5: 791–7.
8. Costabel U. The alveolitis of hypersensitivity pneumonitis. Eur Respir J. 1988;5–9.
9. Costabel U, Guzman J, Bonella F, Oshimo, O. Bronchoalveolar Lavage in Other Interstitial Lung Diseases. Semin Respir Crit Care Med. 2007 Oct;28(5):514-24.
10. Espoladore lM, Gregório BB, Lima MS, Pereira CAC, Soares MR, Coletta ENAM. Cytological analysis of bronchoalveolar lavage in patients with interstitial lung diseases and the relation of cytological analysis to fibrosis in high-resolution computed tomography. Anal Quant Cytopathol Histpathol, 2014;206-12.
11. Greene K, King T, Kuroki Y, Bucher-Bartelson B, Hunninghake G, Newman L, Nagae H, Mason R. Serum surfactant proteins-A and-D as biomarkers in idiopathic pulmonary fibrosis. Eur Respir J. 2002;19(3):439–446.
12. Grosso S, Margollicci MA, Bargagli E, et al. Serum levels of chitotriosidase as a marker of disease activity and clinical stage in sarcoidosis.Scand J Clin Lab Invest.2004;64(1):57–62.
13. Gundlach E, Hoffmann MM, Prasse A, Heinzelmann S, Ness T. Interleukin-2 receptor and angiotensin-converting enzyme as markers for ocular sarcoidosis. PLoS One. 2016;11(1) e0147258.
14. Harlander M, et al. Serial chitotriosidase measurements in sarcoidosis – two to five year follow-up study. Respiratory Medicine 2014;108(5): 775-782.
15. Higashi A, Higashi N,Tsuburai T et al. Involvement of eicosanoids and surfactant protein D in extrinsic allergic alveolitis. Eur Respir J. 2005 Dec;26(6):1069-73.
16. Ishikawa N, Hattori, N, Yokoyama A, et al. Utility of KL-6/MUC1 in the clinical management of interstitial lung diseases. Respir Investig. 2012;50(1):3-13.

17. Jara-Palomares L, Gomez-Izquierdo L, Gonzalez-Vergara D, Rodriguez-Becerra E, Marquez-Martin E, Barrot-Corte´s E, Martin-Juan J. Utility of high-resolution computed tomography and LBA in cryptogenic organizing pneumonia. Resp Med. 2010; 104:1706-11.
18. Kinder BW, Brown KK, Schwarz MI, Ix JH, Kervitsky A King TE Jr. Baseline LBA neutrophilia predicts early mortality in idiopathic pulmonary fibrosis. Chest. 2008; 133:226-232.
19. Kinder BW, Brown KK, McCormack FX, et al. Serum surfactant protein-A is a strong predictor of early mortality in idiopathic pulmonary fibrosis. Chest. 2009;135(6):1557-63.
20. Kruit A, Gerritsen WB, Pot N. CA 15–3 as an alternative marker for KL-6 in fibrotic lung diseases. SarcoidosisVasc Diffuse Lung Dis.2010;27(2):138–146.
21. Meyer KC, Raghu G, Baughman RP, Brown KK, Costabel U, du Bois RM, et al; An official American Thoracic Society clinical practice guideline: the clinical utility of bronchoalveolar lavage cellular analysis in interstitial lung disease. Am J Respir Crit Care Med. 2012;185:1004-14.
22. Ohnishi H., Miyamoto S., Kawase S, et al. Seasonal variation of serum KL-6 concentrations is greater in patients with hypersensitivity pneumonitis. BMC Pulm. Med.2014;14:129.
23. Okamoto T, Fujii M, Furasawa W et al. The usefulness of KL-6 and SP-D for the diagnosis and management of chronic hypersensitivity pneumonitis. Respir Med. 2015 Dec;109(12):1576-81.
24. Pereira CA, Gimenez A, Kuranishi L, Storrer K. Chronic hypersensitivity pneumonitis. J Asthma Allergy 2016;171-181.
25. Prasse A, Probst C, Bargagli E, et al. Serum CC-chemokine ligand 18 concentration predicts outcome in idiopathic pulmonary fibrosis. *Am J Respir Crit Care Med.* 2009;179(8):717–23.
26. Ricci A, Mariotta S, Bronzetti E, et al. Serum CA 15-3 is increased in pulmonary fibrosis. *Sarcoidosis Vasculitis and Diffuse Lung Diseases.* 2009;26(1):54-63.
27. Richards TJ, Kaminski N, Baribaud F et al. Peripheral blood proteins predict mortality in idiopathic pulmonary fibrosis. Am J Respir Crit Care Med. 2012;185(1):67-76.
28. Rosas IO et al. MMP1 and MMP7 as potential peripheral blood biomarkers in idiopathic pulmonary fibrosis. PLoS Med. 2008;5(4):e93.
29. Song JW, Do KH, Jang SJ, et al. Blood biomarkers MMP-7 and SP-A: predictors of outcome in idiopathic pulmonary fibrosis. *Chest.* 2013;143(5):1422-9.
30. Takahashi T, Munakata M, Ohtsuka Y, Satoh-Kamachi A, Sato R, Homma Y, Kawakami Y. Serum KL-6 concentrations in dairy farmers. Chest. 2000;118(2):445-450.
31. Vij R, Noth I. Peripheral blood biomarkers in idiopathic pulmonary fibrosis. Transl Res. 2012;159(4):218-27.
32. Vorselaars A, van Moorsel C, Zanen P et al. ACE and sIL-2R correlate with lung function improvement in sarcoidosis during methotrexate therapy. Respir Med. 2015;109(2):279-85.
33. Wakamatsu K, Nagata N, Kumazoe H et al. Prognostic value of serial serum KL-6 measurements in patients with idiopathic pulmonary fibrosis. Respir Investig. 2017;55(1):16-23.

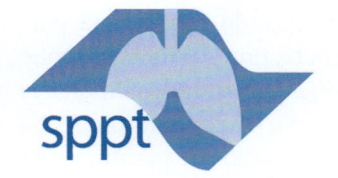

Criobiópsia Transbrônquica na Doença Pulmonar Parenquimatosa Difusa

9

Bruno Leôncio de Moraes Beraldo*
Carlos Alberto de Castro Pereira**
Venerino Poletti

BIÓPSIA PULMONAR TRANSBRÔNQUICA CONVENCIONAL

A biópsia pulmonar transbrônquica (BTB) foi introduzida na prática clínica como um procedimento diagnóstico na avaliação de doenças pulmonares difusas em meados dos anos 1960. A amostragem do pulmão era realizada através de broncoscópio rígido em pacientes sob anestesia local, e as biópsias realizadas com pinça semiflexível guiada por fluoroscopia.[1] Entre os primeiros 450 casos relatados,[2] o tecido pulmonar foi obtido em 84%. No entanto, o desconforto para os pacientes foi evidente, a mortalidade e a morbidade não foram desprezíveis, e a técnica estava disponível apenas em centros muito especializados.

Após o desenvolvimento da broncoscopia flexível por Ikeda, a BTB tornou-se um método amplamente utilizado como um método relativamente não invasivo e seguro para se obter tecido pulmonar.[1] Hoje em dia, a indicação de BTB é determinada principalmente por achados de lesões na tomografia computadorizada.[4] As lesões nodulares com sinal do brônquio positivo,[5] opacificações alveolares, opacidades nodulares ou reticulares com distribuição perilinfática e padrão de "árvore em brotamento" predizem um alto rendimento diagnóstico da técnica.[6] Essa correlação pode, em grande parte, ser entendida considerando que o tecido obtido pela BTB é representativo principalmente da zona centrolobular, a zona centrada pelas pequenas vias aéreas.[7,8] Os distúrbios que estão centrados em torno dos bronquíolos terminais e respiratórios ou que envolvem significativamente essas estruturas [pneumonia em organização (PO)] ou que são distribuídos ao longo das vias linfáticas (sarcoidose, linfangite carcinomatosa) podem ser facilmente amostrados pela pinça. Em distúrbios linfáticos, as biópsias brônquicas também podem contribuir para aumentar a acurácia diagnóstica.

A interpretação morfológica dos espécimes de BTB depende dos achados clínico-radiológicos:[4,7,8,9-13] os espécimes pulmonares podem conter lesões muito específicas e informativas (também com coloração imuno-histoquímica) que são

---

* Tradução do texto original em inglês.
** Revisão do texto traduzido.

diagnósticas por si só [por exemplo, linfangite carcinomatosa, outras neoplasias, infecções quando microrganismos patológicos são detectados dentro da lesão (tuberculose), proteinose alveolar, histiocitose de células de Langerhans]; os espécimes de pulmão podem apresentar achados característicos, mas não específicos, considerados diagnósticos quando combinados com o contexto clínico-radiológico e a hipótese diagnóstica [por exemplo, PO, sarcoidose, pneumonia de hipersensibilidade(PH)]; ou podem não ser informativos quando não contêm características reconhecíveis de padrões morfológicos ou quando os achados morfológicos são incongruentes com o contexto clínico-radiológico.

Em geral, os espécimes de BTB são menos úteis em pacientes imunocompetentes em comparação com pacientes imunocomprometidos. BTB tem um papel limitado na avaliação de pacientes com suspeita de pneumonias intersticiais idiopáticas, incluindo fibrose pulmonar idiopática (FPI), pneumonia intersticial não específica (PINE) e pneumonia intersticial descamativa (PID). Tomassetti et al.[14] demonstraram que, nesta configuração, a BTB tem uma alta especificidade para o padrão de pneumonia intersticial usual (PIU), uma especificidade muito baixa quando são identificados outros padrões (PINE, PID) e uma sensibilidade muito baixa em doenças pulmonares difusas.[15] Seth et al.,[16] recentemente confirmaram a sensibilidade muito baixa deste procedimento na documentação do padrão PIU.

As complicações devidas à BTB são controláveis, sendo o pneumotórax o mais frequente (2-10% dos casos); hemorragia é mais frequentemente mantida pela dilaceração da artéria brônquica e é observada em menos de 2% dos casos. Este último percentual aumenta quando hipertensão pulmonar está presente, provavelmente porque neste cenário os *shunts* broncopulmonares são mais numerosos. Muito mais raramente, foram relatados embolia gasosa, arritmias cardíacas, edema pulmonar e óbito.[9]

CRIOBIÓPSIA TRANSBRÔNQUICA: COMO FUNCIONA E ASPECTOS TÉCNICOS

O uso de criossondas para procedimentos broncoscópicos foi descrito já em 1977.[17, 18] Esta técnica foi adotada para o tratamento de tumores obstruindo o lúmen de grandes vias aéreas.[19, 20]. Mais recentemente, as criossondas têm sido utilizadas para a obtenção de tecido pulmonar.[21]

O equipamento criocirúrgico consiste basicamente em um cilindro contendo um gás sob alta pressão e de um sistema para transportar esse gás para dentro da árvore traqueobrônquica (Fig. 9.1a e b). O equipa-

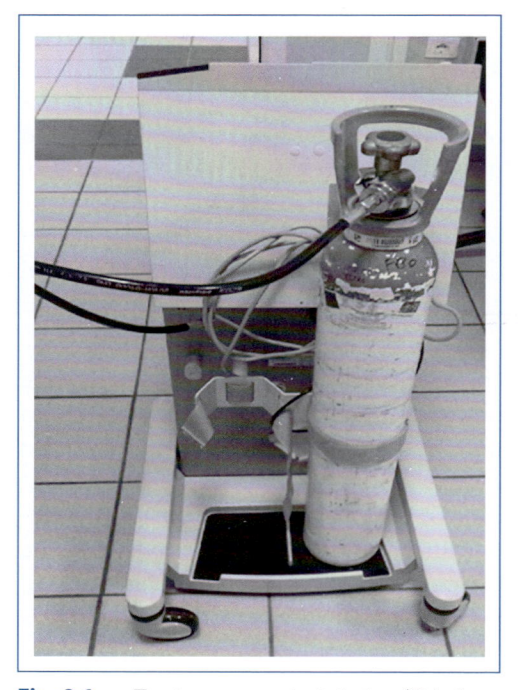

Fig. 9.1a – Equipamento criocirúrgico (Erbokryo CA, ERBE, Tübingen, Alemanha).

mento opera pelo efeito Joule-Thomson, que determina que um gás comprimido liberado em alto fluxo se expande rapidamente e cria uma temperatura muito baixa. O agente de arrefecimento é aplicado sob alta pressão (45 bar) através do canal central da sonda (Erbokryo CA, ERBE, Tübingen, Alemanha). O dióxido de carbono (CO_2) é o agente refrigerante comumente usado. O gás na ponta expande-se devido à súbita diferença de pressão relativa à pressão atmosférica, resultando numa queda de temperatura na ponta da sonda (no tecido aproximadamente menos 50-60°C). O peso e o diâmetro das criobiópsias correlacionam-se positivamente com maiores tempos de ativação e maiores diâmetros da criossonda.[22-24] Estão disponíveis até agora duas sondas diferentes: a maior mede 2,4 mm e a menor com um eixo de 1,9 mm (Fig. 9.2).

As criobiópsias transbrônquicas do tecido pulmonar são realizadas durante a

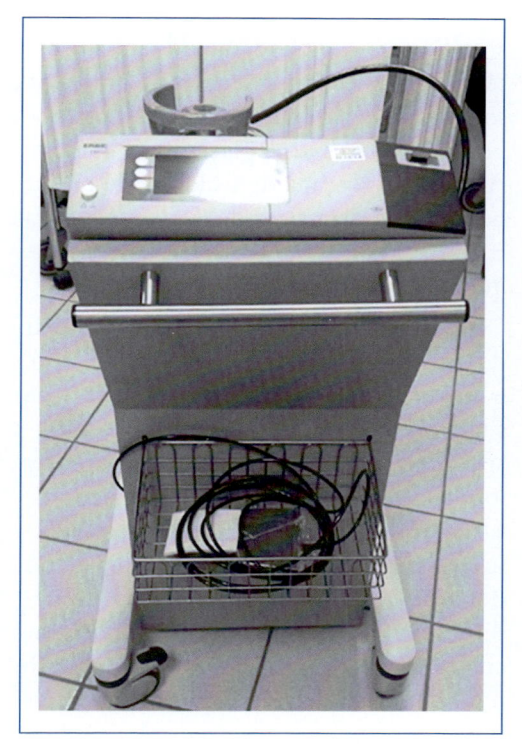

Fig. 9.1b – Equipamento criocirúrgico (Erbokryo CA, ERBE, Tübingen, Alemanha).

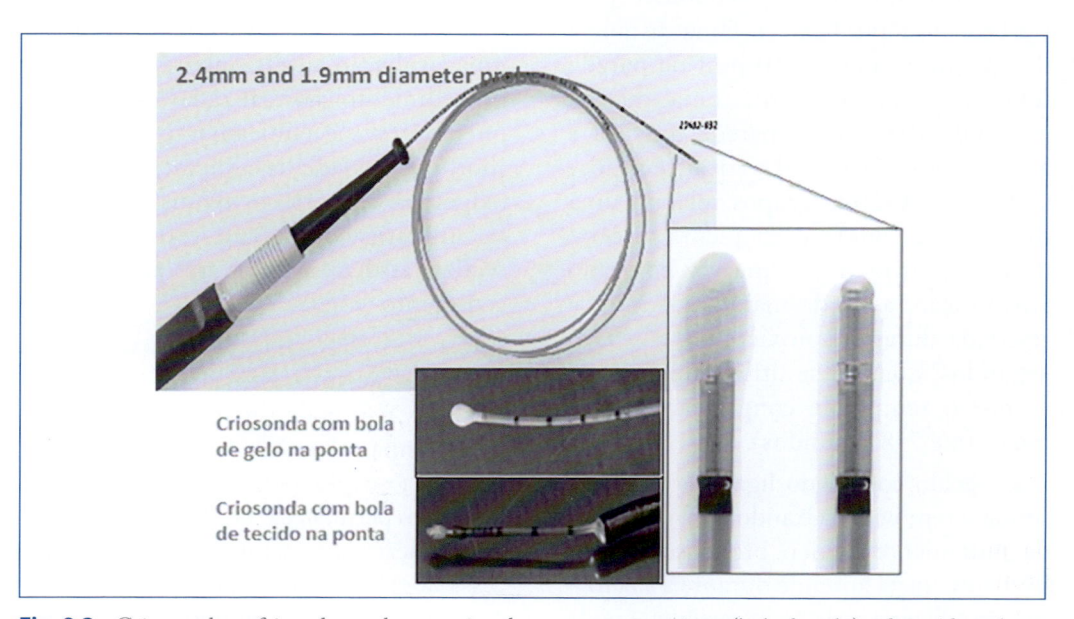

Fig. 9.2 – Criossonda e efeitos de queda repentina de temperatura na água (bola de gelo) e de tecido pulmonar (bolha tecido congelado).

broncoscopia flexível. A maioria dos autores intubam os pacientes com tubo rígido ou com tubos orotraqueais flexíveis e, obviamente, os sedam profundamente com propofol intravenoso com ou sem remifentanil.[25-28] Apenas alguns grupos relataram procedimentos realizados com o uso do broncoscópio flexível sem intubação ou com uso de máscara laríngea.[29] A respiração espontânea é mantida durante todo o procedimento ou, se os pacientes são paralisados pelo uso de bloqueadores não despolarizantes, utiliza-se a ventilação de jato. Saturação de oxigênio, pressão arterial, eletrocardiograma e pressão parcial de dióxido de carbono transcutâneo são monitorizados continuamente. Um bloqueador brônquico (balão de Fogarty® ou outros balões) precisa ser posicionado na entrada do segmento pré-selecionado e sempre inflado após cada biópsia, a fim de controlar o sangramento principal.

A criossonda é introduzida na área selecionada sob orientação fluoroscópica via broncoscópio flexível. Uma distância de aproximadamente 10 mm da parede torácica e possivelmente uma relação perpendicular entre a parede torácica e a sonda são consideradas ideais em nosso Centro. Outros grupos relatam uma distância da ponta e da pleura visceral de dois centimetros. Uma vez colocado em posição, a sonda maior (2,4 mm) é resfriada durante aproximadamente 3-6 segundos; quando se utiliza uma sonda menor o tempo de congelação é mais longo (até 7-8 segundos).

O tecido congelado ligado à ponta da sonda é removido puxando-se a criossonda juntamente com o broncoscópio. O broncoscopista aprende durante a sua formação a fazer a resistência exata que pode ser superada sem causar efeitos colaterais significativos. De fato, quando uma resistência significativa é sentida, a ponta da sonda provavelmente ainda esta nos brônquios e presa a uma placa de cartilagem. A remoção forçada de tecido pode causar hemorragia com risco de vida. A amostra congelada é descongelada em solução salina e fixada em formalina.

As biópsias podem ser obtidas a partir de diferentes segmentos do mesmo lobo, e neste contexto apenas um balão de Fogarty® é suficiente. Quando as biópsias precisam ser obtidas em diferentes lobos, dois balões têm que ser inseridos. O balão poderá ser inserido mais facilmente nos lobos superiores depois de ter dobrada um pouco sua ponta. O procedimento (a partir da intubação do paciente e até a intubação e considerando um número médio de quatro amostras por procedimento no mesmo lobo) dura cerca de 20 minutos. Quando as biópsias são realizadas em dois lobos diferentes, mais alguns minutos (cerca de cinco) são necessários. Uma radiografia de tórax ou uma avaliação ultrassonográfica após o procedimento são realizadas quando um pneumotórax é clinicamente suspeitado (dor, necessidade de suplementação com oxigênio), embora em alguns centros essas investigações sejam rotineiramente realizadas duas a três horas após o procedimento (Fig. 9.3).

Estudos-piloto recentes descreveram a utilização de uma criossonda menor, de 1,1 mm, que pode ser puxada através de uma bainha colocada no canal de trabalho do broncoscópio, permitindo que o broncoscópio permaneça no lugar durante a recuperação da criossonda, evitando a necessidade de retirar o broncoscópio flexível e provavelmente diminuindo a preocupação com sangramento endobrônquico não

Criobiópsia transbrônquica-Hospital Morgagni

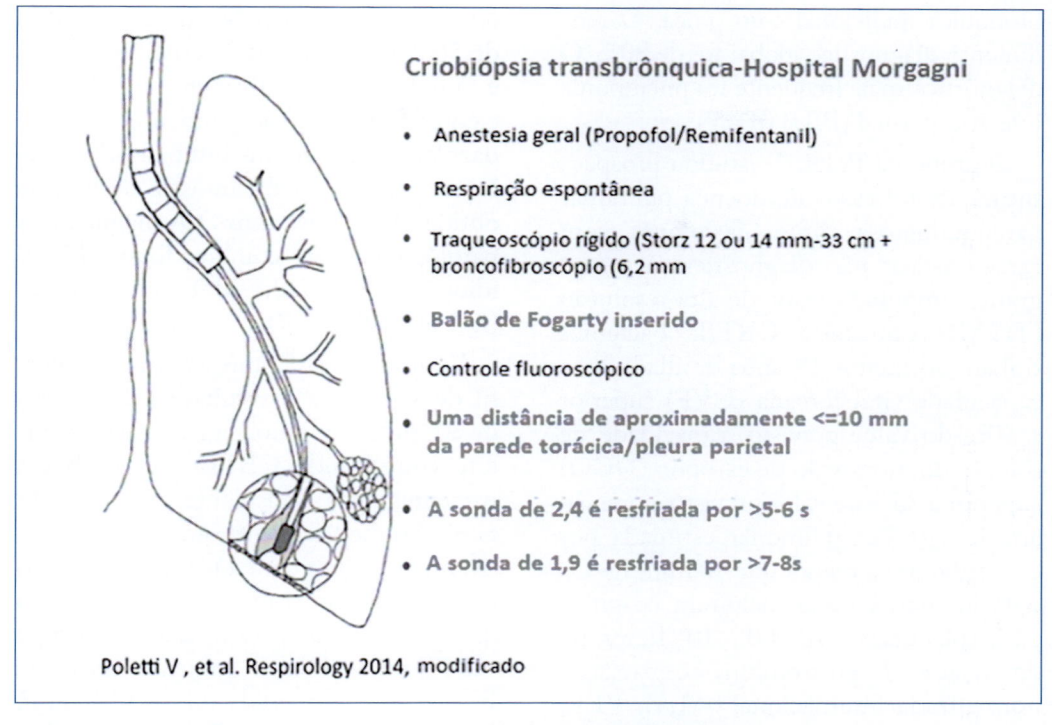

- Anestesia geral (Propofol/Remifentanil)
- Respiração espontânea
- Traqueoscópio rígido (Storz 12 ou 14 mm-33 cm + broncofibroscópio (6,2 mm
- Balão de Fogarty inserido
- Controle fluoroscópico
- Uma distância de aproximadamente <=10 mm da parede torácica/pleura parietal
- A sonda de 2,4 é resfriada por >5-6 s
- A sonda de 1,9 é resfriada por >7-8s

Poletti V, et al. Respirology 2014, modificado

Fig. 9.3 – Etapas do procedimento realizados no Hospital Morgagni, Forlì (I).

controlado.[30] No entanto, não está claro se estas criobiópsias menores resultarão em rendimentos diagnósticos semelhantes aos descritos com sondas maiores.

CRIOBIÓPSIA TRANSBRÔNQUICA NA DOENÇA PULMONAR PARENQUIMATOSA DIFUSA

Em 2009, Babiak et al.[21] relataram 41 pacientes com doença pulmonar difusa avaliada com criobiópsia pulmonar transbrônquica (CBTB). Neste estudo, o tamanho dos espécimes recuperados por criossondas foi significativamente maior do que o observado em espécimes obtidos por fórceps flexíveis (11,11 mm^2 em comparação com 5,82 mm^2). O pneumotórax foi observado em dois pacientes (4,9%) que se resolveram após drenagem tubular, e o sangramento associado à biópsia não necessitou de intervenção. Pajares et al.[25] descreveram sua experiência em 10 pacientes com doença pulmonar intersticial que eram adequados para BTB. Nenhuma complicação maior foi relatada.

Após estas primeiras experiências com foco na segurança e viabilidade do procedimento, foram desenvolvidos estudos que investigaram o papel clínico dessa abordagem. Kropski et al.[26] publicaram um estudo retrospectivo de indivíduos submetidos à criobiópsia broncoscópica para avaliação de doenças pulmonares intersticiais em um centro terciário acadêmico. Vinte e cinco indivíduos elegíveis foram identificados. Com uma área média de 64,2 mm^2, as criobiópsias foram maiores que as tipicamente encontradas com a biópsia transbrônquica tradicional com pinça. O rendimento diagnóstico global foi de 80%. O diagnóstico mais frequente foi pneumonia intersticial usual (PIU) (n = 7).

O grupo de Poletti[27] estudou prospectivamente 69 casos de doença pulmonar parenquimatosa difusa fibrosante com características não diagnósticas à tomografia computadorizada de alta resolução (TCAR) utilizando CBTB. Pacientes tinham ao menos 18 anos de idade com capacidade vital forçada (CVF) superior a 50% do valor previsto, capacidade de difusão do monóxido de carbono (DCO) superior a 35% do valor previsto e pressão arterial sistólica pulmonar estimada por ecocardiografia menor que 40 mmHg. Os critérios de exclusão incluíram coagulopatia (plaquetas < 70.000 × 10^9/L, tempo de ativação da protrombina com relação normalizada internacional > 1,5), VEF_1 < 0,8L, doença bolhosa difusa, instabilidade hemodinâmica e hipoxemia grave (PaO_2 < 55 mmHg em ar ambiente). Utilizou-se uma criossonda flexível de 2,4 mm de diâmetro e a sonda foi arrefecida com dióxido de carbono (CO_2) durante 5-6 segundos. As biópsias foram obtidas das áreas mais afetadas, conforme avaliado por tomografia computadorizada. Foram obtidas criobiópsias adequadas em 68 casos (99%). A mediana das áreas das criobiópsias foi de 43,11 mm² (intervalo, 11.94-76.25) (Fig 3). Entre os 68 casos com CBTB adequada, os patologistas identificaram um padrão específico em 52 pacientes (76%), incluindo 36 de 47 com PIU (77%). O acordo entre os patologistas na detecção de padrão PIU foi muito bom com um coeficiente Kappa de 0,83 (95% IC, 0,69-0,97).

Fruchter et al.[31] descreveram o papel diagnóstico da CBTB realizada em setenta e cinco pacientes (média de idade de 56,2 anos) com características clínicas e radiológicas sugestivas de DPI. Os pacientes foram sedados somente com midazolam e não foram intubados. A área transversal média da amostra de biópsia obtida foi de nove mm². Os diagnósticos patológicos mais comuns foram PINE idiopática (n=22), PO criptogênica (n=11) e PIU (n=7).

Yarmus et al.[28] apresentaram o perfil de segurança e resultados de biópsia de 21 procedimentos em um estudo piloto comparando CBTB com BTB em pacientes após transplante pulmonar. O tamanho médio da amostra foi significativamente maior com a técnica de CBTB em comparação com a BTB: o tamanho da amostra de biópsia agregada no grupo CBTB foi de 50 mm² enquanto no grupo BTB a mesma medida foi de 12,5 mm². Não houve evidência clínica de artefato de esmagamento em quaisquer amostras de CBTB, enquanto todas as amostras de BTB apresentaram quantidades significativas de artefato de esmagamento evidentes na revisão patológica.

Roden et al.[32] mostraram recentemente que em pacientes investigados após transplante pulmonar, as criobiópsias eram maiores e continham mais alvéolos, vasos (principalmente veias pulmonares) e pequenas vias aéreas em comparação com espécimes de BTB.

Fruchter et al.[33] avaliaram a eficácia e segurança de CBTB em pacientes imunocomprometidos com infiltrados pulmonares. A área de superfície média da amostra obtida por CBTB foi de nove mm². Tecido alveolar foi observado em 70% das amostras. As informações de diagnóstico obtidas pela CBTB levaram a alteração no manejo de 12 pacientes (80%).

Ussavarungsi et al.[34] revisaram retrospectivamente registros médicos de pacientes com características radiográficas de DPI que se submeteram à CBTB na Clínica Mayo (Rochester, Minnesota) de junho de 2013 a setembro de 2015. Setenta e quatro pacientes (33 mulheres, 45%) com média de idade de 63 anos (DP 13,8) foram incluídos. O diâmetro médio máximo das amostras foi de 9,2 mm (intervalo 2-20, DP 3,9). O número médio de amostras por procedimento foi de três (intervalo 1-7). O rendimento diagnóstico foi de 51% (38/74).

Os padrões histopatológicos mais frequentes foram inflamação granulomatosa (12) e PO (11), resultando no diagnóstico final de PH (6), PO criptogênica (6), PO associada à doença do tecido conjuntivo (1), fármaco-toxicidade (1), PO relacionada à infecção (2), sarcoidose (2) e aspiração (1). Outros padrões histopatológicos incluíram bronquiolite respiratória (1), pneumonia em organização aguda fibrinosa (2), pneumonia intersticial descamativa (1), dano alveolar difuso (1), proteinose alveolar (1), amiloidose (1), pneumonia eosinofílica (1), vasculite necrotizante (1), bronquiolite com partícula alimentar (1), e malignidade (1). Pneumotórax se desenvolveu em um paciente (1,4%), hemorragia ocorreu em 16 (22%).

Neste estudo, a criobiópsia não conseguiu demonstrar as características histopatológicas específicas dos padrões PIU e PINE. Viés de seleção provavelmente desempenhou um papel. Além disso, a técnica de biópsia provavelmente tem um papel: a colocação mais periférica de uma criossonda maior com um tempo de congelação mais longo teria um maior índice de diagnóstico de PIU.

Relatos de casos e pequenas séries documentaram um papel diagnóstico na bronquiolite constritiva, linfomas malignos e pneumonia intersticial descamativa.[35-38] Uma revisão sistemática da literatura mostrou que o rendimento diagnóstico global, derivado de 15 investigações, incluindo quase 1.000 pacientes, foi de 0,81 (0,75-0,87).[39]

ATUALIZAÇÃO PARA OS PATOLOGISTAS

Dois artigos analisaram a criobiópsia na doença pulmonar parenquimatosa difusa do ponto de vista patológico.

Raparia et al.[40] relataram a perspectiva dos Membros da Sociedade de Patologia Pulmonar. Neste documento, os autores reconhecem que a criobiópsia transbrônquica está atingindo um papel significativo no diagnóstico desses pacientes. No entanto, não há dados disponíveis comparando informações obtidas por este método e as informações obtidas no mesmo paciente, ao mesmo tempo, por biópsia pulmonar cirúrgica e, portanto, cuidado deve ser adotado ao considerar criobiópsia como um substituto válido da biópsia pulmonar cirúrgica.

Colby et al.[41] apresentaram sua experiência (incluindo mais de 700 casos de diferentes centros ao redor do mundo). Os artefatos não são significativamente prejudiciais: hemorragia intra-alveolar e/ou fluido proteináceo (principalmente quando são realizadas várias cribiópsias), epitélio brônquico implantado no tecido alveolar. Pleura visceral não raramente é identificável (30% no grande estudo relatado por Ravaglia et al.).

Os autores sugerem considerar o diâmetro de 5 mm como o tamanho mínimo para que uma amostra seja válida para interpretação, a menos que sejam identificáveis características morfológicas específicas e diagnósticas (células neoplásicas etc.).

Além disso, na ausência de diretrizes específicas, recomenda-se a interpretação de criobiópsia transbrônquica pelo mesmo critério que se aplica à biópsia pulmonar cirúrgica (Fig. 9.4a, b e c). De maneira simplista, amostras de criobiópsia devem ser pensadas como pequenas amostras de biópsia pulmonar cirúrgica, em vez de uma amostra por biópsia pulmonar transbrônquica com pinça grande. As investigações imuno-histoquímicas em amostras de criobiópsia são viáveis.

CRIOBIÓPSIA TRANSBRÔNQUICA E SEU PAPEL CLÍNICO

A primeira questão importante é a seleção dos pacientes. Pacientes com características típicas em TCAR não necessitam de biópsia. Portanto, neste contexto, os critérios utilizados para a biópsia cirúrgica do pulmão são aplicados também para criobiópsia transbrônquica.

Quando os testes de função pulmonar documentam uma redução significativa da CVF (<50% do valor previsto) e da DCO (<35% do valor previsto), o diagnóstico histológico parece ter um impacto menor nas decisões terapêuticas e, neste contexto, a necessidade de biópsia deve ser equilibrada com os riscos de qualquer procedimento intervencionista.

O papel da biópsia pulmonar transbrônquica no contexto do cenário de discussão multidisciplinar foi abordado por dois estudos. Pajares e cols.[42] mostraram que a criobiópsia fornece informações mais relevantes comparadas à biópsia pulmonar transbrônquica convencional (rendimento diagnóstico de CBTB 51,3% *versus* 29,1% da BTB convencional, com ligeiro

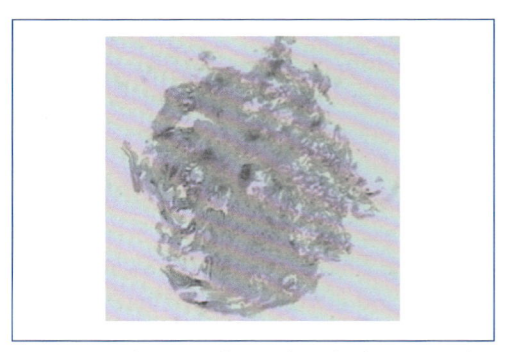

Fig. 9.4a – Amostra de tecido obtido por criobiópsia em pequeno aumento. Tamanho 5,5 x 7 mm. Áreas de "intensa fibrose" contíguas a áreas de parênquima pulmonar normal e nódulos linfóides esparsos são evidentes (H&E).

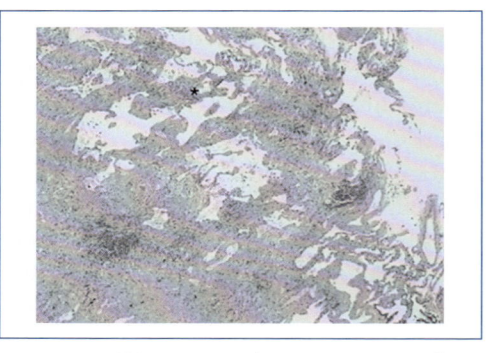

Fig. 9.4b – Fibrose irregular com pequenos focos fibroblásticos (asterisco) (H&E, médio aumento). Esses achados são típicos de padrão de Pneumonia Intersticial Usual.

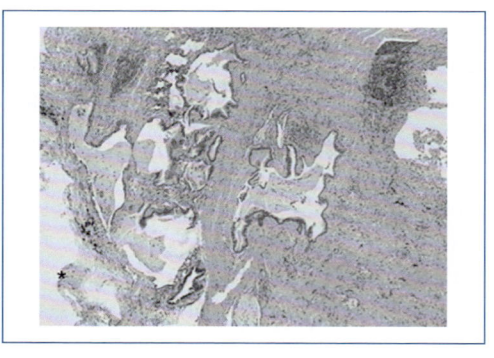

Fig. 9.4c – Espaços císticos com paredes fibróticas densas cobertas por epitélio bronquiolar e contendo muco e debris celulares (alterações de faveolamento) logo abaixo da superfície da pleura visceral (asterisco) (H&E, médio aumento).

aumento não estatisticamente significativo da hemorragia moderada/grave no primeiro grupo).

Para abordar o impacto da CBTB por broncoscopia na confiança diagnóstica do diagnóstico multidisciplinar, Tomassetti et al.[43] avaliaram 117 pacientes com DPI fibróticas sem padrão de pneumonia intersticial usual na TCAR. Todos os casos foram submetidos a biópsias pulmonares: 58 realizaram CBTB e 59 realizaram cirurgia torácica videoassistida (CTVA). Sequencialmente, dois clínicos, dois radiologistas e dois patologistas revisaram os achados clínico-radiológicos e os resultados da biópsia, registrando em cada etapa do processo suas impressões diagnósticas e níveis de confiança. Foi observado um grande aumento na confiança diagnóstica após a adição de CBTB, semelhante à CTVA (de 29 a 63%, p = 0,0003 e de 30 a 65%, p = 0,0016 de alta confiança no diagnóstico de FPI, no grupo CBTB e CTVA, respectivamente).

A concordância global interobservador no diagnóstico da FPI foi semelhante para ambas as abordagens (kappa global CBTB 0,96, kappa global CTVA 0,93). A FPI foi o diagnóstico mais frequente (50% e 39% no grupo CBTB e CTVA respectivamente, p = 0,23). Após a adição de informações histopatológicas, 17% dos casos no grupo CBTB e 19% dos casos no grupo CTVA, principalmente PINE e PH, foram reclassificados como FPI.

Em conclusão, a CBTB teve um impacto significativo na confiança diagnóstica no diagnóstico multidisciplinar das DPIs, podendo ser um substituto válido à CTVA no diagnóstico de FPI. Comparação entre as informações fornecidas pela criobiópsia transbrônquica e a biópsia pulmonar cirúrgica obtidas no mesmo paciente e ao mesmo tempo requer estudos que não são eticamente viáveis. Esta é a principal razão que não permite ter dados sobre a acurácia diagnóstica da criobiópsia transbrônquica.

No entanto, é evidente que a biópsia pulmonar cirúrgica é um procedimento que não recebeu estudo específico confirmando-o como "padrão ouro" e que ainda retira pequenas quantidades de amostras de parênquima pulmonar (25 mL em comparação com 6.000 mL – o volume pulmonar total); criobiópsia retira amostras menores de volume pulmonar (cerca de quatro mL),[41] e ainda não sabemos se o mínimo volume poderia prover informações suficientes para se identificar um padrão histológico que deveria ter um impacto prognóstico.

Para determinar os custos relativos (que são relacionados ao menos em parte com o rendimento diagnóstico e a segurança do procedimento) de CBTB na doença pulmonar difusa parenquimatosa e comparando com aqueles observados em abordagens mais tradicionais, Sharp et al.[44] realizaram revisão sistemática da literatura. Uma metanálise de 11 investigações para criobiópsia transbrônquica, 11 para biópsia transbrônquica com fórceps e 24 para biópsia por CTVA, revelou rendimento diagnóstico de 84,4% (75,9-91,4%), 64,3% (52,6-75,1%) e 91,1% (84,9-95,7%), respectivamente. Pneumotórax ocorreu em 10% (5,4-16,1%) dos procedimentos de criobiópsia transbrônquica, sangramento moderado em 20,99% (5,6-42,8%), com três óbitos relatados. A mortalidade cirúrgica foi de 2,3% (1,3-3,6%). A análise de custos demonstrou economias potenciais de 210 libras por paciente no primeiro ano e de 647 libras nos anos subsequentes. Os autores concluíram que a criobiópsia transbrônquica representa uma abordagem potencialmente econômica para melhorar o diagnóstico histológico em DPI.

EVENTOS ADVERSOS

Ravaglia et al.[39] compararam os eventos adversos observados em 150 pacientes submetidos à toracoscopia videoassistida (CTVA) contra 297 pacientes submetidos à CBTB em doença pulmonar parenquimatosa difusa. O tempo médio de internação foi de 6,1 dias após a CTVA e 2,6 dias após CBTB (p < 0,0001); 16 pacientes tiveram alta para casa no mesmo dia do procedimento. A mortalidade por evento adverso após CTVA foi observada em quatro pacientes (2,7% do total); morte ocorreu dentro de 60 dias e foi causada por exacerbação aguda de FPI em todos os casos. Escape aéreo prolongado foi tratado com drenagem torácica prolongada em três de cinco pacientes; os dois pacientes remanescentes foram tratados com tampão sanguíneo e em um caso também com revisão cirúrgica.

No grupo CBTB, apenas um paciente morreu após sete dias (0,3% do total) por exacerbação aguda de FPI. Pneumotórax foi a complicação mais comum após a criobiópsia, ocorrendo em 60 pacientes (20,2%), com 46 casos (15,5% do total) necessitando de drenagem. Nenhum paciente necessitou de intervenção para controlar o sangramento e não houve casos com febre persistente ou pneumonia/empiema. Outras complicações foram: insuficiência respiratória transitória (dois pacientes, 0,7%) e manifestações neurológicas (convulsões em dois pacientes, 0,7%).

No grupo CTVA, a função pulmonar era mais comprometida nos pacientes que desenvolveram complicações posteriores (CVF 70,2% ± 22,0 vs 82,0% ± 21,2%, p = 0,029), enquanto no grupo CBTB, a função pulmonar não foi relacionada à ocorrência dessas complicações.

Os mesmos autores fizeram uma revisão sistemática dos dados publicados sobre eventos adversos observados após CBTB para doença pulmonar parenquimatosa difusa. Os dados foram recuperados de 15 estudos, incluindo 994 doentes. Em geral, 100 pneumotórax (10%), quatro casos de insuficiência respiratória transitória (0,4%), dois episódios de convulsões (0,2%), um óbito (0,1%), uma exacerbação aguda (0,1%) e um escape aéreo prolongado (0,1%) foram relatados. Dos 100 pneumotórax, 70 necessitaram de drenagem torácica.

A probabilidade global combinada de desenvolver um pneumotórax foi de 0,06 (IC 0,02-0,11), enquanto a probabilidade de desenvolver um pneumotórax que necessitasse de drenagem torácica foi de 0,03 (IC 0,01-0,08). Nenhum episódio de sangramento grave foi relatado. No entanto, a taxa de hemorragia parece aumentar significativamente se os bloqueadores brônquicos não são utilizados.

Em conclusão, a CBTB parece ser um procedimento com menor incidência significativa de eventos adversos em relação à CTVA, podendo ser realizada também em idosos e em pacientes com comprometimento da função pulmonar pior do que o aceito para CTVA. O pneumotórax é o evento adverso mais frequentemente observado. Fatores associados à ocorrência de pneumotórax ainda não estão claramente documentados, mesmo que o padrão PIU na histologia, a pontuação fibrótica da TC, as biópsias realizadas mais próximo da pleura e a habilidade, pareçam ser fatores preditores importantes.

DIREÇÕES FUTURAS

Os cirurgiões não são tão precisos quando coletam amostras de zonas periféricas do parênquima pulmonar. Nenhum estudo foi realizado até o momento tentando avaliar se, de acordo com os achados na TCAR, as áreas pré-selecionadas são realmente biopsiadas durante a videotoracoscopia. Novos sistemas de navegação (navegação eletromagnética e DynaCT®) usados em combinação com a criobiópsia transbrônquica poderiam permitir a amostragem de lóbulos pré-selecionados, provavelmente aumentando significativamente a precisão diagnóstica do método.

Os testes de perfil molecular em amostras de tecido pulmonar podem aumentar a informação diagnóstica e prognóstica e, portanto, fornecer critérios mais específicos para identificar a doença pulmonar intersticial e seus muitos subtipos. Kim et al.[45] relataram recentemente dados que confirmam essa hipótese. Eles coletaram amostras de biópsia pulmonar cirúrgica de pacientes com várias doenças pulmonares intersticiais. Os diagnósticos patológicos foram confirmados por um painel de especialistas. Foram medidos os níveis de expressão de RNA para 33.297 transcrições em microarranjos em todas as amostras. Um algoritmo classificador foi treinado em um conjunto de amostras e depois em um segundo conjunto. Um subconjunto de amostras foi submetido à sequenciação de RNA de próxima geração (RNAseq), gerando níveis de expressão em 55.097 transcrições, um classificador treinado em dados de RNAseq foi avaliado por validação cruzada. Neste estudo, uma assinatura genômica previu com alta especificidade e sensibilidade o padrão PIU.

Este teste molecular pode ser aplicado a amostras de criobiópsia transbrônquica, evitando a cirurgia no diagnóstico de fibrose pulmonar idiopática.

Experiências já estão em andamento tentando cultivar células obtidas a partir das amostras de criobiópsia. A possibilidade de cultivar células viáveis obtidas em pacientes com doenças pulmonares parenquimatosas difusas pode abrir um campo completamente novo. A possibilidade de ter essas células, avaliar suas transformações potenciais ou até mesmo sua sensibilidade a drogas específicas poderia ser parte da era da medicina de precisão.

REFERÊNCIAS

1. Andersen HA, Fontana RS, Harrison EG Jr. Transbronchoscopic lung biopsy for diffuse pulmonary diseases. Dis Chest 1965, 48:187-192.
2. Andersen HA, Fontana RS. Transbronchoscopic lung biopsy for diffuse pulmonary diseases: technique and results in 450 cases. Chest 1972, 62:125-128.
3. Joyner LR, Scheinhorn DJ. Transbronchial forceps lung biopsy through the fiberoptic bronchoscope. Diagnosis of diffuse pulmonary disease. Chest 1975, 67:532-535.
4. Poletti V, Chilosi M, Olivieri D Diagnostic invasive procedures in diffuse infiltrative lung diseases. Respiration. 2004, 71:107-119.
5. Gaeta M, Pandolfo I, Volta S, et al. Bronchus sign on CT in peripheral carcinoma of the lung: value in predicting results of transbronchial biopsy. AJR 1991, 157:1181-1185.
6. Cazzato S, Zompatori M, Burzi M, Baruzzi G, Falcone F, Poletti V. Bronchoalveolar lavage and transbronchial lung biopsy in alveolar and/or ground glass opacification. Monaldi Arch Chest Dis 1999, 54:115-119.
7. Leslie KO, Gruden JF, Parish JM, Scholand MB. Transbronchial biopsy interpretation in the patient with diffuse parenchymal lung disease. Arch Pathol Lab Med 2007, 131:407-423.
8. Colby TV. The pathologist's approach to bronchoscopic biopsies. Pathologica 2010, 102:432-442.
9. Patel RR, Utz JP. Bronchoscopic lung biopsy. In Wang K-P, Metha AC, Turner JF jr. Flexible Bron-

choscopy. Wiley-Blackwell, Chichester (UK), 2011:117-131.
10. Descombes E, Gardiol D, Leuenberger P. Transbronchial lung biopsy: an analysis of 530 cases with reference to the number of samples. Monaldi Arch Chest Dis 1997, 52:324-329.
11. Curley FJ, Johal JS, Burke ME, Fraire AE. Transbronchial lung biopsy: can specimen quality be predicted at the time of biopsy? Chest 1998, 113:1037-1041.
12. Loube DI, Johnson JE, Wiener D et al. The effect of forceps size on the adequacy of specimens obtained by transbronchial biopsy. Am Rev Respir Dis 1993, 148:1411-1413.
13. Fraire AE, Cooper SP, Greenberg SD, et al. Transbronchial lung biopsy. Histopathologic and morphometric assessment of diagnostic utility. Chest 1992, 102:748-752.
14. Tomassetti S, Cavazza A, Colby TV et al. Transbronchial biopsy is useful in predicting UIP pattern. Respir Res 2012, 13:96.
15. Casoni GL, Gurioli C, Chhajed PN et al. The value of transbronchial lung biopsy using jumbo forceps via rigid bronchoscope in diffuse lung disease. Monaldi Arch Chest Dis 2008, 69:59-64.
16. Sheth JS, Belperio JA, Fishbein MC, Kazerooni EA, Lagstein A, Murray S, Myers JL, Simon RH, Sisson TH, Sundaram B, White ES, Xia M, Zisman D, Flaherty KR. Utility of transbronchial versus surgical lung biopsy in the diagnosis of suspected fibrotic interstitial lung disease. Chest 2016, in press.
17. Rodgers BM, Rosenfeld M, Talbert JL. Endobronchial cryotherapy in the treatment of tracheal strictures. J Pediatr Surg 1977, 12: 443-449.
18. Rodgers BM, Talbert JL. Clinical application of endotracheal cryotherapy. J Pediatr Surg 1978, 13:662-668.
19. Marasso A, Gallo E, Massaglia GM, Onoscuri M, Bernardi V. Cryosurgery in bronchoscopic treatment of tracheobronchial stenosis. Indications, limits, personal experience. Chest 1993, 103: 472-474.
20. Hetzel M, Hetzel J, Schumann C, Marx N, Babiak A. Cryorecanalization: a new approach for the immediate management of acute airway obstruction. J Thorac Cardiovasc Surg 2004, 127:1427-1431.
21. Babiak A, Hetzel J, Krishna G, et al. Transbronchial cryobiopsy: a new tool for lung biopsies. Respiration 2009, 78:203-208.
22. Ing M, Oliver RA, Oliver BG, Walsh WR, Williamson JP. Evaluation of Transbronchial lung cryobiopsy size and freezing time. A prognostic animal study. Respiration 2016,92: 34-39.
23. Reif F. "Chapter 5 – Simple applications of macroscopic thermodynamics". Fundamentals of Statistical and Thermal Physics. McGraw-Hill.
24. Franke KJ, Szyrach M, Nilius G, et al. Experimental study on biopsy sampling using new flexible cryoprobes: influence of activation time, probe size, tissue consistency, and contact pressure of the probe on the size of the biopsy specimen. Lung 2009, 187:253–259.
25. Pajares V, Torrego A, Puzo C et al. Transbronchial lung biopsy using cryoprobes. Arch Bronconeumol 2010, 46:111-115.
26. Kropski JA, Pritchett JM, Mason WR et al. Bronchoscopic cryobiopsy for the diagnosis of diffuse parenchymal lung disease. PLoS One 2013, 8:e78674.
27. G. Casoni, S. Tomassetti, A. Cavazza et al. Transbronchial Lung Cryobiopsy in the Diagnosis of Fibrotic Interstitial Lung Diseases PLOS ONE 2014,9:e86716.
28. Yarmus L, Akulian J, Gilbert C, et al. Cryoprobe transbronchial lung biopsy in patients after lung transplantation: a pilot safety study. Chest 2013, 143:621-626.
29. Fruchter O, Fridel L, Rosengarten D et al. Transbronchial cryo-biopsy in lung transplantation patients: first report. Respirology 2013, 18:669-673.
30. Yarmus LB, Semaan RW, Arias SA, et al. A randomized controlled trial of a novel sheath cryoprobe for bronchoscopic lung biopsy in a porcine model. Chest 2016, 150:329-336.
31. Fruchter O, Fridel L, El Raouf BA, Abdel-Rahman N, Rosengarten D, Kramer MR. Histological diagnosis of interstitial lung diseases by cryo-transbronchial biopsy. Respirology 2014, 19:683-688.
32. Roden AC, Kern RM, Aubry MC, et al. Transbronchial cryobiopsies in the evaluation of lung allografts: do the benefits outweigh the risks? Arch Pathol Lab Med 2016, 140:303-311.
33. Fruchter O, Fridel L, Rosengarten D et al. Transbronchial cryobiopsy in immunocompromised patients with pulmonary infiltrates: a pilot study. Lung 2013, 191:619-624.
34. Ussavarungsi K, Kern RM, Roden AC, Ryu JH, Edell ES. Transbronchial cryobiopsy in diffuse parenchymal lung disease: retrospective analysis of 74 cases. Chest 2016, in press.
35. Lentz RJ, Fessel JP, Johnson JE, Maldonado F, Miller RF, Rickman OB. Transbronchial Cryobiopsy Can Diagnose Constrictive Bronchiolitis in Veterans of Recent Conflicts in the Middle East. Am J Respir Crit Care Med. 2016, 193:806-808.
36. Schiavo D, Batzlaff C, Maldonado FJ. Pulmonary Parenchymal Lymphoma Diagnosed by Bronchoscopic Cryoprobe Lung Biopsy. J Bronchology Interv Pulmonol. 2016, 23:174-176.
37. Poletti V, Gurioli C, Piciucchi S, et al. Intravascular large B cell lymphoma presenting in the lung: the diagnostic value of transbronchial cryobiopsy. Sarcoidosis Vasc Diffuse Lung Dis. 2015, 3:354-358.
38. Dias C, Mota P, Neves I, Guimarães S, Souto Moura C, Morais A. Transbronchial cryobiopsy in the diagnosis of desquamative interstitial pneumonia. Rev Port Pneumol 2016, 5:288-299.
39. Ravaglia C, Bonifazi M, Wells AU, et al. Safety and diagnostic yield of transbronchial lung cryobiopsy

in diffuse parenchymal lung diseases: a comparative study versus video-assisted thoracoscopic lung biopsy. Respiration 2016, 91:215-227.
40. Raparia K, Aisner DL, Allen TC, et al. Transbronchial lung cryobiopsy for interstitial lung disease diagnosis: a perspective from members of the Pulmonary Pathology Society. Arch Pathol Lab Med 2016, in press.
41. Colby TV, Tomassetti S, Cavazza A, Dubini A, Poletti V. Transbronchial cryobiopsy in diffuse lung disease: update for the Pathologist. Arch Pathol Lab Med, 2016, in press.
42. Pajares V, Puzo C, Castillo D, et al. Diagnostic yield of Transbronchial cryobiopsy in interstitial lung disease: a randomized trial. Respirology 2014, 19:900-906.
43. Tomassetti S, Wells AU, Costabel U, et al. Bronchoscopic lung cryobiopsy increases diagnostic confidence in the multidisciplinary diagnosis of idiopathic pulmonary fibrosis. Am J Respir Crit Care Med 2016, 193:745-752.
44. Sharp C, McCabe M, Adamali H, Medford AR. Use of transbronchial cryobiopsy in the diagnosis of interstitial lung disease – a systematic review and cost analysis. QJM. 216, in press.
45. Kim SY, Diggans J, Pankratz D, et al. Classification of usual interstitial pneumonia in patients with interstitial lung disease: assessment of a machine learning approach using high-dimensional transcriptional data. Lancet Respir Med. 2015 Jun; 3(6):473-482.
46. Hunninghake GW, Lynch DA, Galvin JR, Gross BH, Muller N, Schwartz DA, et al. Radiologic findings are strongly associated with a pathologic diagnosis of usual interstitial pneumonia. Chest. 2003;124(4):1215-23.

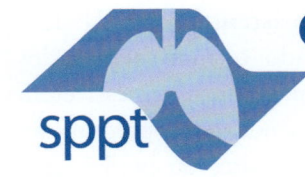

O Papel dos Exames de Imagem na Avaliação das Doenças Pulmonares Intersticiais

10

Carlos Gustavo Yuji Verrastro
Katia Hidemi Nishiyama
Vicente Sanchez Lajarin
Gustavo de Souza Portes Meirelles

INTRODUÇÃO

As doenças pulmonares intersticiais compreendem um grupo de afecções heterogêneas dos pontos de vista clínico, radiológico e histológico. Os métodos de imagem, especialmente a tomografia computadorizada de alta resolução, tem papel importante no diagnóstico e avaliação prognóstica destas condições. Neste capítulo, faremos uma breve revisão dos principais achados de imagem das doenças pulmonares intersticiais mais comuns.

FIBROSE PULMONAR IDIOPÁTICA

A fibrose pulmonar idiopática (FPI) é a mais comum das pneumonias intersticiais idiopáticas, sendo caracterizada pelo padrão histopatológico e tomográfico de pneumonia intersticial usual (PIU). Pacientes com achados histopatológicos de PIU ou padrão compatível com PIU na tomografia computadorizada de alta resolução (TCAR) quase sempre apresentam fibrose pulmonar idiopática. Entretanto, um pequeno número destes pacientes são portadores de doenças do colágeno, reações a drogas, pneumonite de hipersensibilidade crônica, fibrose familiar ou exposição ocupacional, principalmente ao asbesto. Há forte associação do tabagismo com a FPI, porém a causa direta é desconhecida. Refluxo gastroesofágico e aspiração, bem como o achado de hérnia hiatal, são mais comum nestes pacientes. O prognóstico é ruim, com sobrevida média de 3 anos, similar ao esperado em pacientes com câncer de pulmão não pequenas células.

Achados de imagem

Em 2011, a American Thoracic Society, a European Respiratory Society, a Japanese Respiratory Society e a Latin American Thoracic Association publicaram *guidelines* para o diagnóstico e manejo da FPI, sendo criadas três categorias com base na TCAR em um contexto de pacientes com fibrose pulmonar:

1. **Padrão compatível com PIU:** reticulado com predomínio periférico nos lobos inferiores, bilateral, com presença de cistos de faveolamento, com ou sem bronquiectasias de tração e ausência de características sugestivas de outros diagnósticos, tais como nó-

dulos, aprisionamento aéreo e vidro fosco extenso (Figura 10.1).

2. **Padrão possível para PIU:** inclui todos os achados do padrão compatível, exceto o faveolamento, que não está presente (Figura 10.2).

3. **Padrão inconsistente com PIU:** deve ser considerado quando algum dos achados de imagem a seguir estiverem presentes: doença com predomínio nos lobos superiores ou peribroncovascular, vidro fosco extenso, múlti-

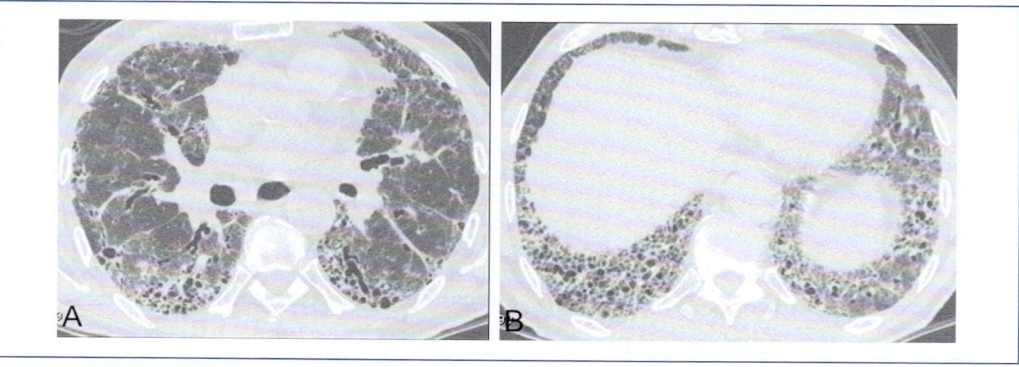

Fig. 10.1 – Paciente de 72 anos com padrão tomográfico compatível com PIU. A e B. Imagens tomográficas com janela de pulmão demonstrando opacidades reticulares com predomínio basal periférico, bronquiectasias de tração e presença de faveolamento.

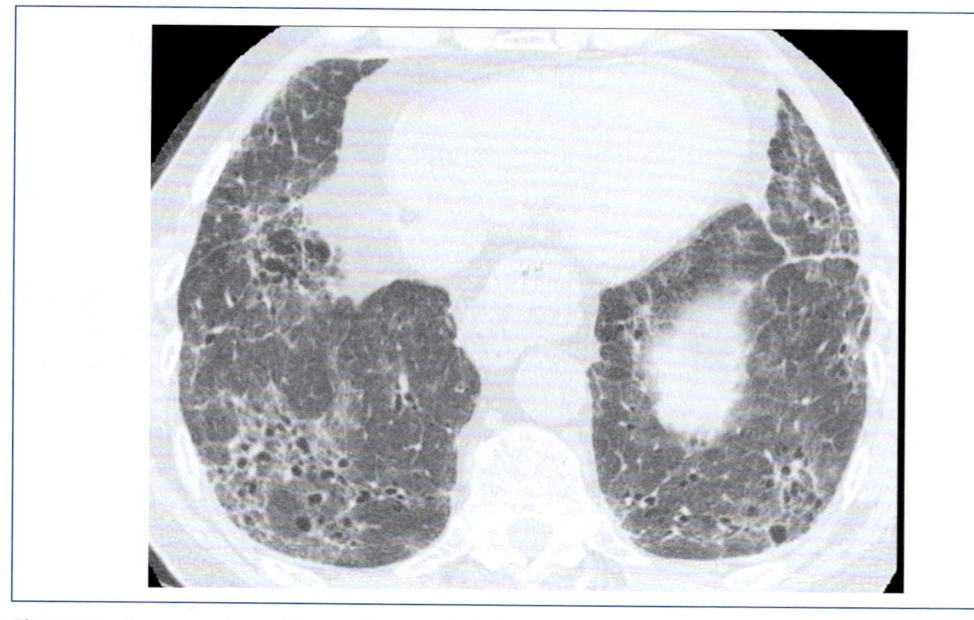

Fig. 10.2 – Imagem tomográfica axial, com janela de pulmão, de paciente com padrão tomográfico possível para PIU, demonstrando opacidades reticulares predominantemente periféricas, associadas a bronquiolectasias de tração, sem áreas de faveolamento.

plos micronódulos, cistos (múltiplos, bilaterais), mosaico, aprisionamento aéreo acentuado e consolidações (Figura 10.3).

A Tabela 10.1 resume os principais critérios diagnósticos para um paciente com suspeita de PIU na TCAR.

Pacientes com padrão compatível para PIU na TCAR não necessitam de confirmação com biopsia pulmonar, pois os índices de acerto do radiologista, especialmente quando o diagnóstico é feito com alto grau de certeza, são superiores a 90%. Para os demais padrões (possível ou inconsistente) a biopsia pulmonar faz-se

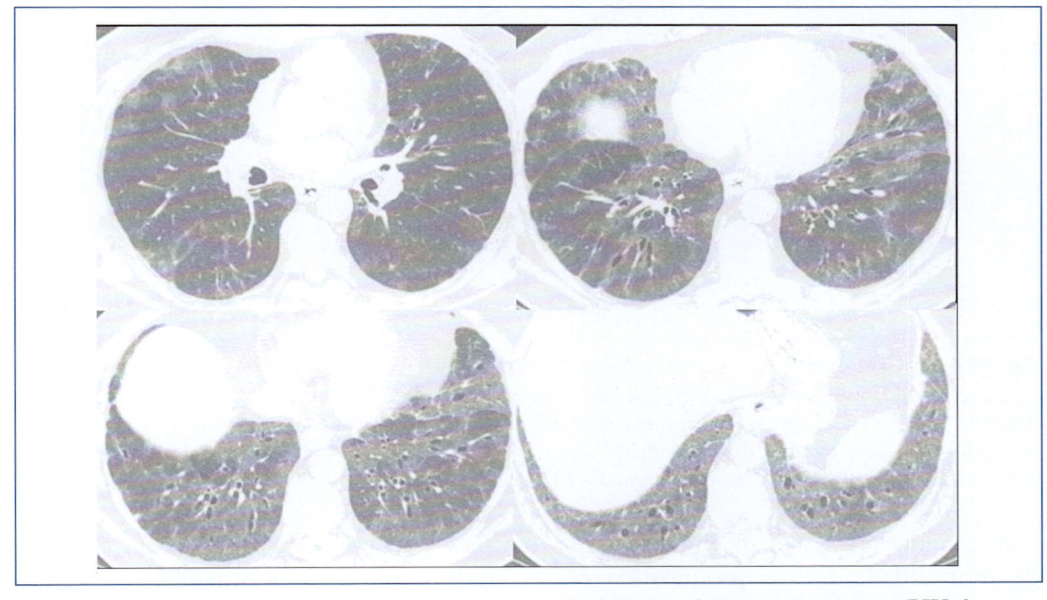

Fig. 10.3 – Cortes tomográficos axiais de paciente com padrão tomográfico inconsistente para PIU, demonstrando múltiplas opacidades pulmonares em vidro fosco, sem áreas de faveolamento.

Tabela 10.1 – Padrões diagnósticos para PIU na TCAR

Padrão compatível (todos os 4 critérios devem estar presentes)	Padrão possível (todos os 3 critérios devem estar presentes)	Padrão inconsistente (qualquer um dos 7 critérios deve estar presente)
Alterações de predomínio basal periférico	Alterações de predomínio basal periférico	Predomínio superior ou médio/ peribroncovascular
Alterações reticulares	Alterações reticulares	Vidro fosco extenso
Faveolamento, com ou sem bronquiectasias de tração	Ausência de achados inconsistentes	Padrão em mosaico
Ausência de achados inconsistentes		Cistos
		Consolidação segmentar ou lobar
		Micronódulos
		Aprisionamento aéreo

necessária na maior parte dos casos para confirmação diagnóstica.

As áreas de faveolamento refletem, histologicamente, espaços aéreos císticos e fibróticos, inferindo colapso de múltiplos alvéolos com dilatação do ducto alveolar e lúmen (Figura 10.4). Sua presença representa o estágio final de destruição cística do parênquima pulmonar e denota doença avançada, sendo

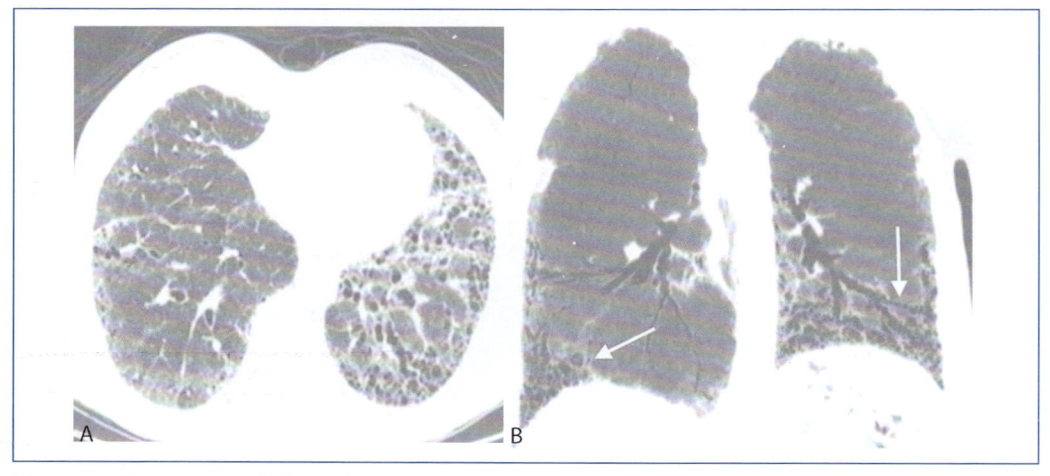

Fig. 10.4 – Paciente com FPI e padrão compatível com PIU na TCAR, demonstrando opacidades em vidro fosco, reticulado, bronquiectasias de tração e áreas de faveolamento (A). Em (B), foi realizada reconstrução coronal em projeção de intensidade mínima (MinIP), demonstrando melhor as áreas de faveolamento (setas) de predomínio basal e com comprometimento dos seios costofrênicos. O achado de faveolamento é preditor independente de mortalidade em pacientes com FPI.

considerado um preditor independente de mortalidade e mau prognóstico em pacientes com FPI.

Os principais diagnósticos diferenciais da FPI na TCAR são a pneumonia por hipersensibilidade crônica, que usualmente cursa com padrão pulmonar em mosaico, aprisionamento aéreo na expiração e micronódulos, e a pneumonia intersticial não específica, que geralmente apresenta vidro fosco mais extenso, menos áreas de faveolamento e comprometimento assimétrico ou unilateral do parênquima pulmonar.

Além do papel diagnóstico, a TCAR também auxilia na avaliação da progressão da doença, pode descartar complicações (como exacerbação aguda, neoplasias, pneumotórax e infecções) e auxilia na estratificação de prognóstico (Figuras 10.5 e 10.6).

PNEUMONIA INTERSTICIAL NÃO ESPECÍFICA

A pneumonia intersticial não específica (PINE) apresenta manifestações clínicas, patológicas e radiológicas variáveis. Diferentemente do que ocorre na PIU, as alterações intersticiais na PINE são tipicamente homogêneas espacial e temporalmente, uma característica geralmente utilizada na distinção entre as duas condições. Histologicamente, a doença pode ser dividida em PINE celular, caracterizada por inflamação sem um componente fibrótico substancial, e PINE fibrótica,

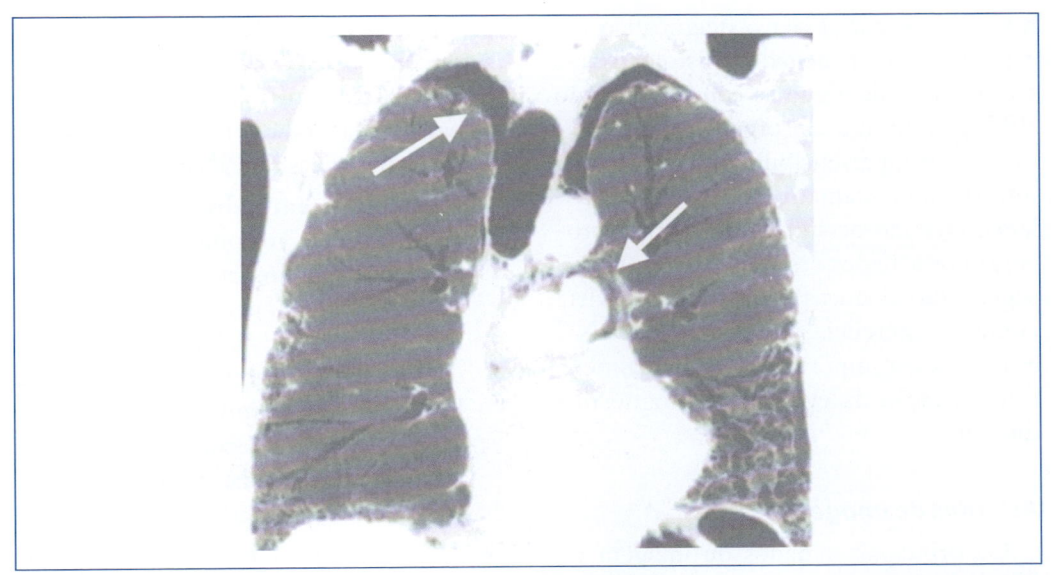

Fig. 10.5 – Imagem tomográfica coronal, com reconstrução em projeção de intensidade mínima (MinIP). Paciente com PIU, evoluindo com pneumotórax e pneumomediastino (setas).

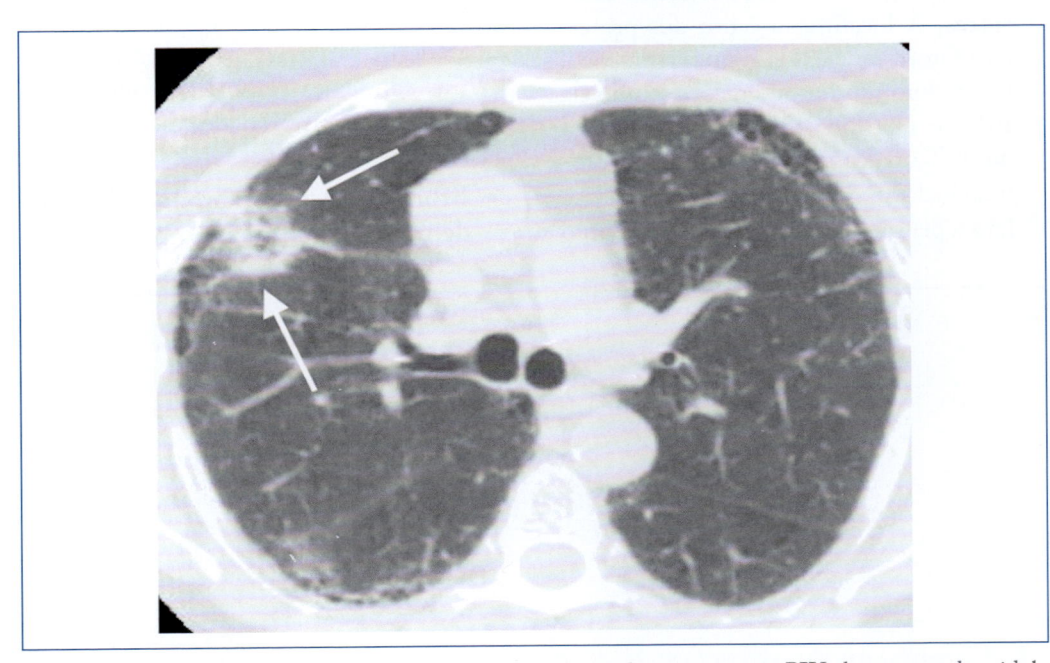

Fig. 10.6 – Imagem tomográfica axial, com janela de pulmão, de paciente com PIU, demonstrando nódulo irregular no lobo superior direito (setas) que foi ressecado cirurgicamente. Adenocarcinoma pulmonar.

onde a fibrose é mais proeminente. A possibilidade de diagnosticar PIU pela TCAR está bem estabelecida, porém o diagnóstico tomográfico de PINE é, comprovadamente, mais difícil. A razão desta dificuldade inclui a variedade de critérios histológicos para fazer o diagnóstico e a sobreposição de achados histológicos e radiológicos de algumas condições como PIU, pneumonia em organização, pneumonia por hipersensibilidade, pneumonia intersticial descamativa e doenças do colágeno (sendo de suma importância procurar por achados associados que possam sugerir tais doenças). Do ponto de vista clínico, a diferenciação entre PIU e PINE é de extrema importância, principalmente em função da evolução e prognóstico distintos.

Achados de imagem

Os principais achados de imagem na PINE são:

- **Distribuição simétrica nos lobos inferiores:** A localização é um dos principais fatores que ajudam no diagnóstico. O predomínio das alterações, como na PIU, é nos lobos inferiores em cerca de 90% dos casos. Acometimento preferencial dos lobos superiores é raro e leva a pensar em outras etiologias, como pneumonia por hipersensibilidade ou sarcoidose. A distribuição peribroncovascular e a preservação relativa do espaço subpleural são bastante frequentes e características de PINE (Figura 10.7).

- **Opacidades em vidro fosco:** são encontradas na maioria dos casos de PINE. Em alguns casos do subtipo celular, este achado pode estar presente de forma isolada e usualmente corresponde a áreas de inflamação (Figura 10.8). Já no subtipo fibrótico, quase sempre apresenta bronquiectasias e alterações reticulares associadas e pode representar fibrose já instalada.

- **Alterações reticulares:** também são vistas em quase todos os pacientes e representam áreas de fibrose discreta. Este achado pode ajudar no diagnóstico de PINE, mas está presente em outras condições como PIU, pneumonia por hipersensibilidade ou sarcoidose (Figura 10.9).

- **Bronquiectasias e bronquiolectasias de tração:** também estão presentes em

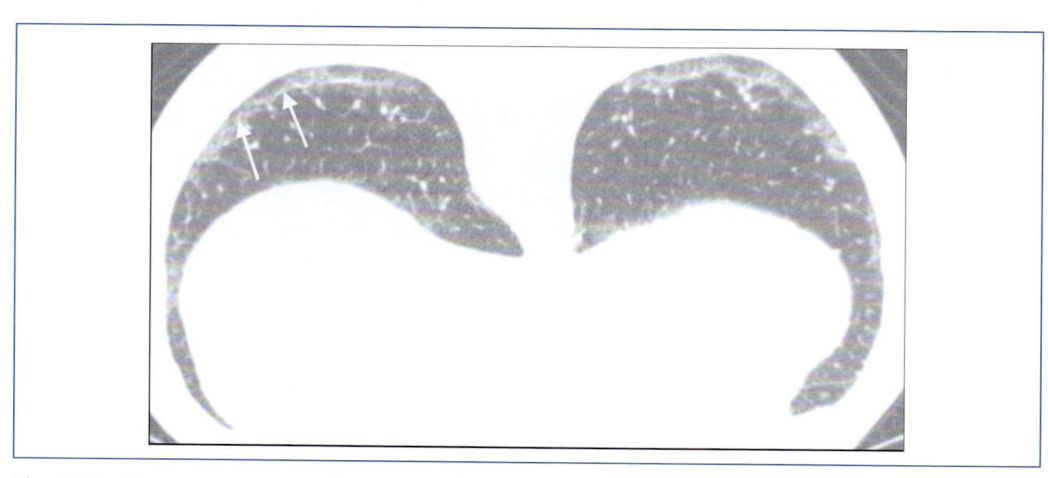

Fig. 10.7 – Pneumonia intersticial não específica. Imagem axial de TCAR das bases pulmonares em decúbito ventral, demonstrando opacidades em vidro fosco e discreto reticulado, sem evidências de faveolamento. Existe uma fina linha de parênquima menos comprometido nas regiões subpleurais posteriores dos lobos inferiores, denominada de preservação relativa do espaço subpleural (setas).

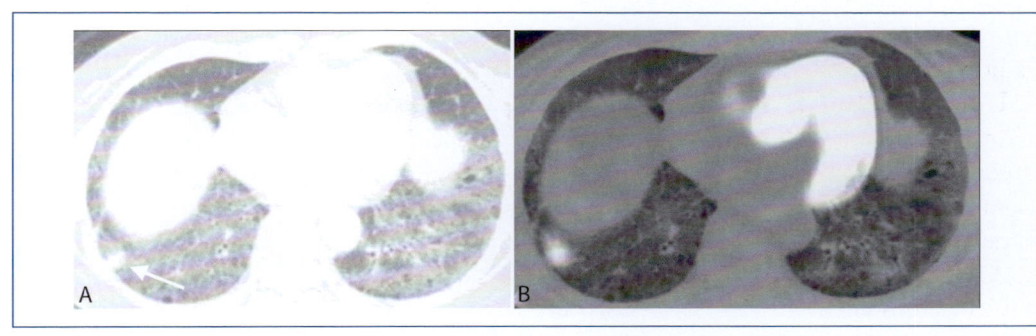

Fig. 10.8 – Pneumonia intersticial não específica em paciente do sexo feminino, 62 anos, com diagnóstico de dermatomiosite. A. Imagem axial de TCAR das bases pulmonares, demonstrando opacidades em vidro fosco e discreto reticulado. No lobo inferior direito foi identificado nódulo pulmonar irregular (setas). B. Foi realizado PET/CT, que demonstrou intenso metabolismo no nódulo, confirmado como adenocarcinoma após ressecção cirúrgica.

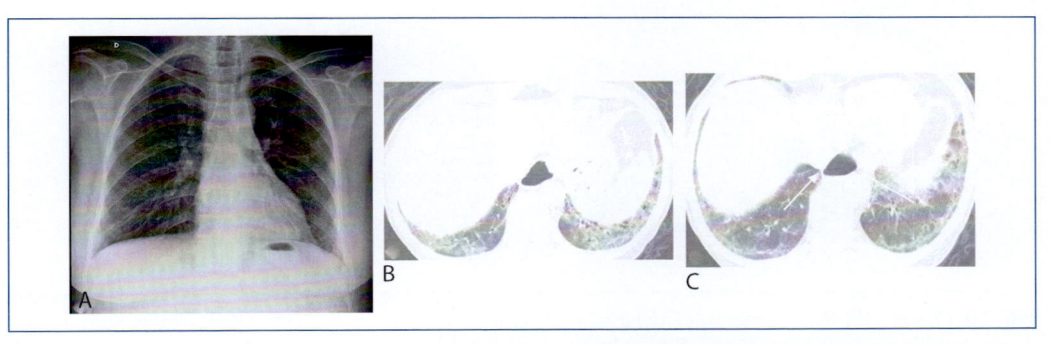

Fig. 10.9 – A. Radiografia do tórax em PA demonstrando opacidades reticulares, predominantemente periféricas. B e C. Imagens axiais de TCAR das bases pulmonares evidenciando reticulado, bronquiectasias/bronquiolectasias de tração, sem cistos de faveolamento, nos lobos inferiores, predominando nas regiões periféricas. Notam-se também discretas opacidades em vidro fosco bilaterais e ectasia esofágica (setas). Paciente com esclerodermia com comprometimento pulmonar e esofágico.

muitos casos e representam alterações fibróticas. Este achado pode acompanhar outras doenças pulmonares fibrosantes, portanto seu valor no diagnóstico diferencial é limitado (Figura 10.10).

- **Perda de volume dos lobos inferiores:** achado frequentemente visto em pacientes com PINE fibrótica, em conjunto com outros sinais de fibrose pulmonar (Figura 10.11).

Outros achados na TCAR incluem micronódulos, consolidações e cistos de faveolamento, embora essas características sejam menos proeminentes que na PIU. Faveolamento é o principal sinal para diferenciar PINE de PIU, pois é raro em pacientes com PINE, sendo usualmente pouco extenso e assimétrico. Assim, tendo em vista a variedade de diagnósticos diferenciais, a biopsia pulmonar deve ser considerada em casos duvidosos, quando o padrão tomográfico não for totalmente característico, acompanhada de todas as informações clínicas, laboratoriais e

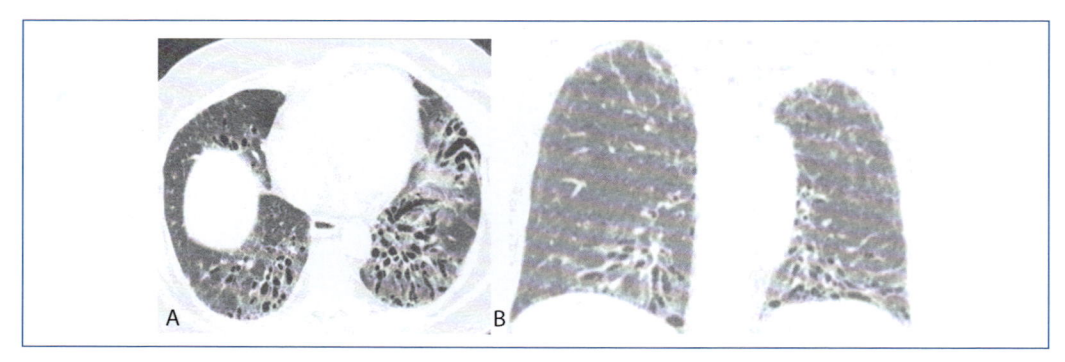

Fig. 10.10 – Paciente do sexo feminino, 55 anos, portadora de esclerodermia com PINE. A. Imagem axial de TCAR no plano das bases pulmonares evidenciando opacidades em vidro fosco, reticulado fino, bronquiectasias e bronquiolectasias de tração. B. Reconstrução coronal da TC. Notar a ausência de faveolamento significativo.

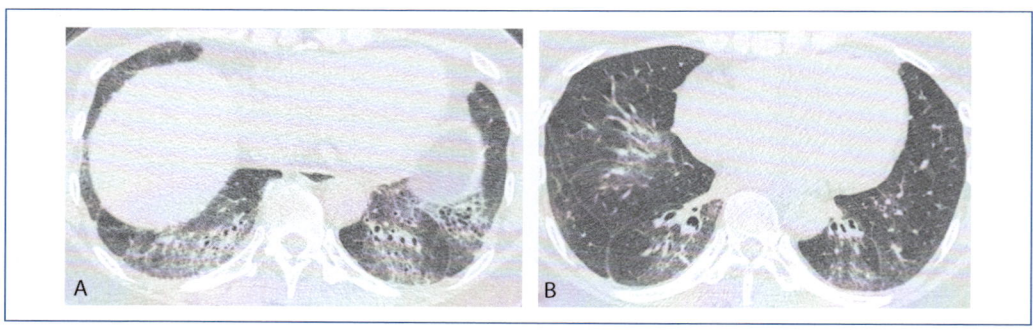

Fig. 10.11 – A e B. Pneumonia intersticial não específica. Imagem axial de TCAR das bases pulmonares, demonstrando opacidades em vidro fosco e bronquiectasias de tração, sem evidências de faveolamento, com redução volumétrica dos lobos inferiores e distorção arquitetural.

de função pulmonar disponíveis. Assim como na FPI, a TC pode ser utilizada na PINE para descartar complicações, como infecções ou neoplasias pulmonares (Figura 10.8).

A Tabela 10.2 resume os principais achados histopatológicos e de imagem na PINE.

DOENÇAS RELACIONADAS AO TABAGISMO

O tabagismo é relacionado a diversas doenças pulmonares intersticiais, como a bronquiolite respiratória (BR), bronquiolite respiratória associada à doença pulmonar intersticial (BR-DPI), pneumonia intersticial descamativa (PID), histiocitose de células de Langerhans (HCL) e combinação de fibrose pulmonar com enfisema (CFPE). Tais doenças apresentam sobreposição dos seus aspectos clinico-patológicos e frequentemente coexistem num mesmo paciente. Seus aspectos clínicos serão mais bem abordados em capítulo específico deste livro. Neste capítulo daremos ênfase aos principais achados radiológicos dessas doenças e o papel da imagem no seu prognóstico. A

Tabela 10.2 – Principais achados histopatológicos e de imagem na PINE

Características histopatológicas	Distribuição na TC	Principais achados de imagem na TCAR	Achados tomográficos que podem estar presentes
Homogeneidade espacial e temporal	Simétrica	Opacidades em vidro fosco	Micronódulos
Padrão celular: inflamação intersticial crônica leve a moderada	Predominando nos lobos inferiores /peribroncovascular	Opacidades reticulares	Faveolamento (microcistos)
Padrão fibrótico: fibrose intersticial densa ou frouxa	Preservação relativa do espaço subpleural	Bronquiolectasias de tração	Consolidações

Tabela 10.3 resume os principais achados das doenças pulmonares relacionadas ao tabagismo.

Bronquiolite respiratória e bronquiolite respiratória associada à doença pulmonar intersticial (BR e BR-DPI)

A BR é a doença relacionada ao tabagismo mais frequente, sendo caracterizada pela presença de macrófagos pigmentados no interior e ao redor dos bronquíolos respiratórios. A doença é usualmente assintomática, com pouco significado clínico e comumente observada em tomografias de tórax de pacientes fumantes.

Alguns pacientes, principalmente com alta carga tabágica, podem desenvolver a BR-DPI, entidade caracterizada por um conjunto de sintomas respiratórios com alterações radiológicas e nos testes de função pulmonar. Seus achados histológicos são indistintos da BR, mas os achados tomográficos usualmente são mais extensos, com maior componente de vidro fosco e alterações intersticiais.

Nódulos centrolobulares em vidro fosco, predominando nos lobos superiores, são o principal achado de imagem da BR, em conjunto com o espessamento difuso das paredes brônquicas (Figura 10.12). A BR-DPI usualmente cursa com alterações mais extensas, com alterações reticulares e opacidades em vidro fosco associadas, predominando nos campos superiores e médios.

O prognóstico é bom, com curso estável e tendência à melhora com a cessação

Tabela 10.3 – Doenças pulmonares relacionadas ao tabagismo e seus principais achados tomográficos

Doença	Achados típicos	Achados atípicos
BR e BR-DPI	Nódulos centrolobulares em vidro fosco predominando nos campos pulmonares superiores	Opacidades reticulares
PID	Opacidades em vidro fosco predominando nos campos pulmonares médios e inferiores	Espaços aéreos císticos, opacidades reticulares e faveolamento
HCL	Nódulos pulmonares, por vezes escavados, cistos irregulares, predominando nos campos pulmonares superiores, com tendência a poupar os seios costofrênicos	Cistos pulmonares difusos e confluentes, associados a distorção da arquitetura pulmonar
CFPE	Enfisema pulmonar predominando nos campos superiores e alterações intersticiais com fibrose pulmonar, com padrão tomográfico de PIU, nos campos inferiores	Padrão tomográfico de PINE nos campos pulmonares inferiores

BR: bronquiolite respiratória; BR-DPI: bronquiolite respiratória associada a doença pulmonar intersticial; PID: pneumonia intersticial descamativa; HCL: histiocitose de células de Langerhans; CFPE: combinação de fibrose pulmonar e enfisema; PIU: pneumonia intersticial usual; PINE: pneumonia intersticial não específica.

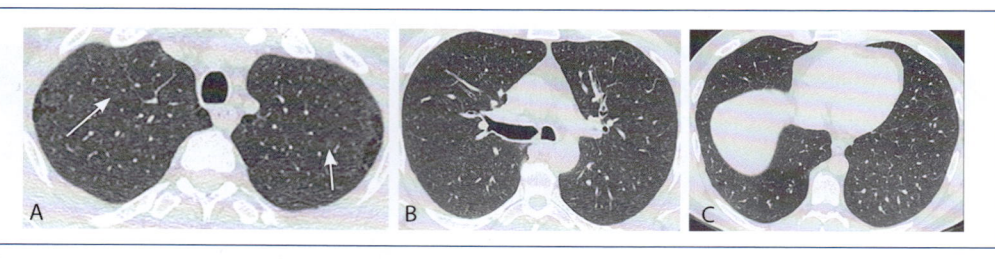

Fig. 10.12 – Cortes axiais de tomografia de tórax, com janela de pulmão, de paciente tabagista do sexo masculino, de 41 anos. Observam-se tênues opacidades centrolobulares mal definidas com atenuação em vidro fosco, predominando nos campos pulmonares superiores e médios, exemplificadas pelas setas em (A), menos evidentes nas imagens mais inferiores (B e C). Achados compatíveis com bronquiolite respiratória relacionada ao tabagismo.

do tabagismo. Os principais diagnósticos diferenciais radiológicos incluem a pneumonite por hipersensibilidade subaguda, PID e eventualmente a pneumonia intersticial não específica. Os pacientes com pneumonite por hipersensibilidade geralmente não são tabagistas e o seu lavado broncoalveolar é caracterizado por linfocitose. Na PID, as opacidades com atenuação em vidro fosco tendem a ser mais extensas e com predomínio nos lobos pulmonares inferiores, sendo mais rara a presença de nódulos centrolobulares.

Pneumonia intersticial descamativa (PID)

Os achados clínicos e histológicos da PID e da BR-DPI são bastante semelhantes e se sobrepõem, sendo considerados espectro da mesma doença. Na PID, os macrófagos pigmentados estão distribuídos de forma difusa pelo lóbulo pulmonar secundário, enquanto na BR-DPI são bronquiolocêntricos.

Os principais achados tomográficos em pacientes com PID são espessamentos septais e opacidades com atenuação em vidro fosco com distribuição homogênea, predominando nos campos pulmonares médios e inferiores (Figura 10.13). Pequenos espaços aéreos císticos podem se desenvolver em meio às áreas de vidro fosco. Progressão para faveolamento é incomum.

A PID é classificada separadamente da BR-DPI, principalmente pelo seu quadro clínico e seu prognóstico. Os pacientes podem apresentar dispneia e tosse, além de prova de função pulmonar alterada com

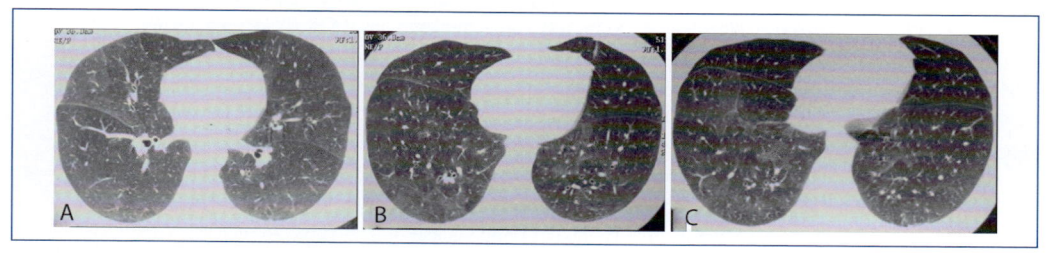

Fig. 10.13 – Cortes axiais de tomografia de tórax, com janela de pulmão, de paciente tabagista (2 maços/dia) do sexo feminino de 40 anos. Observam-se opacidades com atenuação em vidro fosco difusas por ambos os pulmões, com certo predomínio nos campos médios e inferiores. Espectro das alterações intersticiais relacionadas ao tabagismo (BR, BR-DPI, PID).

redução da capacidade de difusão. Dois terços dos pacientes com PID sem tratamento apresentam progressão da doença, embora haja relato de remissão espontânea. Sua mortalidade varia de 6 a 30%.

Os achados radiológicos são pouco específicos; no entanto, quando associados à presença de enfisema pulmonar e à história clínica, a possibilidade de PID pode ser aventada, estimulando-se o abandono do tabagismo, que consiste no seu principal tratamento.

Histiocitose de células de Langerhans (HCL)

A HCL afeta principalmente adultos jovens (entre a terceira e quinta décadas de vida) e é caracterizada pela infiltração granulomatosa das paredes dos bronquíolos distais pelas células de Langerhans.

A TCAR desempenha papel fundamental no seu diagnóstico, uma vez que os achados de imagem, quando típicos, favorecem bastante o diagnóstico da doença: nódulos pulmonares, por vezes escavados, e cistos de contornos irregulares predominando nos campos pulmonares superiores, com tendência a poupar os seios costofrênicos (Figura 10.14).

Quando os achados radiológicos são atípicos (doença se apresentando apenas na forma nodular ou na forma cística/fibrocística – Figuras 10.15 e 10.16), representam um desafio diagnóstico e a biópsia pulmonar pode ser necessária para confirmação diagnóstica.

O prognóstico no geral é bom, sendo até mesmo reversível nos estágios iniciais (cerca de 25%). A doença permanece estável em 50% dos casos e, nos estádios mais avançados e com alterações fibrocísticas, pode progredir e cursar com hipertensão pulmonar/*cor pulmonale*.

Combinação de fibrose pulmonar e enfisema (CFPE)

O enfisema e a fibrose pulmonar são entidades que cursam com quadros clínico, radiológico e patológico distintos. A combinação desses dois processos foi definida como uma síndrome em 2005 por Cottin e col., sendo denominada de Combinação de Fibrose Pulmonar com Enfisema (CFPE). Os pacientes com CFPE apresentam volume pulmonar preservado, mas podem cursar com hipoxemia acentuada e redução da capacidade de difusão do monóxido de carbono.

A tomografia computadorizada (Figura 10.17) é fundamental no diagnóstico e os achados de imagem incluem enfisema centrolobular e parasseptal predominando

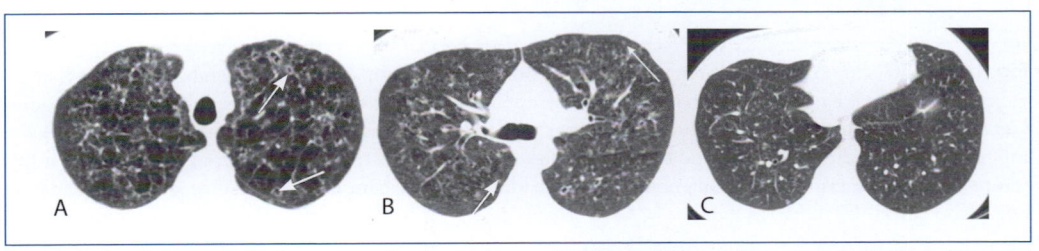

Fig. 10.14 – Cortes axiais de tomografia de tórax, com janela de pulmão, de paciente tabagista (1 maço/dia) do sexo masculino de 40 anos. Notam-se micronódulos e cistos pulmonares de contornos irregulares, predominando nos campos pulmonares superiores e médios (setas em A e B), onde também são observados focos de enfisema pulmonar. Notar que as alterações tendem a poupar as bases pulmonares (C). Achados tomográficos compatíveis com HCL típica.

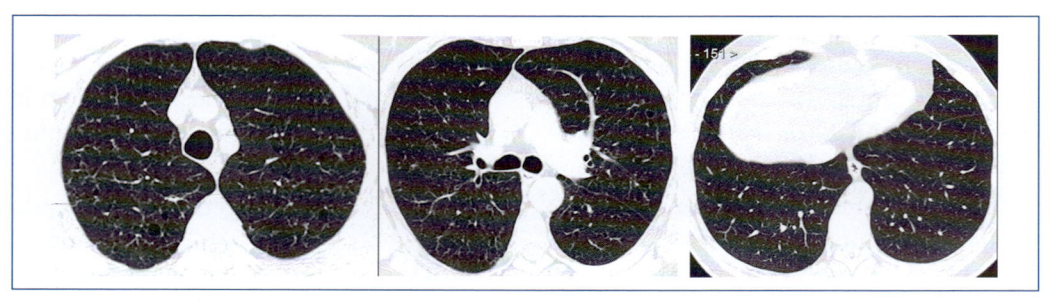

Fig. 10.15 – Cortes axiais de tomografia de tórax, com janela de pulmão, de paciente do sexo masculino de 52 anos, ex-tabagista há 2 anos (foi fumante por 30 anos). Observam-se cistos pulmonares de contornos levemente irregulares, predominando nos campos pulmonares superiores e médios (A e B), em meio a atelectasias laminares e leve distorção do parênquima pulmonar, simulando alterações enfisematosas. HCL na sua forma cística / fibrocística.

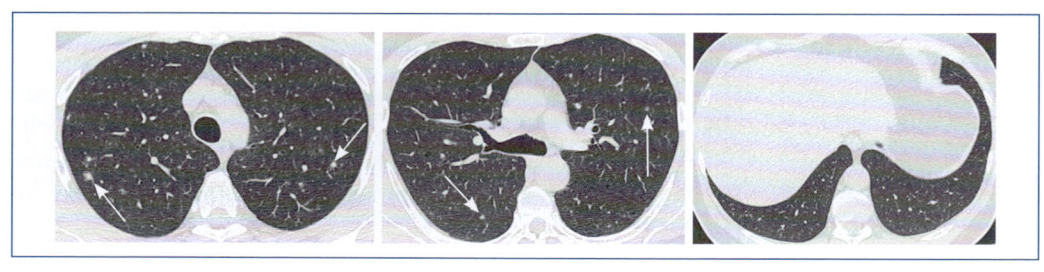

Fig. 10.16 – Cortes axiais de tomografia de tórax, com janela de pulmão, de paciente do sexo masculino, de 51 anos, tabagista há 30 anos, com queixa de dispneia. Notam-se nódulos pulmonares de contornos levemente irregulares, predominando nos campos pulmonares superiores e médios (setas em A e B), achado que juntamente com o antecedente de tabagismo fornece a pista diagnóstica. HCL na sua forma nodular.

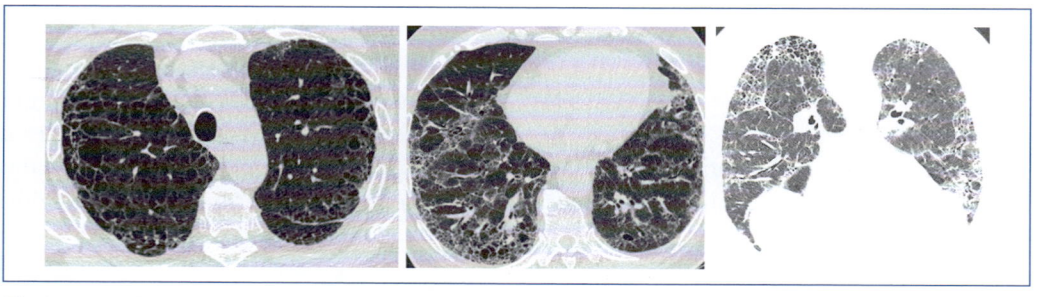

Fig. 10.17 – Cortes axiais de tomografia de tórax, com janela de pulmão, de paciente tabagista do sexo masculino, de 70 anos. Enfisema centrolobular e paraseptal predominando nos campos pulmonares superiores (A) e alterações intersticiais com fibrose pulmonar nas bases pulmonares (B), caracterizadas por opacidades reticulares e em vidro fosco, além de bronquiectasias e bronquiolectasias de tração, com distorção da arquitetura pulmonar e cistos de faveolamento. Tais achados são mais bem avaliados na imagem adquirida em decúbito ventral (C). CFPE.

nos campos pulmonares superiores e alterações intersticiais com fibrose pulmonar, geralmente com padrão tomográfico de pneumonia intersticial usual (opacidades reticulares, discreto vidro fosco, bronquiectasias e bronquiolectasias de tração e faveolamento predominando nos campos pulmonares inferiores). Por vezes, o vidro fosco pode ser mais acentuado e extenso, sugerindo PINE, BR-DPI ou PID.

O prognóstico da CFPE está mais comumente relacionado às suas complicações, como exacerbações, câncer de pulmão e, principalmente, hipertensão pulmonar, cujos sinais podem ser observados pela tomografia em fases mais avançadas (aumento do calibre das artérias pulmonares e sinais de sobrecarga de câmaras cardíacas direitas).

PNEUMONIA EM ORGANIZAÇÃO CRIPTOGÊNICA

Anteriormente denominada bronquiolite obliterante com pneumonia em organização (BOOP), o novo termo pneumonia em organização criptogênica (POC) tem sido empregado pela ausência da relação da doença com a bronquiolite obliterante em seus aspectos clínicos, radiológicos e patológicos.

Por ser geralmente secundária, o uso do termo genérico pneumonia em organização tem sido sugerido para se referir a esse padrão reacional, com seus respectivos modificadores, como, por exemplo, pneumonia em organização associada a doença do tecido conjuntivo ou pneumonia em organização (PO) secundária a reação medicamentosa. O termo pneumonia em organização criptogênica fica reservado, desta forma, para os casos idiopáticos.

Os achados radiológicos típicos são consolidações pulmonares esparsas, uni ou bilaterais, com distribuição predominantemente periférica e peribroncovascular, sem predileção craniocaudal, embora um predomínio basal tenha sido descrito. Geralmente tais achados estão associados a opacidades com atenuação em vidro fosco, que também podem ser o achado predominante ou mesmo a única manifestação. Opacidades perilobulares (Figura 10.18) e o sinal do "halo invertido" ou do "atol" (Figura 10.19) são achados que favorecem a possibilidade

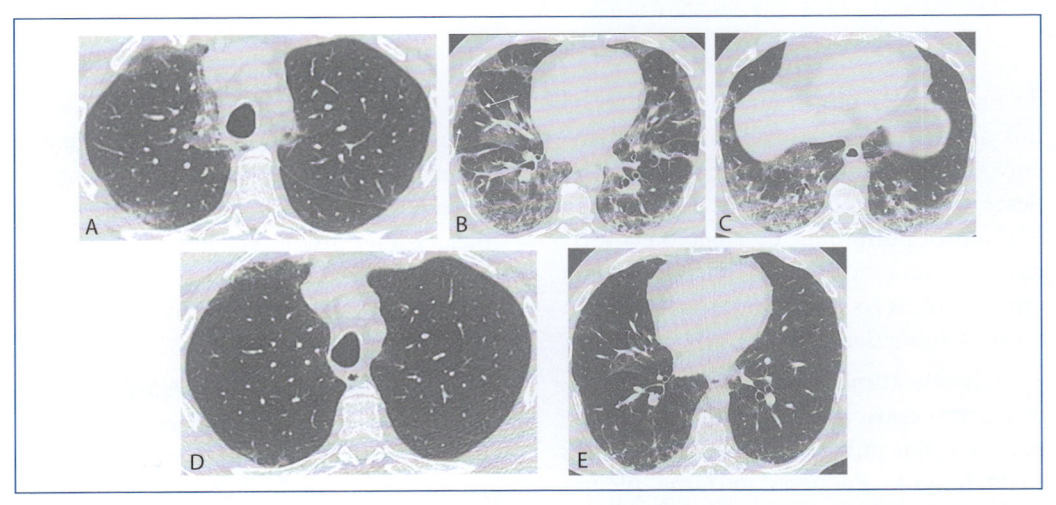

Fig. 10.18 – Cortes axiais de tomografia computadorizada, com janela de pulmão, de paciente do sexo masculino de 51 anos com queixa de tosse, febre e fadiga. Opacidades em vidro fosco e consolidações periféricas e peribroncovasculares, predominando nos campos pulmonares médios e inferiores (A-C), destacando-se o padrão de acometimento perilobular (setas em B). O paciente foi tratado com corticosteroides e apresentou importante melhora dos achados na tomografia de controle, realizada após 1 mês (D-E).

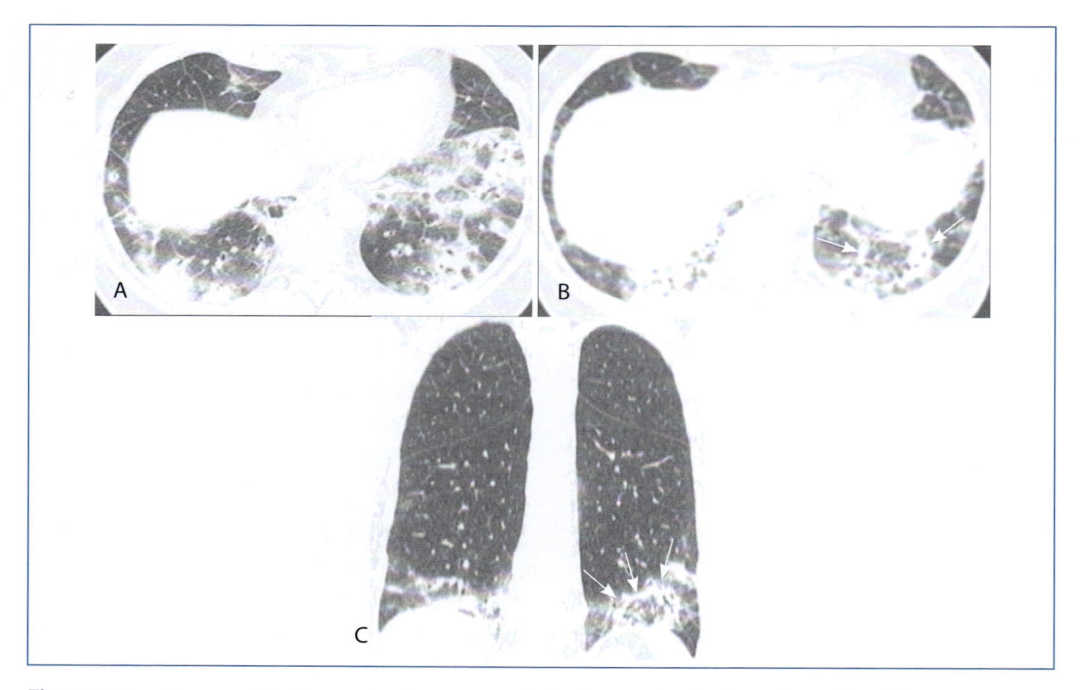

Fig. 10.19 – Cortes axiais de tomografia computadorizada, com janela de pulmão (A e B) e reconstrução coronal (C) de paciente do sexo feminino de 57 anos com queixa de tosse e dispneia persistente após tratamento de pneumonia atípica há 2 meses, com dor em ombros, fossa cubital e mãos, perda de força e edema em mãos há 12 dias. Observam-se consolidações e opacidades com atenuação em vidro fosco, principalmente nas regiões periféricas e peribroncovasculares dos lobos pulmonares inferiores, destacando-se o sinal do " halo invertido" (setas em B e C) na base pulmonar esquerda, caracterizado por área focal com atenuação em vidro fosco circundada por consolidação anelar. Achados compatíveis com pneumonia em organização.

de pneumonia em organização, embora tais sinais não sejam específicos da doença. O principal diagnóstico diferencial deste sinal radiológico a ser considerado é o infarto pulmonar. O aspecto evolutivo de caráter migratório da pneumonia em organização também corrobora com o seu diagnóstico.

Achados atípicos podem estar presentes, como consolidações escavadas, massas e nódulos pulmonares e micronódulos maldefinidos. Pequeno derrame pleural também pode estar associado em 10% a 30% dos pacientes.

A maioria dos pacientes apresenta melhora clínica e dos achados de imagem após tratamento com corticosteroides e cursam com bom prognóstico. Dentre os diagnósticos diferenciais, destacam-se processos infecciosos, pneumonia eosinofílica, adenocarcinoma, linfoma, vasculites e sarcoidose. A Tabela 10.4 resume os principais achados tomográficos da POC.

PNEUMONIA POR HIPERSENSIBILIDADE

A pneumonia por hipersensibilidade (PH) é uma doença que resulta da inalação de uma série de diferentes alérgenos, em um hospedeiro susceptível e previamente sensibilizado. Diversos agentes, incluindo bactérias, micobactérias, fungos, protozoários, proteínas animais e

Tabela 10.4 – Principais achados tomográficos da POC

Achados típicos	Achados atípicos
Consolidações e opacidades em vidro fosco periféricas ou peribroncovasculares	Consolidações escavadas
Alterações perilobulares	Nódulos ou massas
Sinal do "halo invertido"	Micronódulos maldefinidos
Caráter migratório dos achados	Derrame pleural

compostos químicos, já foram descritos como possíveis fontes de antígenos.

A exposição pode ocorrer em ambiente doméstico, no trabalho ou em *hobbies*, e apenas 5% a 15% das pessoas expostas desenvolvem a doença.

Classicamente, a doença é classificada nas formas aguda, subaguda e crônica. Entretanto, atualmente considera-se esta classificação inadequada por não existirem critérios aceitos para diferenciar entre estas formas, pelo falta de conhecimento sobre a precisa relação entre o início dos sintomas e a exposição e pela incerteza sobre a progressão temporal da doença. Uma proposta mais atual de classificação sugere dois grandes grupos e parece refletir melhor as características e o prognóstico da doença. A Tabela 10.5 demonstra as diferenças entre esses grupos (proposta de *clusters*).

Tabela 10.5 – Proposta de clusters para nova classificação da PH. Principais diferenças entre os grupos

Cluster 1	Cluster 2
Sintomas sistêmicos recorrentes	Baqueteamento digital
Radiografias normais	Hipoxemia
	Padrão restritivo na prova de função pulmonar
	Fibrose naTCAR

Pacientes do *cluster* 2 apresentam achados de fibrose na tomografia computadorizada, e muito embora em alguns casos seja difícil diferenciar a PH de outras doenças pulmonares fibrosantes como a FPI ou a PINE, algumas características parecem auxiliar nesta distinção (Figura 10.20). A Tabela 10.6 demonstra as principais características na TC da fibrose da PH.

Tabela 10.6 – Características da fibrose pulmonar na TC de pacientes com PH do cluster 2

Presença de lóbulos pulmonares secundários hipoatenuantes
Presença de nódulos centrolobulares
Sem predileção pelos campos pulmonares inferiores
Fibrose com predomínio peribroncovascular

Padrões histológicos de PIU, PINE e PO são considerados compatíveis com PH, dentro do contexto clínico adequado. Nestes casos os sinais de fibrose na TC podem demonstrar as características mais típicas destes padrões.

Nódulos centrolobulares menores que 0,5 cm são encontrados em cerca de 70% das vezes e comuns em ambos os *clusters*. Os nódulos centrolobulares apresentam distribuição difusa, atenuação em vidro fosco e limites imprecisos (Figura 10.21). Na ausência de fibrose e quando predomina o padrão nodular centrolobular, um importante diagnóstico diferencial na TC é a bronquiolite respiratória relacionada ao tabagismo.

Embora inespecíficas, as opacidades em vidro fosco são alterações comuns na TC de pacientes com PH. Não existe um padrão de acometimento ou distribuição típicos. A atenuação do parênquima pulmonar de pacientes com PH pode ser bastante heterogênea, coexistindo áreas com atenuação normal, focos de opacida-

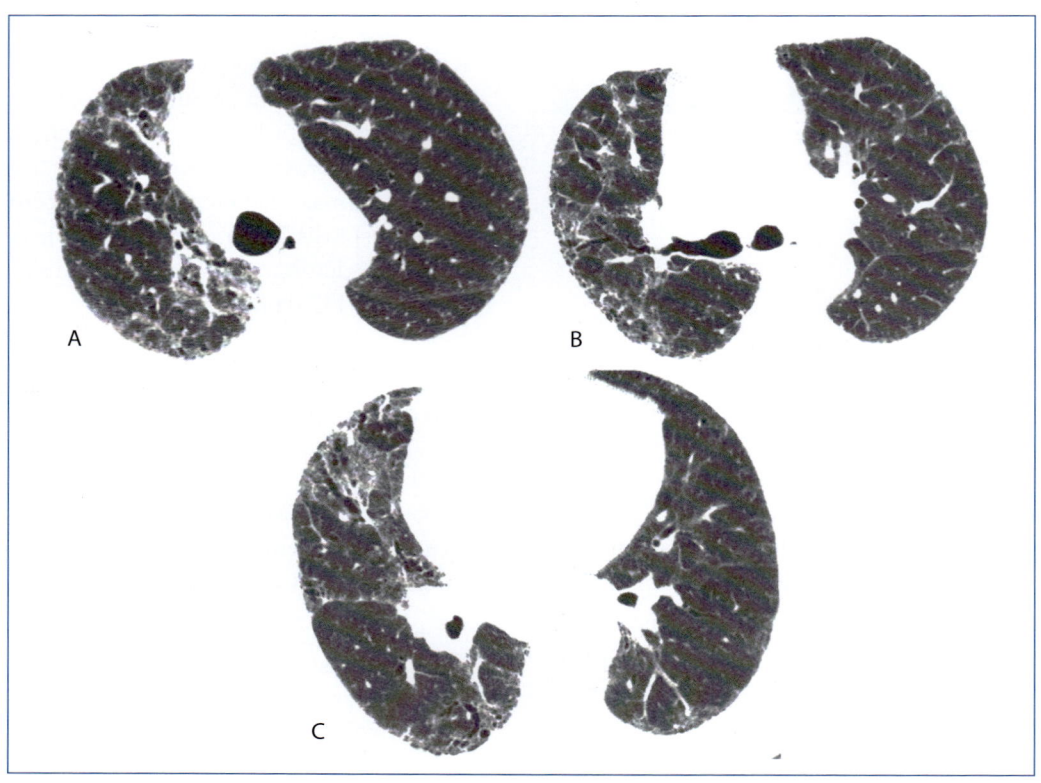

Fig. 10.20 (A-C) – Achados de fibrose pulmonar predominando nos campos pulmonares superiores e médios, junto ao feixe peribroncovascular e associados a lóbulos pulmonares secundários hipoatenuantes são alterações que auxiliam a diferenciar a PH do cluster 2 de outras doenças pulmonares fibrosantes.

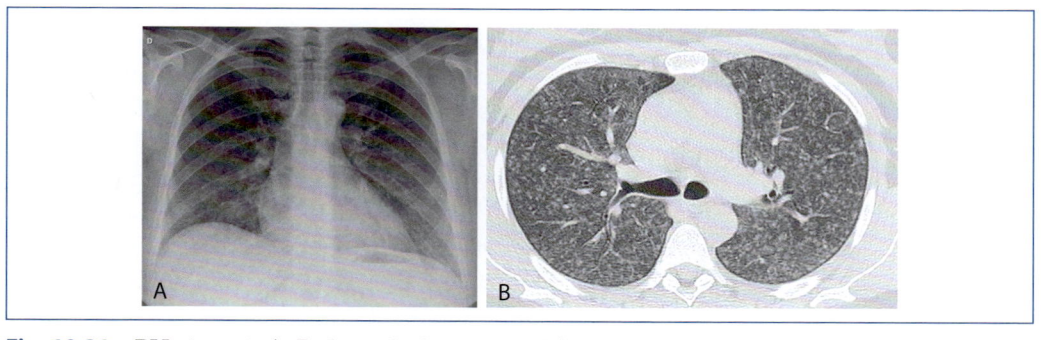

Fig. 10.21 – PH *cluster* 1. A. Radiografia de tórax em PA normal e B. Tomografia computadorizada com padrão de nódulos centrolobulares em vidro fosco difusos.

des em vidro fosco e áreas hipoatenuantes (aprisionamento aéreo), padrão ao qual foi dado o nome de *headcheese sign* (Figura 10.22). Inicialmente descrito para a PH, este padrão também pode ser encontrado na sarcoidose, bronquiolite respiratória, pneumonia intersticial descamativa e pneumonia por *Mycoplasma*.

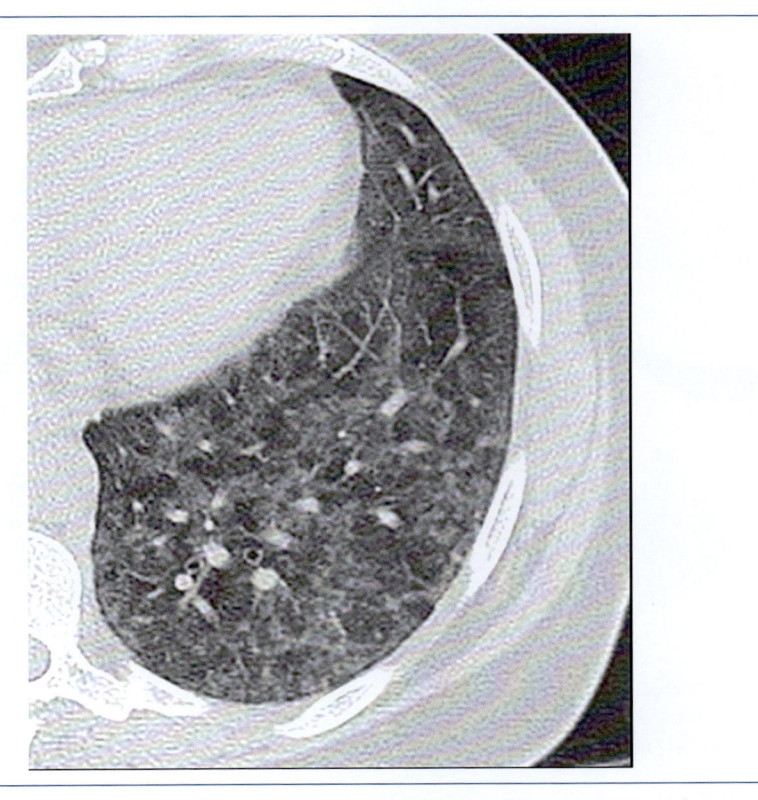

Fig. 10.22 – *Head-cheese sign*. Coexistência de três atenuações distintas. Vidro fosco, áreas hipoatenuantes e áreas com atenuação normal do parênquima pulmonar.

Alterações menos frequentes como cistos e consolidações também podem ser encontradas, geralmente sobrepostas aos achados mais comuns (Figura 10.23). Consolidações podem representar focos de pneumonia em organização ou ocorrer nos casos de exacerbações. Nos casos em que há grave comprometimento da troca gasosa, a PH pode ser complicada com hipertensão pulmonar, o que pode ser demonstrado na TC pelo aumento do calibre do tronco da artéria pulmonar (> 2,9 cm) e/ou das cavidades cardíacas direitas.

Os pacientes do *cluster* 1, em que há o predomínio de inflamação, parecem ter melhor prognóstico com o tratamento, enquanto aqueles do *cluster* 2 evoluem com graus variados de fibrose e comprometimento da função pulmonar.

PNEUMONIA INTERSTICIAL AGUDA

A pneumonia intersticial aguda (PIA), descrita inicialmente por Hamman e Rich em 1935, consiste numa forma rapidamente progressiva de pneumonia intersticial.

Acomete, com mais frequência, pacientes na quinta década de vida, sem predileção por sexo ou relação com o hábito do tabagismo. Compartilha muitas características em comum com a síndrome da angústia respiratória do adulto

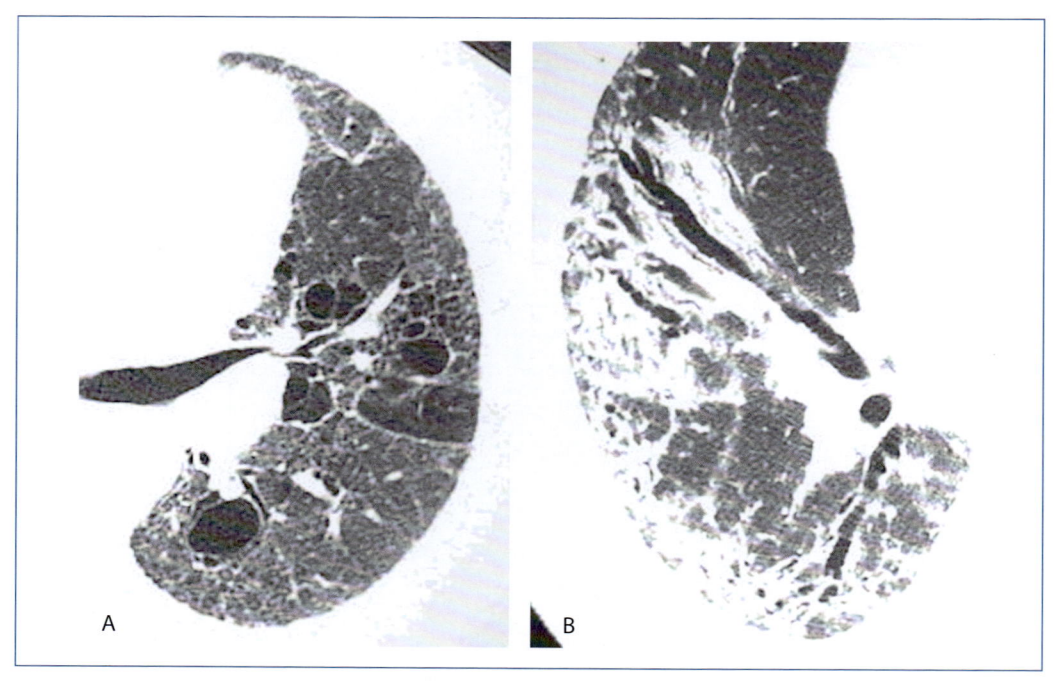

Fig. 10.23 – Alterações menos comuns na PH. A. Cistos podem ocorrer em cerca de 10% dos casos, mas não representam o padrão predominante. B. Consolidações também podem ser vistas. A pneumonia em organização é considerada um dos padrões histológicos compatíveis com o diagnóstico.

(SARA), da qual difere por não ter uma causa definida.

Clinicamente, os pacientes apresentam dispneia e tosse progressivas, associadas a sintomas constitucionais, com duração de poucos dias a cerca de duas semanas. Hipoxemia grave e refratária à terapia de suplementação com oxigênio instala-se cedo, durante o curso da doença.

A apresentação mais característica da PIA na TCAR consiste em opacidades em vidro fosco e consolidações, difusas ou esparsas acometendo ambos os pulmões (Figura 10.24). A doença evolui de forma relativamente rápida para fibrose pulmonar, caracterizada na fase de organização pelo desenvolvimento de bronquiectasias de tração e distorção da arquitetura pulmonar (Figura 10.25).

O prognóstico dos pacientes com PIA é ruim, com taxa de mortalidade superior a 50%, embora o diagnóstico e o tratamento precoces possam melhorar o curso clínico da doença.

SARCOIDOSE

A sarcoidose é uma doença granulomatosa, multissistêmica, de etiologia desconhecida. Apesar de ocorrer em todo o mundo, sua incidência, prevalência, apresentação clínica e até mesmo prognóstico são bastante variáveis, dependendo de fatores étnicos e regionais.

A doença pode manifestar-se em qualquer órgão, atingindo mais frequentemente os pulmões, os linfonodos, a pele, os olhos e o fígado. Geralmente, cursa com sintomas pouco específicos,

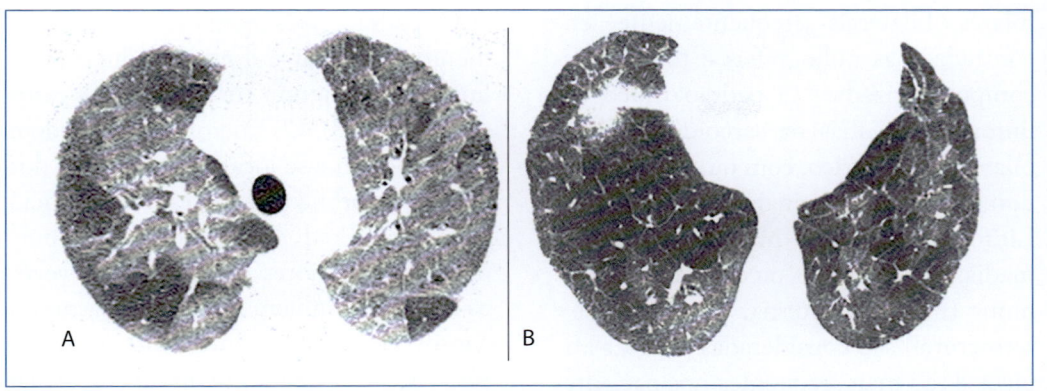

Fig. 10.24 – Tomografia computadorizada de paciente portadora de PIA na fase exsudativa. A e B. Cortes axiais com janela para pulmão demonstrando o padrão predominante de opacidades em vidro fosco.

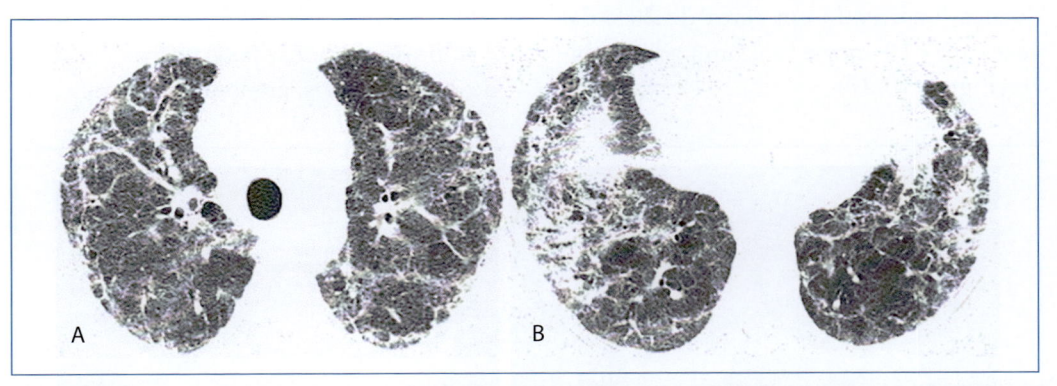

Fig. 10.25 – A e B. Tomografia computadorizada de paciente portadora de PIA na fase de organização. Mesma paciente da figura 10.24, com exame de controle após 3 semanas demonstrando rápida evolução para fibrose pulmonar.

incluindo febre, perda de peso e sudorese noturna, muito embora sintomas específicos possam ocorrer, na dependência do órgão envolvido.

O diagnóstico definitivo da sarcoidose requer uma apresentação clínica e radiográfica compatíveis. Deve ser associado à identificação histológica de granulomas não caseosos, na lesão mais facilmente acessível, excluindo-se ainda as outras possíveis causas para a formação desses granulomas.

Os diversos métodos de diagnóstico por imagem, como a cintilografia com gálio, a TC, a tomografia por emissão de pósitrons acoplada à tomografia computadorizada (PET/CT) e a ressonância magnética são capazes de identificar as lesões, guiar locais para biópsias e avaliar a resposta ao tratamento. A coleta do material para o estudo histológico pode ser feita por métodos minimamente invasivos, como a broncoscopia (guiada ou não por ultrassonografia endoscópica), ou ainda por mediastinoscopia e videotoracoscopia.

Cerca de 90% dos pacientes com sarcoidose têm acometimento torácico, com linfonodomegalias mediastinais e hilares bilaterais frequentemente encontradas nas radiografias e tomografias computadorizadas. O padrão típico das linfonodomegalias na sarcoidose é hilar bilateral e simétrico, com ou sem linfonodomegalias mediastinais (Figura 10.26). Linfonodomegalias hilares unilaterais, mediastinais isoladas ou em cadeias incomuns (mamária interna, paravertebral e retrocrural) são consideradas padrões atípicos e são mais frequentes nos pacientes acima de 50 anos. Calcificações dos linfonodos estão relacionados ao tempo da doença, ocorrendo em cerca de 20% das vezes após 10 anos e sem um padrão típico (Figura 10.27).

O padrão mais comum de acometimento pulmonar é o micronodular perilinfático, ocorrendo em 75-90% dos casos (Figura 10.28). Os micronódulos medem entre 2-4mm e se localizam ao longo dos feixes peribroncovasculares e interstício subpleural. Predominam nos campos pulmonares superiores e médios. Por vezes os nódulos confluem formando massas ou consolidações, frequentemente com lesões satélites, padrão denominado "sinal da galáxia" (Figura 10.29). Broncogramas aéreos podem estar presentes nas áreas de consolidações, mas escavações são raras.

Fibrose pulmonar pode ocorrer em cerca de 20% dos casos, predominando nos cam-

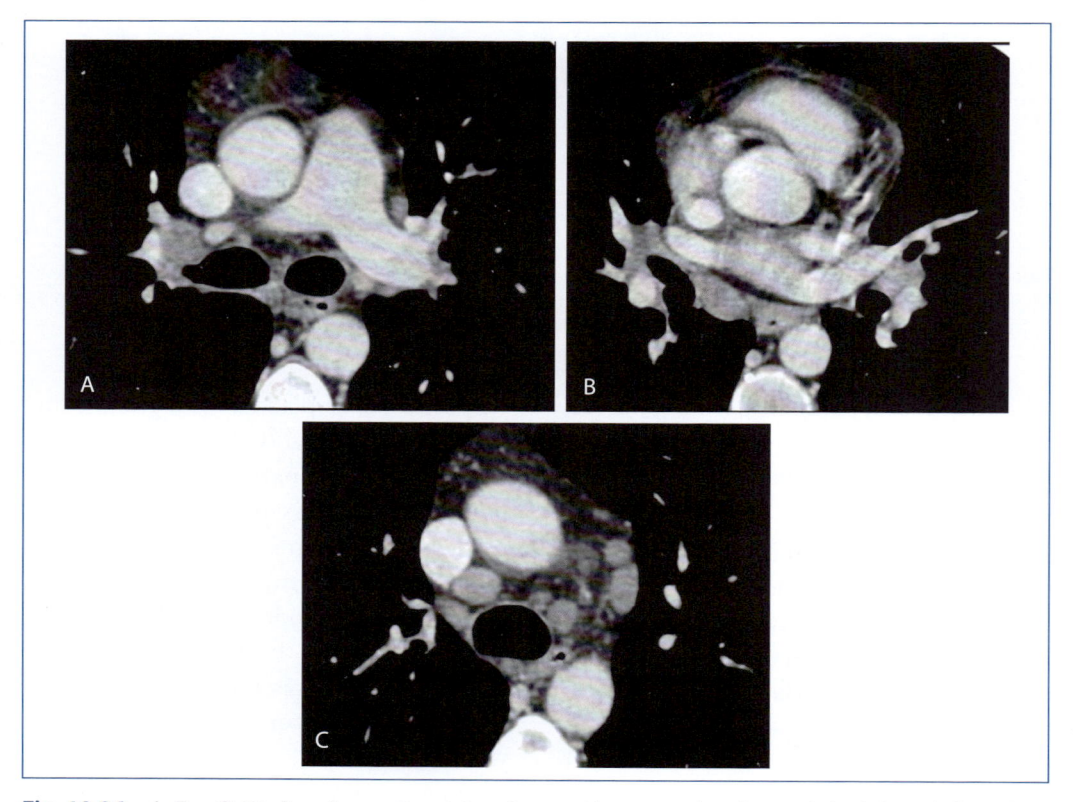

Fig. 10.26 – A, B e C. Linfonodomegalias típicas da sarcoidose, com distribuição hilar bilateral. As cadeias mediastinais paratraqueais, na janela aortopulmonar e subcarinal são sítios comuns de comprometimento pela doença.

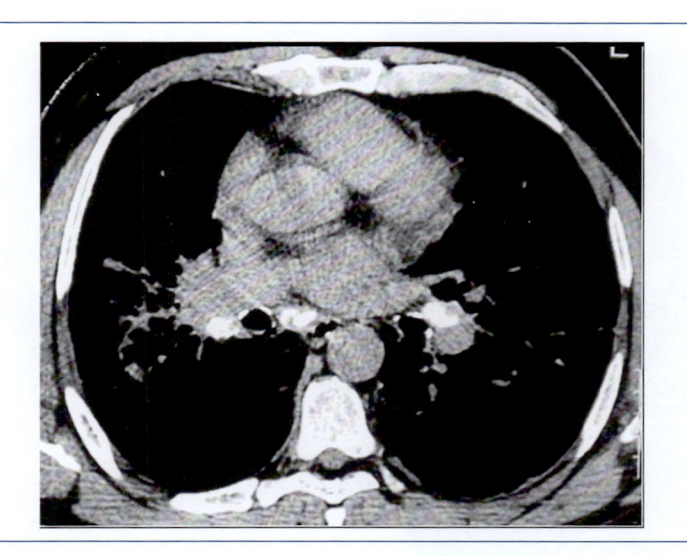

Figura 10.27 – Linfonodos calcificados no mediastino e nos hilos pulmonares em paciente com sarcoidose de longa data.

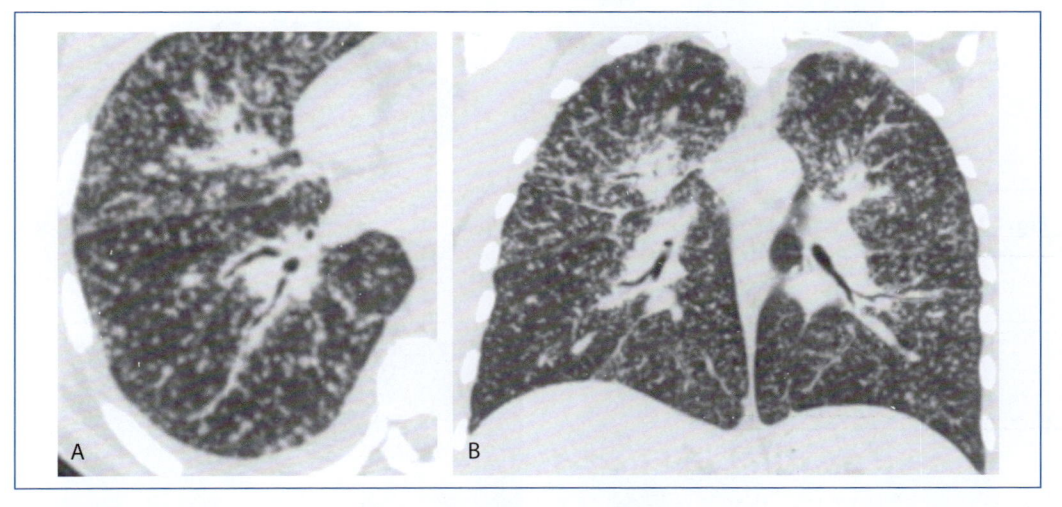

Fig. 10.28 – A e B. Padrão micronodular perilinfático na sarcoidose. Notar extenso espessamento nodular do feixe peribroncovascular e micronódulos subpleurais e perifissurais.

pos pulmonares superiores e médios. Nestes casos, reduções volumétricas, distorções arquiteturais, reticulado e bronquiectasias de tração são vistos na TC (Figura 10.30). Cistos ou bolhas podem ser observados e por vezes ser acompanhados de micetomas.

Faveolamento pode ocorrer, porém de forma menos comum que na PIU ou na PH.

O acometimento das vias aéreas também pode estar presente na sarcoidose. Estenoses pela presença de granulomas e/ou compressões extrínsecas de grandes

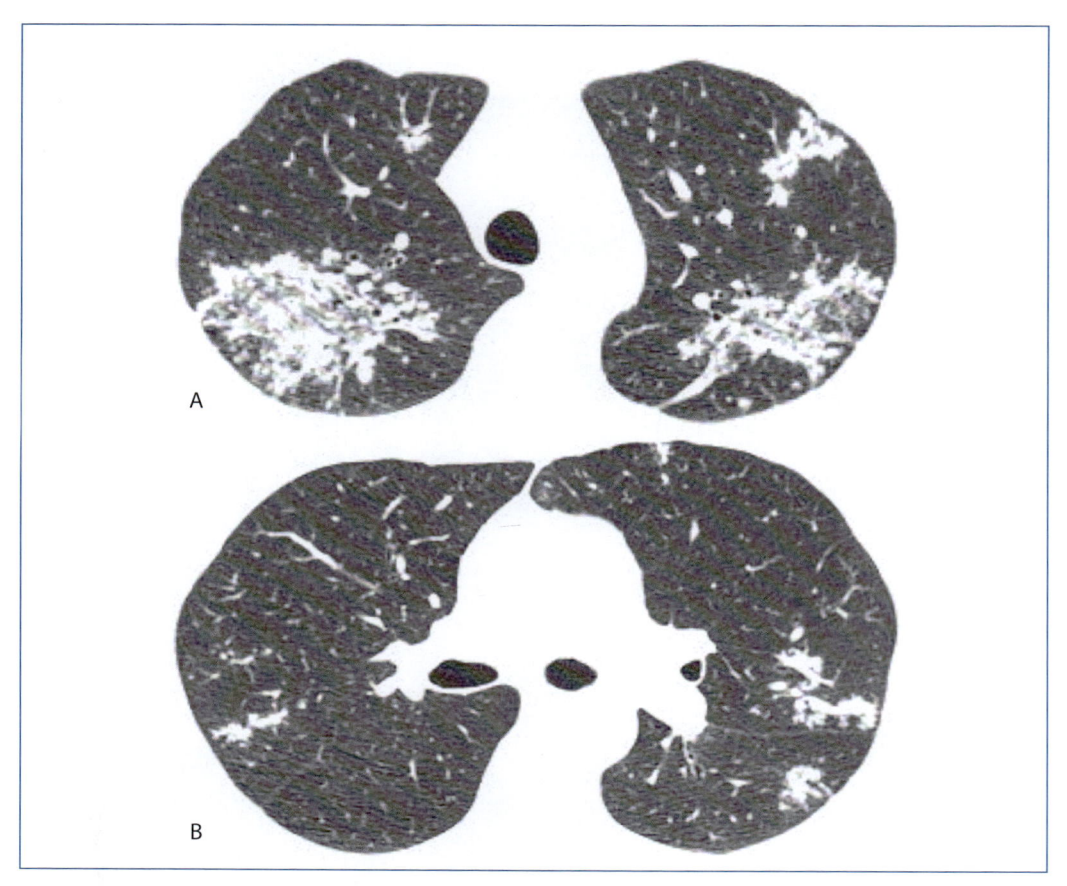

Fig. 10.29 – Sinal da galáxia. A. Consolidação e micronódulos satélites nos lobos superiores. B. Micronódulos peribroncovasculares bilaterais, característicos da sarcoidose.

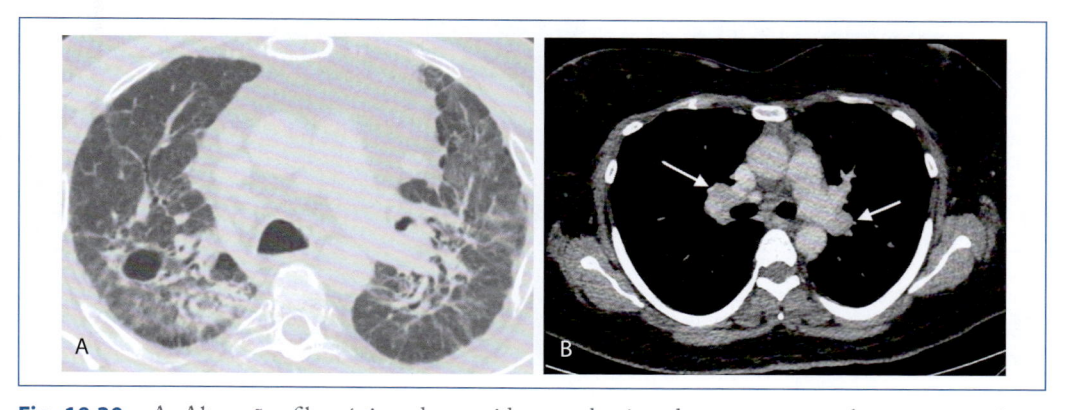

Fig. 10.30 – A. Alterações fibrocísticas da sarcoidose predominando nos campos pulmonares superiores. Notar distorção arquitetural, bronquiectasias de tração e reticulado. Opacidades em vidro fosco, embora inespecíficas, são frequentemente encontradas. Cistos ou bolhas podem complicar com micetomas. B. Linfonodomegalia hilar bilateral (setas), padrão típico da sarcoidose.

vias aéreas podem estar associados a atelectasias obstrutivas. Padrão de atenuação em mosaico com aprisionamento aéreo nas imagens em expiração é um sinal na TC de envolvimento de pequenas vias aéreas (Figura 10.31).

A PET/CT pode ser útil em pacientes com sarcoidose, tanto para estadiamento de corpo inteiro quanto para avaliação da atividade do processo inflamatório (Figura 10.32).

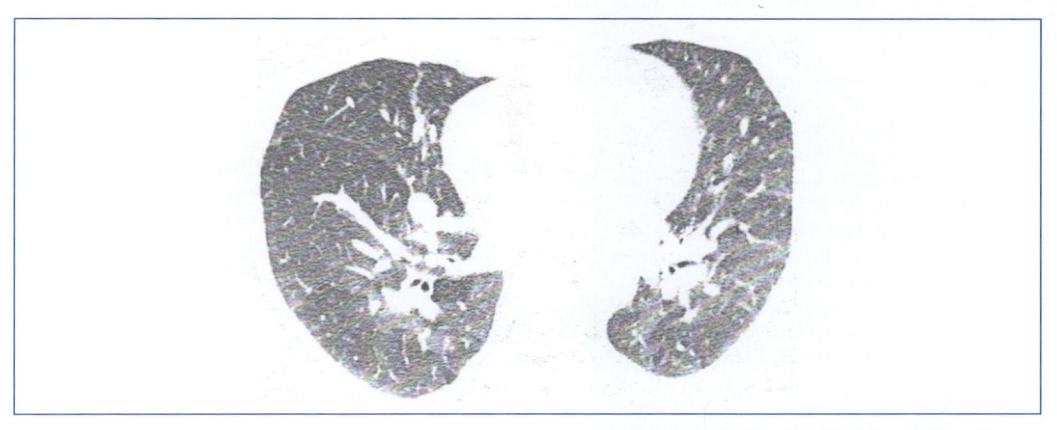

Fig. 10.31 – Corte em expiração de tomografia computadorizada, com janela para pulmão, demonstrando áreas de aprisionamento aéreo em paciente com comprometimento de pequenas vias aéreas pela sarcoidose.

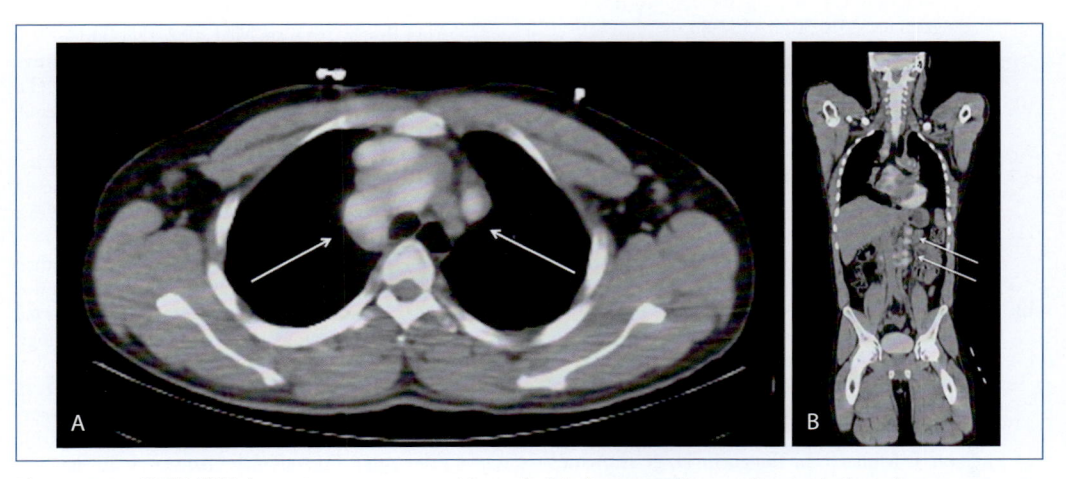

Fig. 10.32 – PET/CT de paciente com sarcoidose. A. Linfonomegalias mediastinais (setas) com captação anômala da glicose marcada. B. Reformatação coronal de corpo todo demonstrando, além do comprometimento linfonodal torácico, linfonodomegalias abdominais (setas) com aumento do metabolismo glicolítico.

REFERÊNCIAS

1. Attili AK, Kazerooni EA, Gross BH, et al. Smoking-related interstitial lung disease: radiologic-clinical-pathologic correlation. Radiographics. 2008;28(5):1383-96.
2. Avnon LS, Pikovsky O, Sion-Vardy N, et al. Acute interstitial pneumonia-Hamman-Rich syndrome: clinical characteristics and diagnostic and therapeutic considerations. Anesth Analg. 2009 Jan;108(1):232-7.
3. Bonaccorsi A, Cancellieri A, Chilosi M, et al. Acute interstitial pneumonia: report of a series. Eur Respir J. 2003;21(1):187-91.
4. Caminati A, Cavazza A, Sverzellati N, et al. An integrated approach in the diagnosis of smoking-related interstitial lung diseases. Eur Resp Rev 2012;21(125):207-217.
5. Capobianco J, Grimberg A, Thompson BM, et al. Thoracic manifestations of collagen vascular diseases. Radiographics. 2012;32(1):33-50.
6. Castoldi MC, Verrioli A, DeJuli E, et al. Pulmonary Langerhans cell histiocytosis: the many faces of presentation at initial CT scan. Insights Imaging. 2014;5(4):483-92.
7. Cottin V, Nunes H, Brillet PY, et al. Combined pulmonary fibrosis and emphysema: a distinct under-recognised entity. Eur Respir J. 2005;26(4):586-93.
8. Criado E, Sanchez M, Ramirez J, et al. Pulmonary sarcoidosis: typical and atypical manifestations at high-resolution CT with pathologic correlation. Radiographics. 2010;30(6):1567-86.
9. Galvin JR, Franks TJ. Smoking-related lung disease. J Thorac Imaging 2009;24(4):274-84.
10. Gruden JF, Panse PM, Gotway MB, et al. Diagnosis of Usual Interstitial Pneumonitis in the Absence of Honeycombing: Evaluation of Specific CT Criteria with Clinical Follow-Up in 38 Patients. AJR Am J Roentenol 2016;206(3):472-80.
11. Gruden JF. CT in Idiopathic Pulmonary Fibrosis: Diagnosis and Beyond. AJR Am J Roentgenol 2016;206(3):495-507.
12. Hamzeh N. Sarcoidosis. Med Clin North Am 2011 Nov;95(6):1223-34.
13. Hirschmann JV, Pipavath SN, Godwin JD. Hypersensitivity pneumonitis: a historical, clinical, and radiologic review. Radiographics 2009;29(7):1921-38.
14. Johkoh T, Muller NL, Taniguchi H, et al. Acute interstitial pneumonia: thin-section CT findings in 36 patients. Radiology. 1999;211(3):859-63.
15. Kligerman SJ, Groshong S, Brown KK, et al. Nonspecific interstitial pneumonia: radiologic, clinical, and pathologic considerations. Radiographics. 2009;29(1):73-87.
16. Lacasse Y, Girard M, Cormier Y. Recent advances in Hypersensitivity Pneumonitis. Chest. 2012;142(1):208-17.
17. Lynch D, Travis W, Muller N, et al. Idiophatic Interstitial Pneumonias: CT features. Radiology. 2005; 236(1):10-21.
18. Lynch JP, Huynh RH, Fishbein MC, et al. Idiopathic Pulmonary Fibrosis: Epidemiology, Clinical Features, Prognosis and Management. Semin Respir Crit Care Med. 2016;37(3):331-57.
19. Martin MD, Chung JH, Kanne JP. Idiopathic Pulmonary Fibrosis. J Thorac Imaging 2016(3);31:127-39.
20. Mueller-Mang C, Grosse C, Schmid K, et al. What every radiologist should know about idiopathic interstitial pneumonias. Radiographics 2007;27(3):595-615.
21. Nishino M, Lee KS, Itoh H, et al. The spectrum of pulmonary sarcoidosis: variations of high-resolution CT findings and clues for specific diagnosis. Eur J Radiol. 2010 Jan;73(1):66-73.
22. Prabhakar HB, Rabinowitz CB, Gibbons FK, et al. Imaging features of sarcoidosis on MDCT, FDG PET, and PET/CT. AJR Am J Roentgenol. 2008;190(3 Suppl):S1-6.
23. Selman M, Pardo A, King TE. Hypersensitivity Pneumonitis Insights in Diagnosis and Pathobilogy. Am J Respir Crit Care Med 2012; 186(4):314-24.
24. Silva CI, Churg A, Muller NL. Hypersensitivity pneumonitis: spectrum of high-resolution CT and pathological findings. AJR Am J Roentgenol. 2007;188(2):334-44.
25. Suh GY, Kang EH, Chung MP, et al. Early intervention can improve clinical outcome of acute interstitial pneumonia. Chest. 2006;129(3):753-61.
26. Sumikawa H, Johkoh T, Fujimoto K, et al. Pathologically proved nonspecific interstitial pneumonia: CT pattern analysis as compared with usual interstitial pneumonia CT pattern. Radiology. 2014;272(2):549-56.
27. Sverzellati N, Lynch DA, Hansell DM, et al. American Thoracic Society – European Respiratory Society Classification of the Idiopathic Interstitial Pneumonias: Advances in Knowledge since 2002. Radiographics. 2015(7);35:1849-72.

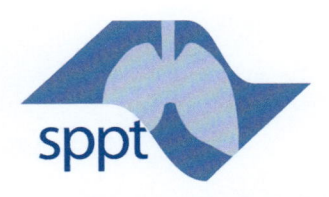

SEÇÃO 3

AVALIAÇÃO ESPECÍFICA

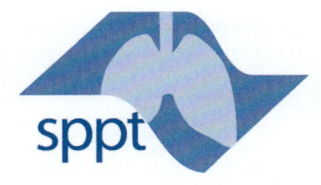

Doença Pulmonar Intersticial Incipiente e Doença Pulmonar Intersticial Não Classificada

11

Sílvia Carla Sousa Rodrigues

DOENÇA PULMONAR INTERSTICIAL INCIPIENTE: INTRODUÇÃO

A fibrose pulmonar idiopática (FPI) é a mais comum das pneumonias intersticiais idiopáticas (PII) e é caracterizada por remodelamento progressivo e difuso do parênquima pulmonar com deposição de matriz extracelular e cicatrização irreversível. A doença costuma ser diagnosticada 3 a 4 anos após o desenvolvimento dos sintomas, quando a maioria dos pacientes já está numa fase avançada de remodelamento pulmonar e fibrose.

A média de sobrevida dos pacientes é cerca de 3 a 5 anos a partir do diagnóstico.[1-3] A história natural da fibrose pulmonar idiopática ainda não é completamente entendida, mas é sugerido que um período de doença assintomática possa preceder o diagnóstico clínico da doença pulmonar intersticial, e esse processo pode levar décadas.[4] Existe, portanto, a perspectiva de que a identificação da FPI subclínica possa ajudar a entender melhor os mecanismos envolvidos na gênese da fibrose e sua história natural, permitindo a definição de biomarcadores, classificação de fenótipos e o desenvolvimento de pesquisas futuras mais direcionadas.

Recentemente, dois estudos demonstraram que duas drogas antifibróticas, nintedanibe e pirfenidona, podem retardar o declínio da capacidade vital forçada (CVF) na FPI.[5,6] Nas análises de subgrupo dos estudos INPULSIS (Efficacy and Safety of Nintedanib in Idiopathic Pulmonary Fibrosis) and ASCEND (Assessment of Pirfenidone to Confirm Efficacy and Safety in Idiopathic Pulmonary Fibrosis), os efeitos positivos do tratamento foram praticamente idênticos acima e abaixo dos limites da CVF de 70% e 80%, respectivamente.[7,8] Tem, portanto, havido crescente interesse na identificação de indivíduos com FPI subclínica, com vista à intervenção precoce, imaginando que essa estratégia possa ter impacto na melhora do prognóstico da doença.

DPI incipiente: triagem e seguimento

Apesar de não serem específicos da fibrose pulmonar idiopática, os estertores finos (tipo *velcro*) já podem ser auscultáveis nos estádios iniciais da doença, aparecendo primeiro nas áreas basais dos pulmões, podendo progredir com o tempo para as zonas superiores. Cottin e Cordier defendem a premissa de que a ausculta pulmonar pode ser útil no diagnóstico precoce da FPI. Eles recomendam que os pneumologistas devem educar estudantes e médicos generalistas para reconhecerem o som característico dos estertores *em velcro* e ficarem atento a sua relevância diagnóstica. Se presente durante todo o tempo da inspiração e persistindo após várias respirações profundas, e se auscultáveis em várias ocasiões em intervalos de semanas num indivíduo com mais de 60 anos, a presença dos estertores *em velcro* bilaterais deve levantar a suspeita de FPI. O paciente, então, deve passar por uma triagem com radiografia de tórax e/ou tomografia computadorizada de alta resolução (TCAR) do tórax.[9]

Para a detecção de doença pulmonar intersticial (DPI), a tomografia computadorizada de alta resolução é claramente mais sensível do que o radiograma de tórax. Várias anormalidades, como áreas com atenuação reduzida, espessamento da parede brônquica, bronquiectasias e sinais de fibrose, são muitas vezes identificadas, ademais dos nódulos malignos ou benignos, quando se usa tomografia computadorizada em programas de triagem de neoplasia pulmonar.[10, 11]

No início, as opacidades intersticiais vistas na TCAR do tórax podem ser tão incipientes que não se correlacionam com quaisquer alterações na radiografia de tórax ou nos testes de função pulmonar. As provas de função pulmonar tendem a ser normais em indivíduos assintomáticos com DPI familiar,[4, 12] enquanto as biópsias de pulmão podem demonstrar vários subtipos histopatológicos, incluindo pneumonia intersticial usual (PIU), pneumonia de hipersensibilidade (PH), pneumonia intersticial não específica (PINE) e pneumonia intersticial celular associada à pneumonia organizante.[4]

Um estudo com membros de 18 famílias afetadas com FPI demonstrou que alguns indivíduos sem sintomas respiratórios apresentavam achados de DPI na TCAR do tórax, especialmente se eles tinham histórico de tabagismo. A tomografia foi mais sensível do que parâmetros da função pulmonar e teste de exercício cardiopulmonar para detecção da DPI precoce.[4] Noutro estudo de pneumonia intersticial familiar, cerca de 11% de membros das famílias apresentavam indícios de DPI na TCAR do tórax, apesar de serem assintomáticos.[12] Esses dados sugerem que a tomografia pode ser utilizada como exame de triagem de DPI precoce em populações de risco. A Figura 11.1 ilustra um caso de DPI familiar diagnosticada em fase incipiente em uma mulher de meia-idade com achados de autoimunidade.

Um estudo encontrou alta taxa de resultados falsos-negativos em triagem de DPI associada à esclerose sistêmica quando apenas testes de função pulmonar foram utilizados na investigação. De 102 pacientes avaliados, 64 (63%) mostravam sinais de DPI na TCAR do tórax, enquanto apenas 27 (26%) tinham CVF < 80% e 54 (53%) tinham alteração em pelo menos um teste de função pulmonar. Dos 40 pacientes com anormalidades intersticiais na tomografia e CVF normal, 34 tinham fibrose pulmonar de grau leve a moderado. Os autores chamam a atenção para a maior sensibilidade da tomografia em comparação com as medidas de volume pulmonar ou DLCO para a detecção precoce da DPI.[13]

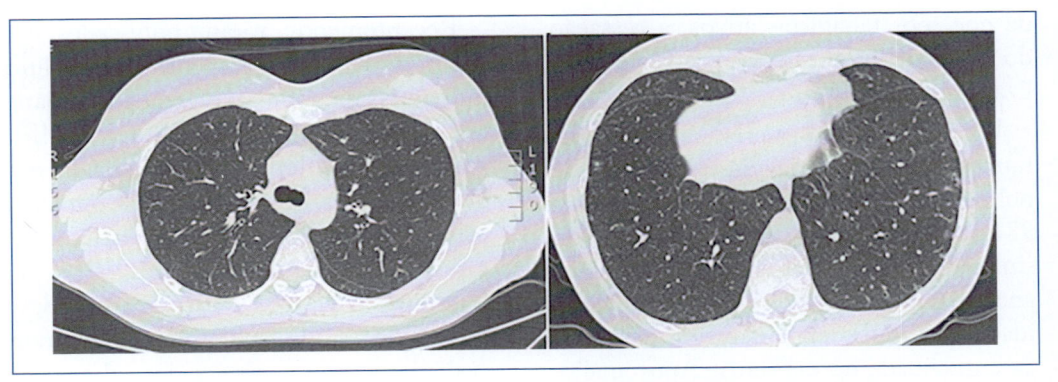

Fig. 11.1 – DPI incipiente numa mulher com história de fibrose pulmonar na família e achados de autoimunidade. TCAR do tórax evidenciando anormalidades intersticiais sutis com predomínio subpleural e nos lobos inferiores numa paciente do sexo feminino, 50 anos, não tabagista, com história familiar de DPI, exposição a pombos no local de trabalho, com queixa de boca seca e sem sintomas respiratórios. Já teve hepatite por anti-inflamatório, mas já resolvida. Prova de função pulmonar: CVF 99% e DLCO 73%. FAN 1/320 padrão pontilhado fino, outros autoanticorpos ausentes. Lavado broncoalveolar com citologia diferencial sem alterações específicas; biópsia transbrônquica inconclusiva. A paciente tem 18 meses de seguimento, encontrando-se estável. A mãe, de 86 anos, tem uma DPI com padrão tomográfico de PIU possível. A mãe e a filha fazem acompanhamento no Ambulatório de Doenças Pulmonares Intersticiais do Iamspe.

O estudo "COPDGene" é uma investigação multicêntrica focada no exame das bases genéticas e epidemiológicas da DPOC e de outras doenças pulmonares relacionadas ao tabagismo. A TCAR do tórax dos primeiros 100 indivíduos incluídos nesse estudo foi examinada, sendo identificados 10 casos com sinais de DPI precoce, os quais apresentavam maior grau de exposição ao cigarro em comparação aos indivíduos sem sinais radiológicos de DPI. Duas limitações desse estudo devem ser comentadas, a primeira delas foi a ausência de confirmação anatomopatológica da DPI; a outra, o fato de que dos 10 indivíduos identificados com DPI precoce, cinco apresentavam alterações intersticiais bastante inespecíficas, o que pode não ter significado patológico.[14] Um estudo, no entanto, mostrou que, em indivíduos tabagistas, anormalidades intersticiais incipientes podem ter repercussão na capacidade para o exercício, mesmo naqueles sem DPOC.[15]

Anormalidades tomográficas sugerindo doença intersticial foram identificadas em 80 (2,6%) de 3079 indivíduos num programa de triagem para câncer de pulmão, geralmente ocupando menos do que 5% de toda a área pulmonar. Os seguintes padrões intersticiais foram identificados: espessamento dos septos interlobulares (44%), linhas septais (19%), fibrose associada a enfisema (18%), vidro fosco (11%) e faveolamento (9%), com maior prevalência em pessoas mais velhas, tabagistas e do sexo masculino. Progressão das opacidades intersticiais, durante um período de seguimento de 4 anos, foi observada em 40% dos casos, sendo mais frequente em homens tabagistas com padrão tomográfico de faveolamento ou combinação de fibrose/enfisema. Um dado muito interessante deste estudo foi a observação de que, nos tabagistas ativos, a cessação do hábito de fumar foi associada à estabilização da DPI.[16]

Um estudo avaliou a prevalência de DPI num programa de triagem para câncer de pulmão utilizando TC de baixa dose. Dos 951 participantes, 63 (6,6%) apresentavam sinais de DPI. Os preditores de DPI na análise univariada foram sexo masculino, idade avançada, maior carga tabagística e gravidade do enfisema. Após analise multivariada, no entanto, apenas o sexo masculino e a idade permaneceram como fatores independentemente associados a maior risco de doença intersticial. O padrão tomográfico mais comum foi fibrose periférica sem *honeycombig*. Faveolamento foi observado em 16 indivíduos (cerca de 2% de toda a amostra), sendo associado com progressão da fibrose.[17]

A observação, em outro estudo, de que o padrão reticular basal predominantemente subpleural foi identificado na maioria (24/40, 60%) dos indivíduos acima de 75 anos, estando ausente (0/16) naqueles com menos de 55 anos (p < 0,001), suscitou a discussão sobre se essas alterações poderiam ser decorrentes do processo de envelhecimento ou se apresentariam valor clínico.[18]

No entanto, compilando os dados de diversos estudos, com amostragem significativamente maior do que a população estudada por Copley,[18] observamos algumas similaridades entre a DPI incipiente e a FPI. Ambas as condições predominam em homens mais velhos com história de tabagismo ativo ou pregresso, podendo haver associação com polimorfismos genéticos.[10, 11, 14-16, 19-24]

A Figura 11.2 exemplifica um caso de pneumopatia intersticial num indivíduo de 76 anos sem sintomas respiratórios.

Recentemente, foram publicados estudos sobre DPI incipiente que incluiu indivíduos da população geral participantes do Framingham Heart Study (FHS), grande estudo longitudinal iniciado em 1948, estando agora em sua 3ª geração, primariamente delineado para estimar fatores de risco cardiovasculares.[10, 21, 25] As tomografias de 2633 participantes desse grande estudo epidemiológico foram avaliadas, sendo observadas alterações intersticiais em 177 (7%) e alterações tomográficas inespecíficas em 1086 (41%). As anormalidades intersticiais foram associadas com idade mais avançada, maior carga tabagística e sintomas respiratórios, além de redução da capacidade pulmonar total e difusão pulmonar. O polimorfismo rs35705950 do gene MUC5B foi associado com anormalidades pulmonares intersticiais, tal como observado na FPI e na pneumonia intersticial familiar.[21]

Araki et al. também utilizaram o banco de dados do FHS, evidenciando enfisema paraseptal puro predominantemente de lobos superiores em 86/2633 (3%) das TCAR de tórax disponíveis, sendo este achado associado com menores valores da razão VEF_1/CVF e da DLCO (embora ainda dentro da faixa de normalidade). A prevalência de anormalidades pulmonares intersticiais foi significativamente maior (24%) nos indivíduos com enfisema paraseptal em comparação com aqueles sem enfisema paraseptal (6%), talvez por conta da localização sincrônica do enfisema paraseptal com as anormalidades intersticiais, preferencialmente subpleurais, em contraste com o enfisema centrolobular. Os autores conjecturaram se essas alterações poderiam preceder a síndrome denominada "fibrose e enfisema pulmonar combinados" (do inglês,

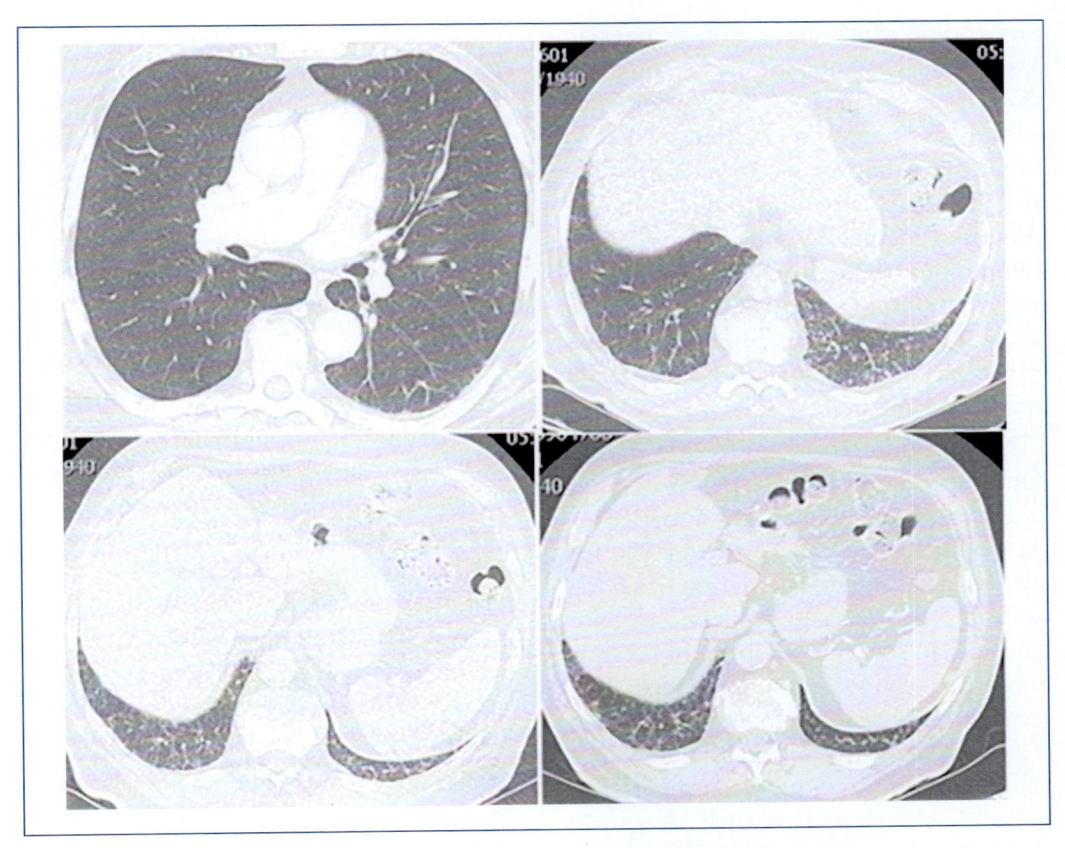

Fig. 11.2 – DPI incipiente num homem de 76 anos que trabalhou em funilaria por 28 anos (até os 65 anos de idade), sendo ourives nos tempos livres e com exposição a pássaros, não tabagista, asmático desde a infância, em uso de formoterol/budesonida e sem sintomas respiratórios. TCAR do tórax mostrava uma pneumonia intersticial incipiente caracterizada pela presença de opacidades reticulares e em vidro fosco com predomínio na periferia e nos lobos inferiores. Função pulmonar evidenciava distúrbio ventilatório obstrutivo leve com resposta ao broncodilatador e DLCO de 77%; sorologia para doença vascular do colágeno negativa. Orientado a afastar-se da função de ourives e dos pássaros. Em seguimento há um ano, encontrando-se estável. Acompanhado no Ambulatório de Doenças Pulmonares Intersticiais do Iamspe.

combined pulmonary fibrosis and emphysema). Estudos longitudinais, no entanto, são necessários para entendermos mais claramente o significado clínico da combinação do enfisema parasseptal puro e opacidades intersticiais, quando ambos são detectados em fase precoce.[10]

Análises seriadas das tomografias de 1867 participantes do FHS foram realizadas. Anormalidades intersticiais foram observadas em 53 indivíduos na primeira tomografia e em 134 indivíduos na segunda tomografia. Os autores demonstraram que, num período de seguimento de cerca de 6 anos, o desenvolvimento e a progressão da DPI podem ser relativamente comuns na população geral. Neste estudo, foram identificados um fator genético (cópias aumentadas do alelo menor do polimorfismo da MUC5B) e um fator demográfico (idade mais avançada) para o desenvolvimento e/ou progressão das opacidades intersticiais. A progressão das anormalidades intersticiais correlacionou-se com o declínio acelerado da função pulmonar e com maior taxa de mortalidade, o que sugere que a fibrose pulmonar incipiente pode ter evolutivamente consequências clínicas importantes. Outrossim, apesar das anormalidades intersticiais serem mais comuns em tabagistas, elas também foram observadas em indivíduos que nunca fumaram.[25]

Num estudo recente avaliando indivíduos participantes do *Multi-Ethnic Study of Atherosclerosis* (MESA), a prevalência de DPI subclínica foi de 11,3%. Os autores observaram que a frequência de obstrução das vias aéreas superiores relacionadas ao sono e o nadir da hipoxemia durante o sono foram associados com áreas de atenuação pulmonar aumentada e anormalidades intersticiais incipientes na TCAR do tórax, particularmente entre adultos com peso normal. A apneia obstrutiva do sono também foi associada à evidência de biomarcadores séricos sugestivos de lesão das células epiteliais alveolares e remodelamento da matriz extracelular entre adultos com peso normal. Esses achados fornecem evidências para apoiar a hipótese de que a apneia obstrutiva do sono pode ter um papel na etiopatogenia da fibrose pulmonar.[26]

Disparidades entre os estudos sobre DPI precoce inspirou Wells e Kokosi a proporem uma diretriz (nos moldes das diretrizes feitas para exacerbação da FPI e para a DPI com achados autoimunes) com o objetivo de uniformizar os diversos termos radiológicos e clínicos a respeito das anormalidades intersticiais subclínicas identificadas na TCAR do tórax, principalmente a distinção clara entre lesões fibróticas e não fibróticas.[27-29] Sem essa abordagem e a integração de dados de biomarcadores, os autores comentam ser pouco provável que os estudos sobre alterações intersticiais incipientes conduzam a algoritmos eficientes para o diagnóstico precoce da FPI.[29]

DPI incipiente: conclusão

Definir estratégias para triagem de populações de risco para DPI (os principais, história familiar e tabagismo) com a finalidade de diagnosticar a fibrose pulmonar idiopática numa fase inicial é um desafio. Especula-se que isso possa ter impacto na melhora do prognóstico da FPI e na sua resposta aos antifibróticos. A TCAR do tórax é um método facilmente disponível e o mais sensível para triagem de populações em risco de desenvolver pneumopatia intersticial.

As anormalidades intersticiais incipientes podem corresponder a diversos padrões anatomopatológicos e não somente à pneumonia intersticial usual. Nesse contexto, esperamos que, no futuro, estudos genéticos em indivíduos com DPI subclínica tendo como objetivo a identificação de biomarcadores e fenótipos ajudem a discriminar os pacientes entre dois grandes grupos: FPI e não FPI.

Vale ressaltar o fato de que alguns indivíduos, principalmente idosos assintomáticos, podem expressar alterações intersticiais inespecíficas, principalmente nas zonas pulmonares decúbito-dependentes, e isto não obrigatoriamente tem valor clínico.

Identificar um indivíduo assintomático com DPI subclínica suscita algumas questões: a decisão imediata por um diagnóstico anatomopatológico e pelo tratamento ou acompanhar amiúde a evolução tomográfica e funcional. Não existe consenso sobre a realização de rotina de procedimentos invasivos para indivíduos assintomáticos com anormalidades intersticiais discretas; da mesma forma ainda carecemos de evidências suficientes para tratar indivíduos com DPI precoce, principalmente na ausência de repercussão clínico-funcional.

O paciente com DPI incipiente deve preferencialmente ser acompanhado em um centro de referência para moléstias pulmonares intersticiais, pois alguns vão evoluir para fibrose pulmonar clinicamente relevante. Marcadores de autoimunidade e fatores de risco modificáveis devem ser investigados. Fumantes devem ser encaminhados para um programa de cessação do tabagismo. Na vigência de exposição ambiental/ocupacional (pássaros, mofo, asbesto etc.), esta deve ser evitada.

DOENÇA PULMONAR INTERSTICIAL NÃO CLASSIFICADA: INTRODUÇÃO

As doenças pulmonares intersticiais não classificadas (DPINC) foram reconhecidas em 2002, mas não formalmente individualizadas.[30] São doenças comuns e representam um desafio na prática clínica. O interesse crescente nas DPINC tem aumentado depois da recente atualização da classificação multidisciplinar internacional das pneumonias intersticiais idiopáticas que introduziu a doença pulmonar não classificada como uma categoria individualizada.[31]

Para a classificação correta das doenças pulmonares intersticiais é fundamental a discussão de uma equipe multidisciplinar composta por pneumologista, radiologista torácico e patologista, especialistas em DPI. Não obstante, as diretrizes de PII reconhecem que, apesar da extensa investigação e discussão multidisciplinar, uma proporção significativa de pacientes com DPI permanecerá sem classificação diagnóstica.[32]

A biópsia pulmonar cirúrgica é o parâmetro-ouro para a definição correta das pneumopatias intersticiais, embora em alguns centros uma minoria de pacientes seja submetida ao procedimento. Em algumas situações, apesar da biópsia, os achados anatomopatológicos podem apresentar sobreposição de padrões, como, por exemplo, achados de PIU associados à pneumonia intersticial não específica (PINE), o que dificulta a classificação correta da DPI. Em outras situações, existe discrepância entre os achados histopatológicos e os dados clínicos ou tomográficos, como, por exemplo, um padrão de PIU com curso clínico estável (evolução improvável para pacientes com FPI) ou achados de biópsia pulmonar sugestiva de uma doença do tecido conjuntivo com autoanticorpos ausentes.[33]

Quando os achados histopatológicos, clínicos e tomográficos são inespecíficos ou insuficientes para a definição de um subtipo específico de DPI, esta é rotulada como "DPINC". Doença intersticial não classificável, portanto, representa um subgrupo heterogêneo de DPI, que pode incluir várias condições: fibrose pulmonar idiopática e condições não FPI, como PH, DPI associada às doenças do tecido conjuntivo (DTC) ou pneumonia descamativa.[34,35]

DPI não classificada: epidemiologia

A prevalência da DPINC varia de 10-45% entre os estudos.[34-37] Em um centro australiano especializado em DPI, 10% de uma população de 232 pacientes permaneceram sem classificação da doença intersticial, apesar da investigação e discussão multidisciplinar.[38] Hunninghake et al. comentam que, em 15-20% dos pacientes com DPI, a doença intersticial pode ficar sem diagnóstico específico, apesar da biópsia pulmonar cirúrgica.[36] Ryerson et al. encontraram 132 (10%) de casos de DPINC dentre 1370 pacientes com pneumopatias intersticiais registrados na Universidade de São Francisco na Califórnia. Doença intersticial não classificada foi a quarta mais comum DPI, abaixo apenas da FPI (21%), PH (15%) e sarcoidose (14%).[34]

Análises de um banco de dados de 431 pacientes com DPI num centro de referência da Dinamarca computaram 105 (24%) pacientes com DPINC. Foi o segundo diagnóstico mais comum, abaixo apenas da FPI (28%), sendo mais prevalente do que DPI associada a doenças do tecido conjuntivo (13%), PH (7%) e PINE (7%). Nesse estudo, foi realizada broncoscopia com LBA em 66 pacientes (63%), tendo contagem diferencial citológica disponível em 40 pacientes (38%); foi realizada biópsia pulmonar cirúrgica em 29 pacientes (28%). Os diagnósticos diferenciais radiológicos mais frequentes foram PINE, pneumonia intersticial descamativa e PH subaguda.[35] Patterson avaliou uma coorte de 327 indivíduos, dos quais 80 (24%) eram idosos, acima de 70 anos. A maioria dos idosos eram homens. Nesse estudo, o diagnóstico de DPINC foi o mais frequente (45%), seguido por FPI (34%), DPI associada à DTC (11%) e PH (8%). Surpreendentemente, a maioria dos indivíduos idosos (74%) com DPINC apresentou padrão de imagem incompatível com PIU.[37] Cottin e Wells propõem dividir os pacientes com diagnóstico de DPINC dentro de dois grandes grupos, de acordo com o motivo por que eles não obtiveram um diagnóstico específico da doença intersticial. Nas situações em que a biópsia pulmonar cirúrgica é contraindicada por causa de comorbidades, idade avançada ou preferências do paciente, a razão para a ausência de um diagnóstico específico deve ser interpretada como "condições clínico-radiológicas para a doença pulmonar intersticial não ter sido classificada"; nesses casos, o patologista (pela ausência de material anatomopatológico) não pôde contribuir para a discussão multidisciplinar. Pode-se argumentar que apenas os casos com histologia disponível (mas com características histológicas sobrepostas ou características clínicas, radiológicas e patológicas discrepantes) devam verdadeiramente representar a DPINC, embora essa distinção seja mais acadêmica do que prática.[33]

As Figuras 11.3 e 11.4 ilustram exemplos de DPINC. A Figura 11.3 mostra um caso de DPINC caracterizada por uma sobreposição de achados anatomopatológicos que podem corresponder à pneumonite de hipersensibilidade e DPI tabaco-relacionada. A Figura 11.4 mostra um caso de pneumonia intersticial inflamatória e fibrosante não classificada que evolutivamente foi redefinida como provável síndrome do encurtamento dos telômeros.[39]

A Tabela 11.1 compila as razões para o diagnóstico da DPINC obtidas dos estudos de Ryerson e Hyldgaard.[34, 35] A principal causa de DPINC nos dois estudos foi contraindicação para biópsia pulmonar cirúrgica, como comorbidades e prejuízo grave da função pulmonar.

Embora a falta de biópsia pulmonar cirúrgica possa ser uma razão para o diagnóstico de DPINC, a análise de marcadores de autoimunidade em todo indivíduo

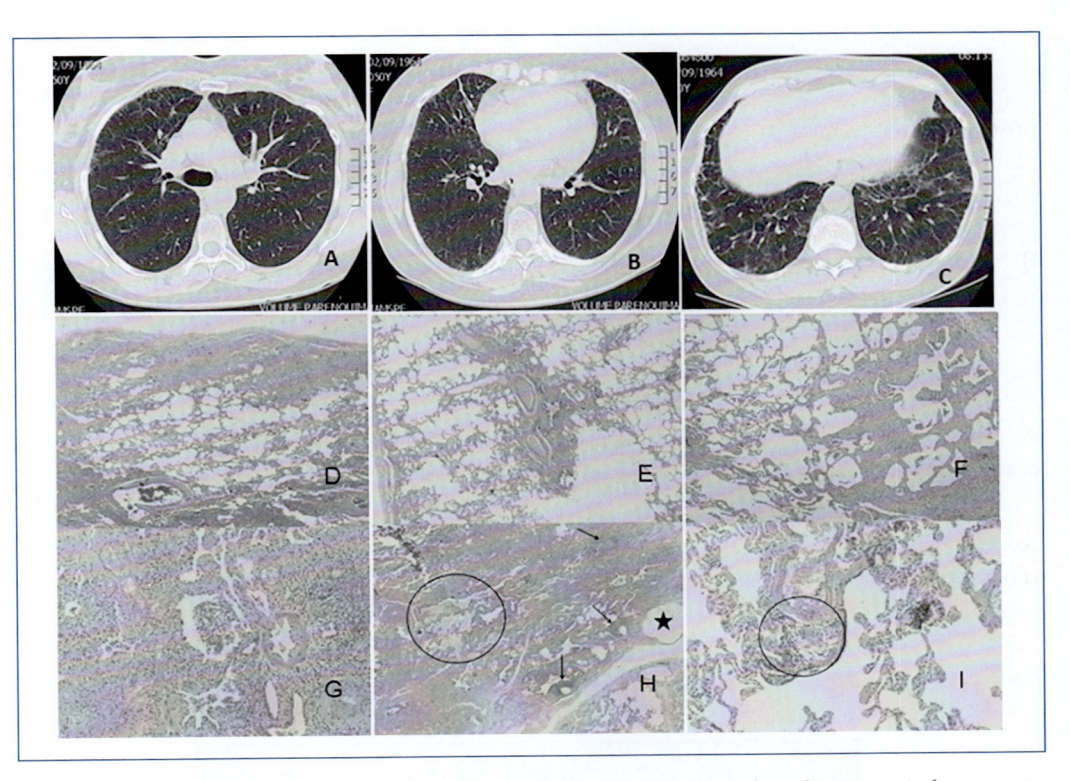

Fig. 11.3 – Doença pulmonar intersticial não classificada com sobreposição de padrões sugerindo pneumonite de hipersensibilidade e doença tabaco-relacionada. ♀, 45 anos, lúpus eritematoso sistêmico há 10 anos, tabagista ativa 25 maços-ano, exposição a pássaros e mofo, dispneia e sibilância. No período de 10 anos, CVF com tendência a declínio, apesar de ainda normal, 81%, e DLCO de 80%. Lavado broncoalveolar com predomínio de macrófagos e pigmentos castanho-dourados. A, B e C – TCAR do tórax mostrando opacidades em vidro fosco, algumas com atenuação centrolobular, e espessamento septal irregular. D a I – Imagens da biópsia pulmonar cirúrgica: D – fibrose heterogênea com predomínio periférico e enfisema; E – lesão centroacinar e enfisema; F – fibrose heterogênea com focos fibroblásticos *like* e descamação; G – bronquiolite respiratória; H – faveolamento focal microscópico (círculo) e agregados linfoides peribronquiolares (setas) e cistos periféricos (estrela); I – transformação gigantocelular em parede de bronquíolo respiratório (círculo). Os dados da biópsia pulmonar, neste caso, são sugestivos da associação de PH e fibrose tabaco-relacionada numa pessoa com alteração da autoimunidade. Paciente orientada a cessar tabagismo e afastar-se da exposição ambiental; iniciada prednisona 30 mg. Acompanhada no Ambulatório de Doenças Pulmonares Intersticiais do Iamspe.

que se apresenta com DPI não costuma ser realizada de rotina fora dos centros de referência, exceto se existem achados sistêmicos característicos. Assim, os pacientes com doença pulmonar intersticial com achados autoimunes ("doença do tecido conjuntivo pulmão-dominante"), nos quais os achados sistêmicos são frustos ou ausentes, correm o risco de serem, inadvertidamente, rotulados como portadores de uma doença intersticial não classificável.[38]

Na síndrome do anticorpo antissintetase, por exemplo, a doença pulmonar pode preceder as características sistêmicas e sorológicas, e nesses casos o pneumologista precisa estar sempre vigilante para revisar o diagnóstico diante de qualquer modi-

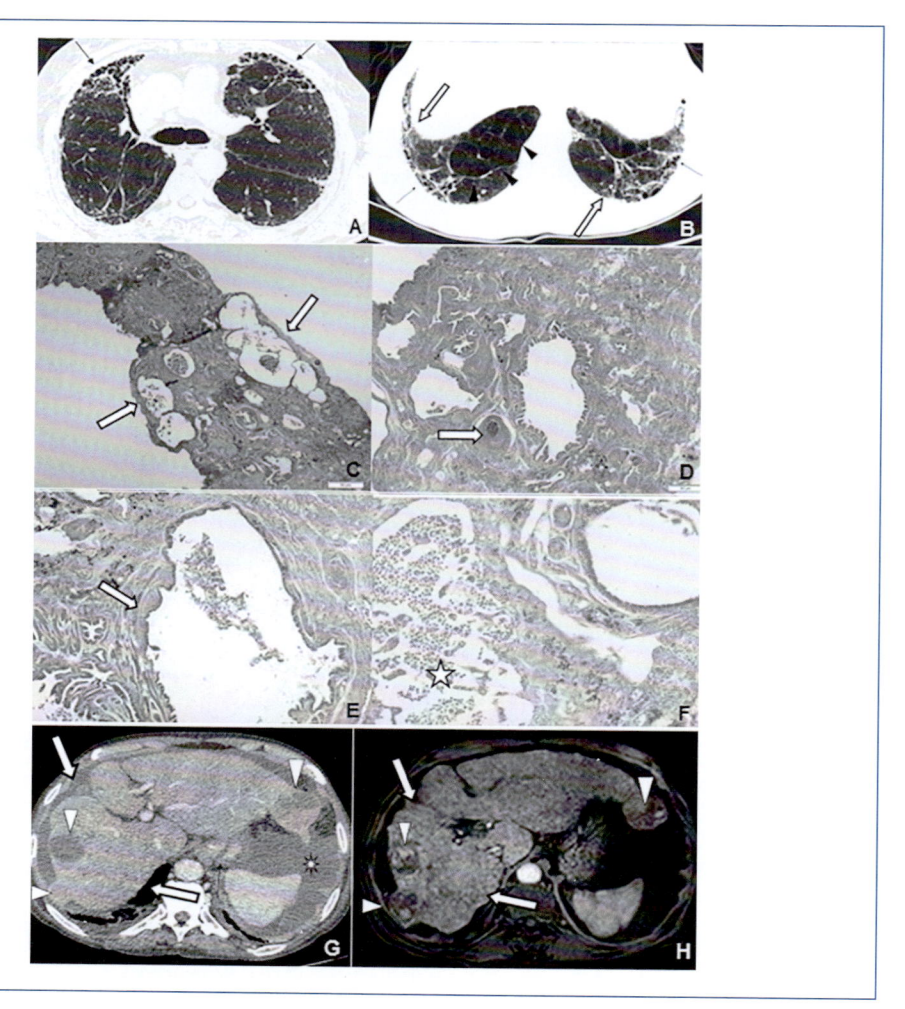

Fig. 11.4 – DPINC na síndrome fibrose/enfisema pulmonar associada à hepatopatia. ♂, 71 anos, tabagista passivo, exposição a pássaros, distúrbio ventilatório obstrutivo leve com redução acentuada da DLCO, exibindo padrão da combinação de fibrose e enfisema na TCAR do tórax e biópsia pulmonar compatível com pneumonia intersticial fibrosante e inflamatória não classificada. A e B – TCAR do tórax mostrando opacidades reticulares e em vidro fosco (setas grossas) associadas a enfisema (cabeça de seta), bronquiectasias de tração e cistos de faveolamento nas regiões periféricas (setas finas). C a F – Biópsia pulmonar cirúrgica caracterizada por pneumonia intersticial fibrosante e inflamatória com desorganização arquitetural e enfisema supleural (setas) (HE; 28 x); bronquiolectasias, inflamação moderada e esclerose vascular acentuada (seta) (HE; 28 x); via aérea ectasiada (bronquioloectasia) com tecido de granulação na parede (seta); (HE; 40 x); espaço enfisematoso com descamação moderada (estrela) (HE; 40 x). O paciente evoluiu, logo após biópsia, com cirrose biliar criptogênica e óbito por insuficiência hepática, sendo o caso reclassificado como provável síndrome do encurtamento dos telômeros. G e H – Imagens axiais com contraste de tomografia (G) na fase portal e de ressonância magnética em T1 na fase arterial (H) evidenciando nódulos heterogêneos hipervasculares com *washout* na fase portal (cabeça de seta), hepatopatia crônica caracterizada por irregularidades da superfície hepática, alargamento fissural e redução das dimensões do lobo direito (seta grossa) associada à ascite (asterisco) e circulação colateral (seta fina). Acompanhado no Ambulatório de Doenças Pulmonares Intersticiais do Iamspe; adaptado da referência 36.

Tabela 11.1 – Razões para o diagnóstico da doença pulmonar intersticial não classificada em dois estudos (tabela adaptada das referências 33, 34 e 35)

		Estudos	
		Ryerson, et al[*1]	Hyldgaard, et al[*1]
Condições clínico-radiológicas para a DPINC (ausência de biópsia)	Risco elevado para biópsia	68 (52)	43 (41)
	Doença estável, com pouca repercussão clínico-funcional	12 (9)	27 (26)
	Recusa do paciente	10 (8)	3 (3)
Condições clínico-radiológicas e patológicas para a DPINC (incluída a análise da biópsia)	Discrepância entre os dados clínicos, radiológicos e histológicos	24 (18)	27 (26)
	Material de biópsia insuficiente	11 (8)	NR
Causa(s) desconhecida(s) ou outra(s) causa(s)		5 (5)	5 (4)
Casos de DPINC		132 (10)	105 (24)
Amostra geral de DPI		1370 (100)	431 (100)

[*1]Os dados são apresentados como número (%). Abreviaturas: NR (não relatado); DPINC (doença pulmonar não classificada).

ficação do quadro clínico do paciente.[38] Devemos estar atentos também para a combinação de vidro fosco e consolidações periféricas e/ou peribrônquicas na TCAR do tórax, achado sugestivo da combinação de pneumonia intersticial não específica e pneumonia organizante, uma expressão comum da síndrome antissintetase.

Pacientes com DPINC manifestam características demográficas, epidemiológicas e prognósticas intermediárias entre FPI e outras condições não-FPI.[34, 35] Na DPINC, a proporção entre os sexos é semelhante, os pacientes costumam ser mais jovens e com menor carga tabagística do que os indivíduos com PIU.[34]

DPI não classificada: evolução

O risco de progressão ou morte na DPINC correlaciona-se com dados clínicos e radiológicos sugestivos de FPI, principalmente achados tomográficos de PIU ou possível PIU, presença de faveolamento e alto escore de fibrose na tomografia, além de redução na DLCO.[34]

Utilizando informações da visita inicial dos pacientes e dados de um curto período de acompanhamento, Hildgaard et al. caracterizaram o comportamento da DPINC de acordo com o modelo DBC (do inglês, *disease behaviour classification*) (Tabela 11.2), recém-incluído na atualização multidisciplinar das pneumonias intersticiais idiopáticas da ATS/ERS de 2013.[31, 35]

É desconhecido se a DPINC representa pacientes com FPI ou uma miscelânea de condições. Mas a melhor sobrevida de pacientes com DPINC em comparação com a FPI sugere que a doença intersticial inclassificável não seja, obrigatoriamente, sinônimo de FPI com achados tomográficos atípicos.[33]

DPI não classificada: tratamento

Não existe consenso sobre o tratamento da DPINC, e representando esses pa-

Tabela 11.2 – Classificação do comportamento da doença na pneumopatia intersticial não classificada (tabela adaptada da referência 35)

Caracterização do comportamento da doença	Achados que favorecem a inclusão no grupo
Doença reversível e autolimitada	Evidência de doença reversível *1 na TCAR Função pulmonar normal/quase normal, permitida para os efeitos do tabagismo Possível fator desencadeante que pode ser removido (possível, mas não comprovado)
Doença reversível com risco de progressão	Evidência de doença reversível *1 na TCAR Linfocitose no lavado broncoalveolar Biópsia com ou sem características superimpostas de doença irreversível A função pulmonar pode ser normal/quase normal, e em alguns pacientes o comprometimento pode ser grave Evidência de resposta prévia à terapia
Estável com doença residual	Evidência de doença irreversível *2 na TCAR Função pulmonar com alteração significativa Doença estável de acordo com o seu comportamento longitudinal
Doença progressiva e irreversível com potencial de estabilização	Evidência de doença irreversível *2 na TCAR Biópsia com ausência de padrão PIU
Doença progressiva e irreversível apesar da terapia	Evidência de doença irreversível *2 na TCAR Presença de fibrose grave na biópsia Na presença de um padrão fibrosante, dados como idade avançada, dispneia grave, redução da DLCO e diminuição da distância caminhada aumentam a probabilidade de doença progressiva e irreversível e a probabilidade do diagnóstico de FPI

*1 Doença reversível considerada se na TCAR do tórax: vidro fosco e/ou pneumonia organizante; no lavado broncoalveolar: inflamação linfocítica; na biópsia transbrônquica ou biópsia cirúrgica: inflamação linfocítica extensa e/ou granulomas. Doença irreversível considerada se na TCAR do tórax: opacidades reticulares, bronquiectasias de tração e/ou faveolamento; e na biópsia cirúrgica: fibrose.

cientes um subgrupo com características clínicas, radiológicas e, inclusive, patológicas intermediárias entre a FPI e outras doenças não-FPI, ficamos com a difícil decisão de escolher entre drogas antifibróticas e drogas imunossupressoras.

No estudo de Ryerson, realizado antes da era dos agentes antifibróticos, uma discreta maioria (55%) dos pacientes com DPINC receberam tratamento para a doença intersticial, principalmente prednisona (48%) e azatioprina (9%).[34] Um artigo recente mostrou que casos de PIU possível na TCAR do tórax tem alta especificidade para o diagnóstico anatomopatológico de PIU, principalmente em centros onde a prevalência do diagnóstico de FPI é elevada. A adição de características clínicas e radiográficas (exemplo: sexo masculino, idade ≥ 60 anos e alto escore de bronquiectasias de tração) ao padrão PIU possível na tomografia pode identificar grupos de pacientes com probabilidade alta do diagnóstico de PIU na biópsia cirúrgica.[40]

Na ausência de contraindicações, os pacientes com pneumopatia intersticial não classificada em fase funcional avançada devem ser encaminhados para transplante pulmonar. A necessidade de cuidados paliativos também deve ser avaliada.

DPI não classificada: conclusão

Abordagens diagnósticas inovadoras, como a criobiópsia (discutida em outro capítulo) deverá reduzir a prevalência da pneumonia intersticial não classificada.[33] Reconhecendo que pacientes com DPINC apresentam características intermediárias entre FPI e outras condições não-FPI, incluindo fibrose pulmonar associada a uma doença do tecido conjuntivo oculta, desconhecemos se esses indivíduos podem se beneficiar de terapia antifibrótica ou imunossupressora. Talvez a associação entre dados demográficos e radiográficos e a estimativa do comportamento da doença num curto intervalo de tempo (tendência à reversibilidade, irreversibilidade, progressão ou não progressão) possam ajudar o pneumologista a manejar a decisão de tratar e como tratar os pacientes com DPINC.

Pacientes com DPINC devem ser monitorados de perto e revisados pelo grupo de discussão multidisciplinar se as características clínicas mudarem ao longo do tempo de acompanhamento.

REFERÊNCIAS

1. King TE, Jr., Tooze JA, Schwarz MI, Brown KR, Cherniack RM. Predicting survival in idiopathic pulmonary fibrosis: scoring system and survival model. American Journal of Respiratory And Critical Care Medicine. 2001;164(7):1171-81.
2. Raghu G, Weycker D, Edelsberg J, Bradford WZ, Oster G. Incidence and prevalence of idiopathic pulmonary fibrosis. American Journal of Respiratory And Critical Care Medicine. 2006;174(7):810-6.
3. Meyer KC. Pulmonary fibrosis, part I: epidemiology, pathogenesis, and diagnosis. Expert Review of Respiratory Medicine. 2017;11(5):343-59.
4. Rosas IO, Ren P, Avila NA, Chow CK, Franks TJ, Travis WD, et al. Early interstitial lung disease in familial pulmonary fibrosis. American Journal of Respiratory and Critical Care Medicine. 2007;176(7):698-705.
5. Richeldi L, du Bois RM, Raghu G, Azuma A, Brown KK, Costabel U, et al. Efficacy and safety of nintedanib in idiopathic pulmonary fibrosis. The New England Journal of Medicine. 2014;370(22):2071-82.
6. King TE, Jr., Bradford WZ, Castro-Bernardini S, Fagan EA, Glaspole I, Glassberg MK, et al. A phase 3 trial of pirfenidone in patients with idiopathic pulmonary fibrosis. The New England Journal of Medicine. 2014;370(22):2083-92.
7. Costabel U, Inoue Y, Richeldi L, Collard HR, Tschoepe I, Stowasser S, et al. Efficacy of Nintedanib in Idiopathic Pulmonary Fibrosis across Prespecified Subgroups in INPULSIS. American Journal of Respiratory and Critical Care Medicine. 2016;193(2):178-85.
8. Albera C, Costabel U, Fagan EA, Glassberg MK, Gorina E, Lancaster L, et al. Efficacy of pirfenidone in patients with idiopathic pulmonary fibrosis with more preserved lung function. The European Respiratory Journal. 2016;48(3):843-51.
9. Cottin V, Cordier JF. Velcro crackles: the key for early diagnosis of idiopathic pulmonary fibrosis? The European Respiratory Journal. 2012;40(3):519-21.
10. Araki T, Nishino M, Zazueta OE, Gao W, Dupuis J, Okajima Y, et al. Paraseptal emphysema: Prevalence and distribution on CT and association with interstitial lung abnormalities. European Journal of Radiology. 2015;84(7):1413-8.
11. Sverzellati N, Guerci L, Randi G, Calabro E, La Vecchia C, Marchiano A, et al. Interstitial lung diseases in a lung cancer screening trial. The European Respiratory Journal. 2011;38(2):392-400.
12. Steele MP, Speer MC, Loyd JE, Brown KK, Herron A, Slifer SH, et al. Clinical and pathologic features of familial interstitial pneumonia. American Journal of Respiratory and Critical Care Medicine. 2005;172(9):1146-52.
13. Suliman AY, Dobrota R, Huscher D, Nguyen-Kim TDL, Maurer B, Jordan S, et al. Pulmonary Function Tests: High Rate of False-Negative Results in the Early Detection and Screening of Scleroderma-Related Interstitial Lung Disease. Arthritis & Rheumatology. 2015;67(2):3256–3261.
14. Washko GR, Lynch DA, Matsuoka S, Ross JC, Umeoka S, Diaz A, et al. Identification of early interstitial lung disease in smokers from the COPDGene Study. Academic Radiology. 2010;17(1):48-53.
15. Doyle TJ, Washko GR, Fernandez IE, Nishino M, Okajima Y, Yamashiro T, et al. Interstitial lung abnormalities and reduced exercise capacity. American Journal of Respiratory and Critical Care Medicine. 2012;185(7):756-62.
16. Tsushima K, Sone S, Yoshikawa S, Yokoyama T, Suzuki T, Kubo K. The radiological patterns of interstitial change at an early phase: over a 4-year follow-up. Respiratory Medicine. 2010;104(11):1712-21.
17. Salvatore M, Henschke CI, Yip R, Jacobi A, Eber C, Padilla M, et al. Journal Club: Evidence of Interstitial Lung Disease on Low-Dose Chest CT Images: Prevalence, Patterns, and Progression. AJR American Journal Of Roentgenology. 2016;206(3):487-94.
18. Copley SJ, Wells AU, Hawtin KE, Gibson DJ, Hodson JM, Jacques AE, et al. Lung morphology in the elderly: comparative CT study of subjects over 75 years old versus those under 55 years old. Radiology. 2009;251(2):566-73.
19. Lederer DJ, Enright PL, Kawut SM, Hoffman EA, Hunninghake G, van Beek EJ, et al. Cigarette smoking is associated with subclinical parenchymal lung disease: the Multi-Ethnic Study

of Atherosclerosis (MESA)-lung study. American Journal of Respiratory and Critical Care Medicine. 2009;180(5):407-14.
20. Washko GR, Hunninghake GM, Fernandez IE, Nishino M, Okajima Y, Yamashiro T, et al. Lung volumes and emphysema in smokers with interstitial lung abnormalities. The New England Journal Of Medicine. 2011;364(10):897-906.
21. Hunninghake GM, Hatabu H, Okajima Y, Gao W, Dupuis J, Latourelle JC, et al. MUC5B promoter polymorphism and interstitial lung abnormalities. The New England Journal of Medicine. 2013;368(23):2192-200.
22. Jin GY, Lynch D, Chawla A, Garg K, Tammemagi MC, Sahin H, et al. Interstitial lung abnormalities in a CT lung cancer screening population: prevalence and progression rate. Radiology. 2013;268(2):563-71.
23. Ho JE, Gao W, Levy D, Santhanakrishnan R, Araki T, Rosas IO, et al. Galectin-3 Is Associated with Restrictive Lung Disease and Interstitial Lung Abnormalities. American Journal of Respiratory and Critical Care Medicine. 2016;194(1):77-83.
24. Putman RK, Hatabu H, Araki T, Gudmundsson G, Gao W, Nishino M, et al. Association Between Interstitial Lung Abnormalities and All-Cause Mortality. JAMA. 2016;315(7):672-81.
25. Araki T, Putman RK, Hatabu H, Gao W, Dupuis J, Latourelle JC, et al. Development and Progression of Interstitial Lung Abnormalities in the Framingham Heart Study. American Journal of Respiratory and Critical Care Medicine. 2016;194(12):1514-22.
26. Kim JS, Podolanczuk AJ, Borker P, Kawut SM, Raghu G, Kaufman JD, et al. Obstructive Sleep Apnea and Subclinical Interstitial Lung Disease in MESA. Annals of the American Thoracic Society. 2017.
27. Collard HR, Moore BB, Flaherty KR, Brown KK, Kaner RJ, King TE, Jr., et al. Acute exacerbations of idiopathic pulmonary fibrosis. American journal of respiratory and critical care medicine. 2007;176(7):636-43.
28. Fischer A, Antoniou KM, Brown KK, Cadranel J, Corte TJ, du Bois RM, et al. An official European Respiratory Society/American Thoracic Society research statement: interstitial pneumonia with autoimmune features. The European Respiratory Journal. 2015;46(4):976-87.
29. Wells AU, Kokosi MA. Subclinical Interstitial Lung Abnormalities: Toward the Early Detection of Idiopathic Pulmonary Fibrosis? American Journal of Respiratory and Critical Care Medicine. 2016;194(12):1445-6.
30. American Thoracic Society, European Respiratory Society. American Thoracic Society/European Respiratory Society International Multidisciplinary Consensus Classification of the Idiopathic Interstitial Pneumonias. This joint statement of the American Thoracic Society (ATS), and the European Respiratory Society (ERS) was adopted by the ATS board of directors, June 2001 and by the ERS Executive Committee, June 2001. Am J Respir Crit Care Med 2002; 165: 277–304.
31. Travis WD, Costabel U, Hansell DM, King TE, Jr., Lynch DA, Nicholson AG, et al. An official American Thoracic Society/European Respiratory Society statement: Update of the international multidisciplinary classification of the idiopathic interstitial pneumonias. American Journal of Respiratory and Critical Care Medicine. 2013;188(6):733-48.
32. Raghu G, Collard HR, Egan JJ, Martinez FJ, Behr J, Brown KK, et al. An official ATS/ERS/JRS/ALAT statement: idiopathic pulmonary fibrosis: evidence-based guidelines for diagnosis and management. American Journal of Respiratory and Critical Care Medicine. 2011;183(6):788-824.
33. Cottin V, Wells A. Unclassified or unclassifiable interstitial lung disease: confusing or helpful disease category? The European Respiratory Journal. 2013;42(3):576-9.
34. Ryerson CJ, Urbania TH, Richeldi L, Mooney JJ, Lee JS, Jones KD, et al. Prevalence and prognosis of unclassifiable interstitial lung disease. The European Respiratory Journal. 2013;42(3):750-7.
35. Hyldgaard C, Bendstrup E, Wells AU, Hilberg O. Unclassifiable interstitial lung diseases: Clinical characteristics and survival. Respirology. 2017;22(3):494-500.
36. 36. Hunninghake GW, Zimmerman MB, Schwartz DA, King TE, Jr., Lynch J, Hegele R, et al. Utility of a lung biopsy for the diagnosis of idiopathic pulmonary fibrosis. American Journal of Respiratory and Critical Care Medicine. 2001;164(2):193-6.
37. Patterson KC, Shah RJ, Porteous MK, Christie JD, D'Errico CA, Chadwick M, et al. Interstitial Lung Disease in the Elderly. Chest. 2017;151(4):838-44.
38. Troy L, Glaspole I, Goh N, Zappala C, Hopkins P, Wilsher M, et al. Prevalence and prognosis of unclassifiable interstitial lung disease. The European Respiratory Journal. 2014;43(5):1529-30.
39. Nomura FM, Coletta ENAM, Lima MS, Rodrigues SCS. Síndrome fibrose/enfisema pulmonar associada à hepatopatia. Pneumologia Paulista 2016;29(3):32-35.
40. Brownell R, Moua T, Henry TS, Elicker BM, White D, Vittinghoff E, et al. The use of pretest probability increases the value of high-resolution CT in diagnosing usual interstitial pneumonia. Thorax. 2017;72(5):424-9.

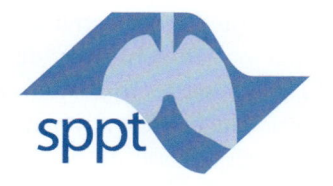

Tratamento da Fibrose Pulmonar Idiopática

12

Luis Renato Alves
José Antonio Baddini-Martinez

INTRODUÇÃO

A fibrose pulmonar idiopática (FPI) é uma forma específica de pneumonia intersticial fibrosante, idiopática, crônica e de caráter progressivo. Ela ocorre primariamente em idosos, predominantemente nas sexta e sétima décadas, além de ser restrita aos pulmões. O padrão histológico e/ou radiológico associado à FPI é o de pneumonia intersticial usual (PIU).[1] Entre as formas de acometimento intersticial pulmonar, a FPI é a que apresenta o pior prognóstico, com uma mediana de sobrevida de 50% em 2,9 anos a partir do momento do diagnóstico.[1]

O diagnóstico de FPI pode ser estabelecido com elevado grau de confiança em pacientes com uma combinação de características clínicas e critérios tomográficos característicos de PIU (infiltrado reticular de predomínio subpleural e bibasal, espessamento de septos interlobulares, faveolamento e bronquiectasias de tração), ou ainda pela biópsia pulmonar cirúrgica com achados histopatológicos dessa condição, tais como distorção arquitetural, faveolamento e pontos de fibrose jovem (focos fibroblásticos), entremeados com áreas de fibrose bem estabelecida, condição denominada heterogeneidade temporal. Achados de PIU, embora característicos, podem ocorrer em outras condições clínicas tais como doenças do tecido conjuntivo, pneumonite de hipersensibilidade crônica e toxicidade pulmonar por drogas, de modo que, para o diagnóstico de FPI, é necessário que sejam afastadas outras causas conhecidas dessa condição patológica.

Usualmente, pacientes com FPI apresentam quadro progressivo e insidioso, com declínio da capacidade vital forçada (CVF) entre 150 a 200 ml por ano e consequente piora lenta e gradual dos sintomas respiratórios. No entanto, em alguns casos, esses pacientes podem apresentar episódios de deterioração aguda da doença, conhecidos como exacerbações agudas, com elevadas taxas de mortalidade.[2]

HISTÓRICO DO TRATAMENTO DA FPI E INSUCESSOS TERAPÊUTICOS

Até o ano 2000, não havia caracterização precisa dos aspectos clínicos, histológicos e radiológicos da FPI que a distinguissem das demais formas de acometimento intersticial pulmonar fibrosante. Dessa forma, diversos padrões histológicos similares eram classificados como FPI e os estudos sobre tratamento e prognóstico da doença apresentavam resultados muitas vezes conflitantes. Somente após a publicação de uma diretriz internacional em 2001 foram estabelecidas com precisão as características da doença, em especial os achados radiológicos e histopatológicos.[3]

Durante muitos anos, acreditou-se que a FPI fosse doença de origem inflamatória, decorrente de uma agressão epitelial, seguida por processo inflamatório a ser reparado com fibrose. Os diversos tratamentos da época eram dirigidos para retardar ou impedir a progressão dessa inflamação. Hoje sabe-se, no entanto, que a inflamação é mínima ou inexistente e que a doença caracteriza-se desde o início por um quadro de fibrose de evolução progressiva, motivo pelo qual diversos tratamentos prévios não apresentaram resultados satisfatórios quanto à progressão da doença.

Os corticosteroides foram durante muito tempo as principais drogas utilizadas no tratamento da FPI, baseando-se no conceito fisiopatológico da inflamação seguida de fibrose. Embora poucos estudos retrospectivos não controlados tenham sugerido melhoras da função pulmonar em alguns doentes, investigações controladas mais recentes não mostraram benefício funcional ou na sobrevida de pacientes com FPI sob essa terapia. Além disso, há uma série de efeitos adversos graves associados a essa classe de medicação, incluindo ganho de peso, edemas e miopatia periférica. Portanto, os costicosteroides não estão indicados atualmente para o tratamento de pacientes com FPI em fase estável da doença.[4,5,6]

Embora os imunossupressores possam ser úteis no tratamento de outras pneumonias intersticiais fibrosantes, como, por exemplo, a pneumonia intersticial não específica, o seu uso na FPI não mostrou resultados benéficos. Inicialmente, um estudo retrospectivo envolvendo 82 pacientes que usaram a combinação de ciclofosfamida e prednisona não mostrou melhora na sobrevida, quando comparado ao mesmo número de pacientes que optaram por nenhum tratamento.[7] Posteriormente, o estudo PANTHER (*Prednisone, Azathioprine, and N-Acetylcysteine for Pulmonary Fibrosis*) encontrou maior mortalidade, maior número de hospitalizações e maior quantidade de efeitos adversos no grupo de pacientes tratados com a combinação prednisona, azatioprina e n-acetilcisteína, em comparação a voluntários tratados com placebo apenas.[8] Os riscos associados ao uso da combinação foram atribuídos aos efeitos imunossupressores do uso conjunto de azatioprina e prednisona. Desse modo, nos dias atuais o uso de imunossupressores está proscrito no tratamento da FPI em fase estável.

O mesmo estudo PANTHER também evidenciou que o uso isolado de altas doses da n-acetilcisteína, substância precursora do agente antioxidante endógeno glutationa, não se associou a reduções do ritmo de queda da CVF, diminuição de mortalidade ou da taxa de exacerbações agudas.[9]

Os antagonistas dos receptores da endotelina foram testados em vários estudos devido a suas propriedades antifibróticas vistas na vasculatura pulmonar em pacientes com hipertensão arterial pulmonar. No estudo BUILD 1 (*Efficacy and Safety of Oral Bosentan in Patients with Idiopathic Pulmonary Fibrosis*), o uso de bosentana não mostrou superioridade em relação ao placebo quanto à distância percorrida no teste de caminhada de 6 minutos, assim como quanto à qualidade de vida e grau de dispneia.[10,11] No entanto, embora não tenha atingido desfechos favoráveis, foi observada uma tendência entre os pacientes tratados a uma redução do tempo de progressão da doença e mortalidade. Isso motivou a realização de um novo ensaio clínico denominado BUILD 3 (*Bosentan Use in Interstitial Lung Disease 3*). Os resultados deste estudo também não mostraram benefício do uso da droga quanto à progressão da doença e mortalidade.[12]

Dentro da mesma abordagem, a ambrisentana e a macitentana também foram testadas em estudos randomizados duplo-cegos, controlados por placebo.[13,14] Mais uma vez, não houve diferenças quanto ao ritmo de queda da função pulmonar e mortalidade entre os grupos tratados com as drogas e os grupos placebo, sendo que o estudo envolvendo ambrisentana necessitou inclusive ser interrompido, devido a maior taxa de hospitalização entre os pacientes tratados com a droga.

O tratamento com anticoagulantes foi proposto na FPI devido a um possível estado pró-trombótico secundário à doença que poderia influenciar a mortalidade. O primeiro estudo que avaliou o uso da anticoagulação foi não controlado e analisou o uso de warfarina associado a prednisolona comparado com prednisolona isoladamente, mostrando melhora significativa da sobrevida nos pacientes anticoagulados.[15] Como essa investigação inicial apresentasse várias limitações metodológicas, foi realizado o estudo ACE-IPF (*Anticoagulant Effectiveness in Idiopathic Pulmonary Fibrosis Trial*) que randomizou 145 pacientes com diagnóstico de FPI, sem indicação de anticoagulação por outras causas, para receber warfarina (INR entre 2,0-3,0) ou placebo. Após 28 semanas de seguimento, o estudo foi interrompido devido a maior mortalidade e ausência de benefícios nos pacientes anticoagulados.[16] Nenhuma das mortes foi atribuída a sangramentos decorrentes da anticoagulação. Dessa forma, não se recomenda o uso de anticoagulantes para tratamento específico da FPI.

O interferon gama 1b é uma citocina endógena que tem propriedades antifibrosantes, imunomoduladoras e antiproliferativas. Uma possível ação terapêutica em doenças fibrosantes pulmonares foi notada em estudos envolvendo modelos animais e em um estudo preliminar publicado em 1999.[17] No entanto, dois importantes e pioneiros estudos duplos-cegos envolvendo grande número de pacientes mostraram que a droga não alterou sobrevida, ritmo de queda da função pulmonar ou qualidade de vida.[18,19]

Elevações de pressão na artéria pulmonar são achados comuns em pacientes com FPI em fase avançada e associam-se a pior sobrevida. O estudo STEP-IPF (*Sildenafil Trial of Exercise Performance in Idiopathic Pulmonary Fibrosis*) investigou os efeitos do vasodilatador pulmonar sildenafila sobre a capacidade de exercício de pacientes com FPI.[20] O desfecho primário do ensaio clínico controlado, randomizado e duplo-cego foi a mudança da distância percorrida no teste da caminhada dos seis minutos. Ainda que o desfecho primário não tenha sido atingido, o uso de sildenafila esteve associado com melhora da pressão arterial de oxigênio (PaO_2), difusão do monóxido de carbono (DLCO), intensidade da dispneia e qualidade de vida.[20] Uma análise *post hoc* dos dados desse estudo sugeriu que a droga foi mais efetiva em pacientes com evidências ecocardiográficas de disfunção sistólica do ventrículo direito.[21] Embora no momento não haja fortes evidências que apoiem o uso rotineiro de sildenafila para reduzir a hipertensão pulmonar em pacientes com FPI, a questão parece ainda merecer estudos adicionais.

TRATAMENTO MEDICAMENTOSO RECOMENDADO

As condutas atualmente preconizadas para o tratamento da FPI estão resumidas na Tabela 12.1.

Apesar de a grande maioria dos ensaios clínicos envolvendo terapias para FPI terem mostrado resultados desapontadores, existem atualmente duas drogas de benefício comprovado no tratamento da doença: a pirfenidona e o nintedanibe.

A pirfenidona é um agente antifibrótico que exibe múltiplas ações biológicas, entre elas redução da produção dos fatores de crescimento TGF-β e PDGF, TNFα e propriedades antioxidantes. Os primeiros estudos utilizando a pirfenidona no tratamento da FPI que mostraram resultados promissores foram realizados no final da década de 1990 e início dos anos 2000.

Quatro grandes ensaios clínicos recentes, controlados, randomizados, e duplos-cegos, avaliaram o uso da pirfenidona no tratamento da FPI. Um estudo japonês recrutou 267 pacientes com FPI para receber, ao longo de 52 semanas, placebo ou pirfenidona, nas doses de 1.200 mg/dia ou 1.800 mg/ dia. A medicação, em ambas as doses, levou à redução significativa do grau da queda dos valores da CVF, em comparação ao placebo. Além disso, o uso de pirfenidona em altas doses também esteve associado a aumento significativo do tempo livre de progressão da doença (tempo para queda da função pulmonar ou óbito) em comparação ao grupo placebo.[22]

Sob a denominação CAPACITY (*Clinical Studies Assessing Pirfenidone in IPF: Research of Efficacy and Safety Outcomes*) foram realizados dois estudos simultâneos em 110 centros mundiais. O estudo 004 randomizou pacientes com FPI leve e moderada (CVF > 50% do previsto e DLCO > 35%) para receber pirfenidona nas doses de 2.403 mg ao dia, 1.197mg ao dia ou placebo ao longo de 72 semanas. O uso de pirfenidona em altas doses levou à redução significativa da intensidade da queda da CVF observada ao final do estudo, em comparação ao grupo placebo (–8,0% vs. –12,4% p = 0,001) e maior tempo livre de progressão da doença. O efeito terapêutico da droga foi detectado a partir da vigésima quarta semana de tratamento. No estudo 006 foram comparados pacientes com as mesmas características funcionais usando 2.403 mg de pirfenidona *versus* placebo. Ao final do estudo, não foi notada diferença estatisticamente significativa quanto ao ritmo de queda da CVF entre os pacientes que usaram pirfenidona e pla-

Tabela 12.1 – Medidas preconizadas no tratamento da FPI

Tratamento da doença pulmonar	• Nintedanibe 150 mg – 01 cápsula de 12/12h • Pirfenidona 267 mg – 3 cápsulas de 8/8h
Tratamento do refluxo gastroesofágico	• Inibidores de bomba de prótons ou antagonistas de receptores H2 • Fundoplicatura gástrica em casos graves • Indicado a todos os pacientes, mesmo sem sintomas digestivos
Medidas gerais	• Educação sobre a doença; abandono do tabagismo; reabilitação pulmonar; oxigenoterapia (quando indicada); e vacinação contra influenza e antipneumocócica • Discussão sobre eventos terminais • Pesquisa e tratamento de comorbidades
Tratamento da tosse	• Antitussígenos tradicionais • (codeína e levodropopizina) • Talidomida 50 a 100 mg ao dia • Gabapentina 300 a 1800 mg ao dia
Tratamento paliativo da dispneia	• Morfina VO em caso de sintoma intenso (10-30 mg/dia)
Tratamento da exacerbação aguda	• Antibioticoterapia de amplo espectro • Metilprednisolona 0,5 a 1 g ao dia por 3 dias • Suporte ventilatório quando indicado
Transplante de pulmão	• Casos selecionados

cebo (− 9,0% e − 9,6% respectivamente, p = 0,51), ainda que os pacientes do grupo pirfenidona tenham apresentado melhora dos parâmetros avaliados em relação ao grupo placebo, até a quadragésima oitava semana de tratamento.[23]

Os dados conflitantes do estudo CAPACITY levaram à realização de um ensaio clínico denominado ASCEND (*Assessment of Pirfenidone to Confirm Efficacy and Safety in Idiopathic Pulmonary Fibrosis*). Nesse estudo, 555 pacientes foram randomizados para receber pirfenidona na dose de 2.403 mg ao dia ou placebo por 52 semanas. Ao final do estudo, o grupo placebo exibiu queda média da CVF de 428 ml, enquanto esse valor para o grupo que recebeu a droga foi de 235 ml. A proporção de pacientes que apresentou queda da CVF superior a 10% foi reduzida em 48% no grupo pirfenidona em relação ao placebo. Os pacientes que usaram pirfenidona apresentaram ainda menor queda na distância percorrida no teste da caminhada de 6 minutos e maior tempo livre de progressão de doença comparados aos que usaram placebo.[24] Quando os dados de mortalidade dos estudos CAPACITY foram analisados em conjunto com os do ASCEND, as taxas de mortalidade, por qualquer causa e por FPI, foram significativamente inferiores no grupo pirfenidona em relação ao grupo placebo.

As doses preconizadas da pirfenidona são de uma cápsula de 267 mg via oral a cada 8 h por uma semana. Na segunda semana, a dose deve ser aumentada para duas cápsulas a cada 8 h e, a partir do décimo quinto dia, para três cápsulas a cada 8 h. Os principais efeitos adversos associados são náuseas, vômitos, fotossensibilidade, *rash* cutâneo e alteração de enzimas hepáticas. A medicação deve ser tomada preferencialmente com alimentos para diminuir o risco de náuseas e tonturas. Outro cuidado a ser tomado são medidas de proteção contra raios solares, incluindo aplicação de protetor solar e roupas fechadas. Redução da dose ou descontinuação do tratamento pode ser necessária na vigência de efeitos adversos acentuados. Pirfenidona não deve ser administrada para pacientes com insuficiência hepática grave, insuficiência renal dialítica ou que façam uso de fluvoxamina.

O nintedanibe é um inibidor de tirosina quinase que foi desenvolvido originalmente como agente inibidor da angiogênese para ser empregado na oncologia, inclusive em neoplasias pulmonares. A droga bloqueia pontos intracelulares de ligação do ATP em tirosina-quinases específicas que produzem fatores de crescimento fibrogênicos (PDGF, VEGF, FGF). Como consequência, ocorre prejuízo na proliferação de fibroblastos e redução da deposição de matriz extracelular.

O primeiro ensaio clinico com uso do nintedanibe no tratamento da FPI foi o estudo fase 2 TOMORROW (*To Improve Pulmonary Fibrosis with BIBF-1120*), no qual foram randomizados 432 pacientes para receberem doses crescentes da medicação (dose maxima 150 mg duas vezes ao dia) ou placebo. O grupo que recebeu dose maxima da medicação apresentou, ao longo de 12 meses, menor número de exacerbações agudas e menor declínio da CVF em comparação ao placebo.[25]

Dois ensaios de fase III adicionais, relacionados à eficácia do nintedanibe na FPI, foram desenvolvidos simultaneamente e denominados INPULSIS.[26] Nesses dois estudos, um total de 1066 pacientes foi randomizado para receber nintedanibe 150 mg duas vezes ao dia, ou placebo por um periodo de 52 semanas. No estudo INPULSIS 1 a taxa anual de declínio da CVF foi menor no grupo que usou a medicação em comparação ao placebo (−114,7 ml vs. −239,9 ml). No estudo INPULSIS-2, o uso da medicação também cursou com redução significativa da taxa anual de queda da CVF em relação ao placebo (−113,6 ml vs. −207,3 ml). Um benefício adicional associado ao uso de nintedanibe foi o retardo do tempo para o surgimento de um primeiro episódio de exacerbação aguda da FPI. Além disso, análise posterior conjunta dos estudos TOMORROW e INPULSIS também sugere que o nintedanibe possa ter efeitos benéficos na sobrevida.[27]

A dose de nintedanibe recomendada é de 150 mg, duas vezes ao dia. Essa dose pode ser reduzida transitoriamente para 100 mg/dia em caso de surgimento de reações adversas. Recomenda-se ingerir a droga com um copo de água e comida. Os efeitos adversos mais comumente associados ao seu uso são de natureza digestiva, em especial, diarreia e náuseas. A diarreia está presente em aproximadamente 62% dos pacientes em uso de nintedanibe e muitas vezes o uso da droga deve ser acompanhado da tomada de loperamida para controle do quadro intestinal. Testes de função hepática devem ser realizados antes do início do tratamento e devem ser repetidos mensalmente nos primeiros três meses e trimestralmente nos meses seguintes. Recomenda-se a redução da dose ou interrupção do produto em caso de elevação importante das transaminases hepáticas. Esta medicação não deve ser empregada em pacientes com insuficiência hepática moderada a grave, que tenham sofrido evento isquêmico cerebral ou cardíaco nos últimos seis meses, com predisposições genéticas a hemorragias ou tromboses ou ainda em uso de anticoagulantes.

É importante ressaltar que, até o momento, as evidências quanto à eficácia de ambas as drogas restringem-se à FPI e não a outras formas de doenças intersticiais fibrosantes, tais como pneumonite de hipersensibilidade crônica ou comprometimento pulmonar por doenças colágeno-vasculares. Além disso, no momento não há indicação para o uso das duas drogas em associação.

Os dados atuais são insuficientes para direcionar uma opção preferencial entre pirfenidona e nintedanibe, quando ambas as drogas forem disponíveis. Nessa escolha, portanto, devem ser consideradas as preferências individuais do paciente, a presença de contraindicações e eventuais efeitos colaterais surgidos.

Existem ainda diversas questões em aberto sobre o uso dos agentes antifibróticos na FPI. Uma delas diz respeito aos raros casos de pacientes recém-diagnosticados, assintomáticos e que exibam função pulmonar normal. Seria adequado introduzir a medicação de imediato ou, diante da história natural variável que a doença pode assumir, acompanhar o indivíduo periodicamente e apenas medicá-lo frente à piora clínica, tomográfica ou funcional respiratória? Subanálises realizadas a partir dos dados originais dos estudos INPULSIS, CAPACIY e ASCEND indicam que ambas as medicações mostram eficácia satisfatória em pacientes com doença pouco avançada.[28,29] A partir daí, e diante da evolução ruim da maioria dos pacientes com FPI, existe agora uma tendência a oferecer tratamento antifibrótico mesmo para indivíduos com doença muito inicial. Certamente que essa decisão deve envolver uma conversa detalhada com o próprio paciente frente à possibilidade de a medicação levar ao surgimento de efeitos adversos e piora da qualidade de vida.

É importante lembrar que, nos ensaios clínicos envolvendo tanto a pirfenidona como o nintedanibe, foram excluídos pacientes com doença pulmonar muito avançada, em geral com CVF < 50% e/ou DLCO < 30%. Portanto, a real eficácia de ambas as drogas nesse subgrupo de pacientes, na verdade, ainda é desconhecida. Ainda que o estudo de seguimento INPULSIS-ON tenha sugerido que nintedanibe exibe eficácia semelhante em pacientes com CVF maior ou menor do que 50%, a nosso ver, limitações metodológicas daquela análise impedem a obtenção de conclusões definitivas.[30]

Finalmente, o que fazer com pacientes cuja doença continua a mostrar sinais de progressão? Uma análise secundária conjunta dos resultados dos estudos CAPACITY e ASCEND sugere que mesmo os pacientes com quedas da CVF superior a 10% em um determinado ponto da evolução se beneficiaram da manutenção do uso de pirfenidona em relação àqueles que mostraram o mesmo tipo de queda e foram tratados com placebo.[31] Além de essa análise também exibir limitações metodológicas, a pergunta sem resposta é: o que teria acontecido com os doentes se, em vez de insistir com pirfenidona no momento de queda da CVF, o tratamento tivesse sido mudado para nintedanibe?

EXACERBAÇÕES AGUDAS

Pacientes com FPI podem apresentar ao longo do curso clínico da doença, episódios de exacerbação aguda sem uma causa determinada e que estão relacionados a pior prognóstico.[2] A exacerbação aguda consiste em uma deterioração aguda dos sintomas associado ao surgimento de novos velamentos alveolares ou em vidro fosco na tomografia de tórax. Causas identificáveis como tromboembolismo pulmonar e infecções devem ser afastadas. Clinicamente, o quadro manifesta-se com acentuação da dispneia em um período de dias a semanas, tosse seca, com evolução para insuficiência respiratória aguda em casos graves. A incidência é incerta, variando de 10 a 57%, dependendo do tempo de seguimento dos pacientes em relatos da literatura.[32]

Os fatores de risco identificados como associados a episódios de exacerbação aguda incluem CVF < 72% do previsto, DLCO < 62%, nunca ter sido fumante e presença de hipertensão arterial pulmonar. Doenças mais extensas na TCAR possuem um maior risco de mortalidade em 3 meses em comparação com doenças mais limitadas. Uma revisão sistemática demonstrou que o risco de óbito por exacerbação aguda em 1 mês é de 60% e, em 3 meses, é de 67%. Após um quadro de exacerbação, pacientes com FPI sobrevivem, em média, 2,2 meses.[33]

Não existe consenso sobre o tratamento ideal dos episódios de exacerbação aguda, uma vez que os estudos existentes sobre o tema são estudos pequenos e não controlados. O tratamento mais preconizado é o uso de pulsoterpia com metilprednisolona na dose de 0,5 a 1 g ao dia por um período de 3 a 5 dias. Antibioticoterapia de amplo espectro é geralmente associada ao tratamento com corticosteroides, uma vez que, em grande parte desses pacientes, a diferenciação de um processo infeccioso associado torna-se difícil. Além do mais, devido à gravidade da apresentação clínica, a maior parte dos pacientes não apresenta condições clínicas para essa diferenciação por meio de exames diagnósticos invasivos, como a broncoscopia e coleta de LBA ou biópsia pulmonar cirúrgica.

REFLUXO GASTROESOFÁGICO (RGE)

Aproximadamente, 90% dos pacientes com FPI apresentam RGE em níveis anormais, embora apenas uma menor parcela apresente sintomas clássicos relacionados ao quadro como pirose e regurgitações ácidas.[34] Vários estudos na literatura têm buscado avaliar a relação entre RGE e FPI, levantando a hipótese de que o RGE seria fator de risco importante para o desenvolvimento e/ou progressão da doença.[34]

Em um estudo retrospectivo envolvendo 204 pacientes com FPI, o tratamento anti-RGE foi associado à redução dos escores de fibrose na TCAR e melhor sobrevida.[35] Uma análise dos dados dos grupos placebo dos estudos ACE, PANTHER e STEP-IPF mostrou que o uso não controlado de medicações antiácidas, como inibidores da bomba de protons ou antagonistas de receptores H2, se associou a menor ritmo de redução da CVF e menor frequência de exacerbações agudas em relação ao não uso.[36]

Entretanto, uma análise semelhante feita com os braços placebo dos estudos CAPACITY e ASCEND, além de não reproduzr os últimos achados, encontrou maior frequência de infecções pulmonares e infecções de qualquer causa em pacientes com doença mais avançada tratados com antiácidos.[37]

Esse conjunto de resultados sugere que ainda são necessários ensaios clínicos controlados para que a questão do tratamento anti-RGE em FPI seja respondida. Mesmo assim, as associações ATS/ERS/JRS/ALAT recomendam que o tratamento para RGE seja feito de maneira rotineira em pacientes com FPI.[6]

TRATAMENTO SINTOMÁTICO

Tosse

A tosse é um sintoma muito comum e de difícil tratamento em pacientes com FPI. Junto com a dispneia, é o sintoma que mais interfere na qualidade de vida desses pacientes. Ela pode estar relacionada à RGE, porém, na maioria das vezes, é uma manifestação clínica da própria doença de base, sendo mais comum nos indivíduos com quadros mais avançados. Há sugestões de que as novas drogas antifibróticas possam atuar reduzindo o sintoma. Além disso, antitussígenos tradicionais, como a levodropropizina ou a codeína também podem ser de utilidade neste cenário. Nos casos em que eles não são suficientes, alguns tratamentos alternativos contra a tosse têm sido propostos.

Um estudo randomizado avaliou 23 pacientes que receberam, de maneira cruzada, talidomida e placebo por um período de 12 semanas. O desfecho primário foi a melhora no questionário de qualidade de vida em tosse (*Cough Quality of Life Questionnaire*), que foi favorável ao período de uso de talidomida.[38] No entanto, a talidomida, devido seus efeitos adversos conhecidos, em especial teratogênicos, é droga de difícil obtenção e regulamentada para uso apenas em situações específicas.

A gabapentina, um análogo do neurotransmissor GABA, foi testada em estudo randomizado para tratamento de tosse crônica refratária não infecciosa, na dose de 1.800mg ao dia, mostrando melhora no escore do questionário de tosse de Leicester em relação ao grupo placebo.[39] No entanto, faltam ainda estudos específicos em pacientes com FPI que comprovem sua eficácia.

Dispneia

A dispneia é o sintoma mais comum nos pacientes com FPI, relacionando-se com pior qualidade de vida e maior risco de depressão, ansiedade e óbito. Frequentemente é de difícil controle e refratária aos tratamentos clínicos disponíveis. A causa mais comum é a evolução da própria doença, mas pode ser acentuada por fraqueza muscular, pela própria depressão e ansiedade. Morfina por via oral, em doses baixas, pode ser utilizada, em especial nos casos de doença avançada com dispneia incapacitante e qualidade de vida extremamente prejudicada.[40]

TRATAMENTO NÃO MEDICAMENTOSO

Educação

É de fundamental importância que o paciente e seus familiares sejam continuamente informados sobre aspectos da doença, em especial sobre o tratamento, manejo dos sintomas, medidas de suporte e prognóstico. Em uma pesquisa americana envolvendo quase 1.500 pacientes com FPI que responderam a questionário sobre aspectos da doença, dois terços relataram não ter informações suficientes sobre a doença no momento do diagnóstico.[41]

É importante que sejam ouvidas as preferências e crenças do paciente durante o tratamento e que todos esses aspectos sejam discutidos com a equipe profissional. Questões relacionadas ao término da vida precisam ser abordadas em alguma consulta para que, diante de situações de urgência, incertezas sejam dissipadas e conflitos com familiares sejam evitados. Vale salientar que as diretrizes das associações ATS/ERS/JRS/ALAT de 2011 contêm uma recomendação fraca contrária à instituição de ventilação mecânica em pacientes com

FPI e falência respiratória, uma vez que a mortalidade intra-hospitalar nessa situação pode chegar a mais de 90%.[1,2]

Vacinação

Embora não existam estudos avaliando especificamente o impacto do uso de vacinas na FPI, a vacinação anti-influenza e antipneumocócica devem ser oferecidas a esse grupo de pacientes.

Suplementação de oxigênio

A indicação de oxigênio suplementar para pacientes com FPI deve seguir os mesmos critérios gasométricos utilizados para as demais condições respiratórias: PaO_2 menor ou igual a 55 mmHg ou PaO_2 entre 56 e 59 mmHg na presença de hipertensão pulmonar ou hematócrito acima de 55%. Não existem estudos clínicos específicos avaliando o impacto da suplementação de oxigênio na sobrevida de pacientes com FPI.

Reabilitação pulmonar

O benefício da reabilitação pulmonar está bem documentado na literatura em pacientes com DPOC. Embora em pequeno número, alguns estudos mostraram que a reabilitação pulmonar em pacientes com doenças intersticiais pulmonares, em especial FPI, pode levar à redução do grau de dispneia e melhora da qualidade de vida, assim como aumento do tempo de exercício e na distância percorrida no teste da caminhada de 6 minutos, além de ser um procedimento seguro e com baixo índice de efeitos adversos.[42]

Transplante pulmonar

A fibrose pulmonar idiopática é, dentre os grupos das doenças intersticiais pulmonares, aquela que apresenta pior prognóstico e pior sobrevida. Por isso é a principal doença intersticial encaminhada para transplante e a segunda entre todas as causas.[43] Além disso, em função da progressão rápida que ocorre em grande parte dos pacientes, pela idade avançada e pelas comorbidades associadas, a FPI é a doença que determina a maior taxa de mortalidade entre os pacientes em lista de espera. Dessa forma, o encaminhamento precoce para transplante pulmonar deve ser considerado já no momento do diagnóstico, mesmo antes de se avaliar a resposta clínica ao tratamento clínico realizado. As indicações e contraindicações para realização de transplante pulmonar em FPI estão resumidas na Tabela 12.2.

Tabela 12. 2 – Indicações e contraindicações de transplante pulmonar em FPI

Indicações
• Idade inferior a 65 anos
• DLCO abaixo de 40% do previsto
• Queda da CVF de, pelo menos, 10% e/ou queda da DLCO de, pelo menos, 15% e/ou queda de, pelo menos, 50 m na distância caminhada no TC6 m em intervalo de 6 meses
• Queda da SpO_2 abaixo de 88% e/ou distância no TC6 m menor que 250 m
• Surgimento de hipertensão pulmonar secundária
Contraindicações absolutas
• Neoplasia nos últimos 5 anos
• Disfunção importante em outro órgão: rim, fígado, coração e cérebro
• Doença arterial coronariana não passível de correção
• Tuberculose ativa
• Infecção por HIV
• Infecção pulmonar crônica que não pode ser tratada
• Deformidade importante da coluna ou da parede torácica
• IMC ≥ 35 kg/m²
• Histórico de não adesão a tratamento
• Distúrbio psiquiátrico não controlado
• Ausência de suporte social
• Estado funcional ruim, sem potencial para reabilitação
• Abuso de substâncias como álcool, tabaco e drogas

> **Contraindicações relativas**
> - Idade maior que 65 anos
> - Obesidade grau I (IMC de 30-35 kg/m^2)
> - Desnutrição (IMC < 20 kg/m^2)
> - Colonização ou infecção por micro-organismos resistentes
> - Ventilação mecânica
> - Comorbidades como hipertensão arterial sistêmica e diabetes mellitus

Pacientes com FPI têm menor taxa de sobrevida em 5 anos pós transplante em comparação a outras causas (40 a 50% contra 53%, respectivamente). O transplante pode ser tanto unilateral quanto bilateral, com aparente eficácia e resultados a longo prazo similares, embora seja essa ainda uma escolha controversa.[43]

CONSIDERAÇÕES FINAIS

Apesar dos avanços recentes no seu tratamento, a FPI continua sendo uma doença incurável. Diante do surgimento de drogas com ação anti-fibrótica, o diagnóstico precoce da condição e a introdução imediata de tratamento guardam potencial para melhorar o prognóstico da moléstia a longo prazo. Entretanto, antes de se prescrever uma dessas drogas é muito importante assegurar-se de que o caso realmente se trata de FPI, pois diante da manutenção de algum fator de risco ambiental, como, por exemplo, antígenos aviários ou uso crônico de nitrofurantoína, a utilidade dessas medicações de alto custo será limitada.

Muito importante ainda é abordar o paciente com FPI do ponto de vista da sua saúde global, já que comorbidades são muito comuns, entre elas doenças cardiovasculares, câncer de pulmão e apneia do sono. A detecção e tratamento adequado das comorbidades também guardam o potencial de melhorar tanto a qualidade de vida como os anos de sobrevida desses doentes.[44]

REFERÊNCIAS

1. Raghu G, Collard HR, Egan JJ, Martinez FJ, Behr J, Brown KK, et al. An official ATS/ERS/JRS/ALAT statement: idiopathic pulmonary fibrosis: evidence-based guidelines for diagnosis and management. Am J Respir Crit Care Med. 2011;183: 788-824.
2. Collard HR, Ryerson CJ, Corte TJ, Jenkins G, Kondoh Y, Lederer DJ, et al. Acute exacerbation of idiopathic pulmonary fibrosis. An international working group report. Am J Respir Crit Care Med. 2016;194: 265-75.
3. American Thoracic Society. Idiopathic pulmonary fibrosis: diagnosis and treatment. International consensus statement. American Thoracic Society (ATS), and the European Respiratory Society (ERS). Am J Respir Crit Care Med. 2000;161: 646-64.
4. Mapel DW, Samet JM, Coultas DB. Corticosteroids and the treatment of idiopathic pulmonary fibrosis: past, present, and future. Chest. 1996. 110:1058-67.
5. Flaherty KR, Toews GB, Lynch JP III, Kazerooni EA, Gross BH, Strawderman RL, et al. Steroids in idiopathic pulmonary fibrosis: a prospective assessment of adverse reactions, response to therapy, and survival. Am J Med 2001;110: 278-82.
6. Raghu G, Rochwerg B, Zhang Y, Garcia CA, Azuma A, Behr J, et al. An official ATS/ERS/JRS/ALAT clinical practice guideline: Treatment of idiopathic pulmonary fibrosis. An update of the 2011 clinical practice guideline. Am J Respir Crit Care Med. 2015; 192: e3-e19.
7. Collard HR, Ryu JH, Douglas WW, Schwarz MI, Curran-Everett D, King TE Jr et al. Combined corticosteroid and cyclophosphamide therapy does not alter survival in idiopathic pulmonary fibrosis. Chest. 2004; 125: 2169-74.
8. Idiopathic Pulmonary Fibrosis Clinical Research Network, Raghu G, Anstrom KJ, King TE Jr, Lasky JA, Martinez FJ. Prednisone, azathioprine, and N-acetylcysteine for pulmonary fibrosis. N Engl J Med. 2012; 366: 1968-77.
9. Idiopathic Pulmonary Fibrosis Clinical Research Network, Martinez FJ, de Andrade JA, Anstrom KJ, King TE Jr, Raghu G. Randomized trial of acetylcysteine in idiopathic pulmonary fibrosis. N Engl J Med. 2014; 370: 2093-101.
10. King TE Jr, Behr J, Brown KK, du Bois RM, Lancaster L, de Andrade JA, et al. BUILD-1: a randomized placebo-controlled trial of bosentan in idiopathic pulmonary fibrosis. Am J Respir Crit Care Med. 2008; 177:75-81.

11. Raghu G, King TE Jr, Behr J, Brown KK, du Bois RM, Leconte I et al. Quality of life and dyspnoea in patients treated with bosentan for idiopathic pulmonary fibrosis (BUILD-1). Eur Respir J. 2010; 35: 118-23.
12. King TE Jr, Brown KK, Raghu G, du Bois RM, Lynch DA, Martinez F, et al. BUILD-3: a randomized, controlled trial of bosentan in idiopathic pulmonary fibrosis. Am J Respir Crit Care Med. 2011;184: 92-9.
13. Raghu G, Behr J, Brown KK, Egan JJ, Kawut SM, Flaherty KR, et al. Treatment of idiopathic pulmonary fibrosis with ambrisentan: a parallel, randomized trial. Ann Intern Med. 2013; 158: 641-9.
14. Raghu G, Million-Rousseau R, Morganti A, Perchenet L, Behr J; MUSIC Study Group. Macitentan for the treatment of idiopathic pulmonary fibrosis: the randomised controlled MUSIC trial. Eur Respir J. 2013; 42: 1622-32.
15. Kubo H, Nakayama K, Yanai M, Suzuki T, Yamaya M, Watanabe M, et al. Anticoagulant therapy for idiopathic pulmonary fibrosis. Chest. 2005; 128:1475-82.
16. Noth I, Anstrom KJ, Calvert SB, de Andrade J, Flaherty KR, Glazer C, et al. A placebo-controlled randomized trial of warfarin in idiopathic pulmonary fibrosis. Am J Respir Crit Care Med. 2012; 186: 88-95.
17. Ziesche R, Hofbauer E, Wittmann K, Petkov V, Block LH. A preliminary study of long-term treatment with interferon gamma-1b and low-dose prednisolone in patients with idiopathic pulmonary fibrosis. N Engl J Med. 1999; 341: 1264-69.
18. Raghu G, Brown KK, Bradford WZ, Starko K, Noble PW, Schwartz DA, et al. A placebo-controlled trial of interferon gamma-1b in patients with idiopathic pulmonary fibrosis. N Engl J Med. 2004; 350:125-33.
19. King TE Jr, Albera C, Bradford WZ, Costabel U, Hormel P, Lancaster L, et al. Effect of interferon gamma-1b on survival in patients with idiopathic pulmonary fibrosis (INSPIRE): a multicentre, randomised, placebo-controlled trial. Lancet. 2009; 374: 222-28.
20. Idiopathic Pulmonary Fibrosis Clinical Research Network, Zisman DA, Schwarz M, Anstrom KJ, Collard HR, Flaherty KR, et al. A controlled trial of sildenafil in advanced idiopathic pulmonary fibrosis. N Engl J Med. 2010; 363: 620-8.
21. Han MK, Bach DS, Hagan PG, Yow E, Flaherty KR, Toews GB, et al. Sildenafil preserves exercise capacity in patients with idiopathic pulmonary fibrosis and right-sided ventricular dysfunction. Chest. 2013;143: 1699-708.
22. Taniguchi H, Ebina M, Kondoh Y, Ogura T, Azuma A, Suga M, et al. Pirfenidone in idiopathic pulmonary fibrosis. Eur Respir J. 2010; 35: 821-29.
23. Noble PW, Albera C, Bradford WZ, Costabel U, Glassberg MK, Kardatzke D, et al. Pirfenidone in patients with idiopathic pulmonary fibrosis (CAPACITY): two randomized trials. Lancet. 2011;377:1760-69.
24. King TE Jr, Bradford WZ, Castro-Bernardini S, Fagan EA, Glaspole I, Glassberg MK, et al. A phase 3 trial of pirfenidone in patients with idiopathic pulmonary fibrosis. N Engl J Med. 2014; 370: 2083-92.
25. Richeldi L, Costabel U, Selman M, Kim DS, Hansell DM, Nicholson AG, et al. Efficacy of a tyrosine kinase inhibitor in idiopathic pulmonary fibrosis. N Engl J Med. 2011; 365:1079-87.
26. Richeldi L, du Bois RM, Raghu G, Azuma A, Brown KK, Costabel U, et al. Efficacy and safety of nintedanib in idiopathic pulmonary fibrosis. N Engl J Med 2014; 370: 2071-82.
27. Richeldi L, Cottin V, du Bois RM, Selman M, Kimura T, Bailes Z, et al. Nintedanib in patients with idiopathic pulmonary fibrosis: Combined evidence from the TOMORROW and INPULSIS(®) trials. Respir Med. 2016; 113: 74-9.
28. Kolb M, Richeldi L, Behr J, Maher TM, Tang W, Stowasser S, et al. Nintedanib in patients with idiopathic pulmonary fibrosis and preserved lung volume. Thorax. 2016 Sep 26. pii: thoraxjnl-2016-208710. doi: 10.1136/thoraxjnl-2016-208710. [Epub ahead of print].
29. Albera C, Costabel U, Fagan EA, Glassberg MK, Gorina E, Lancaster L, et al. Efficacy of pirfenidone in patients with idiopathic pulmonary fibrosis with more preserved lung function. Eur Respir J. 2016; 48: 843-51.
30. Wuyts WA, Kolb M, Stowasser S, Stansen W, Huggins JT, Raghu G. First data on efficacy and safety of nintedanib in patients with idiopathic pulmonary fibrosis and forced vital capacity of ≤ 50 % of predicted value. Lung. 2016; 194: 739-43.
31. Nathan SD, Albera C, Bradford WZ, Costabel U, du Bois RM, Fagan EA, et al. Effect of continued treatment with pirfenidone following clinically meaningful declines in forced vital capacity: analysis of data from three phase 3 trials in patients with idiopathic pulmonary fibrosis. Thorax. 2016; 71: 429-35.
32. Song JW, Hong SB, Lim CM, Koh Y, Kim DS Acute exacerbation of idiopathic pulmonary fibrosis: incidence, risk factors and outcome Eur Respir J. 2011;37: 356-63.
33. Al-Hameed FM, Sharma S. Outcome of patients admitted to the intensive care unit for acute exacerbation of idiopathic pulmonary fibrosis. Can Respir J 2004;11:117-122.
34. Lee JS. The role of gastroesophageal reflux and microaspiration in idiopathic pulmonary fibrosis. Clin Pulm Med. 2014; 21:81-85.
35. Lee JS, Ryu JH, Elicker BM, Lydell CP, Jones KD, Wolters PJ, et al. Gastroesophageal reflux therapy is associated with longer survival in patients with idiopathic pulmonary fibrosis. Am J Respir Crit Care Med. 2011;184:1390-94.

36. Lee JS, Collard HR, Anstrom KJ, Martinez FJ, Noth I, Roberts RS, et al. Anti-acid treatment and disease progression in idiopathic pulmonary fibrosis: an analysis of data from three randomized controlled trials. Lancet Respir Med. 2013; 1: 369-76.
37. Kreuter M, Wuyts W, Renzoni E, Koschel D, Maher TM, Kolb M, et al. Antacid therapy and disease outcomes in idiopathic pulmonary fibrosis: a pooled analysis. Lancet Respir Med. 2016; 4: 381-89.
38. Horton MR, Santopietro V, Mathew L, Horton KM, Polito AJ, Liu MC, et al. Thalidomide for the treatment of cough in idiopathic pulmonary fibrosis: a randomized trial. Ann Intern Med. 2012;157;399-406.
39. Ryan NM, Birring SS, Gibson PG. Gabapentin for refractory chronic cough: a randomised, double-blind, placebo-controlled trial. Lancet. 2012 ; 380:1583-89.
40. Allen S, Raut S, Woollard J, Vassallo M. Low dose diamorphine reduces breathlessness without causing a fall in oxygen saturation in elderly patients with end-stage idiopathic pulmonary fibrosis. Palliat Med. 2005; 19: 128-30.
41. Collard HR, Tino G, Noble PW, Shreve MA, Michaels M, Carlson B, et al. Patient experiences with pulmonary fibrosis. Respir Med 2007; 101:1350-54.
42. Dowman L, Hill CJ, Holland AE Pulmonary rehabilitation for interstitial lung disease. Cochrane Database Syst Rev. Cochrane Database Syst Rev. 2014 Oct 6;(10):CD006322. doi: 10.1002/14651858. CD006322.pub3. Review.
43. Kistler KD, Nalysnyk L, Rotella P, Esser D. Lung transplantation in idiopathic pulmonary fibrosis: a systematic review of the literature. BMC Pulm Med. 2014; 14:139. doi: 10.1186/1471-2466-14-139.
44. de Boer K, Lee JS. Under-recognised co-morbidities in idiopathic pulmonary fibrosis: A review. Respirology. 2016; 21: 995-1004.

SEÇÃO 3 – AVALIAÇÃO ESPECÍFICA

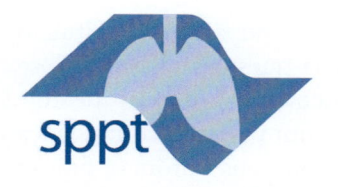

Tratamento da Sarcoidose: Além do Corticoide e do Metotrexato

13

Sílvia Carla Sousa Rodrigues

INTRODUÇÃO

Sarcoidose é uma doença granulomatosa multissistêmica de etiologia desconhecida. O granuloma sarcoide pode afetar qualquer órgão, no entanto, o comprometimento pulmonar e a adenomegalia intratorácica seguidos pelo envolvimento ocular e cutâneo ocorrem em mais de 90% dos casos.[1]

Acredita-se que a interação entre o gene e o antígeno seja o motor para o desencadeamento da resposta tecidual granulomatosa que caracteriza a doença. Fatores genéticos estão associados a risco para o desenvolvimento da sarcoidose e a seus diversos fenótipos de apresentação e evolução clínica.

A história natural da sarcoidose é bastante heterogênea. Enquanto em alguns pacientes a doença apresenta resolução espontânea, em outros ela é crônica, associada a vários cursos de recaída e necessidade de múltiplos fármacos, podendo ser recalcitrante e progressiva, apesar da terapêutica. Em séries de casos de sarcoidose, 20-70% dos pacientes necessitam de terapia sistêmica; metade desses pacientes permanece em tratamento por mais de dois anos.[2]

De um modo geral, dois anos tem sido um tempo padrão para determinar a evolução da doença e classificá-la como aguda ou crônica. Num estudo, porém, foram observadas diferenças no polimorfismo genético se a resolução da doença ocorria em menos de 2 anos, 2-5 anos ou > 5 anos.[3] Admitindo que a resolução da doença pode demorar até cinco anos, alguns autores sugerem que cinco anos possa ser melhor do que dois anos para estimar a história natural da sarcoidose.[4]

Sobrepondo os grupos, a evolução clínica da sarcoidose pode ser dividida em doença aguda, quando é resolvida dentro de 2-5 anos do diagnóstico; doença crônica, se persiste além de 5 anos do diagnóstico; e doença refratária, nos casos de evolução progressiva apesar do tratamento adequado.[5]

A história natural e o prognóstico da sarcoidose são extremamente variáveis. Sarcoidose estádio I (adenopatia intratorácica somente ao RX de tórax) tem chance de resolução espontânea em mais de 80% dos pacientes em até dois anos de sua apresentação. Sarcoidose com envolvimento do parênquima pulmonar tem maior associação com cronicidade, e 1/3 dos casos progride para fibrose pulmonar significativa. Na maioria das vezes, no entanto, a doença crônica mantém-se estável num regime de baixa dose de imunossupressão. Cerca de 10% dos pacientes apresentarão doença refratária, necessitando de terapia imunossupressora mais agressiva.[2,4]

A taxa de mortalidade atribuível à sarcoidose geralmente varia de 1 a 5%. Insuficiência respiratória é a principal causa de morte, exceto em pacientes japoneses, que mais comumente morrem devido ao comprometimento cardíaco.[6,7]

Como resultado dessa heterogeneidade, a conduta terapêutica em indivíduos portadores de sarcoidose varia de nenhum tratamento à necessidade de vários tipos de fármacos, que incluem corticoesteroides, antimaláricos, metotrexato, uma variedade de agentes citotóxicos e imunobiológicos. O tratamento da sarcoidose deve ser direcionado para as necessidades individuais do paciente. Inclui balancear o prognóstico natural, a gravidade e o impacto funcional da doença, a probabilidade de resposta à terapia e seus efeitos colaterais.[8] É extremamente importante identificar pacientes em risco de evolução mais desfavorável e submetê-los a tratamento mais intensivo desde o início.[7]

Um estudo Delphi revelou vários aspectos do tratamento da sarcoidose. Entre especialistas em sarcoidose, é consenso o uso de glicocorticoides (GCO) como droga de primeira escolha para a sarcoidose pulmonar aguda. Não se recomenda de rotina iniciar corticoide inalatório junto com corticoide oral. Doses de prednisona acima de 40 mg não adicionam benefícios. Metotrexato é o segundo fármaco de escolha para a sarcoidose, geralmente com o intuito de poupar ou substituir o corticoide. Duas questões-chave, a dose inicial de corticoide e a decisão de tratar ou observar um paciente com doença leve de acordo com seus sintomas, função pulmonar e radiograma de tórax, permanecem uma controvérsia e sem consenso mesmo entre especialistas.[9]

TRATAR OU NÃO TRATAR: EIS A QUESTÃO

Partindo-se da premissa de que os granulomas da sarcoidose resultam da interação do antígeno com o sistema imunológico, especula-se que a inflamação granulomatosa seria necessária para limpar o antígeno. Sendo a teoria correta, o tratamento eficaz, resolvendo a inflamação granulomatosa, poderia prejudicar a depuração do antígeno. Nesse cenário, ao término da terapia, a presença do antígeno poderia levar à inflamação granulomatosa recorrente e recaída.[10] Tal conceito é apoiado por dados que sugerem que a recidiva da sarcoidose é mais comum em pacientes previamente tratados, principalmente naqueles que utilizaram doses elevadas de corticoesteroides.[11] Ademais, o tratamento da doença melhora a inflamação, mas não altera o seu curso natural. Portanto, a inflamação granulomatosa da sarcoidose talvez seja benéfica, podendo ser monitorada sem tratamento, desde que não resulte em sintomas significativos ou disfunção orgânica.[10]

O tratamento da sarcoidose é bastante controverso, sendo um desafio decidir-se entre tratar ou apenas monitorar a evolução da doença. Essa questão ocorre, como já mencionado, por causa da heterogeneidade da doença. Se remissão espontânea é registrada em 2/3 dos pacientes, progressão para doença crônica, com graus variáveis de sequela pulmonar e extrapulmonar, pode ser observada em 10 a 20%.[6]

Após o diagnóstico e o estadiamento sistêmico, deve-se avaliar se a doença tem probabilidade de remissão espontânea ou se há indicadores de doença crônica ou progressiva, e então determinar o benefício da instituição terapêutica. A avaliação do prognóstico da sarcoidose (Tabela 13.1), no momento do seu diagnóstico, pode ajudar na decisão pelo tratamento ou, apenas, observação da doença. Considerando-se que o risco de um desfecho desfavorável é alto, há um maior incentivo para iniciar a terapia. Entrementes, não podemos desconsiderar que tanto a doença como também as diversas drogas disponíveis para o seu tratamento podem impor um risco elevado de morbidade e mortalidade para o paciente.[8]

O tratamento da sarcoidose pulmonar e extrapulmonar não deve se restringir aos achados dos exames de imagem ou bioquímica sanguínea. Idealmente, evidência de inflamação granulomatosa, disfunção fisiológica e sintomas significativos devem estar presentes para que se inicie a terapêutica específica contra a doença (Figura 13.1). Outrossim, a presença de sintomas isoladamente sem evidência de inflamação granulomatosa ou disfunção orgânica não deve ditar tratamento. No caso de sintomas pulmonares desproporcionais para os achados de imagem, causas alternativas (por exemplo, hiper-responsividade brônquica, hipertensão pulmonar, fraqueza muscular respiratória e insuficiência cardíaca) devem ser excluídas para definir a causa do sintoma e orientar a conduta.[12]

Tabela 13.1 – Indicadores de pior prognóstico ao tempo do diagnóstico da sarcoidose

Dados
Idade > 40 anos
Afro-americano
Necessidade de tratamento
Envolvimento extrapulmonar
Cardíaco
Neurológico (exceto, paralisia do VII par craniano)
Sarcoidose cutânea, principalmente lúpus pérnio
Esplenomegalia
Hipercalcemia, nefrocalcinose
Doença óssea
Achados pulmonares
Estádio II-IV, ao RX de tórax
Hipertensão pulmonar
Alteração significativa da função pulmonar
Dispneia moderada a grave
Neutrofilia no lavado broncoalveolar

Adaptada da referência (8).

A espirometria é o teste de função pulmonar com maior impacto para a decisão de tratar pacientes com sarcoidose pulmonar. No entanto, indivíduos assintomáticos com redução da capacidade vital forçada (CVF) não devem ser tratados, a menos que a CVF esteja abaixo de 70% do predito e haja evidência de inflamação granulomatosa nos pulmões.[12]

A medida da difusão pulmonar do monóxido de carbono (DCO) é menos útil do que a CVF para indicar tratamento devido a sua grande variabilidade; contudo, a difusão deve ser obtida de rotina, pois um valor (em percentagem do previsto) significativamente menor em comparação à CVF pode ser indicativo de hipertensão pulmonar, devendo esta ser investigada.[12]

Nenhum tratamento precisa ser realizado para os indivíduos com sarcoidose estádio I, assintomáticos e sem envol-

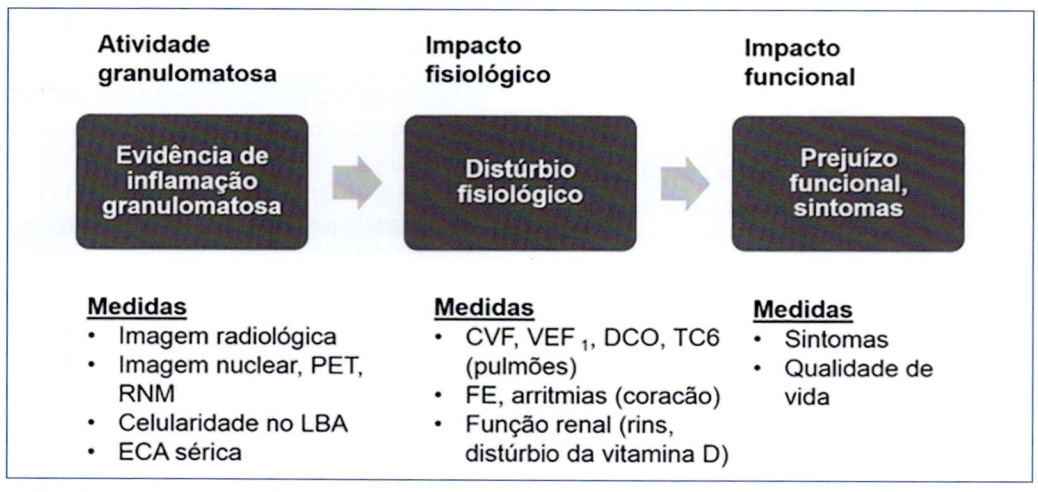

Fig. 13.1 – Indicadores de tratamento na sarcoidose pulmonar e extrapulmonar. A inflamação granulomatosa da sarcoidose pode ser medida por vários métodos (caixa da esquerda). No entanto, a inflamação granulomatosa *per se* não dita tratamento, a não ser que resulte em comprometimento fisiológico (caixa do meio) e impacto funcional (caixa da direita). Se o comprometimento fisiológico for leve e não resultar em sintomas significativos, pode-se apenas observar e não indicar tratamento, a princípio. No entanto, na vigência de comprometimento funcional significativo, sintomas e/ou prejuízo da qualidade de vida do paciente (caixa da direita), terapia para sarcoidose deve ser iniciada. Abreviaturas: PET (tomografia por emissão de pósitrons); RNM (ressonância nuclear magnética); ECA (enzima conversora da angiotensina); LBA (lavado broncoalveolar); CVF (capacidade vital forçada); VEF1 (volume expiratório forçado no primeiro segundo); DCO (difusão pulmonar do monóxido de carbono); TC6 (teste de caminhada de seis minutos); FE (fração de ejeção). *Adaptada das referências (10, 12)*.

vimento relevante de outro órgão. Eles devem ser seguidos a cada 3-6 meses, devendo-se considerar tratamento se, durante o acompanhamento, o paciente exibir sinais de envolvimento de outro órgão, prejuízo funcional e/ou aparecimento de sintomas (nesses casos, é conveniente avaliar diagnósticos alternativos, como hipertensão pulmonar e insuficiência cardíaca). A persistência da linfonodomegalia hilar não obrigatoriamente implica necessidade terapêutica. Nagai et al. demonstraram que a resolução da adenopatia hilar observada no radiograma de tórax pode levar até dez anos.[13]

Não está claro se os pacientes assintomáticos, mesmo com infiltrados parenquimatosos, irão se beneficiar de drogas específicas. Uma alternativa ao tratamento seria observar a evolução natural da doença, instituindo terapia apenas se o paciente se torna sintomático.[2] Outra opção, em pacientes assintomáticos com sarcoidose pulmonar estádio II ou III, seria tratar por três meses com terapia sistêmica seguida por 15 meses de doses altas de corticosteroides inalados.[14]

Portanto, para indivíduos assintomáticos com sarcoidose estádios II a IV, recomenda-se a princípio não tratar, apenas monitorar a evolução da doença. Corticoterapia oral deve ser iniciada para os pacientes que apresentam sintomas significativos ou piora clínico-funcional progressiva.[2] Corticoides inalados podem melhorar a função pulmonar em pacientes assintomáticos com doença estádio II ou III, mas não parecem ser eficazes em pacientes com sarcoidose sintomática, sendo a sua principal indicação controle da tosse decorrente de hiper-responsividade brônquica.[14-17]

No estádio IV, a tomografia por emissão de pósitrons com 18-fluorodeoxiglicose (18F-FDG-PET) pode ser utilizada para avaliar atividade da doença em indivíduos que persistem com sintomas respiratórios, separando inflamação granulomatosa de fibrose residual.[18]

O tratamento da sarcoidose extrapulmonar inclui muitas drogas utilizadas para a doença pulmonar. Corticosteroide oral também é o fármaco de primeira escolha. A orientação da dose segue o mesmo esquema utilizado para sarcoidose pulmonar, considerando-se uma dose maior na presença de doença neurológica ou cardíaca, raramente acima de 40 mg de prednisona ou correlato.[6] A adição ou troca por uma droga alternativa pode ser necessária em alguns casos, e o MTX costuma ser o fármaco de segunda linha mais utilizado. As terapias de terceira linha ou drogas experimentais podem ser consideradas se outras opções falharem.

GLICOCORTICOIDES

A despeito da opinião universal de que os glicocorticoides são a droga de escolha para quase todas as formas de apresentação da doença, nenhum tratamento farmacológico para sarcoidose encontra-se aprovado pelo US Food and Drug Admistration.[19]

Em relação a outros esquemas de tratamento, os GCO são baratos, eficazes, confiáveis, amplamente disponíveis, de fácil titulação, e a experilúpus pérnioncia clínica com eles é vasta.[8] Os corticosteroides apresentam a vantagem de regular diversas vias da resposta imune observada na sarcoidose, agindo principalmente na supressão de citocinas inflamatórias incluindo interferon-gama (IFN-γ) e fator alfa de necrose tumoral (TNF-α), importantes para o desenvolvimento do granuloma sarcoide.[8] Outras citocinas inflamatórias envolvidas na formação e manutenção do granuloma também respondem às propriedades anti-inflamatórias dos corticosteroides.[19]

Os glicocorticoides continuam sendo a droga de primeira escolha para bloquear a reposta inflamatória granulomatosa. Em indivíduos com doença limitada, lesões de pele (excluindo, lúpus pérnio), uveíte anterior aguda ou tosse, pode ser suficiente corticoide tópico (incluindo a via inalatória para hiper-responsividade brônquica). Para os pacientes que apresentam envolvimento sistêmico múltiplo e sintomas significativos, a medicação sistêmica, geralmente via oral, é obrigatória.

Não existem ensaios clínicos prospectivos e randomizados para orientar a dose, a duração ou a velocidade de descalonamento dos glicocorticoides na sarcoidose. Para tratamento da doença pulmonar, orienta-se uma dose inicial de prednisona entre 20 a 40 mg por dia ou em dias alternados, sendo esse intervalo de dose utilizado por mais de 70% dos especialistas em sarcoidose.[6,9]

Na prática, a dose de GCO é titulada de acordo com a resposta do paciente. O esquema de desmame ideal também não é conhecido, mas o monitoramento cuidadoso de iatrogenias e a redução gradual adaptada à resposta podem reduzir a dose cumulativa dos GCO e seus efeitos colaterais. Geralmente, o pico de resposta na sarcoidose pulmonar é evidente dentro de

3 a 4 semanas do início do tratamento, quando então a dose pode ser descalonada para um nível de manutenção passo a passo a cada 3 a 4 semanas. A maioria dos especialistas considera efetivo um regime de descalonamento da dose de prednisona até 10 mg ou menos, mas isso deve ser feito de forma individualizada de acordo com a resposta do paciente. Recomenda-se de 6 a 24 meses de terapia para a sarcoidose de início recente (< 5 anos).[8]

Para os indivíduos não-respondedores, investigar doença fibrosante e irreversível, não adesão ao tratamento, dose inadequada e resistência ao corticosteroide. O uso de agentes antimaláricos ou citotóxicos deve ser considerado se ainda existe evidência de inflamação granulomatosa. As chances de recaída após a interrupção da terapia com corticoide variam de 14-74% para a doença aguda e 75% para aqueles com sarcoidose crônica. As recidivas geralmente ocorrem 2 a 6 meses após a interrupção da terapia, mas podem demorar mais do que 12 ou 24 meses. Na vigência de recaída, repetir o tratamento com corticoide no regime de dose previamente utilizado pode ser adequado para controle da inflamação granulomatosa.[8]

Um estudo retrospectivo de tratamento de recidiva da sarcoidose pulmonar mostrou que 20 mg de prednisona por cerca de 21 dias foi associada à melhora dos sintomas clínicos e da função pulmonar. Esses dados sugerem que nos casos de recidiva da doença uma dose de corticoide menor pode ser usada com segurança, podendo-se considerar o desmame precocemente após o primeiro mês de tratamento.[20] Em indivíduos com recaídas frequentes, recomenda-se corticosteroide em doses baixas (5 a 10 mg) por tempo indefinido (Figura 13.2).

Em indivíduos com doença insignificante ou leve, o tratamento com corticoide pode trazer mais prejuízo do que benefício. Portanto, a decisão para usar corticosteroide na sarcoidose deve sempre balancear os benefícios da terapêutica contra os potenciais efeitos colaterais da droga.[8]

A toxicidade atribuída aos corticoides pode ter impacto na qualidade de vida dos pacientes, geralmente é dose cumulativa e relacionada ao seu uso crônico, inclui ganho de peso, diabetes melito, catarata, fragilidade cutânea, refluxo gastroesofágico, osteoporose, insônia e alteração no humor. Judson e colaboradores empregaram o método de escore de propensão para comparar altas doses de corticoide (prednisona > 500 mg) a baixas doses (prednisona ≤ 500 mg) num período de um ano e demonstraram que indivíduos que utilizaram altas doses apresentaram pior qualidade de vida, independente da gravidade de sua doença. Esses dados sugerem que, no acompanhamento da evolução da sarcoidose, não devemos considerar apenas medidas objetivas de melhora da doença, como exame físico, espirometria, exames de imagem e de laboratório, mas também os efeitos colaterais dos corticosteroides. Nesse contexto, as terapias alternativas podem ter um papel importante no tratamento da sarcoidose, inclusive como terapia inicial, se tiverem um perfil de segurança superior aos glicocorticoides.[21]

Em um estudo, 17 dos 27 pacientes tratados com corticosteroides a longo prazo relataram efeitos colaterais com a terapia *versus* apenas dois dos 31 pacientes do grupo placebo. Em particular, o ganho de peso foi maior naqueles que foram tratados com glicocorticoides. Nesse estudo, a resposta média nos valores espirométricos nos pacientes tratados

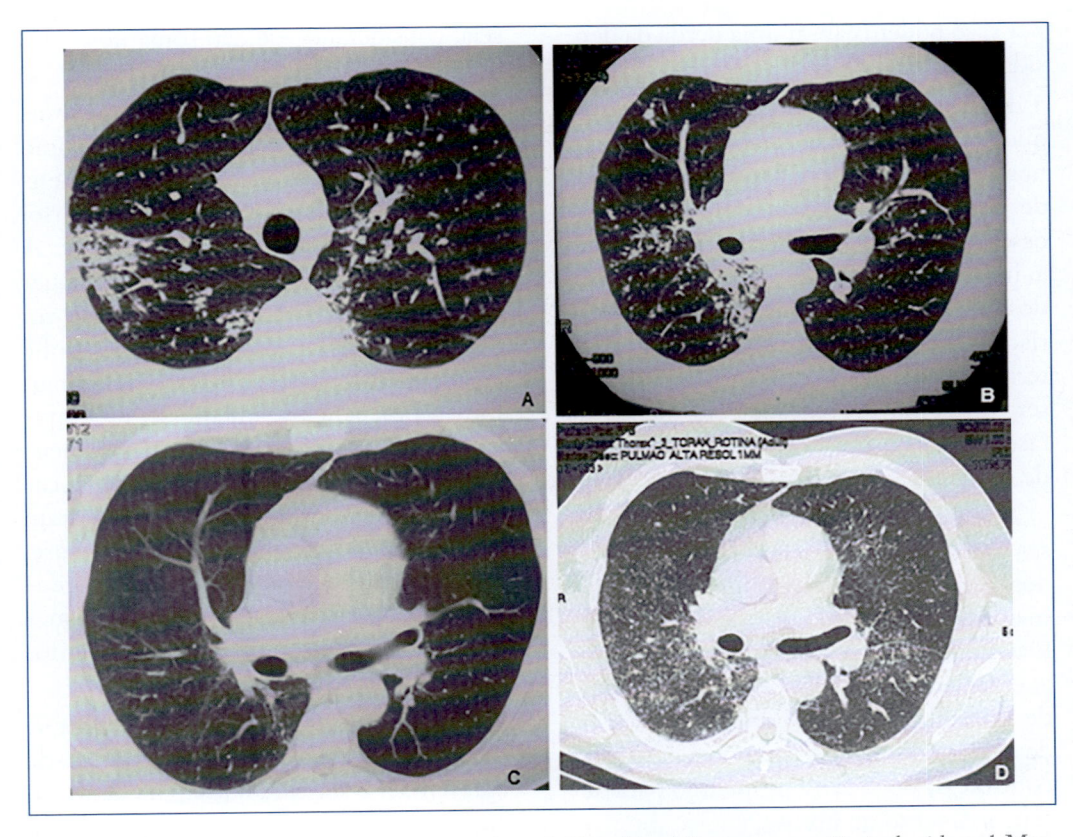

Fig. 13.2 – Sarcoidose pulmonar crônica com vários episódios de recidiva: uma experiência da vida real. Masculino, 40 anos, assintomático, sarcoidose pulmonar estádio III diagnosticada por biópsia transbrônquica. A e B – TCAR do tórax inicial evidenciando micronódulos de distribuição linfática. Espirometria normal, DCO 66%. A princípio observado por três meses sem tratamento. Por persistência das lesões, decidiu-se por terapêutica com prednisona (dose máxima de 30 mg) por cerca de um ano, com regressão quase total das lesões pulmonares (C). Após três meses de suspensão do tratamento, paciente passou a referir tosse, e a nova TCAR tórax (D) confirmou recidiva da doença. Iniciado, nessa ocasião, metotrexato (15 mg/semana) e prednisona 10 mg. Paciente evoluiu com melhora, porém após interrupção da terapia e nova recidiva, ele foi tratado por cerca de um ano com leflunomida 20 mg e prednisona 10 mg. Atualmente, o paciente mantém-se estável, sem outras recidivas, e controlado apenas com prednisona 5 mg/dia há cerca de cinco anos.

foi de apenas 9%, enquanto aqueles que receberam placebo permaneceram com a função pulmonar dentro da faixa de normalidade. Portanto, a toxicidade pode, em alguns casos, ser significativamente maior do que qualquer benefício potencial atribuído aos GCO.[22, 23]

Os efeitos ósseos da terapia com glicocorticoide em pacientes com sarcoidose são complexos. Os granulomas sarcoides convertem a 25-OH vitamina D na forma ativa 1,25-OH vitamina D, o que pode levar à hipercalcemia. Níveis elevados de vitamina D e hipercalcemia, portanto, podem restringir o uso dos suplementos comumente utilizados em usuários crônicos de GCO, tais como cálcio e vitamina D. Além disso, os distúrbios metabólicos por si só podem causar uma perda da densidade mineral óssea.[24]

Brismar e colaboradores mostraram que o tratamento da sarcoidose de diagnóstico recente com dose descalonada de GCO afeta discretamente a estrutura óssea trabecular e cortical e enfatizaram a importância do desmame precoce da dose de corticoesteroide para diminuir o risco de perda óssea na sarcoidose.[24] A terapia combinada com bifosfonato deve ser útil como prevenção, pelo menos na fase inicial do tratamento com dose alta de corticoide.[24]

Agentes alternativos aos GCO devem ser prescritos para pacientes dependentes dos corticoides por período cumulativo maior do que um ano ou que sofrem recaídas frequentes. A decisão para usar esses agentes é afetada pela duração do tempo de tratamento prévio com corticosteroide, a dose de manutenção do GCO para controle da doença e a propensão para desenvolvimento de fibrose.[12]

METOTREXATO

O metotrexato é um análogo do folato, age bloqueando a síntese de DNA e inibindo a diidrofolato redutase. É a droga alternativa mais bem estudada para o tratamento da sarcoidose, sendo a única que tem demonstrado equivalência parecida aos corticoides como agente único para a doença aguda.[25] Frequentemente é considerado a primeira opção como terapia de segunda linha para sarcoidose.[2,9,26,27] No estudo Delphi, metotrexato é a 2ª opção para sarcoidose pulmonar (por 83% dos especialistas em sarcoidose), em adição ou em substituição aos corticosteroides. Sessenta e cinco por cento dos especialistas também usam o metotrexato como droga de 2ª escolha para sarcoidose sistêmica (ou seja, considerando-se não somente o sítio pulmonar, mas também outros órgãos)[(9)].

Num estudo retrospectivo, comparando metotrexato *versus* azatioprina como terapia de segunda linha em 200 pacientes com sarcoidose, o metotrexato foi utilizado em 145 indivíduos (72,5%). A indicação para tratamento com quaisquer das drogas foi sarcoidose pulmonar em 68% dos casos; a maioria (78,5%) tinha envolvimento parenquimatoso pulmonar. Indicações para tratamento extrapulmonar foram acometimento cardíaco, neurológico, articular, uveíte e fadiga incapacitante. Ambos os fármacos mostraram ser efetivos no tratamento da sarcoidose, em substituição aos GCO ou como agentes poupadores da dose de esteroides, melhorando a função pulmonar, com efeitos colaterais semelhantes.[27]

O metotrexato tem demonstrado eficácia contra quase todas as formas de apresentação da sarcoidose, incluindo o envolvimento pulmonar, ocular, cutâneo e neurológico. Aproximadamente 2/3 dos pacientes responderão ao tratamento. Um quarto dos pacientes que recebe a combinação de metotrexato e corticoide pode ser desmamado do último fármaco.[19]

Em 2013, um grupo de *experts* em sarcoidose publicou um manuscrito sobre as principais recomendações para o uso do metotrexato na sarcoidose. A Tabela 13.2 resume as principais indicações e cuidados para a prescrição do metotrexato.

Nos casos de sarcoidose crônica e refratária, clínicos e pneumologistas devem se familiarizar com outras drogas alternativas, além dos glicocorticoides e metotrexato, que incluem antimaláricos (geralmente, com indicações bastante específicas), outros agentes citotóxicos e imunobiológicos. Na ausência de eficácia de um agente de segunda linha, outro fármaco de segunda linha pode ser utilizado com possibilidade de resposta, antes de se considerar um agente de terceira linha.

Tabela 13.2 – Orientações para o uso do metotrexato na sarcoidose

Indicações	Fármaco de segunda linha em casos refratários aos GCO
	Agente poupador de GCO.
	Opção de primeira linha, geralmente como terapia combinada (MTX + GCO) ou, excepcionalmente, como monoterapia.
Dose	Iniciar MTX na dose de 5-15 mg/semana em associação com ácido folínico 5 mg/semana ou 1 mg/dia.
	No caso de suspeita de envolvimento da medula óssea secundário à sarcoidose, considerar menor dose de MTX.
Monitoração	Solicitar a dosagem sérica das transaminases hepáticas, bilirrubinas e creatinina a cada 3-6 semanas até que uma dose estável seja atingida, e posteriormente a cada 1-3 meses; após a estabilização da dose, o intervalo de monitoração pode ser alargado para seis meses.
	Na vigência de efeitos adversos gastrointestinais associados ao uso do MTX, incluindo mucosite, o fracionamento da dose oral (a cada 12 horas) pode ser considerado; se a intolerância persistir, a medicação pode ser administrada por via parenteral ou trocada por outro imunossupressor.
Contraindicações	Doença renal significativa
	Doença hepática por outra causa que não a sarcoidose
	Supressão da medula óssea
	Infecção aguda ou crônica
	Proscrito para homens ou mulheres por no mínimo 3 meses antes de uma gravidez planejada
	Não deve ser usado na gravidez ou na amamentação

Abreviaturas: GCO (glicocorticoide); MTX (metotrexato).
Adaptada da referência (28).

Nas apresentações mais graves da doença, com alto risco de morbidade e mortalidade para o paciente (exemplo, lúpus pérnio, sarcoidose cardíaca e do sistema nervoso central), o primeiro tratamento já pode ser corticoide e metotrexato (ou outro fármaco de segunda linha), e a utilização de um agente de terceira linha pode ser feita mais precocemente, considerando-se o balanço entre os riscos e benefícios da conduta.

ANTIMALÁRICOS

Os agentes antimaláricos, tais como cloroquina e hidroxicloroquina, apresentam propriedades imunomoduladoras, sendo eficazes em algumas formas de apresentação da sarcoidose. Lesões cutâneas granulomatosas são a sua principal indicação, como monoterapia ou em associação com corticoide.[19] Outra indicação seria nos casos de distúrbios no metabolismo do cálcio secundários à sarcoidose.[29]

Existem poucos dados na literatura concernentes ao uso dos antimaláricos na sarcoidose pulmonar. Um estudo randomizado, controlado por placebo, em 57 indivíduos com sarcoidose estádios 2 e 3, observou melhora na função pulmonar e no RX de tórax nos pacientes que receberam cloroquina por 4 meses, mas também detectou uma taxa significativa de resolução espontânea no grupo controle. Além do mais, a CVF e o VEF1 diminuíram após interrupção da cloroquina, de tal forma que no final de 12 meses de acompanhamento não houve diferença entre os grupos.[30]

Outro estudo pequeno, utilizando 750 mg de cloroquina por 6 meses em pacientes com sarcoidose pulmonar crônica, demonstrou melhora nos sintomas, na função pulmonar e no grau de captação pulmonar na cintilografia por gálio, com alterações modestas no RX de tórax. Na extensão desse estudo, pacientes tratados com dose baixa de cloroquina tiveram menor declínio da função pulmonar em comparação àqueles que receberam placebo.[31]

As evidências de que lesões pulmonares mais avançadas são menos prováveis de responder à cloroquina ou que podem necessitar de doses mais elevadas por tempo prolongado desestimulam o uso de antimaláricos na sarcoidose pulmonar.[31, 32] A cloroquina está associada à alta taxa de toxicidade gastrointestinal e ocular, sendo esse efeito dose-dependente; seu uso por mais de 6 meses pode levar à retinopatia irreversível, recomendando-se exame ocular a cada 3-6 meses.[6]

A hidroxicloroquina tem menor toxicidade ocular, sendo preferível desde que sejam feitos exame oftalmológico com periodicidade e ajuste da dose para o peso do paciente.[23] Outro efeito da hidroxicloroquina é produzir degradação da insulina no fígado, suprimir a gliconeogênese e aumentar a utilização de glicose no tecido periférico, o que pode ser benéfico em diabéticos com sarcoidose leve a moderada.[6]

AGENTES CITOTÓXICOS

Os agentes comumente descritos neste grupo incluem metotrexato (já comentado), azatioprina, leflunomida e micofenolato de mofetila. Embora sejam frequentemente chamados de agentes citotóxicos, seus mecanismos de ação são diversos. A opção pelo uso de um desses fármacos depende principalmente da familiaridade do prescritor com a droga, preferências do paciente, comorbidades e disponibilidade.[8]

Azatioprina

A azatioprina é uma pró-droga que é convertida *in vivo* em seu metabólito ativo, 6-mercaptopurina, pela enzima tiopurina-S-metiltransferase. Atua inibindo a síntese de purina necessária para a proliferação celular, especialmente dos linfócitos B e T. A imunidade celular é suprimida em maior grau do que a imunidade humoral. O forte efeito imunossupressor da azatioprina nos linfócitos T torna este fármaco uma opção atraente para a sarcoidose.[19]

Para 44% dos especialistas em sarcoidose, azatioprina é a segunda opção (após metotrexato) como agente poupador de esteroide ou em substituição a este no tratamento da doença pulmonar.[9] Como já comentado neste capítulo, a azatioprina parece ter eficácia semelhante ao MTX na sarcoidose pulmonar, apresentando, porém, maior risco de complicação infecciosa.[27]

Num estudo, um terço dos pacientes com sarcoidose respondeu ao tratamento com MTX, e metade respondeu à azatioprina (a maioria dos casos tratados com azatioprina já havia sido tratada previamente com MTX).[33]

Recomenda-se iniciar a azatioprina na dose de 50 mg por dia, com incrementos de 25 mg/dia a cada 2-3 semanas a fim de reduzir o risco de toxicidade gastrointestinal. A dose de manutenção da azatioprina é de 2 mg/kg, e a dose máxima 200 mg por dia. Ajustes de sua posologia devem ser feitos para insuficiência renal e em casos de leucopenia. Uma resposta clínica inicial geralmente ocorre dentro de 2-4 meses.[19]

Os principais efeitos colaterais da azatioprina são alterações hematológicas, gastrointestinais, hepatotoxicidade, síndrome de hipersensibilidade, teratogenicidade e risco de neoplasias. A hepatotoxicidade induzida por azatioprina é geralmente reversível após a interrupção do fármaco. Na vigência de seu tratamento, contagem celular sanguínea e transaminases hepáticas devem ser monitoradas periodicamente. Mulheres em idade fértil devem evitar gravidez.[19]

Leflunomida

A leflunomida é uma droga antilinfocítica de uso oral que foi aprovada pela FDA desde 1998 para o tratamento da artrite reumatoide, podendo ser usada como agente único ou em combinação com o metotrexato. Atua por inibição da desidrogenase láctica e a síntese *de novo* de pirimidinas.[34]

Na sarcoidose, a leflunomida tem mostrado efetividade semelhante ao metotrexato, sendo menos tóxica. A taxa de resposta com a combinação de leflunomida e MTX na sarcoidose parece ser maior do que com o uso isolado de leflunomida, confirmando o sinergismo já observado na artrite reumatoide.[35]

Em uma série de sarcoidose pulmonar e ocular, a leflunomida foi efetiva em 25 de 32 pacientes tratados, sendo a taxa de resposta da doença ocular e pulmonar semelhante: 82% e 75%, respectivamente. Em 15 pacientes desse estudo, a leflunomida foi associada ao MTX; doze de quinze pacientes (80%) responderam à combinação, após falha com o uso isolado do MTX.[36]

Noutro estudo retrospectivo com 76 pacientes, a leflunomida, isolada ou associada a outra droga, mostrou-se eficaz para a sarcoidose pulmonar e extrapulmonar crônica, permitindo a redução da dose de esteroide.[34]

A dose usual de leflunomida é 20 mg/dia, podendo ser reduzida para 10 mg em casos de iatrogenias. Nos dois estudos retrospectivos citados, 1/3 dos pacientes apresentou eventos adversos, sendo 15% a taxa de descontinuação da droga.[34,36]

Os principais efeitos colaterais da leflunomida são leucopenia, distúrbios gastrointestinais, infecções e alopécia. A leflunomida está associada a menos náuseas do que o metotrexato, mas a incidência de leucopenia e efeitos hepatotóxicos é semelhante entre os dois fármacos.[35] Hemograma e testes de função hepática devem ser monitorados. A hepatotoxicidade é mais frequente naqueles que utilizam MTX concomitante ou que apresentam disfunção hepática preexistente. Outros efeitos colaterais atribuídos à leflunomida incluem hipertensão arterial sistêmica, teratogenicidade e neuropatia periférica.[8]

Há indícios de que a terapia prévia ou simultânea com MTX pode ser um fator de risco para o desenvolvimento de pneumonite na sarcoidose. Em pacientes com sarcoidose que desenvolvem tosse intratável induzida por MTX, o sintoma pode ser controlado após troca por leflunomida.[23] Como a leflunomida tem meia-vida longa, a colestiramina pode ser necessária para excretar o medicamento em casos de toxicidade grave.[12]

Micofenolato de mofetila

O mecanismo da atividade anti-inflamatória do micofenolato não está claro, mas pode ser secundário à inibição da síntese de purina por linfócitos.[8]

O micofenolato de mofetila tem sido usado em indivíduos com sarcoidose pulmonar e extrapulmonar, e parece ser mais eficaz do que outros antimetabólitos para o tratamento de pacientes com inflamação ocular crônica. Na neurossarcoidose, há relato de resposta à combinação de micofenolato e infliximabe. Uma vez que o metotrexato e a leflunomida são excretados pelo rim, pode-se considerar o micofenolato de mofetila em pacientes com insuficiência renal. O micofenolato parece ser menos tóxico e mais eficaz do que a azatioprina em transplantados de órgãos sólidos.[35]

Em um estudo retrospectivo, micofenolato foi utilizado em 10 pacientes com sarcoidose pulmonar crônica, mostrando-se seguro e efetivo como agente poupador de corticoide, resultando em melhora ou estabilização da doença.[37]

Ciclofosfamida

A ciclofosfamida é um agente alquilante que previne a divisão celular e diminui a síntese do DNA. Os seus efeitos imunossupressores e anti-inflamatórios resultam de uma diminuição do número e função dos linfócitos. Por causa da sua toxicidade, a ciclofosfamida é uma droga pouco usada na sarcoidose, sendo reservada apenas para casos graves, como neurossarcoidose e sarcoidose cardíaca. Na última década, o infliximabe conquistou espaço como fármaco de terceira linha na sarcoidose, sendo preferível e superior à ciclofosfamida para tratar a doença crônica recalcitrante.[38]

A ciclofosfamida pode causar toxicidade hematológica, dermatológica, metabólica, gastrintestinal e do sistema genitourinário. A terapia oral, principalmente, está associada ao risco de cistite hemorrágica e carcinoma de bexiga. Ciclofosfamida pode causar esterilidade em homens e mulheres; ademais, pode ser teratogênica.[19]

TERAPIAS IMUNOBIOLÓGICAS

Nos últimos 10 anos, os agentes biológicos emergiram como uma opção terapêutica na sarcoidose. Os antagonistas do fator α de necrose tumoral (TNF-α) foram os primeiros biológicos utilizados nessa doença. Os fármacos anti-TNF incluem anticorpos monoclonais dirigidos contra o TNF (infliximabe, adalimumabe e golimumabe), uma proteína recombinante que funde o receptor do TNF na extremidade constante do anticorpo IgG1 (etanercepte) e um fragmento Fab' humanizado contra o TNF-α e conjugado ao polietileno glicol (certolizumabe).[39]

Antagonistas do fator alfa de necrose tumoral

O TNF é uma citocina essencial para o desenvolvimento do processo inflamatório granulomatoso que caracteriza a sarcoidose, e por isso os anticorpos anti-TNF podem ser uma opção atraente no manejo dessa doença. Geralmente utilizado como fármaco de terceira linha, as drogas anti-TNF podem eventualmente ser empregadas como terapia de segunda linha na neurossarcoidose e no lúpus pérnio.[8, 9] Uma publicação da World Association of Sarcoidosis and other Granulomatous Disorders (WASOG) fornece um guia prático baseado em evidências sobre o uso de antagonistas de TNF na sarcoidose.[40]

O infliximabe é o anticorpo monoclonal anti-TNF-α mais bem estudado na sarcoidose. Ao se ligar ao TNF, o infliximabe impede a ação desta citocina após a sua liberação pelos macrófagos pulmonares e outras células.[9]

Um estudo randomizado, duplo-cego e placebo controlado mostrou que a adição de infliximabe a corticoide ou outro imunossupressor em pacientes com doença pulmonar refratária resultou numa melhora de 2,5% na CVF após 24 semanas de terapia. A melhora na CVF foi mais pronunciada naqueles com maior tempo de doença e maior prejuízo da função pulmonar.[41]

O infliximabe também tem mostrado eficácia para a sarcoidose extrapulmonar crônica dependente de corticoide.[42] Parece ser particularmente efetivo para o controle do lúpus pérnio, neurossarcoidose, sarcoidose óssea e ocular.[8]

Recentemente, um estudo observou que a infusão de infliximabe 5 mg/kg resultou em incremento de 6,6% na CVF aliado a alto nível de resposta global (diminuição da inflamação e melhora da qualidade de vida) em indivíduos com sarcoidose crônica refratária que apresentavam hipermetabolismo na 18F-FDG-PET. Especialmente na doença pulmonar, altos níveis de captação nesse exame foram preditores de melhora na função pulmonar, e este achado estimula a inclusão da 18F-FDG-PET no manejo terapêutico da sarcoidose pulmonar grave.[30] Outro estudo demonstrou maior resposta ao infliximabe nos pacientes com níveis elevados de PCR.[43]

A dose padrão do infliximabe para sarcoidose é 3-5 mg/kg por via intravenosa. Parece não haver diferença na taxa de resposta comparando as doses de 3 ou 5 mg/kg, no entanto, o consenso Delphi sugere a dose de 5 mg/kg (inicialmente para indução nas semanas 0, 2 e 6 e, posteriormente, para manutenção a cada 4-6 semanas), sendo sugerido no mínimo 6 meses para se considerar a interrupção por falta de eficácia.[9, 39] A resposta terapêutica geralmente fica evidente após algumas semanas.[19]

Após a interrupção do infliximabe, no entanto, a maioria dos pacientes sofre recaída. Num estudo, foi observada recaída após descontinuação do infliximabe em 29/47 (62%) pacientes tratados, e desses 23 foram retratados com infliximabe. A média de tempo para recaída foi 11 meses. Altos níveis de captação na FDG-PET e valores séricos elevados do receptor solúvel da IL-2 antes de se iniciar o infliximabe foram marcadores de recaída.[44] Como a maioria dos indivíduos em uso de terapia anti-TNF-α apresentam história de sarcoidose crônica recalcitrante, é prudente manter o tratamento até a introdução de outra droga específica.[19]

Outros fármacos inibidores do TNF-α são menos efetivos do que o infliximabe. O adalimumabe é outra droga anti-TNF, de administração subcutânea e baixo potencial imunogênico. Os estudos com adalimumabe na sarcoidose geralmente envolvem poucos indivíduos.

Em um estudo não controlado de 10 pacientes com sarcoidose, adalimumabe na dose de 40 mg por semana resultou numa redução de cerca de 50% na captação da 18-FDG-PET após 24 semanas sem melhora concomitante da função pulmonar.[45] Noutro pequeno estudo duplo cego e placebo-controlado, adalimumabe mostrou-se efetivo e relativamente seguro para o tratamento da sarcoidose cutânea.[46]

A dose ótima de adalimumabe na sarcoidose ainda não foi definida. Um estudo com Doença de Crohn sugere que o adalimumabe 160 mg na semana 0 e 80 mg na semana 2 seguido por 40 mg semanalmente é mais efetivo e produz resposta mais rápida do que o esquema de 40 mg/semana comumente utilizado na artrite reumatoide.[8]

As infecções oportunistas são a principal complicação dos inibidores do TNF, incluindo tuberculose e infecções fúngicas. Investigação de tuberculose latente é recomendada antes de iniciar a terapia anti-TNF-α, sendo a infecção por tuberculose latente não tratada considerada uma contraindicação relativa. Embora os testes cutâneos e/ou ensaios de liberação do interferon gama devam ser realizados, eles não são totalmente confiáveis devido à anergia celular periférica comum na sarcoidose. Portanto, é aconselhável que o médico avalie história de exposição e risco de tuberculose latente antes de iniciar inibidores do TNF.[8] Outros potenciais efeitos colaterais da terapia com anti-TNF incluem piora da insuficiência cardíaca, doença desmielinizante e neoplasias.[23]

De um modo geral, a presença de cardiomiopatia é uma contraindicação ao uso dos antagonistas do TNF-α. Entretanto, não está claro se essa restrição se aplica a pacientes com cardiomiopatia granulomatosa secundária à sarcoidose. Dois relatos de caso sugerem que a sarcoidose cardíaca refratária pode responder ao tratamento com infliximabe.[47, 48]

Pacientes podem desenvolver anticorpos contra o infliximabe, especialmente por causa de sua natureza quimérica. Em outras doenças que não a sarcoidose, é sugerido que a presença de anticorpos contra o infliximabe aumente o risco de reação alérgica e de menor resposta clínica. Nesses casos, o adalimumabe, sendo um anticorpo humanizado, pode ser uma alternativa efetiva para pacientes com sarcoidose que apresentam intolerância ao infliximabe.[49]

Recomenda-se associar MTX ou azatioprina em baixas doses ao infliximabe para minimizar o risco de reações alérgicas e aumentar os níveis sanguíneos do infliximabe.[50]

O etanercepte, um antagonista do receptor do TNF, parece não ser eficaz no tratamento da sarcoidose. Além disso, o número de casos relatados de sarcoidose desencadeada por etanercepte é claramente maior do que o relatado para os anticorpos monoclonais anti-TNF.[39]

Outros agentes imunobiológicos

Rituxumabe é um anticorpo monoclonal direcionado contra o receptor da célula B CD20. Apesar de ser uma doença mediada por células T, os mecanismos humorais supostamente devem atuar na patogênese da sarcoidose, como demonstrado pelo desenvolvimento frequente de gamopatia policlonal na doença ativa.[10]

Adicionalmente, as terapias direcionadas contra as células B têm sido usadas com sucesso em doenças autoimunes nas quais as células T desempenham um papel proeminente na fisiopatogênese. As evidências sobre a eficácia do rituximabe na sarcoidose são em sua maioria baseadas em relatos de casos.[51] Um estudo prospectivo utilizou rituximabe em 10 indivíduos com sarcoidose pulmonar refratária a outros tratamentos, e os autores observaram resposta modesta em 7 pacientes (melhora na CVF e/ou distância caminhada). Um paciente foi hospitalizado por pneumonia que se resolveu após antibiótico e dois morreram provavelmente por progressão da sarcoidose.[52]

O rituximabe tem toxicidade significativa, incluindo reações à infusão e risco aumentado de infecção. A preocupação maior é com as infecções virais, como hepatite B, citomegalovírus e doença de Creutzfeldt-Jakob.[23]

Recentemente, um estudo mostrou que os anticorpos monoclonais ustekinumabe (inibidor das interleucinas 12 e 23) ou golimumabe (anti-TNF-α) não foram eficazes para a sarcoidose pulmonar crônica.[50]

OUTROS AGENTES MENOS COMUMENTE USADOS

A talidomida parece ser mais efetiva na sarcoidose cutânea crônica, inclusive lúpus pérnio, tendo pouco efeito para a doença pulmonar, a não ser eventual papel como poupadora de esteroide. A talidomida tem efeitos teratogênicos graves e pode desencadear fenômenos tromboembólicos. Além disso, nas doses utilizadas para tratar a sarcoidose, constipação, hipersonolência e neuropatia periférica são muitas vezes efeitos colaterais limitantes que desestimulam o uso da talidomida.[23]

A ciclosporina A tem efeito dramático sobre a célula T CD-4, sendo usada em muitas doenças imunomediadas, porém os dados sugerem que ela não apresenta eficácia para o tratamento da sarcoidose pulmonar refratária. Além do mais, o risco de efeitos colaterais graves, inclusive risco de neoplasias, supera os benefícios da ciclosporina na sarcoidose.[50]

Minociclina e pentoxifilina podem ser úteis como terapias adjuvantes, mas são agentes mais fracos. Uma indicação incomum para a pentoxifilina seria no tratamento de uma síndrome rara que mimetiza a sarcoidose, conhecida como lesões granulomatosas de natureza incerteza (GLUS).[8] Um estudo sugere que a pentoxifilina pode ser útil para a sarcoidose cutânea refratária.[53]

DROGAS EMERGENTES

Em um estudo pequeno, o peptídeo intestinal vasoativo inalado teve efeito imunorregulador no perfil das citocinas analisadas no lavado broncoalveolar de 20 indivíduos com sarcoidose, no entanto isto não foi associado com mudanças na função pulmonar dentro de 4 semanas.[4] Mais estudos são necessários, de preferência com uma amostra maior de indivíduos e maior tempo de seguimento, para se avaliar o papel do peptídeo vasoativo sobre a função pulmonar na sarcoidose.

O esquema antimicrobiano combinado de levofloxacina, etambutol, azitromicina e rifampicina (CLEAR) foi relatado como efetivo no tratamento da sarcoidose cutânea e pulmonar[55, 56] Outro estudo sugere que terapia antifúngica pode ser uma opção para a sarcoidose de início recente como droga única ou associada ao corticoide.[57] Nesses casos, o objetivo principal da terapia seria retirar de cena o antígeno mantenedor da inflamação granulomatosa crônica.

No início dos anos 1950, a corticotropina (Acthar) foi relatada como efetiva no tratamento da sarcoidose. Inicialmente, o mecanismo de ação da corticotropina foi atribuído unicamente à secreção de corticosteroides pelas glândulas adrenais. Após uma formulação melhorada da corticotropina de ação prolongada (Acthar gel) tornar-se comercialmente disponível, os pesquisadores têm questionado se a corticotropina poderia ter outros efeitos endócrinos e imunes fora do eixo adrenal.[58] No lúpus eritematoso sistêmico, foi sugerido que o Acthar tem ação anti-

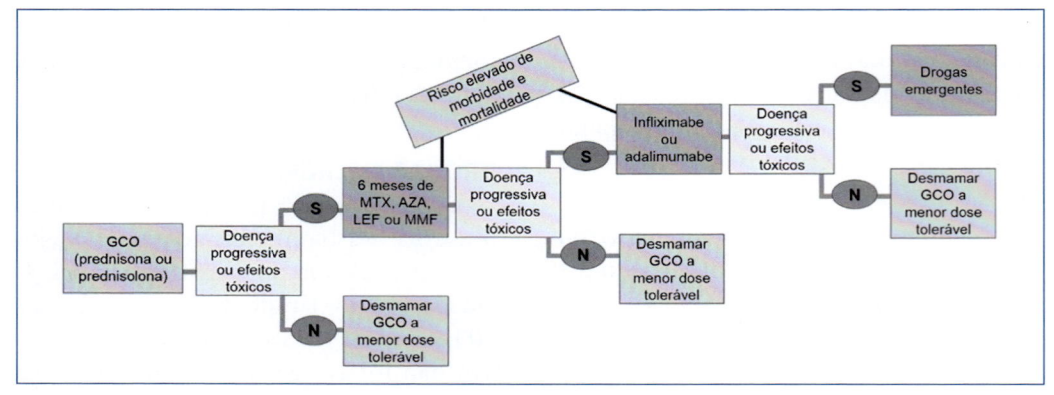

Fig. 13.3 – Esquema de tratamento de indivíduos com sarcoidose sintomática. Abreviaturas: GCO (glicocorticoide); N (não); S (sim); MTX (metotrexato); AZA (azatioprina); LEF (leflunomida); MMF (micofenolato de mofetila). Drogas emergentes incluem: rituximabe, corticotropina (Acthar gel); CLEAR (combinação de levofloxacina, etambutol, azitromicina e rifampicina); peptídeo intestinal vasoativo e infusão de células mesenquimais e no futuro, talvez, drogas antifibróticas (como nintedanibe e pirfenidona) para a fibrose pulmonar avançada secundária à sarcoidose. *Adaptado da referência (35).*

-inflamatória e imunomoduladora com possíveis mecanismos de ação além da esteroidogênese.[59]

Num recente estudo retrospectivo, 47 pacientes com sarcoidose pulmonar e/ou extrapulmonar avançada foram tratados com Acthar gel. Dezoito (37%) descontinuaram o fármaco dentro de 6 meses devido ao custo (4 pacientes), morte (2 pacientes), efeitos colaterais (11 pacientes) ou baixa adesão (1 paciente). Dos 29 remanescentes, onze (38%) apresentaram melhora objetiva em um ou mais órgãos e 16 (55%) permaneceram estáveis. Apenas dois (7%) pacientes sofreram recaída após seis meses de tratamento. O papel do gel de Acthar no tratamento da sarcoidose permanece incerto e mais estudos são necessários.[58]

As células mesenquimais derivadas da placenta parecem ter efeitos imunossupressores sobre a função das células T. Baughman e colaboradores realizaram um pequeno estudo fase I sobre a infusão de células progenitoras em quatro indivíduos com sarcoidose pulmonar crônica e observaram uma discreta elevação da pressão da artéria pulmonar após a infusão terapêutica, sem repercussão clínica. Embora não tenha sido observada alteração significativa na função pulmonar, dois pacientes apresentaram melhora nas opacidades pulmonares vistas ao RX de tórax e redução da dose de prednisona. Um paciente permaneceu em remissão por pelo menos dois anos.[60]

No futuro, os pacientes com fibrose pulmonar grave secundária à sarcoidose talvez possam se beneficiar com as drogas antifibróticas utilizadas para fibrose pulmonar idiopática. Esses agentes ainda não foram estudados na fibrose pulmonar avançada secundária à sarcoidose, e, portanto, ainda não temos subsídios para o seu uso na sarcoidose refratária.[61]

TRANSPLANTE DE ÓRGÃOS

Para pacientes com doença recalcitrante a despeito da terapia, o transplante pulmonar ainda é uma opção. Embora a recorrência de granulomas possa se desenvolver no pulmão do doador, a insuficiência orgânica por sarcoidose recorrente é rara. No entanto, a taxa de sobrevivência após transplante para sarcoidose é menor do que para outras condições, como enfisema e hipertensão pulmonar idiopática.[35]

Em última instância, o transplante de órgãos é uma opção viável para a sarcoidose cardíaca, renal e hepática em casos que progridem a despeito dos múltiplos esquemas terapêuticos; os resultados parecem ser comparáveis a outros receptores de aloenxertos.[62]

TRATAMENTO DAS COMPLICAÇÕES NÃO INFLAMATÓRIAS DA SARCOIDOSE

Não é objetivo deste capítulo dissertar sobre o tratamento das síndromes ou complicações associadas à sarcoidose, como hipertensão pulmonar, estenose das vias aéreas, bronquiectasias, micetoma, fadiga e miopatia. Vale ressaltar, no entanto, que todas essas condições devem ser reconhecidas e tratadas adequadamente, salientando que elas não costumam responder à terapia convencional usada para a sarcoidose.[35]

A fadiga é um sintoma bastante frequente na sarcoidose. Nem sempre se correlaciona com a atividade da doença, sendo muitas vezes um sintoma presente mesmo após controle da inflamação granulomatosa, tornando-se crônico e incapacitante, a ponto de comprometer significativamente a qualidade de vida dos pacientes. Neuroestimulantes, como metilfenidato e modafinil, foram descritos como efetivos no tratamento da fadiga associada à sarcoidose.[63,64]

CONCLUSÃO

O tratamento da sarcoidose não é padronizado. Numa porcentagem significativa de pacientes o tratamento não é indicado. Quando a terapia é recomendada, corticoide é a droga de escolha para as múltiplas apresentações clínicas da doença.

Os agentes citotóxicos são úteis na doença pulmonar ou extrapulmonar crônica, com mais de dois anos de evolução, e nos pacientes que necessitam de dose de prednisona acima de 10 mg/dia por mais de seis meses.

O metotrexato é o fármaco de segunda linha mais utilizado; outras drogas de segunda linha incluem leflunomida, azatioprina e micofenolato de mofetila. Dos fármacos de terceira linha, o infliximabe é o mais empregado, sendo útil para a sarcoidose pulmonar e extrapulmonar refratária a outras terapias.

Para a sarcoidose avançada e recalcitrante, estudos emergentes têm mostrado benefícios em graus variáveis com drogas antimicrobianas (antifúngicos e combinação de antibióticos), Acthar gel e infusão de células progenitoras.

No futuro, a medicina personalizada ou de precisão poderá orientar o tratamento individualizado da doença baseado nas características clínicas e genéticas do paciente.

REFERÊNCIAS

1. Iannuzzi MC, Rybicki BA, Teirstein AS. Sarcoidosis. N Engl J Med. 2007;357(21):2153-65.
2. Baughman RP, Nunes H. Therapy for sarcoidosis: evidence-based recommendations. Expert Rev Clin Immunol. 2012;8(1):95-103.
3. Pietinalho A, Furuya K, Yamaguchi E, Kawakami Y, Selroos O. The angiotensin-converting enzyme DD gene is associated with poor prognosis in Finnish sarcoidosis patients. The European Respiratory Journal. 1999;13(4):723-6.
4. Baughman RP, Nagai S, Balter M, Costabel U, Drent M, du Bois R, et al. Defining the clinical outcome status (COS) in sarcoidosis: results of WASOG Task Force. Sarcoidosis, vasculitis, and diffuse lung diseases : official journal of WASOG. 2011;28(1):56-64.

5. Baughman RP, Costabel U, du Bois RM. Treatment of sarcoidosis. Clinics in Chest Medicine. 2008;29(3):533-48, ix-x.
6. Statement on sarcoidosis. Joint Statement of the American Thoracic Society (ATS), the European Respiratory Society (ERS) and the World Association of Sarcoidosis and Other Granulomatous Disorders (WASOG) adopted by the ATS Board of Directors and by the ERS Executive Committee, February 1999. American Journal of Respiratory and Critical Care Medicine. 1999;160(2):736-55.
7. Kouranos V, Jacob J, Wells AU. Severe Sarcoidosis. Clinics in Chest Medicine. 2015;36(4):715-26.
8. Wijsenbeek MS, Culver DA. Treatment of Sarcoidosis. Clinics in Chest Medicine. 2015;36(4):751-67.
9. Schutt AC, Bullington WM, Judson MA. Pharmacotherapy for pulmonary sarcoidosis: a Delphi consensus study. Respiratory Medicine. 2010;104(5):717-23.
10. Judson MA. Advances in the Diagnosis and Treatment of Sarcoidosis. F1000prime reports. 2014;6:89.
11. Gottlieb JE, Israel HL, Steiner RM, Triolo J, Patrick H. Outcome in sarcoidosis. The relationship of relapse to corticosteroid therapy. Chest. 1997;111(3):623-31.
12. Judson MA. The treatment of pulmonary sarcoidosis. Respiratory Medicine. 2012;106(10):1351-61.
13. Nagai S, Shigematsu M, Hamada K, Izumi T. Clinical courses and prognoses of pulmonary sarcoidosis. Current Opinion in Pulmonary Medicine. 1999;5(5):293-8.
14. Pietinalho A, Selroos O. Inhaled corticosteroids and pulmonary sarcoidosis. The European Respiratory Journal. 1996;9(1):180-1.
15. Milman N, Graudal N, Grode G, Munch E. No effect of high-dose inhaled steroids in pulmonary sarcoidosis: a double-blind, placebo-controlled study. Journal of Internal Medicine. 1994;236(3):285-90.
16. Baughman RP, Iannuzzi MC, Lower EE, Moller DR, Balkissoon RC, Winget DB, et al. Use of fluticasone in acute symptomatic pulmonary sarcoidosis. Sarcoidosis, vasculitis, and diffuse lung diseases: Official Journal of WASOG. 2002;19(3):198-204.
17. du Bois RM, Greenhalgh PM, Southcott AM, Johnson NM, Harris TA. Randomized trial of inhaled fluticasone propionate in chronic stable pulmonary sarcoidosis: a pilot study. The European Respiratory Journal. 1999;13(6):1345-50.
18. Mostard RL, van Kroonenburgh MJ, Drent M. The role of the PET scan in the management of sarcoidosis. Current Opinion in Pulmonary Medicine. 2013;19(5):538-44.
19. Beegle SH, Barba K, Gobunsuy R, Judson MA. Current and emerging pharmacological treatments for sarcoidosis: a review. Drug Design, Development and Therapy. 2013;7:325-38.
20. McKinzie BP, Bullington WM, Mazur JE, Judson MA. Efficacy of short-course, low-dose corticosteroid therapy for acute pulmonary sarcoidosis exacerbations. Am J Med Sci. 2010;339(1):1-4.
21. Judson MA, Chaudhry H, Louis A, Lee K, Yucel R. The effect of corticosteroids on quality of life in a sarcoidosis clinic: the results of a propensity analysis. Respiratory Medicine. 2015;109(4):526-31.
22. Pietinalho A, Tukiainen P, Haahtela T, Persson T, Selroos O. Oral prednisolone followed by inhaled budesonide in newly diagnosed pulmonary sarcoidosis: a double-blind, placebo-controlled multicenter study. Finnish Pulmonary Sarcoidosis Study Group. Chest. 1999;116(2):424-31.
23. Baughman RP, Nunes H, Sweiss NJ, Lower EE. Established and experimental medical therapy of pulmonary sarcoidosis. The European Respiratory Journal. 2013;41(6):1424-38.
24. Brismar TB, Shams S, Berinder K, Berlin M, Udden J, Brismar K, et al. Glucocorticoids and Sarcoidosis: A Longitudinal Study on the Effects on Cortical and Trabecular Bone. Sarcoidosis, vasculitis, and diffuse lung diseases : Official Journal of WASOG. 2015;32(1):63-9.
25. Baughman RP, Lower EE. The effect of corticosteroid or methotrexate therapy on lung lymphocytes and macrophages in sarcoidosis. Am Rev Respir Dis. 1990;142(6 Pt 1):1268-71.
26. Kiltz U, Braun J. Use of methotrexate in patients with sarcoidosis. Clin Exp Rheumatol. 2010;28(5 Suppl 61):S183-5.
27. Vorselaars AD, Wuyts WA, Vorselaars VM, Zanen P, Deneer VH, Veltkamp M, et al. Methotrexate vs azathioprine in second-line therapy of sarcoidosis. Chest. 2013;144(3):805-12.
28. Cremers JP, Drent M, Bast A, Shigemitsu H, Baughman RP, Valeyre D, et al. Multinational evidence-based World Association of Sarcoidosis and Other Granulomatous Disorders recommendations for the use of methotrexate in sarcoidosis: integrating systematic literature research and expert opinion of sarcoidologists worldwide. Current Opinion in Pulmonary Medicine. 2013;19(5):545-61.
29. Adams JS, Diz MM, Sharma OP. Effective reduction in the serum 1,25-dihydroxyvitamin D and calcium concentration in sarcoidosis-associated hypercalcemia with short-course chloroquine therapy. Annals of Internal Medicine. 1989;111(5):437-8.
30. Chloroquine in the treatment of sarcoidosis. A report from the Research Committee of the British Tuberculosis Association. Tubercle. 1967;48(4):257-72.
31. Baltzan M, Mehta S, Kirkham TH, Cosio MG. Randomized trial of prolonged chloroquine therapy in advanced pulmonary sarcoidosis. American Journal of Respiratory and Critical Care Medicine. 1999;160(1):192-7.
32. Siltzbach LE, Teirstein AS. Chloroquine therapy in 43 patients with intrathoracic and cutaneous sarcoidosis. Acta medica Scandinavica Supplementum. 1964;425:302-8.

33. Baughman RP, Lower EE. Alternatives to corticosteroids in the treatment of sarcoidosis. Sarcoidosis, vasculitis, and diffuse lung diseases : Official Journal of WASOG. 1997;14(2):121-30.
34. Sahoo DH, Bandyopadhyay D, Xu M, Pearson K, Parambil JG, Lazar CA, et al. Effectiveness and safety of leflunomide for pulmonary and extrapulmonary sarcoidosis. The European Respiratory Journal. 2011;38(5):1145-50.
35. Baughman RP, Grutters JC. New treatment strategies for pulmonary sarcoidosis: antimetabolites, biological drugs, and other treatment approaches. The Lancet Respiratory Medicine. 2015;3(10):813-22.
36. Baughman RP, Lower EE. Leflunomide for chronic sarcoidosis. Sarcoidosis, vasculitis, and diffuse lung diseases : Official Journal of WASOG. 2004;21(1):43-8.
37. Brill AK, Ott SR, Geiser T. Effect and safety of mycophenolate mofetil in chronic pulmonary sarcoidosis: a retrospective study. Respiration; International Review of Thoracic Diseases. 2013;86(5):376-83.
38. Sodhi M, Pearson K, White ES, Culver DA. Infliximab therapy rescues cyclophosphamide failure in severe central nervous system sarcoidosis. Respiratory Medicine. 2009;103(2):268-73.
39. Brito-Zeron P, Perez-Alvarez R, Pallares L, Retamozo S, Baughman RP, Ramos-Casals M, et al. Sarcoidosis: an update on current pharmacotherapy options and future directions. Expert Opinion on Pharmacotherapy. 2016;17(18):2431-48.
40. Drent M, Cremers JP, Jansen TL, Baughman RP. Practical eminence and experience-based recommendations for use of TNF-alpha inhibitors in sarcoidosis. Sarcoidosis, vasculitis, and diffuse lung diseases : Official Journal of WASOG. 2014;31(2):91-107.
41. Baughman RP, Drent M, Kavuru M, Judson MA, Costabel U, du Bois R, et al. Infliximab therapy in patients with chronic sarcoidosis and pulmonary involvement. American Journal of Respiratory and Critical Care Medicine. 2006;174(7):795-802.
42. Judson MA, Baughman RP, Costabel U, Flavin S, Lo KH, Kavuru MS, et al. Efficacy of infliximab in extrapulmonary sarcoidosis: results from a randomised trial. The European Respiratory Journal. 2008;31(6):1189-96.
43. Sweiss NJ, Barnathan ES, Lo K, Judson MA, Baughman R, Investigators T. C-reactive protein predicts response to infliximab in patients with chronic sarcoidosis. Sarcoidosis, vasculitis, and diffuse lung diseases : Official Journal of WASOG. 2010;27(1):49-56.
44. Vorselaars AD, Verwoerd A, van Moorsel CH, Keijsers RG, Rijkers GT, Grutters JC. Prediction of relapse after discontinuation of infliximab therapy in severe sarcoidosis. The European Respiratory Journal. 2014;43(2):602-9.
45. Milman N, Graudal N, Loft A, Mortensen J, Larsen J, Baslund B. Effect of the TNF-alpha inhibitor adalimumab in patients with recalcitrant sarcoidosis: a prospective observational study using FDG-PET. The Clinical Respiratory Journal. 2012;6(4):238-47.
46. Pariser RJ, Paul J, Hirano S, Torosky C, Smith M. A double-blind, randomized, placebo-controlled trial of adalimumab in the treatment of cutaneous sarcoidosis. Journal of the American Academy of Dermatology. 2013;68(5):765-73.
47. Uthman I, Touma Z, Khoury M. Cardiac sarcoidosis responding to monotherapy with infliximab. Clinical Rheumatology. 2007;26(11):2001-3.
48. Barnabe C, McMeekin J, Howarth A, Martin L. Successful treatment of cardiac sarcoidosis with infliximab. The Journal of Rheumatology. 2008;35(8):1686-7.
49. Crommelin HA, van der Burg LM, Vorselaars AD, Drent M, van Moorsel CH, Rijkers GT, et al. Efficacy of adalimumab in sarcoidosis patients who developed intolerance to infliximab. Respiratory Medicine. 2016;115:72-7.
50. Judson MA, Baughman RP, Costabel U, Drent M, Gibson KF, Raghu G, et al. Safety and efficacy of ustekinumab or golimumab in patients with chronic sarcoidosis. The European Respiratory Journal. 2014;44(5):1296-307.
51. Cinetto F, Compagno N, Scarpa R, Malipiero G, Agostini C. Rituximab in refractory sarcoidosis: a single centre experience. Clinical and Molecular Allergy : CMA. 2015;13(1):19.
52. Sweiss NJ, Lower EE, Mirsaeidi M, Dudek S, Garcia JG, Perkins D, et al. Rituximab in the treatment of refractory pulmonary sarcoidosis. The European Respiratory Journal. 2014;43(5):1525-8.
53. Baughman RP, Judson MA, Ingledue R, Craft NL, Lower EE. Efficacy and safety of apremilast in chronic cutaneous sarcoidosis. Archives of Dermatology. 2012;148(2):262-4.
54. Prasse A, Zissel G, Lutzen N, Schupp J, Schmiedlin R, Gonzalez-Rey E, et al. Inhaled vasoactive intestinal peptide exerts immunoregulatory effects in sarcoidosis. American Journal of Respiratory and Critical Care Medicine. 2010;182(4):540-8.
55. Drake WP, Oswald-Richter K, Richmond BW, Isom J, Burke VE, Algood H, et al. Oral antimycobacterial therapy in chronic cutaneous sarcoidosis: a randomized, single-masked, placebo-controlled study. JAMA Dermatology. 2013;149(9):1040-9.
56. Drake WP, Richmond BW, Oswald-Richter K, Yu C, Isom JM, Worrell JA, et al. Effects of broad-spectrum antimycobacterial therapy on chronic pulmonary sarcoidosis. Sarcoidosis, vasculitis, and diffuse lung diseases : Official Journal of WASOG. 2013;30(3):201-11.
57. Tercelj M, Salobir B, Zupancic M, Rylander R. Antifungal medication is efficient in the treatment of sarcoidosis. Therapeutic advances in respiratory disease. 2011;5(3):157-62.

58. Baughman RP, Barney JB, O'Hare L, Lower EE. A retrospective pilot study examining the use of Acthar gel in sarcoidosis patients. Respiratory medicine. 2016;110:66-72.
59. J. Fiechtner, T. Montroy, Treatment of moderately to severely active systemic lupus erythematosus with adrenocorticotropic hormone: a single-site, openlabel trial, Lupus 23 (9) (2014) 905e912.
60. Baughman RP, Culver DA, Jankovi V, Fischkoff S, Brockway G, Lower EE. Placenta-derived mesenchymal-like cells (PDA-001) as therapy for chronic pulmonary sarcoidosis: a phase 1 study. Sarcoidosis, vasculitis, and diffuse lung diseases : official journal of WASOG. 2015;32(2):106-14.
61. Korsten P, Strohmayer K, Baughman RP, Sweiss NJ. Refractory pulmonary sarcoidosis - proposal of a definition and recommendations for the diagnostic and therapeutic approach. Clinical pulmonary medicine. 2016;23(2):67-75.
62. Al-Kofahi K, Korsten P, Ascoli C, Virupannavar S, Mirsaeidi M, Chang I, et al. Management of extrapulmonary sarcoidosis: challenges and solutions. Therapeutics and clinical risk management. 2016;12:1623-34.
63. Lower EE, Harman S, Baughman RP. Double-blind, randomized trial of dexmethylphenidate hydrochloride for the treatment of sarcoidosis-associated fatigue. Chest. 2008;133(5):1189-95.
64. Lower EE, Malhotra A, Surdulescu V, Baughman RP. Armodafinil for sarcoidosis-associated fatigue: a double-blind, placebo-controlled, crossover trial. Journal of pain and symptom management. 2013;45(2):159-69.

SEÇÃO 3 – AVALIAÇÃO ESPECÍFICA

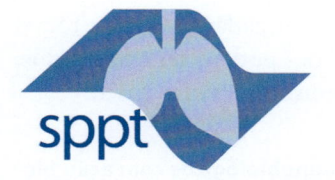

Doenças Pulmonares Intersticiais Causadas por Novos Imunobiológicos

14

Milena Tenório Cerezolli
Flávio Alves Toledo
Gustavo Frazatto Medeiros de Miranda
Carlos Alberto de Castro Pereira

Em 1975, Georges J. F. Köhler e César Milstein descreveram os primeiros anticorpos monoclonais com a descoberta da técnica de hibridização celular somática. Desde então, com a intervenção da engenharia genética, anticorpos monoclonais humanizados foram criados, dando início à era dos imunobiológicos. Nas últimas décadas, um aumento exponencial do uso de agentes biológicos vem acontecendo, especialmente com intuito de terapia-alvo para patologias oncológicas e reumatológicas autoimunes. Tais terapias melhoraram desfechos clínicos e funcionais, principalmente relacionados a pacientes com linfoma e artrite reumatoide (AR).

Os novos agentes imunobiológicos apresentam boa tolerabilidade e segurança, porém, cada vez mais eventos adversos autoimunes são descritos, variando de mudanças imunológicas assintomáticas a alterações sistêmicas com risco de morte.

Doenças pulmonares intersticiais (DPIs) secundárias a tais drogas são relatadas na literatura, com taxa de mortalidade global de cerca de um terço dos casos, elevando para dois terços caso o paciente tenha doença intersticial preexistente. Embora a maioria das evidências de DPIs secundárias aos novos imunobiológicos venha de relatos e séries de casos, recomendações são sugeridas quanto ao seu manejo, como avaliação pré-terapêutica, individualização do tratamento e detecção precoce de sintomas sugestivos de doença pulmonar.

Existem diversos grupos de imunobiológicos licenciados para a prática clínica, porém fica reservada a algumas subclasses específicas a descrição na literatura do desenvolvimento secundário de DPIs, incluindo: inibidores de TNF-alfa; anticorpos depletores de células B; anticorpo monoclonal antirreceptor IL-6; antagonista do receptor de IL-1; e moduladores da coestimulação das células T. Neste capítulo, discutiremos o papel de cada uma delas na possível indução de DPIs.

FÁRMACOS ANTAGONISTAS DO FATOR DE NECROSE TUMORAL ALFA

O fator de necrose tumoral alfa (TNF-α) é uma citocina essencial na imunidade inata, produzido por macrófagos e linfócitos ativados. Aumenta a migração de leucócitos e induz a produção de interleucinas, como a interleucina 1 (IL-1) e 6 (IL-6). Possui também papel importante na manutenção de granulomas.

Os fármacos que antagonizam o efeito do TNF-α atuam na ativação de células endoteliais, liberação de citocinas e no ciclo celular. Promovem reparação do tecido pulmonar através de apoptose de células inflamatórias, mas podem provocar fibrose pulmonar, por atuarem em via quinase-específica dos fibroblastos e estimularem a síntese de colágeno.

Seu uso tem crescido nos últimos anos para tratamento de distúrbios autoimunes, incluindo doenças reumatológicas, do trato gastrointestinal e oculares. Eventos adversos têm sido relatados, como infecções, indução de autoimunidade (lesões cutâneas psoriasiformes, vasculite, uveíte e granulomas semelhantes à sarcoidose), surgimento de lesões pulmonares e exacerbação de doença preexistente.

O uso de bloqueadores TNF-α está associado a maior prevalência de DPI, especialmente em idosos e que utilizaram metotrexate previamente. Seus representantes são infliximabe, etanercepte, adalimumabe, certolizumabe e golimumabe (Tabela 14.1).

O tempo médio para aparecimento do quadro pulmonar é variável. Usualmente ocorre durante a terapia (semanas até meses após o início da medicação). Há vários relatos de acometimento pulmonar e exacerbação por uso de anti-TNF-α, podendo originar dano pulmonar, clinicamente caracterizado por dispneia, tosse e dor torácica, com aparecimento de estertores finos e dessaturação, especialmente aos esforços. O comprometimento da função pulmonar pode ser observado com redução da capacidade vital forçada e da difusão de monóxido de carbono. Na tomografia computadorizada (TC) de tórax, diferentes padrões podem ser observados, sendo o mais comum o vidro fosco.

Tabela 14.1 – Imunobiológicos com ação bloqueadora do fator de necrose tumoral alfa

Medicação	Composição
Infliximabe	25% de aminoácidos derivados de rato
Etanercepte	Proteína de fusão composta da porção extracelular com a porção Fc de uma imunoglobulina G
Adalimumabe	Anticorpo monoclonal totalmente humano
Certolizumabe	Proteína humanizada, com sequência derivada a partir de murinos
Golimumabe	Anticorpo monoclonal totalmente humano

Exames séricos, radiografia de tórax, prova de função pulmonar, coleta de culturas e lavado broncoalveolar (LBA) são indicados na vigência de DPI secundária ao anti-TNF-α. TC de tórax é necessária para avaliar o padrão de comprometimento parenquimatoso. A biópsia pulmonar deve ser considerada quando as informações foram pouco esclarecedoras.

Histologicamente, os principais padrões de dano pulmonar são pneumonia intersticial usual, pneumonia intersticial não específica e pneumonia organizante. Dano alveolar difuso e pneumonia linfoide são raros.

Existem vários relatos na literatura de pacientes que desenvolvem inflamação granulomatosa pulmonar após a administração de anti-TNF, todavia a presença de granulomas pulmonares pode ocorrer por doenças infecciosas ou não infecciosas. Na tuberculose, o achado histológico está associado à necrose caseosa, com recuperação de material genético do bacilo por técnica de PCR. Na Granulomatose com Poliangeíte (anteriormente denominada Granulomatose de Wegener), os granulomas são frequentemente necrotizantes e há vasculite necrotizante associada. Na doença de Crohn, tendem a ser broncocêntricos e não caseosos. E na sarcoidose geralmente não há necrose dos granulomas.

Lesões pulmonares induzidas por anti-TNF-α devem ser tratadas com suspensão do agente imunobiológico, administração de corticoide e imunossupressores (como ciclofosfamida ou azatioprina). Mesmo assim, 35 a 50% dos pacientes podem não apresentar melhora, com mortalidade de até 30%.

O risco de óbito é cerca de seis vezes maior nos pacientes com doença pulmonar preexistente, exigindo cautela ao utilizar fármacos antagonistas de TNF-α, especialmente em pacientes idosos, com doença pulmonar preexistente ou subjacente, ou que tenham utilizado metotrexate. A avaliação pulmonar deve ser considerada em todo paciente antes de iniciar terapia biológica.

ANTICORPOS DEPLETORES DE CÉLULAS B (ANTI-CD20)

Os fármacos anti-CD20 são anticorpos monoclonais quiméricos (camundongo/humano) ou humanos, que se ligam especificamente aos antígenos transmembrana CD20, encontrados apenas nos linfócitos pré-B e linfócitos B maduros.

Sua ação como mediador da lise de células B envolve possíveis mecanismos como citotoxicidade complemento-dependente, citotoxicidade celular anticorpo-dependente e indução de apoptose, levando a depleção da quase totalidade das células B periféricas, efeito este que pode durar por cerca de 6 a 9 meses após a infusão da medicação na maioria dos pacientes.

Os representantes desta classe são: rituximabe (RTX), ocrelizumabe, ofatumumabe e obinutuzumabe.

O RTX foi a primeira droga desenvolvida, possuindo assim maior tempo de comercialização e relatos mais expressivos quanto aos seus efeitos adversos. As demais drogas têm pouca descrição na literatura sobre seus efeitos pulmonares, e quando relatados são restritos a dispneia e broncoespasmo após a infusão, sem acometimento intersticial pulmonar, portanto não serão comentados.

O tratamento com RTX tem toxicidade aceitável e poucos efeitos adversos. Reações relacionadas à infusão ocorrem em cerca de 9% a 15% dos pacientes e os sintomas assemelham-se a um quadro influenza-*like*. Manifestações pulmonares chegam a 30% (broncoespasmo, dispneia, tosse). As DPIs associadas ao RTX, apesar de infrequentes, também foram reportadas com incidência estimada de 0,01 a 0,03% e maior com o avançar da idade.

A etiologia acerca da lesão pulmonar induzida pelo RTX ainda não é clara, porém seus possíveis mecanismos para a lise celular também devem contribuir para o dano pulmonar.

Em uma revisão sistemática da literatura feita por Hadjinicolaou, 121 casos potenciais de DPIs induzidas por RTX foram identificados. Somente em 30 destes o RTX foi dado em monoterapia, o que impossibilita a exclusão de outras drogas como agentes indutores de lesão pulmonar. Nesta revisão, até 20% dos pacientes estavam assintomáticos no diagnóstico da associação RTX-DPI, porém, quando sintomáticos, apresentavam geralmente dispneia (70,3%), febre (40,2%) e tosse seca (32,6%). Outros sintomas incluíram fadiga, sibilos, hemoptise, *rash* cutâneo e dor torácica de característica pleurítica.

Lioté, em sua revisão de literatura sobre lesão pulmonar induzida pelo RTX, descreve três apresentações clínicas distintas, identificadas de acordo com o tempo de início da droga e o desenvolvimento dos sintomas, sugerindo diferentes mecanismos subjacentes. A forma aguda ou subaguda, mais comum, ocorre geralmente duas semanas após a terceira infusão do RTX, com rápida instalação de hipoxemia. Ocorrem achados de imagem pulmonar com densidades alveolares focais (54%), múltiplas, associadas ou não a vidro fosco (32%). LBA com linfocitose e, nos casos biopsiados, pneumonia em organização (PO) surgem como lesão mais evidente (72%), isolada ou não. Seu mecanismo provavelmente reflete uma reação de hipersensibilidade ao potencial imunogênico do anti-CD20, evidenciado pela possibilidade de recaídas com a reinfusão do RTX. Tem boa resposta a suspensão da droga associada ao uso de corticoterapia, reservada somente aos casos mais graves.

A forma hiperaguda, menos frequente, inicia após algumas horas e, em geral, na primeira infusão da medicação. Apresenta hipoxemia grave, com potencial risco de morte e manifestação radiológica sugestiva de síndrome do desconforto respiratório agudo. A única biópsia realizada descrita na revisão mostrou dano alveolar difuso (DAD) em associação à hemorragia intra-alveolar. Recaídas não foram relatadas nas novas exposições à droga. Em todos os casos observados, os pacientes tratavam neoplasia e receberam RTX em associação a outros agentes citotóxicos e em altas doses, mostrando o provável mecanismo de lesão relacionado à liberação de citocinas ou síndrome de lise tumoral (visto a alta carga tumoral ainda presente no primeiro ciclo quimioterápico). Todos os pacientes necessitaram de ventilação mecânica e corticoterapia em doses elevadas.

Por fim e mais rara, a forma de início tardio acontece meses após a última infusão do RTX (em geral, cerca de oito semanas), com pacientes oligo ou assintomáticos. As imagens pulmonares apresentam nódulos confluentes difusos. LBA com linfocitose e todas as biópsias pulmonares evidenciaram PO. Não observaram recaídas com novas exposições. Seu mecanismo deve se relacionar ao efeito tóxico da droga ou à restauração do sistema imune.

Em todas as formas de apresentação da DPI por RTX, infecção, extensão pulmonar da neoplasia, bem como alterações secundárias à doença autoimune devem ser excluídos previamente, para o adequado diagnóstico.

Outros relatos de casos e revisões sobre a lesão intersticial por RTX mostram achados radiológicos similares, com maiores descrições de infiltrado em vidro fosco difuso ou consolidações pulmonares múltiplas, periféricas e bilaterais. Existem relatos raros de derrame pleural, espessamento septal, nódulos centrolobulares e cistos em conjunto. Quanto às características anatomopatológicas, PO permanece mais prevalente, porém são citados DAD, doença granulomatosa não necrotizante, hemorragia alveolar, alveolite descamativa e achados de fibrose pulmonar. A Figura 14.1 exemplifica um caso raro de doença granulomatosa pelo RTX.

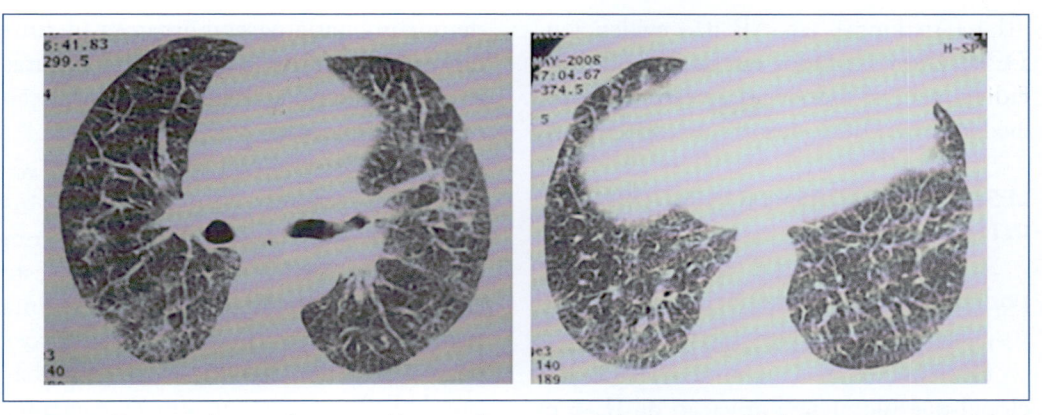

Fig. 14.1 – Paciente do sexo feminino, 68 anos, diagnóstico de linfoma não-Hodgkin e tratamento inicial com seis ciclos de R-CHOP com remissão. Apresentou após quatro anos adenomegalia axilar com novo início de tratamento com rituximabe. Após dois meses, iniciou dispneia aos esforços e tosse, com evidente infiltrado pulmonar difuso na radiografia de tórax. Ausculta com estertores finos em bases e saturação periférica de O_2 de 85% em ar ambiente. Tomografia de tórax com infiltrado intersticial difuso e espessamento septal inter e intra-alveolar, por vezes configurando aspecto de "pavimentação em mosaico". Identificam-se múltiplos pequenos nódulos mal definidos de distribuição perilinfática, dando aspecto nodular irregular às interfaces difusamente. Biópsia pulmonar cirúrgica com granuloma epitelioide subepitelial, isolado, não necrótico; parênquima pulmonar com área focal de pneumonia em organização e hiperplasia de pneumócitos do tipo 2 com leve pleomorfismo. Pesquisa de agentes infecciosos negativos. O diagnóstico final foi de doença granulomatosa pelo rituximabe.

A TC por emissão de pósitrons (PET) tem papel limitado no diagnóstico da associação RTX-DPI, e nos estudos em que foi utilizada há somente concordância da captação hipermetabólica com as áreas de lesão pulmonar induzida pela droga.

A maioria dos casos descritos na literatura, excetuando os óbitos, mostra resolução clínica completa em poucos dias e resolução das lesões pulmonares em poucas semanas após suspensão do RTX e, nos casos mais graves, com o uso de corticoterapia de forma precoce em associação.

Assim, cuidados são apontados para administração do RTX, com sugestão de monitorização clínica nas primeiras horas após a primeira infusão, indicação formal de metilprednisolona como pré-medicação e, ao longo da terapia, ao menor sintoma pulmonar, exame de imagem específico deve ser realizado para controle adequado.

LESÕES CAUSADAS POR INIBIDORES DE INTERLEUCINA-1

As interleucinas-1α ou β (IL-1) são proteínas com características pró-inflamatórias, liberadas por monócitos, que estimulam as células efetoras. São inibidas por antagonistas de receptores IL-1, por meio de receptores solúveis ou anti-receptores IL-1 (tipo 1aR e tipo 2), tendo aplicabilidade clínica em doenças autoimunes, principalmente na fase de inflamação aguda.

Manifestações pulmonares intersticiais decorrentes do uso de inibidores de IL-1 permanecem desconhecidas, pois carecem de dados na literatura. Revisão recente do uso de imunobiológicos, incluindo anti-

-IL1 (Anakinra), em AR não evidenciou DPIs. Outros estudos em doenças do tecido conectivo e doenças autoimunes não evidenciaram DPIs decorrentes de seu uso.

LESÕES CAUSADAS POR INIBIDORES DE INTERLEUCINA-6

A interleucina-6 (IL-6) é produzida por linfócitos T e B, monócitos, fibroblastos, células mesangiais e queratinócitos.

O tocilizumabe é um anticorpo monoclonal que bloqueia a ativação da IL-6 e possui ação terapêutica em diversas patologias inflamatórias e autoimunes, tendo na AR a sua maior aplicabilidade.

Efeitos colaterais decorrentes de seu uso variam desde graves, sendo raros, a eventos leves. Dentre os graves, há relatos de perfuração intestinal, infecções graves e até óbito decorrente de exacerbação de DPI. Outros efeitos adversos são intolerância gastrointestinal, leucopenia, neutropenia, hiperlipidemia e aumento de transaminases.

Lesões pulmonares decorrentes do uso de tocilizumabe são descritas na literatura, apesar de importantes vieses nos estudos realizados, como o uso associado de medicações também promotoras de DPI, uso prévio de outro imunobiológico, além de DPI preexistente.

Uma revisão de 2011 analisou os efeitos pulmonares não infecciosos do uso de tocilizumabe em doenças reumatológicas, através de características clínicas bem determinadas (sem DPI preexistente, correlação temporal com uso da droga), associado a LBA e biópsia pulmonar (cirúrgica ou transbrônquica), evidenciando que 1% dos pacientes evoluiu com DPI, dos quais alguns usavam terapia combinada (metotrexato). A apresentação clínica foi de dispneia, tosse e sibilância, tendo padrão radiológico e/ou histológico de pneumopatia parenquimatosa (definida como pneumonia associada a culturas negativas) ou pneumonia em organização (vide exemplo, Fig. 14.2).

Publicação recente, retrospectiva, revelou que tocilizumabe ocasionou internação hospitalar devido a DPI, com incidência próxima de 1%, embora este estudo também apresente os vieses acima relatados. Por fim, análise recente retrospectiva evidenciou seis casos de exacerbação da DPI preexistente em 78 pacientes portadores de AR em uso de tocilizumabe, tendo mediana de 12 meses entre dose inicial e apresentação de exacerbação intersticial.

Deste modo, frente ao uso desta medicação na prática clínica, deve-se ponderar entre sua eficácia e sua segurança.

LESÕES CAUSADAS POR INIBIDOR DE COESTIMULADOR DE LINFÓCITO T

Uma proteína de fusão recombinante de antígeno 4 de linfócitos T citotóxicos humanos, chamada abatacepte, produz a inibição da ligação da molécula coestimuladora CD28 (linfócito) à B1-7 e B2-7 (célula apresentadora de antígeno), minimizando a ativação linfocitária. Seu uso está restrito a AR, sendo seus principais efeitos colaterais: infecções e redução da resposta à vacinação. As DPIs decorrentes de seu uso, diferentemente dos demais imunobiológicos citados, não são comprovadas até o momento na literatura.

CONCLUSÃO

O contínuo sucesso no desenvolvimento das terapias baseadas em anticorpos exigirá extensa pesquisa clínica para detalhar como usar adequadamente estes compostos, quais os pacientes realmente se beneficiarão e seus efeitos colaterais a longo prazo.

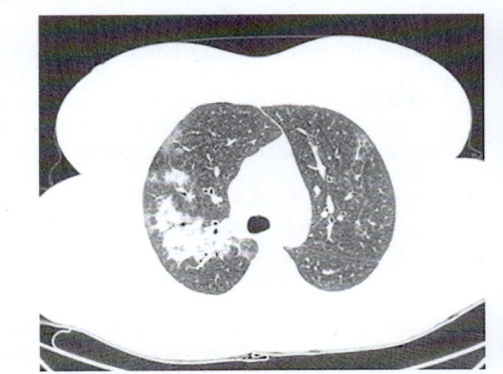

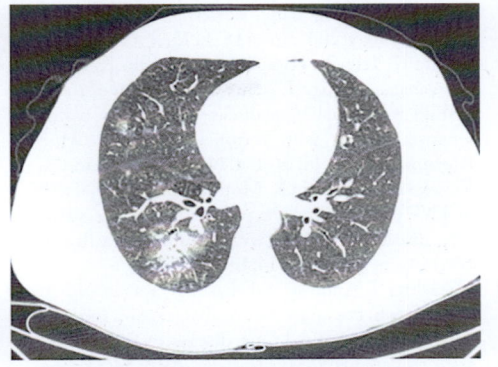

Fig. 14.2 – Paciente feminina, 44 anos, diagnóstico prévio de artrite reumatoide, em uso de metotrexate há 10 anos e tocilizumabe há três meses, queixando-se de dispneia e tosse seca há um mês. Exame do aparelho respiratório sem alterações. Tomografia de tórax mostra padrão de consolidações parenquimatosas esparsas, mais proeminente em hemitórax direito, predomínio central, associada a broncograma aéreo e eventuais áreas de "vidro fosco" e nódulos centrolobulares, poupando região subpleural. Sinal do halo à direita. Anatomo-patológico: parede de vias aéreas e de parênquima alveolar apresentando infiltrado inflamatório linfocitário na região de submucosa. Septos alveolares com discreta proliferação de tecido conjuntivo denso permeado por infiltrado inflamatório linfocitário. Espaços alveolares focalmente colabados. Hipótese diagnóstica de pneumonia em organização devido ao tocilizumabe. Pesquisa de agentes infecciosos negativa. Na evolução, foi retirado tocilizumabe com melhora clínica e radiológica.

REFERÊNCIAS

1. Akiyama M, Kaneko Y, Yamaoka K, Kondo H, Takeushi T. Association of disease activity with acute exacerbation of interstitial lung disease during tocilizumab treatment in patients with rheumatoid arthritis: a retrospective, case–control study. Rheumatol International 2016;36(6):881-9.
2. Atzeni F, Boiardi L, Salli S, Benucci M, Sarzi-Puttini P. Lung involvement and drug-induced lung disease in patients with rheumatoid arthritis. Expert Rev Clin Immunol. 2013 Jul; 9(7):649-57.
3. Choy EH, Gabay C, Keystone E, Mohammed OA. Reumatologia 6. ed. Elsevier; 2016; 272-291.
4. Curtis JR, Sarsour K, Napalkov P, Costa LA, Schulman KL. Incidence and complications of interstitial lung disease in users of tocilizumab, rituximab, abatacept and anti-tumor necrosis factor α agents, a retrospective cohort study. Arthritis Research & Therapy 2015; 17:319.
5. Dixon WG, Hyrich KL, Watson KD, Lunt M; BSRBR Control Centre Consortium; Symmons DP; British Society for Rheumatology Biologics Register. Influence of anti-TNF therapy on mortality in patients with rheumatoid arthritis-associated interstitial lung disease: results from the British Society for Rheumatology Biologics Register. Ann Rheum Dis. 2010; Jun;69(6):1086-91.
6. Doods N, Sharp C, Mayers L, Millar AB, Gunawardena H, Adamali H. The role of biologics in treatment of connective tissue disease-associated interstitial lung disease. QJM 2015; 108:683-688.
7. Gonzalez V, Salgueiro E, Jimeno FJ, Hidalgo A, Rubio T, Manso G. Post-marketing safety of antineoplasic monoclonal antibodies: rituximab and trastuzumab. Pharmacoepidemiol Drug Saf 2008; 17: 714-21.
8. Hadjinicolaou AV, Nisar MK, Bhagat S, Parfrey H, Chilvers ER, Ostör AJ. Non-infectious pulmonary complications of newer biological agents for rheumatic diseases – a systematic literature review. Rheumatology (Oxford). 2011 Dec;50(12):2297-305.
9. Hadjinicolaou AV, Nisar MK, Parfrey H, Chilvers ER, Ostör AJ. Noninfectious pulmonary toxicity of rituximab: a systematic review. Rheumatology (Oxford) 2012; 51:653-662.
10. Jones G, Ding C. Tocilizumab: A review of its safety and efficacy in rheumatoid arthritis. Clinical medicine insights: arthritis and musculoskeletal disorders 2010; 3: 81-89.
11. Kawashiri S, Kawakami A, Sakamoto N, Ishimatsu Y, Eguchi K. A fatal case of acute exacerbation of interstitial lung disease in a patient with rheumatoid arthritis during treatment with tocilizumab. Rheumatol Int 2012; 32:4023-4026.
12. Kimby E. Tolerability and safety of rituximab (MabThera). Cancer Treat Ver 2005; 31: 456-473.
13. Lioté H, Lioté F, Séroussi B, Mayaud C, Cadranel J. Rituximab-induced lung disease: a systematic literature review. Eur Respir J. 2010; 35:681-687.

14. Mertens M, Singh JA. Anakinra for Rheumatoid Arthritis: A Systematic Review. The Journal of Rheumatology. 2009;36;1118-1125.
15. Migita K, Tsuji Y, Hisatomi K, Shigeno R, Izumi Y, Iwanaga N, Koga T. Acute exacerbation of rheumatoid interstitial lung disease during the maintenance therapy with certolizumab pegol. Mod Rheumatol. 2015 Jul 20:1-4. Nakashita T, Ando K, Kaneko N, Takahashi K, Motojima S. Potential risk of TNF inhibitors on the progression of interstitial lung disease in patients with rheumatoid arthritis. BMJ Open. 2014 Aug 14;4(8):e005615.
16. Nakashita T, Ando K, Takahashi K, Katsutoshi A, Motojima S. Possible effect of abatacept on the progression of interstitial lung disease in rheumatoid arthritis patients. Respir Investig. 2016; 54(5):376-
17. Numakura T, Tamada T, Nara M, Muramatsu S, Murakami K, Kikuchi T, Kobayashi M, Muroi M, Okazaki T, Takagi S, Eishi Y, Ichinose M. Simultaneous development of sarcoidosis and cutaneous vasculitis in a patient with refractory Crohn's disease during infliximab therapy. BMC Pulm Med. 2016 Feb 11;16:30.
18. Parekh K, Ching D, Rahman MU, Stamp LK. Onset of Wegener's granulomatosis during therapy with golimumab for rheumatoid arthritis: a rare adverse event? Rheumatology (Oxford). 2010 Sep;49(9):1785-7.
19. Patel D, Madani S, Patel S, Guglani L. Review of pulmonary adverse effects of infliximab therapy in Crohn's disease. Expert Opin Drug Saf. 2016 Jun;15(6):769-75.
20. Perez-Alvarez R, Perez-de-Lis M, Diaz-Lagares C, Pego-Reigosa JM, Retamozo S, Bove A, Brito-Zeron P, Bosch X, Ramos-Casals M. Interstitial lung disease induced or exacerbated by TNF-targeted therapies: analysis of 122 cases. Semin Arthritis Rheum. 2011 Oct;41(2):256-64.
21. Ramos-Casals M, Brito-Zerón P, Muñoz S, Soria N, Galiana D, Bertolaccini L, Cuadrado MJ, Khamashta MA. Autoimmune diseases induced by TNF-targeted therapies: analysis of 233 cases. Medicine (Baltimore). 2007 Jul;86(4):242-51.
22. Ramos-Casals M, Brito-Zerón P, Muñoz S, Soto MJ, Biogeas Group. A Systematic Review of the Off-Label Use of Biological Therapies in Systemic Autoimmune Diseases. Medicine 2008; 87:345-364.
23. Roubille C, Haraoui B. Interstitial lung diseases induced or exacerbated by DMARDS and biologic agents in rheumatoid arthritis: a systematic literature review. Semin Arthritis Rheum. 2014 Apr;43(5):613-26.
24. Thavarajah K, Wu P, Rhew EJ, Yeldandi AK, Kamp DW. Pulmonary complications of tumor necrosis factor-targeted therapy. Respir Med. 2009 May;103(5):661-9.
25. Yamazaki H, Isogai S, Sakurai T, Nagasaka K. A case of adalimumab-associated interstitial pneumonia with rheumatoid arthritis. Mod Rheumatol. 2010 Oct;20(5):518-21.

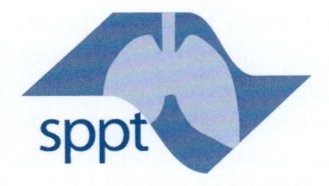

Atualizações na Pneumonite de Hipersensibilidade

Mariana Silva Lima

INTRODUÇÃO

A pneumonite de hipersensibilidade (PH) é uma doença causada pela inalação de antígenos capazes de desencadear uma resposta inflamatória em pequenas vias aéreas e parênquima pulmonar. O conceito de PH engloba um amplo espectro de apresentações clínicas com aspectos distintos na função pulmonar, na radiologia, na histologia e no prognóstico dos pacientes. O reconhecimento e afastamento do antígeno precocemente tornam possível a reversão completa do processo inflamatório, enquanto um diagnóstico tardio pode levar à doença pulmonar progressiva com deposição de tecido fibrótico e irreversibilidade das lesões pulmonares.

O clínico muitas vezes é incapaz de distinguir as características da PH fibrosante daquelas da fibrose pulmonar idiopática (FPI). Alguns pacientes podem preencher os critérios de 2011 para o diagnóstico de FPI, e na verdade pode se tratar de uma PH com fibrose pulmonar.[1,2] A alta taxa de falhas no diagnóstico da pneumonite de hipersensibilidade reforça o desafio no seu diagnóstico.

EPIDEMIOLOGIA

A epidemiologia da pneumonite de hipersensibilidade permanece incerta. A prevalência da PH está relacionada com a atividade profissional, hábitos, estação do ano ou localização geográfica, o que dificulta a interpretação dos resultados dos estudos epidemiológicos nessa doença. Os principais estudos epidemiológicos foram realizados com *pulmão do fazendeiro* e *pulmão dos criadores de pássaros*. Entre os pacientes expostos, a prevalência do *pulmão dos criadores de pássaros* parece ser maior que a do *pulmão do fazendeiro*.

Em registros internacionais de doenças pulmonares intersticiais (DPI), a PH responde por 3 a 13% dos casos.[3] Na fase aguda ou subaguda, a doença pode ser facilmente confundida com estados gripais ou asma. Nas fases mais avançadas, os padrões histológicos das pneumonias intersticiais idiopáticas podem estar relacionados com a exposição a antígenos orgânicos,[4] o que pode contribuir para a dificuldade no diagnóstico da PH na fase crônica.

Uma perspectiva diferente surge das coortes dos pacientes investigados para

DPI de início recente onde a PH faz parte do diagnóstico diferencial. Nessa configuração, o diagnóstico de PH foi feito em quase metade dos pacientes em um estudo indiano.[5] Em outras séries, a incidência variou de 18 a 30%. Esses resultados enfatizam a importância de uma alta suspeita clínica de diagnósticos de PH em pacientes que manifestam DPI.[2]

ETIOLOGIA

Vários antígenos têm sido implicados na etiologia da PH. As três maiores categorias de antígenos são agentes microbianos, proteínas de origem animal e agentes químicos. Dentre os agentes microbianos, situam-se as bactérias, fungos e amebas. Alguns antígenos são amplamente conhecidos, bem como as suas formas de apresentação clínica, radiológica e patológica. Novos antígenos, recentemente descritos, ainda são fontes de estudo.

O *pulmão do fazendeiro* é a forma de PH mais comum em muitos países, incluindo Estados Unidos, Canadá, Inglaterra, França e Finlândia. Essa forma de apresentação da PH pode ser causada por vários agentes microbianos, que contaminam materiais de plantação, feno ou a produção agrícola; entre esses estão os Actinomicetos termofílicos, tendo como principais representantes o *Saccharopolyspora rectivirgula*, antes chamado de *Micropolyspora faeni*, e o *Thermoactinomyces vulgaris*.[6] A evolução da doença é variável, podendo ocorrer formas agudas recorrentes ou não recorrentes, com ou sem sequelas funcionais ou radiológicas e formas progressivas ou não progressivas.

A PH típica do verão japonês é a forma mais prevalente de PH no Japão. É caracterizada por tosse, febre e dispneia, que se manifestam quando os pacientes estão em casa durante o verão e meio outono, períodos mais úmidos no Japão. Os agentes frequentemente relacionados são *Cryptococcus neoformans* e/ou *Trichosporon cutaneum*. As formas clínicas de apresentação mais comuns são a aguda e a subaguda, com a presença de episódios recorrentes. O prognóstico é bom e raramente é necessário o uso de corticosteroide no tratamento. Entretanto, casos crônicos que evoluem com fibrose pulmonar também têm sido descritos.[7]

No México, a doença pulmonar intersticial mais frequente é o *pulmão dos criadores de pássaros* na fase crônica.[8] Os pacientes acometidos com maior frequência são mulheres. A exposição aos pássaros em geral é domiciliar, de baixa intensidade e continuada. Episódios de recorrência dos sintomas estão ausentes. Baqueteamento digital pode ser observado em fases avançadas da doença e pode predizer pior prognóstico.[9] O distúrbio ventilatório mais frequente é o restritivo, com redução dos volumes pulmonares, aumento da retração elástica e diminuição da DLCO e da saturação da oxiemoglobina com o exercício. A evolução da doença e prognóstico desses pacientes não são favoráveis, principalmente na presença de fibrose pulmonar extensa e faveolamento, apesar do tratamento e retirada do antígeno.[8]

O *pulmão das banheiras aquecidas* é uma forma de reação de hipersensibilidade pulmonar desencadeada pela inalação de partículas presentes em água contaminada por micobactérias do complexo *Mycobacterium avium*. Inicialmente, pensava-se que o *pulmão das banheiras aquecidas* poderia ser uma doença infecciosa devido ao achado histológico de granulomas bem formados, ocasionalmente com a presença de necrose, e culturas para micobactérias positivas. Em um estudo de 21 pacientes com *pulmão das banheiras aquecidas*, todos apresentaram melhora clínica, a despeito de apenas três terem sido tratados com antibacterianos. Os autores concluíram que o *pulmão das banheiras aquecidas* representa uma forma de PH, portanto não se justifica o uso de antimicrobianos.[10]

Outras fontes de exposição, relacionadas como causadoras de PH foram: fluidos utilizados na limpeza de ferramentas metálicas (os quais podem servir de meio de crescimento de *Mycobacterium immunogenum*, *Moraxella*, *Pseudomonas* e fungos que são exalados no ambiente); pipocas de microondas (inalação de vapores químicos exalados dos condimentos amanteigados); fábricas de tecido (inalação de microfibras sintéticas, como polímeros de polipropileno e etileno). Cada fonte de exposição resulta em particularidades nas manifestações clínicas, funcionais, radiológicas e histológicas dos pacientes com PH.

A exposição ao mofo, em ambiente doméstico ou no local de trabalho, é cada vez mais estudada, sendo implicada como causa importante de PH.[6] No entanto, os mecanismos patogênicos, a forma de apresentação clínica e o prognóstico da PH por exposição a mofo ainda são pouco compreendidos.

No Brasil foram descritos alguns relatos de caso e pequenas séries onde as fontes de exposição mais frequentemente relacionadas foram: mofo em domicílio e no cultivo do tabaco, pássaros, grãos contaminados e ambientes umidificados.[11,12] Uma série maior com 103 pacientes foi descrita demonstrando que o mofo e os antígenos aviários representam as principais causas de PH subaguda e crônica no Brasil.[13]

IMUNOPATOGÊNESE

Fatores genéticos e ambientais influenciam a susceptibilidade dos indivíduos para o desenvolvimento da pneumonite de hipersensibilidade. Dos pacientes expostos a determinado antígeno, apenas uma pequena porcentagem (5-15%) vai desenvolver a doença. A interação entre o agente causal e o sistema imune do hospedeiro é fundamental para a patogênese da doença. Muitos aspectos influenciam a capacidade do antígeno em causar PH: (1) tamanho menor que 3mm de diâmetro, que facilita os antígenos chegarem aos bronquíolos e alvéolos, desencadeando a reação de hipersensibilidade mediada por imunocomplexos (tipo III); (2) poder de ativar a cascata do complemento por meio da via alternativa; (3) concentração antigênica; (4) duração e frequência da exposição ao antígeno; (5) solubilidade do antígeno; (6) resistência à degradação pelo sistema respiratório.[14]

Os fatores relacionados ao hospedeiro ainda não estão bem definidos. Há tentativas no sentido de provar que fatores genéticos interferem na manifestação clínica da doença. Alguns genes do complexo de histocompatibilidade humano devem estar envolvidos. Os alelos HLA DR7, HLA B8 e HLA-DQw3 foram relacionados, respectivamente, ao *pulmão dos criadores de pássaros*, *pulmão do fazendeiro* e *pulmão típico do verão japonês*.

A imunopatogênese da PH é complexa e muitas questões ainda não foram elucidadas. Dois mecanismos de resposta imunológica têm sido implicados na origem da lesão pulmonar: reação de hipersensibilidade tipo III e tipo IV. Na reação de hipersensibilidade tipo III, a resposta imunológica ocorre por meio da formação de imunocomplexos e ativação da cascata de complemento. Os macrófagos alveolares, ativados por C5, liberam as citocinas responsáveis pelas reações da fase aguda, que acontecem de 4 a 48 horas após contato com o antígeno.[14] A reação de hipersensibilidade tardia tipo IV, mediada por células T, é desencadeada no período de 12 horas a alguns meses após a exposição. O aumento do número de linfócitos T na PH pode estar relacionado à ausência de apoptose. O predomínio dos linfócitos T CD8+ leva a uma redução da relação CD4+/CD8+. Essa redução nem sempre é observada, principalmente nas fases mais avançadas da doença e na PH por isocianatos.[15]

Os macrófagos ativados liberam fator de necrose tumoral alfa (TNF-a) e interleucina 1 (IL-1), que provocam febre e outras reações da fase aguda. Os fatores quimiotáticos produzidos por macrófagos são: 1) IL-8, que primeiro atrai neutrófilos, depois linfócitos T e monócitos; 2) proteína quimioatrativa de monócitos-1, que, em condições patológicas, promove a infiltração de macrófagos e monócitos; 3) proteína inflamatória macrofágica-1a é fator quimiotático de monócitos, macrófagos e linfócitos T CD8+, e também promove a diferenciação de linfócitos T CD4+ Th0 em Th1; 4) IL-6 é fator quimiotático e de maturação das células CD8+ em células citotóxicas, que promove ainda a diferenciação de células B em plasmócitos.[15, 16]

Os macrófagos ativados são capazes de liberar IL-12, que induz a diferenciação de linfócitos Th0 em Th1.[16] Quando a proporção de Th1/Th2 está pendente para o lado da resposta Th1, a doença parece ser mais avançada. Em contrapartida, citocinas como a IL-10 também estão envolvidas na patogenia da PH com função de regular a gravidade da doença, inibindo a inflamação e a formação de granulomas.[17]

Na fase subaguda da doença, citocinas produzidas por linfócitos T CD4+ vão desempenhar seu papel geralmente por aumento de interferon gama (IFN-g). Linfócitos Th1 e Th2 são subprodutos de linfócitos T CD4+. As citocinas Th1 são IL-2, IL-12 e IFN-g, as quais regulam as reações de hipersensibilidade tardias.[15] Em modelos experimentais de PH, foi comprovado que o IFN-g é essencial na formação do granuloma.[17] Os linfócitos T CD8+ são células supressoras-citotóxicas que também exibem papel como transportadoras de partículas de alta densidade que são homólogas ao TNF-a. Além disso, expressam IFN-g e têm outras capacidades funcionais típicas dos linfócitos TH1. Macrófagos ativados, na fase crônica da PH, liberam TGF-β, uma citocina pró-fibrótica, potente estimulador de fibrose e angiogênese. O TGF-β também pode ser encontrado associado à matiz extracelular junto a inibidores de proteína C e de fibrinólise, conduzindo a um excessivo acúmulo dessa matriz.[19]

O mecanismo de fibrose na PH é complexo e continua a ser mal compreendido. Estudos em humanos e animais sugerem que a redução no número ou na função das células T estão associados à fibrose na PH. A IL-17 parece ser importante, pois quando ela está ausente ou neutralizada ocorre redução da inflamação e menor formação de colágeno. Os neutrófilos são implicados como fonte de IL-17, e estão correlacionados com a eextensão da fibrose nos pulmões fibróticos humanos da

PH.[20] A resposta inflamatória e fibrótica à IL-17 pode ser independente do TGF-β, com neutrófilos aumentados e sem alteração nos níveis de colágeno diluídos após a inibição parcial de TGF-β.[21]

A PH é descrita em várias séries como uma doença em que o tabagismo age como agente protetor. A nicotina inibe a proliferação linfocitária, as citocinas produzidas por macrófagos (IL-1b, TNF-a, IL-6 e IL-12) e a proliferação fibroblástica. Em modelo animal, foi demonstrado que a nicotina é responsável, pelo menos em parte, pela proteção observada em tabagistas contra o desenvolvimento da PH.[22] A nicotina exerce papel inibitório na produção de IFN-g e TNF-a e não interfere nas medidas de IL-10 que tem ação anti-inflamatória.[22] É necessário esclarecer que, apesar de a nicotina exercer um aparente efeito anti-inflamatório e imunossupressor, a doença em pacientes tabagistas parece ter um curso clínico mais insidioso, sem episódios de sintomas recorrentes e com menor sobrevida.

A infecção viral é outro fator ambiental inerente ao hospedeiro e que pode interferir na manifestação da PH. Ela provoca recrutamento de células inflamatórias nas vias aéreas e pode ter efeito sinérgico com um alérgeno preexistente. Modelos experimentais demonstraram que o vírus respiratório sincicial e o vírus Sendai atuam como amplificadores da resposta inflamatória na PH. Partículas do vírus influenza foram demonstradas em pequenas vias aéreas de pacientes com PH aguda. É possível que as infecções virais possam modular as respostas inflamatórias com o aumento de citocinas pela via Th1 e consequente produção de IFN-g, favorecendo as reações de hipersensibilidade.[19]

APRESENTAÇÕES CLÍNICAS

Existem algumas classificações propostas para as formas de apresentações clínicas da pneumonite de hipersensibilidade, mas nenhuma é totalmente satisfatória devido à grande variabilidade de apresentações e curso da doença. A PH é classificada classicamente em formas aguda, subaguda e crônica, de acordo com a frequência, duração e intensidade da exposição, bem como com o tempo de história dos sintomas clínicos.[23] A PH aguda é a forma de apresentação mais comum e a menos diagnosticada. Os sintomas se iniciam de 2 a 9 horas após a exposição, sendo caracterizados por dispneia, tosse, adinamia e febre.[23] O curso clínico pode ser não progressivo e intermitente, com resolução dos sintomas após o afastamento do antígeno ou progressivo para uma fase subaguda.

A forma subaguda é mais difícil de ser classificada, os sintomas se desenvolvem de forma gradual e a intensidade da exposição é variável, mas em geral, de baixa intensidade.[23] A fonte de exposição na forma crônica é mais difícil de ser detectada, geralmente é de baixa intensidade e contínua por meses a anos. O início dos sintomas é lento e progressivo ao longo de meses e anos.[23] A fase crônica se caracteriza pela presença de fibrose pulmonar,[14,23] que pode ser evidenciada por meio dos achados radiológicos e histológicos. Estertores em velcro são achados frequentes na PH crônica.[24] O grasnido é um som pulmonar de alta frequência, musical, no final da inspiração e reflete o comprometimento bronquiolar observado em pacientes com PH crônica.

Essa classificação dividida em categorias aguda, subaguda e crônica está desatualizada e tem pouco valor prognóstico. Do ponto de vista prático, é difícil estratificar os pacientes nesses 3 grupos distintos, principalmente no que se refere à PH subaguda. Uma melhor classificação é baseada na presença ou ausência de fibrose, uma vez que a presença e extensão da fibrose histopatológica é consistentemente associada com pior sobrevida em PH.[8] Em pacientes sem biópsia pulmonar, achados de fibrose à TCAR são um substituto confiável associado ao aumento da mortalidade.[25]

Uma análise de agrupamento de uma grande coorte mostrou que a maioria dos casos examinados se encaixa melhor em um modelo de dois grupos, chamados grupos 1 e 2. A PH subaguda é particularmente difícil de definir. Os pacientes do grupo 1 apresentam características de PH aguda (sintomas sistêmicos recorrentes e radiografia de tórax normal), enquanto os do grupo 2 apresentam características da PH crônica (baqueteamento digital, hipoxemia, distúrbio restritivo e fibrose à TCAR).[26]

Outras propostas já foram feitas, como a divisão em PH aguda/inflamatória (duração dos sintomas geralmente < 6 meses) e PH crônica/fibrótica (sintomas por mais de 6 meses). As alterações fibróticas podem ser observadas em imagens de TCAR ou no tecido pulmonar.[2] Uma outra classificação recentemente proposta por um grupo do Brasil seria a classificação da PH crônica em fibrosante ou não fibrosante ("subaguda").[27]

Durante o curso clínico da PH crônica, semelhante ao que é observado em pacientes com FPI, a exacerbação ocasionalmente pode ser a apresentação inicial da doença.

DIAGNÓSTICO

O diagnóstico da PH é baseado em avaliação clínica, testes imunológicos, achados fisiológicos, radiologia, lavado broncoalveolar (LBA) e histologia. Todos esses fatores se correlacionam com a inalação de antígenos orgânicos conhecidos como causa da doença. Por refletir uma série de síndromes clínicas com diferentes formas de apresentação, a PH pode ser confundida com várias outras patologias. Cada ferramenta utilizada possui vantagens e limitações para o diagnóstico de PH, como abordaremos a seguir.

Em um estudo mais recente, dos 46 pacientes com diagnóstico de FPI de acordo com as diretrizes de 2011, 20 (43%) tiveram um diagnóstico subsequente de PH crônica após procedimentos diagnósticos adicionais. A revisão multidisciplinar é fundamental no momento do diagnóstico com revisão tomográfica detalhada e também na biópsia, mesmo que os granulomas não sejam identificados.[1]

Confirmação da exposição como causa da doença

O mais importante para o diagnóstico é incluir a PH como hipótese clínica para uma investigação adequada. A seguir, realizar um questionário detalhado quanto à exposição de possíveis antígenos causadores de PH em ambiente de trabalho ou domiciliar, procurando uma relação temporal entre o início da exposição e o aparecimento dos sintomas.[28]

Existem várias maneiras de estabelecer a presença da exposição como possível causa da PH:

1. Início dos sintomas relacionados com exposição evidente a antígeno específico, já reconhecido como causa de PH.

2. Estudo microbiológico e aerobiológico do ambiente.
3. **Precipitinas séricas** – O soro de pacientes expostos pode ser avaliado quanto à presença de anticorpos IgG contra muitos antígenos potenciais causadores de PH. Na população geral de fazendeiros e de criadores de pássaros, os indivíduos expostos podem apresentar precipitinas séricas específicas positivas, sem significar doença ou maior risco em desenvolvê-la. Os testes falsos-negativos também podem ser encontrados devido a técnicas inadequadas, má qualidade dos controles ou uso de antígenos errados.[16, 23]
4. **Testes inalatórios provocativos** – A reprodução da síndrome clínica, após reexposição do indivíduo ao antígeno específico, seja com monitorização hospitalar ou com retorno do paciente ao ambiente do suposto agente envolvido, fornece informação útil ao diagnóstico.[29] Nos casos mais avançados, essa conduta é controversa, frente ao risco de agravamento da doença.[23] O teste de provocação pode identificar os pacientes com PH na maioria dos casos. Esse teste tem se limitado apenas a centros de pesquisa e aplicado por investigadores experientes em ambientes apropriados.[28] Os aerossois utilizados nos testes podem conter misturas imprecisas de antígenos e podem estar contaminados com irritantes, dificultando a sua aplicabilidade.[28]

Testes de função pulmonar

Os testes de função pulmonar não são específicos para o diagnóstico de PH. Observamos com maior frequência distúrbio ventilatório restritivo, redução da DLCO e hipoxemia durante o exercício.[30] Os testes de broncoprovocação podem demonstrar presença de hiperresponsividade brônquica leve em pacientes com *pulmão do fazendeiro*, embora não haja evidência de correlação entre os diagnósticos de asma e PH.[30]

Radiologia

A radiografia de tórax pode ser normal na fase inicial da doença. A sensibilidade da TCAR para a detecção dos achados sugestivos de PH é maior que a da radiografia de tórax, mas pode ser normal em alguns casos, resultando em dissociação clínico-radiológica.

As alterações radiológicas na PH também apresentam grande variabilidade. Na forma aguda, observam-se com frequência opacidades em vidro fosco de distribuição difusa e consolidações peribrônquicas à TCAR. A combinação dos achados de nódulos centrolobulares mal definidos, opacidades em vidro fosco e padrão em mosaico e/ou aprisionamento de ar expiratório é muito sugestivo do diagnóstico de PH subaguda. A forma crônica se caracteriza pela presença de achados indicativos de fibrose em exames radiográficos, o que a distingue da PH subaguda.[31]

Quando os nódulos centrolobulares são observados difusamente (Figura 15.1), são altamente sugestivos de PH, todavia, esse padrão não é frequente. A presença de nódulos centrolobulares associados a uma doença pulmonar fibrosante favorece o diagnóstico de PH, quando o diagnóstico diferencial é realizado com fibrose pulmonar idiopática.[22] Histologicamente, os nódulos centrolobulares mal definidos se correlacionam com a presença de

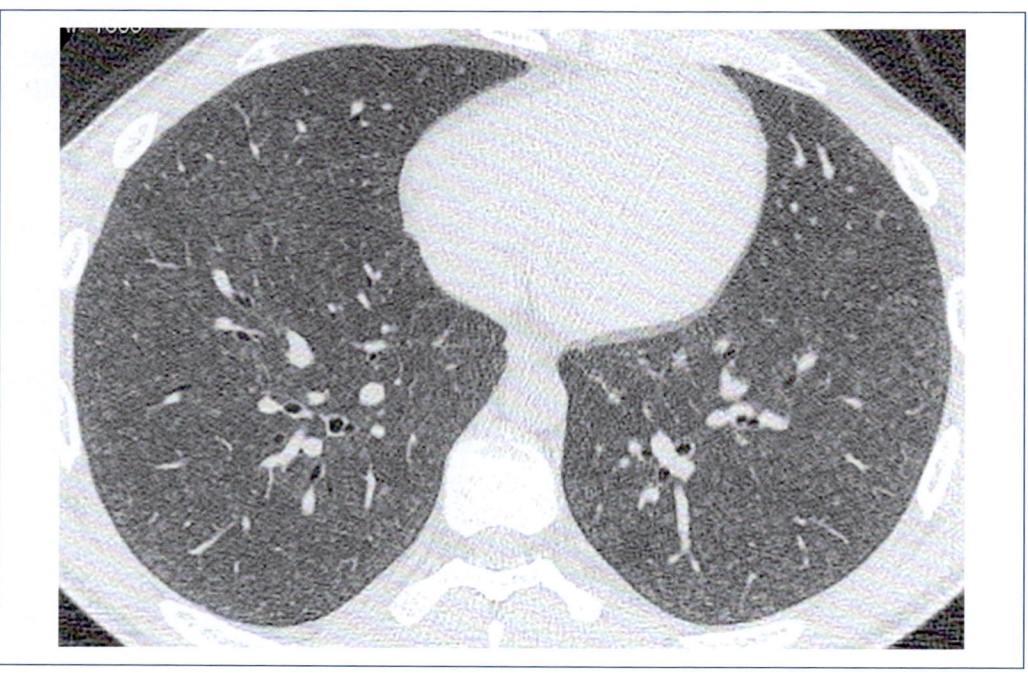

Fig. 15.1 – Paciente de 27 anos, sexo masculino, operador de máquinas, há quatro meses com episódios recorrentes de dispneia e tosse. Cultura do líquido de resfriamento com crescimento de *Mycobacterium immunogenum*. TCAR de tórax mostrou pequenos nódulos centrolobulares, mal definidos e difusos associados às opacidades em vidro fosco.

granulomas mal formados associados a infiltrado inflamatório linfocitário peribronquiolar, ou com focos de bronquiolite obliterante. Nódulos centrolobulares não têm se correlacionado com anormalidades na função pulmonar.

Opacidade em vidro fosco é achado dominante nos casos de PH aguda e subaguda, mas também pode estar presente na PH crônica. A distribuição do vidro fosco nas fases aguda e subaguda é difusa (central e periférica), simétrica, sem predomínio entre os lobos pulmonares e em alguns casos com distribuição geográfica. Na PH crônica, o vidro fosco predomina nos terços médios dos pulmões ou difusamente, sendo de distribuição randômica no plano transverso. O vidro fosco tem se relacionado nos testes de função pulmonar com distúrbio ventilatório restritivo. Fazendo-se correlação com a patologia, o vidro fosco corresponde à inflamação linfoplasmocitária ou fibrose pulmonar intersticial.

O aprisionamento de ar expiratório é frequentemente descrito na PH subaguda e na histologia se correlaciona com dilatação e coalescência dos espaços alveolares indistinguíveis do enfisema. Em pacientes com PH subaguda e crônica, o padrão em mosaico é uma alteração frequente e se correlaciona com o aumento do volume residual. A evidência de bronquiolite na PH é bem descrita na patologia, mas as repercussões funcionais podem ser mascaradas pela coexistência de doença intersticial. A TCAR fornece informações adicionais quanto ao componente de bronquiolite na PH.

Em estudo que comparou pacientes com PH crônica e FPI,[32] foi observado que a distribuição dos achados de fibrose é diferente nas duas doenças. Na FPI, as alterações predominaram em regiões subpleurais e em lobos inferiores. Além disso, a presença de nódulos centrolobulares à TCAR favoreceu fortemente o diagnóstico de PH, e o faveolamento foi sugestivo de fibrose pulmonar idiopática. Em outro estudo mais recente, comparando TCAR de pacientes com PH, pneumonia intersticial não específica (PINE) e FPI, os achados radiológicos que melhor diferenciaram os pacientes com PH foram: áreas lobulares de aprisionamento de ar, ausência de predomínio das alterações em terços inferiores e presença de nódulos centrolobulares.[33]

Apesar de, na PH crônica, ter sido descrito que os achados à TCAR predominam em terços pulmonares médios (Figura 15.2), também podem predominar em lobos superiores ou inferiores. Em outros casos, a doença pode ser difusa, sem zona de predomínio das alterações tomográficas.[32]

As consolidações peribrônquicas representam na histologia preenchimento confluente dos espaços aéreos por coleções de histiócitos intra-alveolares ou bronquiolite obliterante. Elas são observadas principalmente na forma aguda da doença ou em exacerbações da PH crônica, do tipo dano alveolar difuso (DAD). Geralmente, as tomografias não são realizadas nessa fase e não dispomos de muitos relatos. As consolidações também são descritas na PH crônica.

Cistos pulmonares podem estar presentes em uma pequena porcentagem dos pacientes com PH subaguda. A etiologia dos cistos provavelmente se relaciona com a obstrução bronquiolar parcial por infiltrado inflamatório linfocitário, achado histológico frequentemente encontrado na PH.

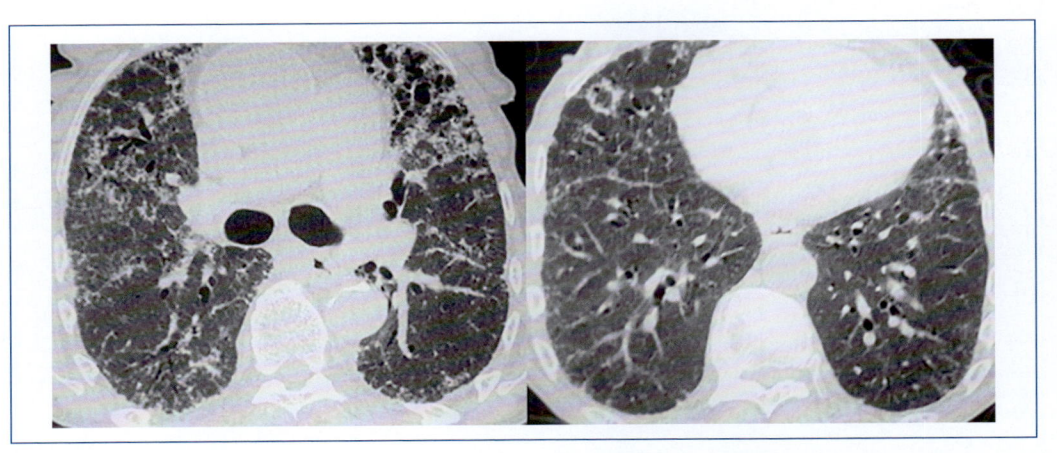

Fig. 15.2 – Paciente de 78 anos, sexo masculino, com dispneia progressiva havia dois anos; apresentava exposição a pássaros e mofo. TCAR de tórax mostrando predomínio das lesões em terços médios com opacidades em vidro fosco peribronquiolar e achados de fibrose de distribuição central e periférica caracterizando a PH crônica. O diagnóstico definitivo foi determinado por biopsia pulmonar cirúrgica que demonstrou a tríade histológica clássica com infiltrado inflamatório peribronquiolar associado a células gigantes e bronquiolite obliterante.

Estudos relatam que o enfisema, mesmo em pacientes não fumantes, é mais frequente do que a presença de sinais de fibrose pulmonar no curso crônico do *pulmão do fazendeiro*. Os estudos não descrevem claramente ou ilustram o padrão de enfisema, mas parece ser semelhante ao enfisema relacionado com o tabagismo. O mecanismo de desenvolvimento do enfisema na PH permanece desconhecido.[28]

O sinal de *head cheese* ou padrão em *terrine* na TCAR (Figura 15.3) é caracterizado pela justaposição de regiões lobulares de baixa, normal e alta atenuação. Isso resulta em três (ou mais) densidades diferentes que são drasticamente demarcadas umas das outras. As transições de densidade abrupta refletem as margens dos lóbulos pulmonares secundários. Lóbulos de baixa atenuação quase sempre refletem o aprisionamento aéreo. Esse sinal foi inicialmente considerado altamente específico de PH subaguda, no entanto outras doenças mostraram apresentar este padrão de imagem.

Lavado broncoalveolar

O LBA pode ser útil no diagnóstico de PH. É o método diagnóstico mais sensível na detecção de alveolite em pacientes com suspeita clínica de PH. Entretanto, pacientes assintomáticos com uma exposição presente também podem apresentar anormalidades no LBA. Vários aspectos do LBA podem ser avaliados e úteis no diagnóstico de PH:

1. Linfocitose marcante no LBA (especialmente se excede 50% dos leucócitos totais recuperados) é um achado útil no diagnóstico diferencial com outras doenças intersticiais.[34]
2. No LBA, a relação de linfócitos CD4+/CD8+ normalmente é diminuída e menor que 1,0 (relação normal = 2,3 ± 0,2). Pacientes com

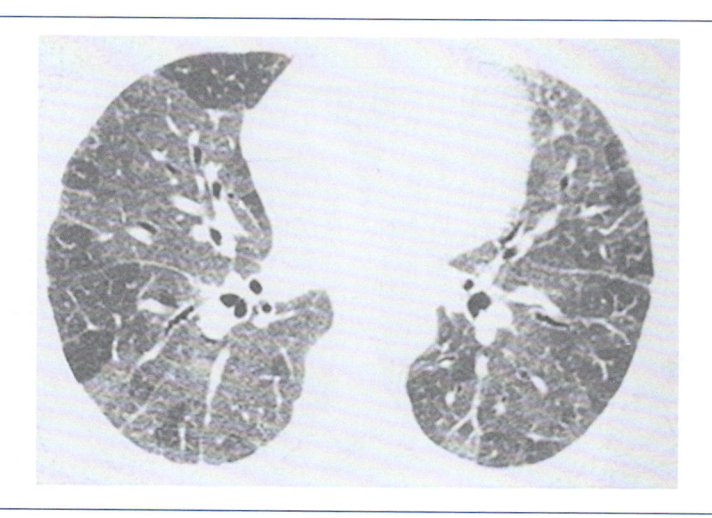

Fig. 15.3 – Paciente do sexo feminino, 57 anos e exposição a travesseiro de penas com pneumonite de hipersensibilidade subaguda. Tomografia computadorizada de alta resolução com opacidades em vidro fosco bilaterais e padrão em mosaico com aprisionamento aéreo alternando com áreas de atenuação pulmonar normal (padrão em *terrine*).

uma elevação importante no número de células T CD8+ podem ter uma menor probabilidade à progressão da fibrose pulmonar. Alguns relatos têm questionado esse conceito, mostrando que o aumento das células CD4+ no LBA, e consequente aumento da relação CD4+/CD8+, também pode ser observado.

3. Os neutrófilos também podem estar elevados no LBA mais que 5% dos leucócitos totais (valores normais = 1,6%) depois de recente exposição antigênica ou em doença avançada.[19]

Biópsia pulmonar

A confirmação histológica do diagnóstico ainda é necessária em muitos casos e sempre deve ser tentada pela biópsia transbrônquica, a não ser em casos de doença crônica, quando amostras maiores de tecido pulmonar são necessárias. É fundamental que o patologista seja informado de que o diagnóstico de PH está sendo considerado, já que os achados são sutis e devem ser interpretados em conjunto com dados clínicos e de imagem.

Antes de considerar uma biópsia pulmonar, um exame físico cuidadoso, testes de função pulmonar, interpretação da TCAR e análise celular do LBA (se disponível) devem ser inconclusivos para um diagnóstico definitivo. A discussão multidisciplinar é a forma ideal para a decisão quanto à abordagem diagnóstica mais apropriada do paciente. Na ausência de amostras representativas do diagnóstico na biópsia transbrônquica (BTB), a criobiópsia transbrônquica ou a biópsia pulmonar cirúrgica devem ser consideradas. A BTB e a criobiópsia (mais recentemente introduzida) são menos invasivas do que a biópsia cirúrgica. Embora o rendimento diagnóstico da criobiópsia em DPI seja comparável ao da biópsia cirúrgica em alguns centros, a metanálise de dados disponíveis sobre o rendimento diagnóstico da criobiópsia para o diagnóstico de DPI está limitada a apenas alguns centros.[35,46]

Desde a década de 1960, a histologia na PH vem sendo melhor pesquisada e vários estudos foram desenvolvidos em busca do padrão histológico típico da doença. O *pulmão do fazendeiro* foi o protótipo de PH para esses estudos, tanto em sua forma aguda como na crônica. Em série com 60 biópsias pulmonares cirúrgicas, em 30% dos casos a presença dos granulomas não era observada, sugerindo que, com uma exposição prolongada, os granulomas podem desaparecer.[37] Posteriormente em 1988, Coleman e Colby definiram a tríade histológica clássica para o diagnóstico de PH:[38] 1) infiltrado intersticial crônico; 2) bronquiolite obliterante; 3) granulomas não-necrosantes esparsos.

Katzenstein propôs, para diagnóstico patológico definitivo da pneumonite de hipersensibilidade, a presença da tríade (Fig. 15.4):[39] pneumonia intersticial crônica com acentuação peribronquiolar; granulomas não-necrosantes mal formados e/ou células gigantes; os focos de bronquiolite obliterante. Diagnóstico altamente sugestivo seriam os mesmos achados da tríade excluindo os focos de bronquiolite obliterante. Quando apenas a pneumonia intersticial crônica com acentuação peribronquiolar ou com bronquiolite obliterante são encontradas, o diagnóstico é possível e depende de correlação clínica, radiológica e histológica.[39]

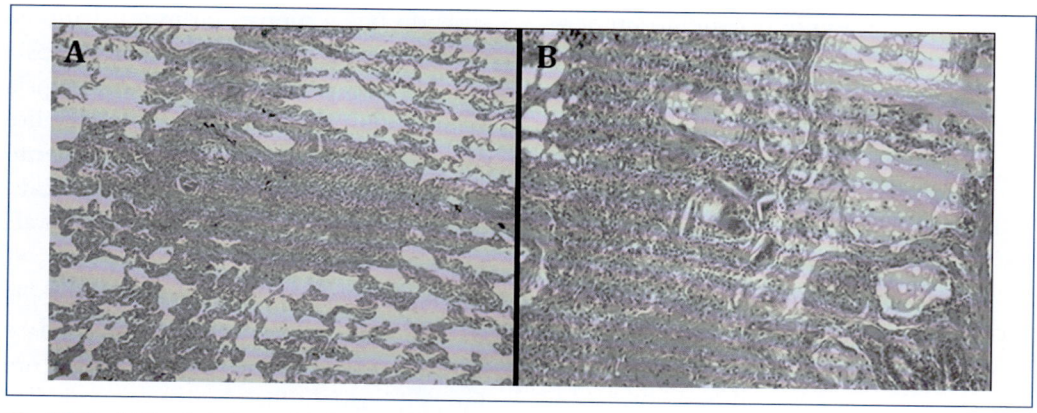

Fig. 15.4 – A) Lesão inflamatória bronquiolocêntrica com obliteração fibrosa da pequena via aérea associada à transformação gigantocelular (HE 100 x); B) Acúmulos de gigantócitos formando esboço de granuloma com material particulado citoplasmático associados à inflamação crônica linfomononuclear (HE 200 x).

Na Cidade do México, foram feitos estudos anatomopatológicos com o *pulmão dos criadores de pássaros* na forma crônica, que representa uma outra apresentação com características distintas do *pulmão do fazendeiro*. No *pulmão dos criadores de pássaros*, foram observadas lesões de pequenas vias aéreas diferentes das anteriormente descritas no *pulmão do fazendeiro*. As lesões de vias aéreas eram semelhantes à bronquiolite constritiva com inflamação peribronquiolar e fibrose, associadas à hipertrofia de músculo liso, causando compressão extrínseca do lúmen bronquiolar.[40] Os granulomas no *pulmão dos criadores de pássaros* são menos diferenciados, malformados e pequenos, se caracterizando por células gigantes multinucleadas em septos interalveolares ou peribronquiolares.[40]

Uma lesão intersticial pulmonar foi descrita como a pneumonia/fibrose intersticial bronquiolocêntrica (PIB). Esse padrão histológico é uma forma de pneumonia intersticial com graus variáveis de infiltrado inflamatório linfomononuclear e/ou fibrose de pequenas vias áreas. Pode ser compatível com PH, mesmo quando os granulomas e/ou células gigantes estão ausentes.

Em série nacional, 46 dos 103 pacientes apresentaram à biópsia cirúrgica achados de PH típica com granulomas. Outros padrões histológicos frequentemente relacionados com a PH foram PIB (n = 27) e PINE (n = 16). Cinco pacientes apresentaram bronquiolite constritiva e cinco, um padrão pneumonia em organização. Em quatro pacientes foi demonstrado padrão de pneumonia intersticial usual (PIU).[13]

As características diferenciais da PIU associada à FPI em biópsias cirúrgicas devem ser cuidadosamente analisadas quando comparadas com PIU secundária à PH. Na PIU por PH, a distribuição do faveolamento é assimétrica e predomina em lobos superiores, a pneumonia intersticial é predominantemente peribronquiolar (centrolobular), além de ser descrita uma fibrose com aparência em ponte. A fibrose em ponte é distribuída em torno do bronquíolo respiratório e se conecta ao septo interlobular ou com a região subpleural.[41]

Eventos de exacerbação da doença também são descritos em pacientes com PH crônica, semelhante ao observado na FPI, onde o padrão histológico encontrado com maior frequência é o DAD. O DAD parece ser um padrão histológico associado à PH e pode surgir na evolução dos pacientes com PH crônica. Fatores precipitantes de um quadro de exacerbação aguda na PH têm sido estudados e uma menor CPT, menor DLCO, LBA com menos linfócitos e maior número de neutrófilos, além de um padrão de PIU em biópsia pulmonar prévia, parecem aumentar a chance de o paciente de apresentar um quadro de exacerbação aguda.[42]

Resumindo, apenas a presença da tríade histológica clássica pode determinar o diagnóstico definitivo de PH. Os outros padrões possíveis de serem encontrados na biópsia pulmonar são: PIB, bronquiolite constritiva, PIU, PINE, pneumonia em organização ou DAD. Na ausência da tríade, é fundamental a correlação clínica, radiológica e histológica para o diagnóstico de certeza da PH.

Critérios diagnósticos

Várias combinações de critérios têm sido propostas para facilitar o diagnóstico definitivo de PH, mas nenhuma consegue abranger as diferentes formas de apresentação. Os trabalhos iniciais sugeriram critérios para diagnóstico do *pulmão do fazendeiro*, forma aguda da doença, sendo estes critérios de difícil aplicação nas fases subaguda e crônica da doença. Os critérios eram baseados em radiografia de tórax anormal e precipitinas séricas positivas, quando hoje sabemos que esses achados podem estar ausentes. Também não existia amplo conhecimento da TCAR bem como dos achados radiológicos compatíveis com a PH.

Foi publicado um estudo de coorte prospectivo e multicêntrico para desenvolver uma regra para predição clínica do diagnóstico de pneumonite de hipersensibilidade nas fases aguda, subaguda ou crônica em atividade. Foram identificadas seis variáveis como preditores significantes de PH: 1) exposição a antígenos conhecidos; 2) anticorpos precipitantes positivos aos antígenos; 3) sintomas recorrentes; 4) estertores inspiratórios ao exame físico; 5) sintomas ocorrendo de 4 a 8 horas após a exposição; 6) perda de peso.[43] Os critérios derivados neste estudo foram eficientes nos pacientes com apresentação típica da doença nas fases aguda ou subaguda, não se aplicando à forma crônica da doença, na qual residem as maiores dificuldades de diagnóstico diferencial com outras doenças pulmonares intersticiais fibrosantes.

Um roteiro diagnóstico deve ser utilizado na investigação de um possível quadro de PH. Na suspeita clínica, funcional e tomográfica de doença intersticial deve-se realizar a pesquisa de uma exposição conhecida como causa de PH e/ou realizar a dosagem de anticorpos séricos específicos (precipitinas), se disponível. Na avaliação inicial, sempre excluir outras causas de DPI, tais como pesquisas para doenças do tecido conectivo, refluxo gastroesofágico, pneumoconioses e drogas. Após a avaliação clínica, analisar a TCAR, e se ela for sugestiva de PH, podemos firmar o diagnóstico em duas situações: a) na presença de linfocitose no LBA (em geral acima de 20%) ou b) nos casos em que com a reexposição ocorre piora clínica ou quando ocorre melhora após o afastamento da exposição. Se a TCAR não for sugestiva e/ou não for determinada linfocitose no LBA, está indicada biópsia pulmonar (iniciar com biópsia transbrônquica naqueles pacientes sem sinais de fibrose bem definida à TCAR).

O diagnóstico patológico definitivo da PH é baseado na presença da tríade histológica clássica. Sugerimos que nos casos em que outros padrões histológicos de pneumonia intersticial, compatíveis com PH, são encontrados (PIU, pneumonia em organização, DAD, PINE, PIB ou mesmo a bronquiolite constritiva), na presença de correlação clínica, laboratorial (sempre que possível) e radiológica sugestiva de PH, o diagnóstico sempre deve ser considerado provável. Nos casos em que a presença de granulomas ou células gigantes está associada a outro padrão histológico de pneumonia intersticial, deve-se sugerir o diagnóstico de PH, especialmente na presença de exposição relevante.

PREVENÇÃO E TRATAMENTO

A incidência da PH está diretamente relacionada com o antígeno prevalente em determinada população. Para fazer a profilaxia da doença, é fundamental a vigilância dos ambientes de trabalho e domiciliares contra possíveis agentes etiológicos. Em regiões muito úmidas, como no Norte do país, onde a umidade se encontra acima de 60%, os ambientes internos devem ser constantemente vigiados contra o crescimento de bolor. Controle adequado deve ser realizado em ambientes umidificados ou com ar condicionado, saunas e piscinas. Como medidas preventivas, são citadas: máscaras com filtros para pó, tintas antimofo, carpetes devem ser retirados, a água parada deve ser reciclada e tratada, evitar travesseiros e roupas de cama com penas de pássaros.

O afastamento do antígeno vai ser a chave para o tratamento. Na forma aguda, apenas a retirada da exposição pode ser suficiente para a resolução da doença. Nos casos crônicos, a persistência do antígeno, seja por impossibilidade ou pela não determinação do agente causal, pode determinar um prognóstico desfavorável. Um estudo demonstrou que a incapacidade em identificar o antígeno causador foi um fator independentemente associado a uma menor sobrevida. Esses resultados sugerem que os clínicos devem insistir em procurar, identificar e remover o antígeno. Devem ser feitos todos os esforços para evitar potenciais fontes de exposição a antígenos, mesmo que essa fonte não tenha sido confirmada.[44]

O tratamento preconizado para PH, baseado em experiências clínicas, é com corticosteroides. Na PH aguda, estudos mostram que o corticosteroide acelera a resolução dos sintomas, sem influenciar o curso da doença. A posologia recomendada, para todas as formas de PH, é prednisona 0,5 a 1,0 mg por quilo de peso ideal (não ultrapassar 60 mg por dia), dado em dose única diária pela manhã. A dose é mantida por uma a duas semanas e, em seguida, é reduzida e retirada lentamente nas próximas duas a quatro semanas. Se as anormalidades pulmonares recorrem ou pioram durante a fase de redução da dose do corticosteroide, o tratamento deve ser mantido indefinidamente.[6] Sempre deve ser investigado se o paciente está mantendo exposição ao agente causal.

Em pacientes com PH crônica, especialmente aqueles com curso progressivo, adicionar imunossupressores pode ser considerado. No entanto, não existem ensaios clínicos randomizados disponíveis para fazer recomendações específicas de tratamento. A azatioprina e o micofenolato têm sido utilizados em virtude de estarem disponíveis para uso clínico em doenças pulmonares mediadas por mecanismos autoimunes. Em um estudo retrospectivo, o tratamento de 70 pacientes com PH crônica com azatioprina e micofenolato de mofetil foi associado com uma melhora na DLCO após um ano do tratamento.[45] Evidências de baixa qualidade sugerem o uso de rituximab em PH, e o uso deste agente é discordante entre os médicos, que são especialmente confrontados com pacientes que não toleraram e/ou não responderam ao uso de azatioprina ou micofenolato.[2,46]

Para pacientes com PH fibrosante progressiva, especialmente com um padrão similar à PIU, pode ser justificado considerar novos agentes antifibróticos indicados para FPI, reconhecendo o custo e a não indicação de bula. Ensaios controlados com nintedanib ou pirfenidona são apropriados e devem ser realizados em breve para esses pacientes.[2,47]

Pacientes com doença progressiva devem ser avaliados precocemente para transplante pulmonar. Pacientes com PH, quando comparados com pacientes diagnosticados com FPI, possuem uma maior sobrevida pós-transplante a médio prazo e um risco reduzido de morte.[48]

PROGNÓSTICO E SOBREVIDA

Na PH aguda, o prognóstico é favorável. Pacientes com *pulmão do fazendeiro*, mesmo mantendo a exposição, raramente apresentam progressão da doença. Entretanto, os pacientes que permanecem expostos apresentam mais frequentemente recorrência dos sintomas e repercussões na função pulmonar.

Vários estudos têm avaliado o curso clínico do *pulmão do fazendeiro* e mostraram que a progressão para doença debilitante com fibrose pulmonar raramente é observada. As principais repercussões em longo prazo do *pulmão do fazendeiro* são: obstrução ao fluxo aéreo e enfisema observado à TCAR.

No *pulmão dos criadores de pássaros*, o tempo de duração da exposição influencia o prognóstico. Quanto mais prolongada for a exposição, maior a frequência de anormalidades na função pulmonar. O baqueteamento digital foi descrito como achado de exame físico frequente no *pulmão dos criadores de pássaros* e também pode ser útil como preditor de deterioração clínica.[9]

O principal estudo de sobrevida em pacientes com *pulmão dos criadores de pássaros* foi realizado em 1993 por Pérez-Padilla et al.[8] A mortalidade dos pacientes com PH (n = 78) foi menor do que na PIU (n = 17) ou na PIU associada à exposição (n = 30). A sobrevida em cinco anos, após a data do diagnóstico, foi de 71% no grupo de pacientes com PH. Os preditores de aumento na mortalidade, avaliados na amostra total, foram a extensão da fibrose à biópsia pulmonar (p = 0,01) e a presença de faveolamento na radiografia de tórax (p = 0,04).[8]

Estudo posterior confirmou a importância da presença de fibrose à biópsia como preditor de mortalidade.[49] No modelo de regressão de Cox, apenas o escore de dispneia e a presença de fibrose à biópsia foram identificados como determinantes de aumento na mortalidade.[49]

Em estudo nacional, foi avaliada a influência dos tipos histológicos na mortalidade de pacientes com PH subaguda e crônica.[13] No grupo de 16 pacientes com PINE, nenhum paciente morreu, comparado a 16 de 73 dos portadores de PIB ou com histologia típica (com a presença de granulomas). Nessa mesma série de pacientes, foi realizado modelo de regressão de Cox simples para identificar fatores preditores de sobrevida. Foram detectadas oito variáveis preditoras de aumento na mortalidade: sexo masculino, idade, estertores em velcro, maior relação VEF_1/CVF, diminuição na saturação de exercício e os achados tomográficos: presença de fibrose, ausência de padrão em mosaico/aprisionamento de ar e faveolamento. Na análise multivariada, quatro variáveis permaneceram significativas: idade, relação VEF_1/CVF, saturação de exercício e padrão em mosaico/aprisionamento de ar à TCAR. A saturação da oxiemoglobina pela oximetria de pulso após o exercício foi categorizada, e quando menor ou igual a 88% havia significativo impacto na sobrevida (p < 0,001).

Estudo recente também demonstrou, após análise multivariada, que o padrão em mosaico/aprisionamento de ar foi associado de forma independente a uma melhor sobrevida em coorte de pacientes com PH crônica.[50] Achados específicos de fibrose pulmonar à TCAR, bem como a sua extensão, também apresentam valor prognóstico.[25]

PERSPECTIVAS

Embora os métodos de detecção da exposição ao antígeno precisem ser padronizados e as exposições devam ser procuradas, é importante provar a hipersensibilidade ao antígeno suspeito de induzir a PH. Os biomarcadores no LBA e no sangue periférico precisam ser investigados como métodos potenciais de diagnóstico minimamente invasivo e de predição do prognóstico da PH.[2] Devido à grande variabilidade de apresentações clínicas, laboratoriais, radiológicas e histológicas da PH, não dispomos de um padrão-ouro para diagnóstico da doença. Estudos para determinar padrões específicos de expressões gênicas em biópsias pulmonares sugerem um novo método para entender os mecanismos patogênicos e facilitar o diagnóstico das pneumonias intersticiais.

Uma vez que não há recomendações de tratamento baseadas em evidências disponíveis para a PH, há uma necessidade urgente de ensaios clínicos randomizados bem delineados, especialmente para PH fibrosante. Não sabemos por quanto tempo o paciente se beneficia do uso de corticosteroides e se existe realmente efeito benéfico adicional com a introdução de imunossupressor à terapia. O tratamento com antifibróticos existentes para FPI também são agentes apropriados para ensaios clínicos randomizados para pacientes com PH crônica.

REFERÊNCIAS

1. Morell F, Villar A, Montero MA, Munoz X, Colby TV, Pipvath S, et al. Chronic hypersensitivity pneumonitis in patients diagnosed with idiopathic pulmonary fibrosis: a prospective case-cohort study. The Lancet Respiratory Medicine. 2013;1(9):685-94.
2. Vasakova M, Morell F, Walsh S, Leslie K, Raghu G. Hypersensitivity pneumonitis: perspectives in diagnosis and management. Am J Respir Crit Care Med. 2017. [Epub ahead of print].
3. Tinelli C, De Silvestri A, Richeldi L, Oggionni T. The Italian register for diffuse infiltrative lung disorders (RIPID): a four-year report. Sarcoidosis Vasc Diffuse Lung Dis. 2005;22 Suppl 1:S4-8.
4. Jacobs RL, Andrews CP, Coalson J. Organic antigen-induced interstitial lung disease: diagnosis and management. Ann Allergy Asthma Immunol. 2002;88(1):30-41.
5. Singh S, Collins BF, Sharma BB, Joshi JM, Talwar D, Katiyar S, et al. Interstitial lung disease in india. Results of a prospective registry. Am J Respir Crit Care Med. 2017;195(6):801-13.
6. Navarro C, Mejia M, Gaxiola M, Mendoza F, Carrillo G, Selman M. Hypersensitivity pneumo-

nitis : a broader perspective. Treat Respir Med. 2006;5(3):167-79.
7. Hayakawa H, Shirai M, Sato A, Yoshizawa Y, Todate A, Imokawa S, et al. Clinicopathological features of chronic hypersensitivity pneumonitis. Respirology. 2002;7(4):359-64.
8. Perez-Padilla R, Salas J, Chapela R, Sanchez M, Carrillo G, Perez R, et al. Mortality in Mexican patients with chronic pigeon breeder's lung compared with those with usual interstitial pneumonia. Am Rev Respir Dis. 1993;148(1):49-53.
9. Sansores R, Salas J, Chapela R, Barquin N, Selman M. Clubbing in hypersensitivity pneumonitis. Its prevalence and possible prognostic role. Arch Intern Med. 1990;150(9):1849-51.
10. Hanak V, Kalra S, Aksamit TR, Hartman TE, Tazelaar HD, Ryu JH. Hot tub lung: presenting features and clinical course of 21 patients. Respir Med. 2006;100(4):610-5.
11. Teixeira MFA, Assis PG, Lazzarini-de-Oliveira LC. Pneumonia de hipersensibilidade crônica: análise de oito casos e revisão de literatura. J Pneumol. 2002;28(3):167-72.
12. Magalhães EMS, Stella AKS, Corrêa FMV, Naves FES, Sabatini JO. Pneumonite por hipersensibilidade – relato comparativo de dois casos. Rev Bras Alerg Imunopatol. 2005;28(2):112-7.
13. Lima MS, Coletta ENAM, Ferreira RG, Jasinowodolinski D, Arakaki JSO, Rodrigues SCS, et al. Subacute and chronic hypersensitivity pneumonitis: histopathological patterns and survival. Respir Med. 2009;103:508-15.
14. Bourke SJ, Dalphin JC, Boyd G, McSharry C, Baldwin CI, Calvert JE. Hypersensitivity pneumonitis: current concepts. Eur Respir J Suppl. 2001;32:81s-92s.
15. Girard M, Israel-Assayag E, Cormier Y. Pathogenesis of hypersensitivity pneumonitis. Curr Opin Allergy Clin Immunol. 2004;4(2):93-8.
16. Patel AM, Ryu JH, Reed CE. Hypersensitivity pneumonitis: current concepts and future questions. J Allergy Clin Immunol. 2001;108(5):661-70.
17. Gudmundsson G, Bosch A, Davidson BL, Berg DJ, Hunninghake GW. Interleukin-10 modulates the severity of hypersensitivity pneumonitis in mice. Am J Respir Cell Mol Biol. 1998;19(5):812-8.
18. Gudmundsson G, Hunninghake GW. Interferon-gamma is necessary for the expression of hypersensitivity pneumonitis. J Clin Invest. 1997;99(10):2386-90.
19. Agostini C, Trentin L, Facco M, Semenzato G. New aspects of hypersensitivity pneumonitis. Curr Opin Pulm Med. 2004;10(5):378-82.
20. Pardo A, Barrios R, Gaxiola M, Segura-Valdez L, Carrillo G, Estrada A, et al. Increase of lung neutrophils in hypersensitivity pneumonitis is associated with lung fibrosis. Am J Respir Crit Care Med. 2000;161(5):1698-704.
21. Hasan SA, Eksteen B, Reid D, Paine HV, Alansary A, Johannson K, et al. Role of IL-17A and neutrophils in fibrosis in experimental hypersensitivity pneumonitis. J Allergy Clin Immunol. 2013;131(6):1663-73.
22. Blanchet MR, Israel-Assayag E, Cormier Y. Inhibitory effect of nicotine on experimental hypersensitivity pneumonitis in vivo and in vitro. Am J Respir Crit Care Med. 2004;169(8):903-9.
23. Richerson HB, Bernstein IL, Fink JN, Hunninghake GW, Novey HS, Reed CE, et al. Guidelines for the clinical evaluation of hypersensitivity pneumonitis. Report of the Subcommittee on Hypersensitivity Pneumonitis. J Allergy Clin Immunol. 1989;84(5 Pt 2):839-44.
24. Mohr LC. Hypersensitivity pneumonitis. Curr Opin Pulm Med. 2004;10(5):401-11.
25. Mooney JJ, Elicker BM, Urbania TH, Agarwal MR, Ryerson CJ, Nguyen MLT, et al. Radiographic fibrosis score predicts survival in hypersensitivity pneumonitis. Chest. 2013;144(2):586-92.
26. Lacasse Y, Selman M, Costabel U, Dalphin JC, Morell F, Erkinjuntti-Pekkanen R, et al. Classification of hypersensitivity pneumonitis: a hypothesis. Int Arch Allergy Immunol. 2009;149(2):161-6.
27. Pereira CA, Gimenez A, Kuranishi L, Storrer K. Chronic hypersensitivity pneumonitis. Journal of asthma and allergy. 2016;9:171-81.
28. Fink JN, Ortega HG, Reynolds HY, Cormier YF, Fan LL, Franks TJ, et al. Needs and opportunities for research in hypersensitivity pneumonitis. Am J Respir Crit Care Med. 2005;171(7):792-8.
29. Hendrick DJ, Marshall R, Faux JA, Krall JM. Positive "alveolar" responses to antigen inhalation provocation tests: their validity and recognition. Thorax. 1980;35(6):415-27.
30. Selman-Lama M, Perez-Padilla R. Airflow obstruction and airway lesions in hypersensitivity pneumonitis. Clin Chest Med. 1993;14(4):699-714.
31. Churg A, Muller NL, Flint J, Wright JL. Chronic hypersensitivity pneumonitis. Am J Surg Pathol. 2006;30(2):201-8.
32. Lynch DA, Newell JD, Logan PM, King TE, Jr., Muller NL. Can CT distinguish hypersensitivity pneumonitis from idiopathic pulmonary fibrosis? AJR Am J Roentgenol. 1995;165(4):807-11.
33. Silva CI, Muller NL, Lynch DA, Curran-Everett D, Brown KK, Lee KS, et al. Chronic hypersensitivity pneumonitis: differentiation from idiopathic pulmonary fibrosis and nonspecific interstitial pneumonia by using thin-section CT. Radiology. 2008;246(1):288-97.
34. Welker L, Jorres RA, Costabel U, Magnussen H. Predictive value of BAL cell differentials in the diagnosis of interstitial lung diseases. Eur Respir J. 2004;24(6):1000-6.
35. Sharp C, Adamali H, Medford A. Developments in Cryobiopsy for Interstitial Lung Disease May Be Cost Saving. Chest. 2017;151(2):512-3.

36. Iftikhar IH, Alghothani L, Sardi A, Berkowitz D, Musani aI. Transbronchial lung cryobiopsy and video-assisted thoracoscopic lung biopsy in the diagnosis of diffuse parenchymal lung disease: A meta-analysis of diagnostic test accuracy. Annals of the American Thoracic Society. 2017. [Epub ahead of print].
37. Reyes CN, Wenzel FJ, Lawton BR, Emanuel DA. The pulmonary pathology of farmer's lung disease. Chest. 1982;81(2):142-6.
38. Coleman A, Colby TV. Histologic diagnosis of extrinsic allergic alveolitis. Am J Surg Pathol. 1988;12(7):514-8.
39. Katzenstein AL. Imunologic Lung Disease. *Katzenstein and Askin's Surgical Pathology of Non-neoplastic Lung Disease*. 3rd ed. Philadelphia, Pennsylvania: W.B. Saunders Company; 1997:138-167. 138-67 p.
40. Perez-Padilla R, Gaxiola M, Salas J, Mejia M, Ramos C, Selman M. Bronchiolitis in chronic pigeon breeder's disease. Morphologic evidence of a spectrum of small airway lesions in hypersensitivity pneumonitis induced by avian antigens. Chest. 1996;110(2):371-7.
41. Akashi T, Takemura T, Ando N, Eishi Y, Kitagawa M, Takizawa T, et al. Histopathologic analysis of sixteen autopsy cases of chronic hypersensitivity pneumonitis and comparison with idiopathic pulmonary fibrosis/usual interstitial pneumonia. Am J Clin Pathol. 2009;131(3):405-15.
42. Miyazaki Y, Tateishi T, Akashi T, Ohtani Y, Inase N, Yoshizawa Y. Clinical predictors and histologic appearance of acute exacerbations in chronic hypersensitivity pneumonitis. Chest. 2008;134(6):1265-70.
43. Lacasse Y, Selman M, Costabel U, Dalphin JC, Ando M, Morell F, et al. Clinical diagnosis of hypersensitivity pneumonitis. Am J Respir Crit Care Med. 2003;168(8):952-8.
44. Fernandez Perez ER, Swigris JJ, Forssen AV, Tourin O, Solomon JJ, Huie TJ, et al. Identifying an inciting antigen is associated with improved survival in patients with chronic hypersensitivity pneumonitis. Chest. 2013;144(5):1644-51.
45. Morisset J, Johannson KA, Vittinghoff E, Aravena C, Elicker BM, Jones KD, et al. Use of mycophenolate mofetil or azathioprine for the management of chronic hypersensitivity pneumonitis. Chest. 2017;151(3):619-25.
46. Keir GJ, Maher TM, Ming D, Abdullah R, de Lauretis A, Wickremasinghe M, et al. Rituximab in severe, treatment-refractory interstitial lung disease. Respirology. 2014;19(3):353-9.
47. Salisbury ML, Myers JL, Belloli EA, Kazerooni EA, Martinez FJ, Flaherty KR. Diagnosis and treatment of fibrotic hypersensitivity pneumonia. Where we stand and where we need to go. Am J Respir Crit Care Med. 2016. [Epub ahead of print]
48. Kern RM, Singer JP, Koth L, Mooney J, Golden J, Hays S, et al. Lung transplantation for hypersensitivity pneumonitis. Chest. 2015;147(6):1558-65.
49. Vourlekis JS, Schwarz MI, Cherniack RM, Curran-Everett D, Cool CD, Tuder RM, et al. The effect of pulmonary fibrosis on survival in patients with hypersensitivity pneumonitis. Am J Med. 2004;116(10):662-8.
50. Chung JH, Zhan X, Cao M, Koelsch TL, Gomez DC, Brown KK, et al. Presence of air-trapping and mosaic attenuation on chest ct predicts survival in chronic hypersensitivity pneumonitis. Annals of the American Thoracic Society. 2017. [Epub ahead of print]

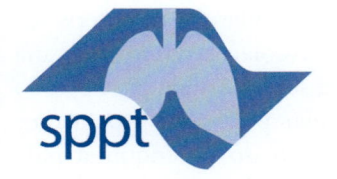

Vasculites Pulmonares

Carmen Sílvia Valente Barbas
Leticia Barbosa Kawano-Dourado
Marcos Soares Tavares
Telma Antunes

VASCULITES PULMONARES

As vasculites pulmonares primárias se caracterizam pela inflamação dos vasos pulmonares na ausência de doença reumatológica e/ou neoplásica diagnosticada e/ou de exposição ambiental e/ou a drogas, quando, então, passam a ser classificadas como vasculites secundárias. O processo inflamatório característico das vasculites pode acometer as artérias e veias de grande, médio e pequeno calibres, assim como os capilares pulmonares. Assim, de acordo com o vaso acometido, o grau do acometimento e o tipo de lesão histológica apresentada, será caracterizado o tipo de vasculite pulmonar primária.[1-3]

Mais recentemente se comprovou que as vasculites são geneticamente determinadas, possuindo HLAs predeterminados de predisposição, como o HLA-DB1*04, HLA-DRB1*15 e HLA-DRB1*04 para a granulomatose com poliangeíte (GPA, ex-granulomatose de Wegener). Estudo do nosso grupo mostrou que na nossa população de 55 pacientes o HLADPB1*04 e o HLA DRB1*15 estão associados a GPA quando comparado a grupo controle. Já o HLADRB4 está associado a granulomatose eosinofílica com poliangeíte (GEPA, ex-síndrome de Churg-Strauss), HLADQ como fator predisponente para poliangeíte microscópica (PAM) e a presença do HLA DRB1*13 como fator protetor para a não ocorrência da PAM na população japonesa. Há descrição da presença do HLA B51 como fator predisponente para a síndrome de Behçet e do HLAB85201 como predisponente para a ocorrência de arterite de Takayasu.

Com a descrição da década de 1980 do anticorpo anticitoplasma de neutrófilos (ANCA), C-anticitoplasmático, ou proteinase 3 (PR3), para a GPA, e o ANCA p-perinuclear, ou antimieloperoxidade (MPO), para a GEPA e a PAM, as vasculites primárias pulmonares começaram a ser descritas como ANCA associadas ou não. As vasculites ANCA associadas podem ser dividas em: 1. Granulomatose com poliangeíte; 2. Granulomatose eosinofílica com poliangeíte e 3. Poliangeíte microscópica. Mais recentemente foram descritos mais dois anticorpos associados às vasculites ANCA associadas: o h-LAMP2 e o pentraxin-3, este último presente nas três vasculites ANCA associadas, presente mais frequentemente nas vasculites em atividade e presente em pacientes com ANCA-C e p negativos (Fig.16.1).

Outras vasculites que não se associam ao ANCA, mas que acometem primariamente os pulmões são síndrome de Behçet e a arterite de Takayasu.

Os sinais e sintomas apresentados pelos pacientes são consequentes a isquemia e/ou sangramento do território pulmonar acometido. A isquemia será decorrente da inflamação da parede dos vasos pulmonares e subsequente diminuição de sua luz e hipoperfusão do tecido adjacente; e o sangramento, consequente à ruptura da parede dos vasos acometidos e/ou dos aneurismas formados após o processo de reparação e/ou, ainda, secundário à capilarite pulmonar.

Diagnóstico

O diagnóstico de vasculite pulmonar deverá ser suspeitado nos pacientes com hemoptise e/ou sangramento alveolar e naqueles que apresentam nodulações e/ou opacidades pulmonares múltiplas, especialmente quando escavadas e/ou justapleurais e principalmente quando acompanhadas de doença sistêmica.[1-16]

Durante a investigação diagnóstica deverá ser solicitada tomografia de tórax, para identificação e caracterização dos nódulos e opacidades, ou do infiltrado intersticio-alveolar bilateral característico da hemorragia alveolar. Angiotomografia de tórax deverá ser solicitada para estudo da árvore vascular pulmonar e para melhor caracterização do parênquima pulmonar. A angiografia pulmonar deverá ser solicitada apenas na suspeita de aneurismas da árvore pulmonar (como na síndrome de Behçet), e a arteriografia brônquica, nos casos de hemoptise recidivante em que se opte por embolização de ramos das artérias brônquicas responsáveis pelo sangramento.[11,13]

Na suspeita clínica de vasculite pulmonar deverão ser solicitados hemograma (verificar a presença de eosinofilia, característica da GEPA, leucocitose/plaquetose, em geral presentes na GPA, e velocidade de hemossedimentação [VHS], normalmente bastante elevada nas vasculites). O anticorpo anticitoplasma de neutrófilos (ANCA) deverá ser sempre solicitado, pois, se positivo, corroborará o diagnóstico de vasculite ANCA associada, mas não é patognomônico de vasculite. A interpretação da positividade do ANCA precisa ser integrada ao contexto clínico e radiológico, já que ANCA positivo já foi descrito em endocardite, tuberculose, doença inflamatória intestinal, entre outras condições, principalmente se em títulos baixos e de padrão atípico.[1-16] Diante de um quadro clínico-radiológi-

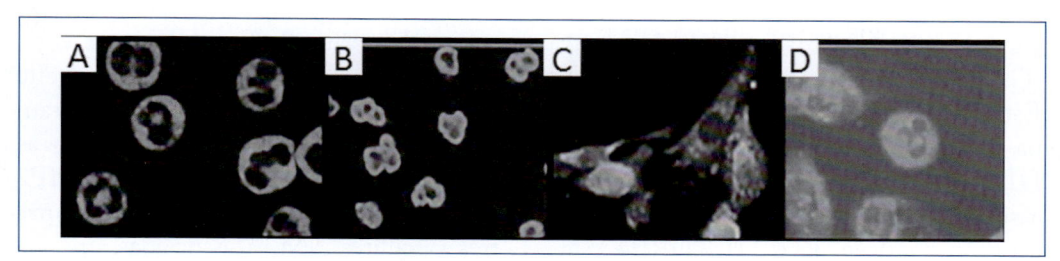

Fig. 16.1 – ANCA-C, ANCA-P, hLAMP2 e antipentraxin 3, anticorpos encontrados nas vasculites ANCA associadas.

co-sorológico compatível, alguns grupos advogam pela não necessidade de amostra histológica para confirmar o diagnóstico e iniciar o tratamento. No entanto, diante da possibilidade de infecção associada ou mesmo confundindo o caso, sugerimos que, se a condição clínica do doente permitir, deve-se obter ao menos um lavado broncoalveolar (LBA) para reduzir a possibilidade de etiologia infecciosa associada. De uma maneira geral optamos por biopsiar o sitio menos invasivo possível, lembrando que a biópsia de seios da face/septo nasal em geral vem com achados inespecíficos e deve ser evitada com objetivo de diagnóstico. Uma biópsia percutânea transtorácica por agulha de um nódulo periférico ou mesmo uma biópsia renal, se paciente com evidência de acometimento renal, são meios menos invasivos que uma biópsia pulmonar a céu aberto, mas, eventualmente, esta se fará necessária.

As vasculites pulmonares normalmente apresentam-se acompanhadas de sintomas e sinais sistêmicos. A forma localizada da doença é rara, mas pode ocorrer, especialmente a restrita aos seios da face e/ou aos pulmões. O acometimento sistêmico das vasculites pulmonares deve ser sempre investigado:

1. Cutâneo: verificar presença de púrpura e/ou lesões necróticas predominando nas extremidades, especialmente dos membros inferiores. Devem sempre ser solicitadas a avaliação de um dermatologista para análise da lesão e a posterior obtenção de biópsia da lesão cutânea.
2. Sistema nervoso periférico: a neuropatia periférica é bastante comum nas vasculites sistêmicas, especialmente na síndrome de GEPA. Na suspeita de neuropatia periférica caracterizada por parestesia e dor em queimação das extremidades, deverá ser solicitada eletroneuromiografia, que, se alterada, indicará necessidade de realização de biópsia do nervo correspondente. No caso de acometimento dos membros inferiores, poderá ser solicitada biópsia do nervo sural.
3. Trato urinário: sempre deverá ser solicitado sedimento urinário, que se encontrará alterado, especialmente nos portadores de GPA e PAM (leucocitúria, hematúria e proteinúria). A seguir, deverá ser requerida mensuração dos níveis de ureia e creatinina e, se estiverem normais, deverá ser obtido o *clearance* das mesmas. Se a função se apresentar alterada, dever-se-á solicitar biópsia renal para verificação do tipo e do grau da lesão renal.
4. Seios da face: deverão passar por raios X ou, de preferência, tomografia computadorizada (TC) dos seios da face para verificação do grau de acometimento desses, especialmente na GPA. Poderá ser solicitada biópsia dos seios da face com posterior encaminhamento do material para análise histológica e cultura.
5. Olhos: deverá ser feita avaliação por oftalmologista para exame de fundo de olho e verificação do possível acometimento vascular ocular.
6. Ouvidos e mastoide: deverá ser obtida avaliação por otorrinolaringologista para verificação do acometimento, especialmente do ouvido médio, assim como TC e/ou ressonância nuclear magnética (RNM) das mastoides.
7. Abdome: deverá ser realizado ultrassom (US) de abdome para verificação de fígado, baço e rins. Nos casos de

poliarterite nodosa deverá ser solicitada angiografia abdominal para detecção de aneurisma e/ou estenoses dos vasos intra-abdominais.

8. **Sistema nervoso central (SNC):** deverão ser obtidas TC e/ou RNM cerebral para verificação de possíveis massas, isquemias e/ou sangramentos cerebrais. A RNM cerebral é importante para estudo mais detalhado dos vasos cerebrais e análise de provável acometimento cerebral da doença.

9. **Sistema cardiovascular:** deverá ser feito eletrocardiograma para verificação de possível isquemia, depois, um ecocardiograma para detecção de acometimento do pericárdio/miocárdio, assim como das valvas cardíacas.

Para avaliação do sistema respiratório deverá inicialmente ser solicitada radiografia de tórax (Fig. 16.2) que servirá para seguimento mais frequente e, após, TC de tórax para avaliação pulmonar (Fig. 16.3). Sempre deverá ser solicitada broncoscopia para verificação da árvore brônquica (especialmente nos casos de GPA, na qual podem ocorrer inflamação das vias aéreas e posterior estenose, Fig. 16.4). A broncoscopia servirá para avaliação das vias aéreas e coleta de LBA, que deverá ser encaminhado para pesquisa de agentes infecciosos e citologia quantitativa, por meio da qual poderão ser identificados eosinófilos aumentados (nos casos de GEPA) e/ou linfócitos elevados na GPA.

Granulomatose com poliangeíte (GPA), antiga granulomatose de Wegener

A GPA é uma vasculite ANCA associada, de acometimento sistêmico, caracterizada por vasculite necrosante granulomatosa, com acometimento preferencial de vias aéreas superiores e inferiores e pulmões, além de glomerulonefrite e graus variados de vasculite sistêmica. Apresenta maior frequência em indivíduos na quinta década de vida, podendo ocorrer, no entanto, em qualquer faixa etária. Acomete igualmente homens

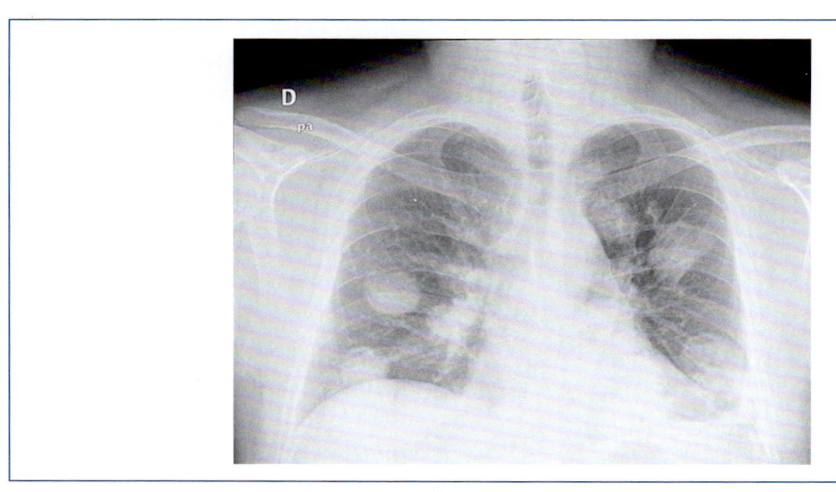

Fig. 16.2 – Radiografia de tórax de paciente com granulomatose com poliangeíte mostrando massas pulmonares bilaterais com escavação. (Do banco de imagens do ambulatório de Vasculites Pulmonares, divisão de pneumologia, InCor, FMUSP.)

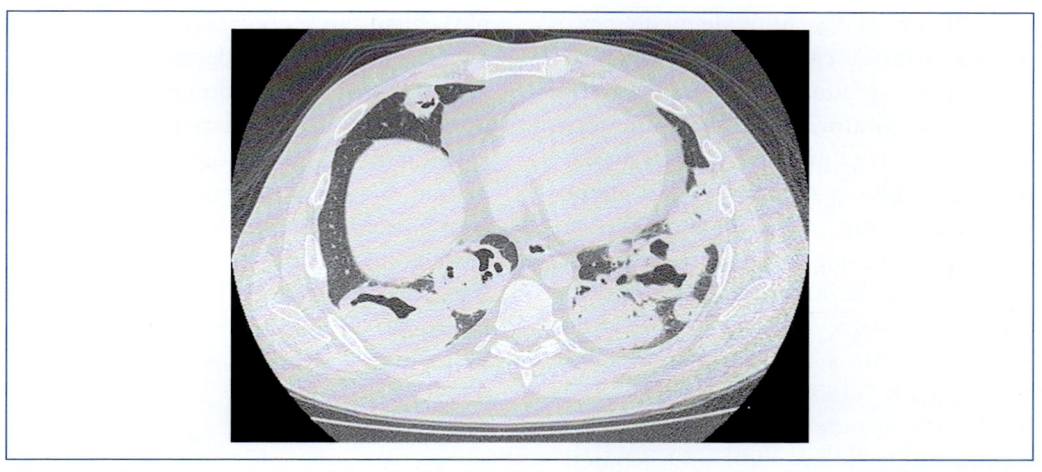

Fig. 16.3 – Tomografia computadorizada de tórax de paciente com granulomatose com poliangeíte mostrando massas pulmonares bilaterais com escavação. (Do banco de imagens do ambulatório de Vasculites Pulmonares, divisão de pneumologia, InCor, FMUSP.)

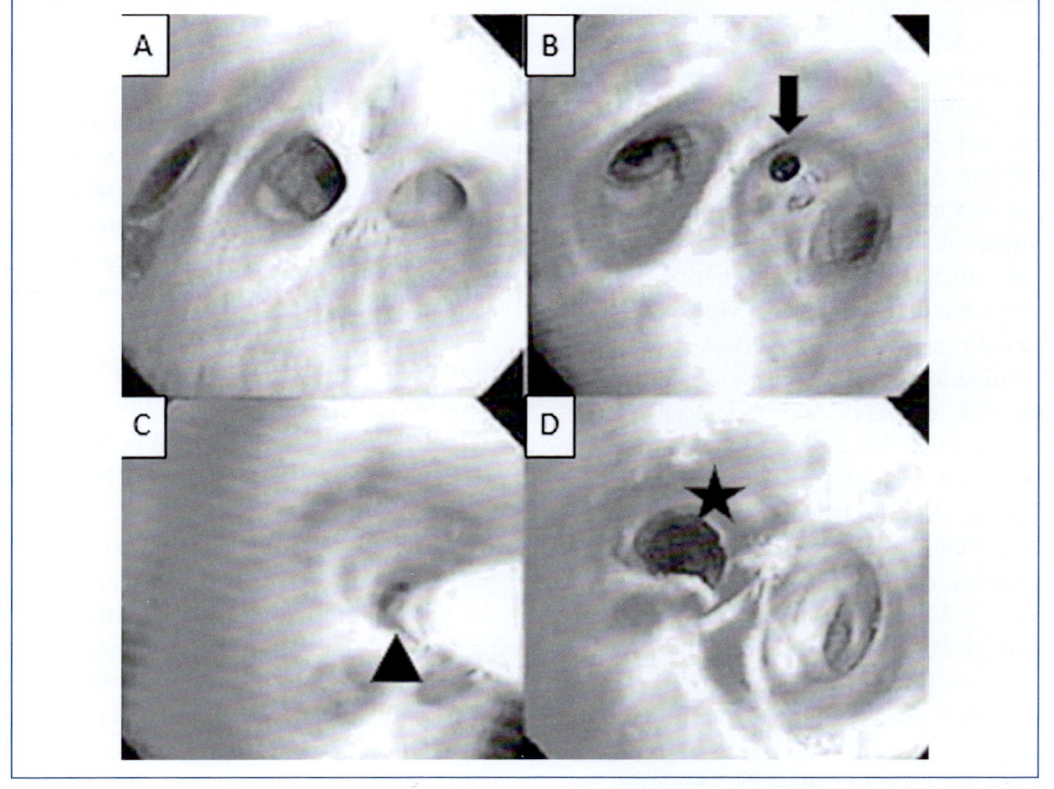

Fig. 16.4 – Estenose brônquica (seta na figura B) de paciente portador de granulomatose com poliangeíte dilatada com cateter-balão (cabeça de seta na figura C) com abertura do pertuito (estrela na figura D). Compare o óstio estenosado indicado pela seta na figura B com o óstio recém-dilatado indicado pela estrela na figura D. (Do banco de imagens do ambulatório de Vasculites Pulmonares, divisão de pneumologia, InCor, FMUSP.)

e mulheres. A vasculite de pequenas e médias artérias caracteriza-se por uma inflamação granulomatosa necrosante do trato respiratório superior e inferior e glomerulonefrite necrosante focal ou segmentar.[1-4] Dessa maneira, clinicamente há envolvimento pulmonar e de vias aéreas superiores em 70% a 95% dos casos, com história de infecções de repetição e presença de nariz "em sela", que é muito sugestiva (outros diagnósticos diferenciais do nariz "em sela" são a policondrite recidivante, uso de cocaína, leishmaniose e tumores de linha média). O acometimento renal ocorre em 50% a 85% das vezes no decorrer da doença, não estando necessariamente presente na abertura do quadro, mais frequente e geralmente de evolução mais grave quando na presença de Hemorragia alveolar. Pode haver ainda acometimento cutâneo (40% a 60%), musculoesquelético (30% a 70%) e ocular (25% a 55%). Lesões de SNC e cardíacas são mais raras. Laboratorialmente, a análise do sedimento urinário, mostrando hematúria e cilindros hemáticos, indica lesão renal associada. Na vigência de atividade da doença, o ANCA-c tem sensibilidade de 90% a 95% e especificidade de 90%, e o ANCA-p pode estar presente em 20% dos casos. Fator reumatoide pode ser positivo em até 60% dos casos. Provas de atividade inflamatória devem estar elevadas. Nos casos de ANCA-c negativo e dúvida diagnóstica, não se deve abrir mão de biópsia tecidual. Nos casos com acometimento renal, a biópsia dos rins evidencia glomerulonefrite segmentar e focal necrosante pauci-imune ou sua sequela (glomeruloesclerose segmentar e focal). Os achados radiológicos mais frequentes são infiltrados pulmonares (67%) e nódulos (58%), estes geralmente múltiplos, bilaterais e com cavitação em cerca de 50%. Nódulos são identificados em até 70% dos casos, variando de poucos milímetros a 10 cm. Tendem a ser múltiplos, com distribuição homogênea bilateral, e podem aumentar em tamanho e número com a progressão da doença. Cavitação é vista na maioria dos nódulos com mais de 2 cm de diâmetro. A TC de tórax revela infiltrados, e nódulos não observados na radiografia convencional em 43% a 63% dos pacientes.

Áreas de consolidação e vidro fosco são vistas em até 50% dos casos, e podem seguir diversos padrões, entre eles consolidação com distribuição peribrônquica, consolidação focal sem ou com cavitação, bandas parenquimatosas, áreas de consolidação periférica mimetizando infartos pulmonares e áreas de vidro fosco difusas e bilaterais, em geral representando hemorragia alveolar. Manifestações menos frequentes incluem derrame pleural (5% a 20% dos pacientes), massas mediastinais e aumento de linfonodos, em geral em associação a infiltrados parenquimatosos.

O exame anatomopatológico típico mostra vasculite necrosante neutrofílica, necrose geográfica do parênquima pulmonar com presença de células gigantes na parede dos vasos e ou peri-vasculares (Fig. 16.5).

Os achados patológicos podem, no entanto, variar a depender do local amostrado, por exemplo: é possível amostrar apenas áreas de pneumonia em organização, ou pequenas áreas necróticas neutrofílicas. O diagnostico diferencial com doenças infecciosas se impõe, e dessa forma a solicitação de culturas e pesquisa direta é fundamental além de correlação com o quadro clínico como um todo.

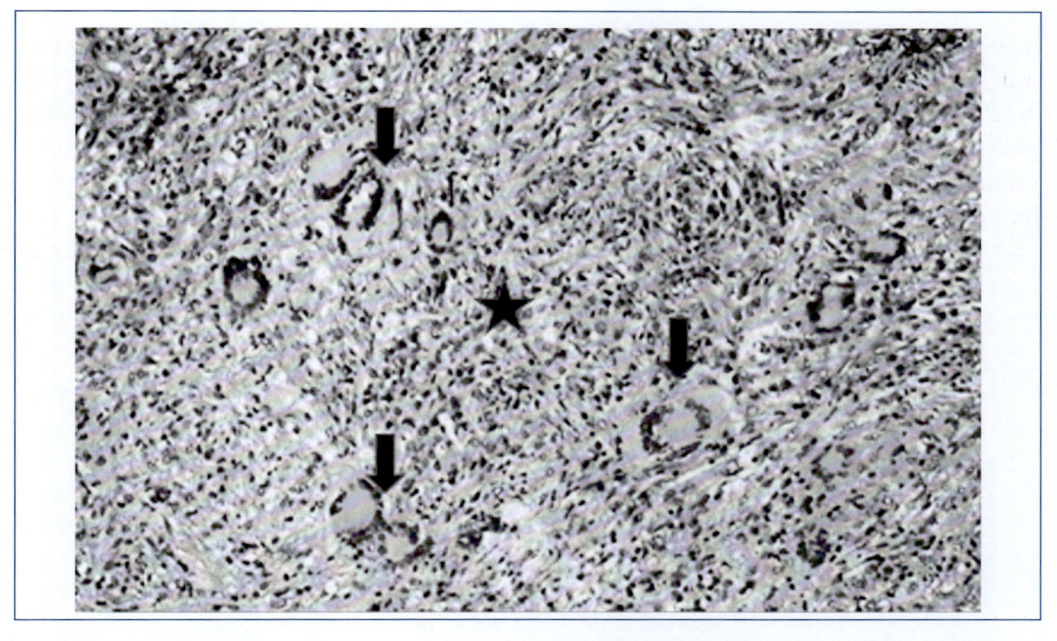

Fig. 16.5 – Antomopatológico de biópsia de tecido pulmonar de portador de granulomatose com poliangeíte mostrando vasculite necrosante (estrela) e células gigantes (setas) na parede do vaso e perivascular.

Estudos do nosso grupo mostraram ocorrer apoptose das células endoteliais, destruição das camadas elásticas das arteríolas e trombose intraluminal nos pacientes portadores de GPA em comparação ao grupo controle. Publicação recente do nosso grupo mostrou ativação das células endoteliais com maior expressão de ICAM-1, VCAM-1 e E-selectina em relação a grupo controle (Fig. 16.6).

Tratamento

As formas estáveis devem receber o tratamento convencional com prednisona 1 mg/kg/dia durante 4 a 6 semanas, com retirada lenta (2,5 mg por semana ou a cada 15 dias), completando-se em 6 meses. Nos pacientes com creatinina acima de 1,7 mg/dL deve-se associar ciclofosfamida na dose de 2 a 3 mg/kg/dia, que deverá ser ajustada de acordo com o número de linfócitos – mantido ao redor de 1.000/mm3. A ciclofosfamida deve ser mantida até ser atingida a remissão da doença e depois ser mantida por 3 a 6 meses, quando poderá ser trocada por azatioprina, que deverá ser mantida até completar 1 ano após a remissão da doença. O uso de azatioprina (2 mg/kg/dia) substituindo a ciclofosfamida no tratamento de manutenção após indução de remissão foi proposto por um estudo recente, randomizado e controlado, que mostrou taxas semelhantes de recidivas entre os grupos azatioprina e ciclofosfamida, com menor incidência de efeitos colaterais. O metotrexato (0,3 mg/kg/semana) é outra opção terapêutica para pacientes refratários ou com efeitos da toxicidade da ciclofosfamida e com creatinina sérica menor que 1,7 mg/dL.

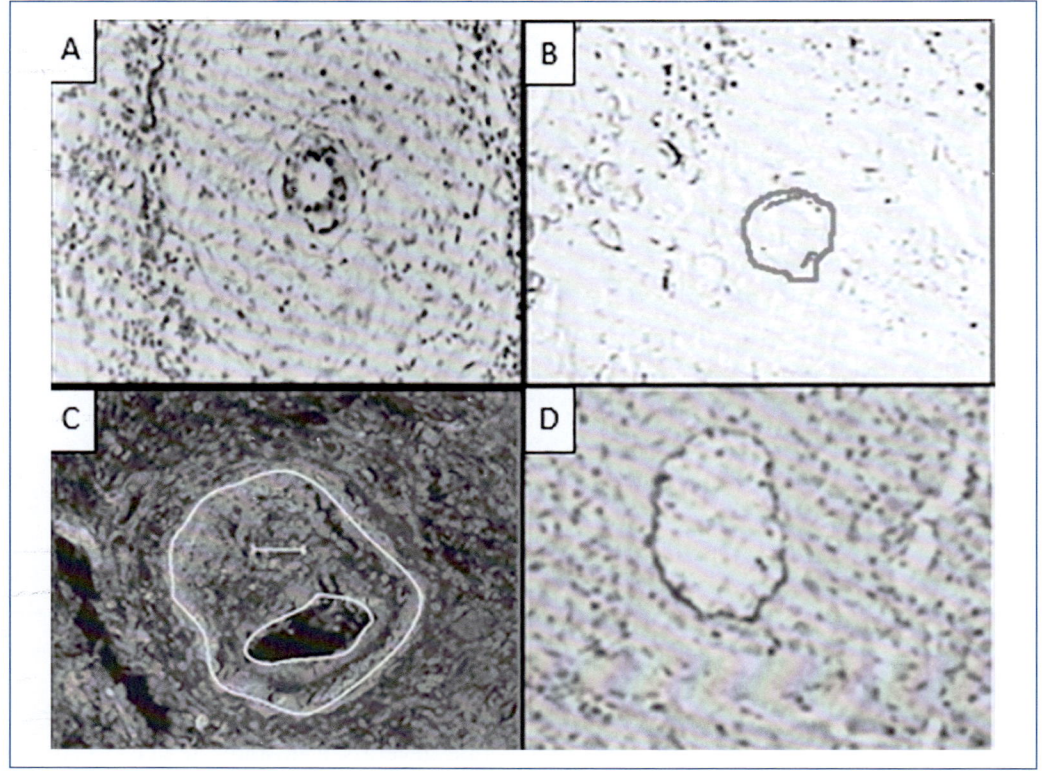

Fig. 16.6 – (A) Apoptose do endotélio, (B) destruição da lâmina elástica, (C) trombose intraluminal e (D) ativação do endotélio vascular em portadores de granulomatose com poliangeíte demonstrado pelo nosso grupo.

Já as formas graves devem ser tratadas agressivamente com pulso de metilprednisolona (500 a 1.000 mg/dia durante 3 dias) e ciclofosfamida (2 a 3 mg/kg/dia). A realização de plasmaférese deverá ser adicionada para pacientes com creatina superior a 5,7 mg/dL, pois estudo prospectivo e controlado mostrou reversão da insuficiência renal dialítica em metade dos pacientes que foram submetidos a esta terapêutica, porém com taxas de mortalidade semelhantes. Sulfametoxazol-trimetoprima (800 mg/dia de sulfametoxazol) pode ser associada aos portadores de GPA com diminuição do número de recidivas, e também como profilaxia de *Pneumocystis jiroveci* na fase de imunossupressão.[14-16]

Mais recentemente, estudo randomizado e controlado mostrou que o rituximabe (anticorpo anti-CD20) não foi inferior à ciclofosfamida para induzir a remissão da GPA, mesmo nas formas com hemorragia alveolar e insuficiência renal rapidamente progressiva, e se mostrou superior a ciclofosfamida para induzir a remissão nas formas refratárias da doença. Estudo recente demonstrou que o rituximabe (administrado de 6 em 6 meses) foi superior a azatioprina como droga de manutenção da remissão da GPA. Outras drogas anti-CD-20 como o ofatumumabe estão sendo testadas com sucesso para induzir remissão nestes pacientes.

Granulomatose eosinofílica com poliangeíte (GEPA), antiga síndrome de Churg-Strauss

Vasculite ANCA associada de diagnóstico difícil, não somente pela raridade, mas também pela sobreposição clínica e anatomopatológica que pode haver entre diferentes vasculites, possibilitando, por esse motivo, que sua prevalência seja subestimada. Em 1990, o American College of Rheumatology (ACR) revisou seus critérios diagnósticos, e pelo menos quatro dos seis critérios devem estar presentes para o diagnóstico da GEPA: asma grave a moderada, eosinofilia periférica (> 10% ou 1,5 × 10^9/L), mono ou polineuropatia, infiltrados pulmonares transitórios, comprometimento dos seios paranasais e exame anatomopatológico obtido de biópsia, demonstrando vasos sanguíneos com eosinófilos extravasculares.[5-10]

A história natural da síndrome se divide em três fases: a primeira, mais longa e prodrômica, cursa com asma e sinais e sintomas prévios de rinite e sinusite; a fase eosinofílica pode se manifestar em anos, sendo marcada por eosinofilia periférica e infiltrados eosinofílicos teciduais semelhantes à síndrome de Löffler ou pneumonia eosinofílica crônica; e a fase vasculítica, que pode ser grave, aumentando muito a morbimortalidade dos pacientes.

Embora seja reconhecida como doença sistêmica, há preferência pelos sistemas nervoso e respiratório e pela pele. As manifestações extrapulmonares incluem perda de peso, mialgia e artralgia (37,5%). Depois dos pulmões, o coração é o local mais acometido, contribuindo com 48% dos óbitos, principalmente por infarto agudo do miocárdio (IAM) e pericardite aguda ou constritiva nos pacientes. O tratamento deve ser prontamente instituído para se evitar IAM seguido de falência cardíaca refratária. Parestesia dolorosa (mononeurite multíplex) e lesões de pele eritematosas e nodulares podem ocorrer em 44% dos pacientes. A superposição de sintomas é um fator marcante das vasculites, e deve-se estar atento para tanto.

Inicialmente, a maioria dos casos apresenta sintomas respiratórios (56%), como asma acentuada e de início tardio, sendo passado de atopia um achado frequente. Em uma série de 32 pacientes, todos apresentavam asma como achado inicial, e 53%, infiltrados pulmonares à radiografia de tórax. A relação entre GEPA e pacientes com asma em tratamento com antileucotrienos em substituição a corticosteroide oral vem sendo amplamente discutida, sendo relatada também sua associação a vacinas de dessensibilização.[5-10]

As manifestações radiológicas da GEPA são muito variáveis, ocorrendo em 27% a 93% dos pacientes, e infiltrados pulmonares antecedem vasculite sistêmica em 40% dos casos. Em revisão retrospectiva realizada em 12 anos, as consolidações algodonosas periféricas, multifocais e bilaterais foram os achados mais comuns (67%). Outros achados foram: infiltrados intersticiais bibasais, linhas septais, infiltrados reticulonodulares e micronodulares difusos, espessamento brônquico, nódulos de tamanhos variados, com aumento hilar e mediastinal (hiperplasia reacional), cavitações e, em menor número de casos, derrame pleural bilateral, que tende a ser eosinofílico (> 10%), mesmo sem anormalidades parenquimatosas, daí a tendência de alguns autores suspeitarem de infecção prévia como evento desencadeante da doença.

A tomografia computadorizada de tórax mostrou aprisionamento aéreo em 72% de 154 pacientes. Os achados mais comuns foram: infiltrado intersticial algodonoso difuso em vidro fosco (Fig. 16.7) com nódulos centrolobulares (< 5 mm) ao seu redor em 89% dos casos, sendo de distribuição subpleural em 69% das vezes. Sinais tomográficos de congestão, como espessamento septal e derrame pleural bilateral, devem alertar o clínico sobre a necessidade de investigação de acometimento cardiológico. Consolidação subpleural lobular associada a infiltrado intersticial e aumento do calibre vascular (37%) refletem vasculite pulmonar com infiltração celular perivascular. A diferenciação tomográfica com pneumonia eosinofílica crônica é a existência de consolidação homogênea periférica (que responde rapidamente a corticosteroides), em oposição às consolidações de distribuição lobular com frequente associação a nódulos centrolobulares e opacidades em vidro fosco vistas na GEPA.[5-10]

Tratamento

O tratamento da GEPA baseia-se em uma escala de gravidade com os principais órgãos acometidos, cada um contribuindo para um ponto, em ordem crescente de gravidade: trato gastrintestinal (sintomas), proteinúria (> 1 g/dia durante 3 dias), insuficiência renal (C > 1,5 mg/dL), alterações no SNC e cardiopatia. Nesses casos, após a introdução de corticoterapia com metilprednisolona (1 mg/kg/dia), a ciclofosfamida (2 a 3 mg/kg/dia) é estabelecida se houver mais de um ponto na escala. A taxa de remissão para tais pacientes é de 80%, com reatividade em torno de 25% e sobrevida em 10 anos de 79,4%. Obtida a remissão inicial, mantém-se prednisona (1 mg/kg/dia) por 1 mês, com redução paulatina, e ciclofosfamida (2 mg/kg/dia) por 1 ano.

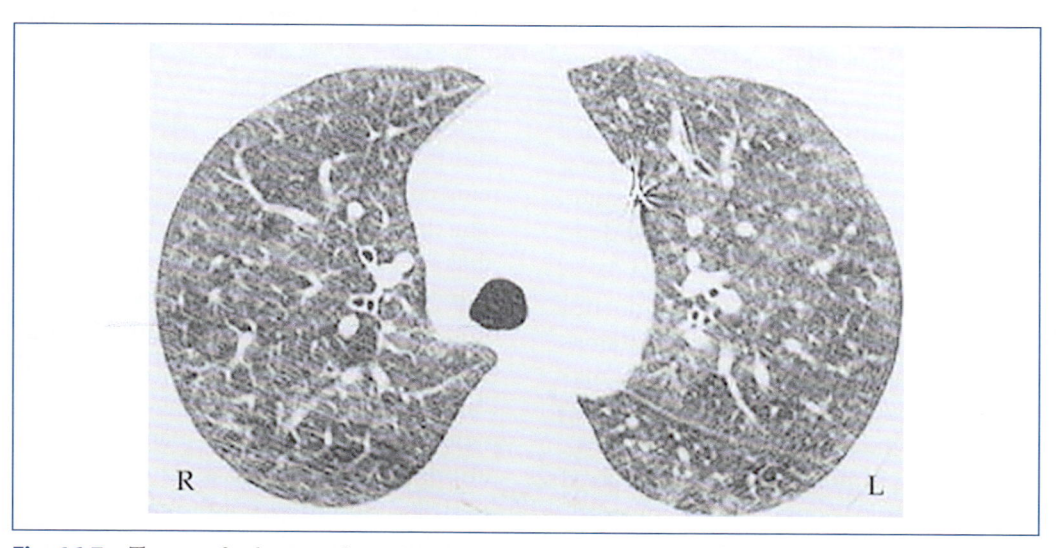

Fig. 16.7 – Tomografia de tórax de paciente com granulomatose eosinofílica com poliangeíte mostrando infiltrado em vidro fosco bilateral. (Do banco de imagens do ambulatório de Vasculites Pulmonares, divisão de pneumologia, InCor, FMUSP.)

A imunoglobulina humana endovenosa pode ser uma alternativa segura na dose de 400 mg/kg/ dose em sessões mensais para aqueles pacientes que apresentam neuropatia periférica, ou mesmo lesão direta de vasa nervorum com consequente déficit motor. O prognóstico da GEPA depende diretamente da lesão de órgãos-alvo. Em estudo prospectivo com 342 pacientes com proteinúria, insuficiência renal, alterações cardiovasculares, intestinais e de SNC foram significativas para maior mortalidade a presença de sintomas do trato gastrintestinal e proteinúria (> 1 g/dia), ambos com p < 0,0001 (54,2% e 48%, respectivamente).[5-10]

Mais recentemente estudos clínicos têm demonstrado que as formas refratárias poderão ser tratadas com rituximabe. Já o omalizumabe (anti-IgE) mostrou ter efeito para diminuição da dose de corticosteroide, porém aumentou episódios de recidiva da doença.

Poliangeíte microscópica

Trata-se de uma vasculite ANCA associada, compondo com a GPA e a GEPA o espectro de vasculites associadas ao ANCA. É uma vasculite necrosante que afeta os pequenos vasos: arteríolas, vênulas e capilares. Caracteriza-se pela escassez ou ausência de depósitos de imunocomplexos. Os achados mais frequentes incluem glomerulonefrite, hemorragia alveolar, mononeurite multíplex e febre. Os pacientes afetados apresentam tipicamente o sedimento urinário alterado: proteinúria, leucocitúria e hematúria com graus variados de insuficiência renal. A sua apresentação pode ser aguda e grave e, após o tratamento adequado (corticosteroides e ciclofosfamida diária por um ano pós-remissão), a recorrência ocorre em cerca de 34% dos pacientes. A sobrevida em 5 anos é de aproximadamente 74%.[11-16] O tratamento da PAM é semelhante ao da GPA (ver acima).

OUTRAS VASCULITES PULMONARES

As outras vasculites pulmonares são mais raras, mas seu diagnóstico deve ser feito para podermos tratar seus portadores de maneira eficaz, pois essas doenças apresentam alta morbimortalidade. Entre as outras causas de vasculites pulmonares podemos encontrar:[11-16]

Arterite de Takayasu

Inflamação granulomatosa que afeta a aorta e seus ramos maiores, assim como as artérias pulmonares. Os sintomas isquêmicos apresentados pelos pacientes são relacionados com a localização da lesão e o grau de estreitamento do vaso acometido e da circulação colateral desenvolvida. As artérias pulmonares são acometidas em 10% a 40% dos casos e os pacientes apresentam dor torácica atípica e dispneia. As mulheres são afetadas em 80% a 90% dos casos, com a idade de início dos sintomas entre 10 e 40 anos. A arterite de Takayasu tem distribuição mundial e maior prevalência entre os asiáticos. Uma associação imunogenética parece acontecer com o achado de HLA-B*52 e HLA-B39.2 aumentados na população afetada pela doença. No estudo histológico dos vasos acometidos pela arterite de Takayasu, encontramos células mononucleares, linfócitos e histiócitos, macrófagos e plasmócitos. Células gigantes e processo inflamatório granulomatoso são tipicamente os achados da camada média. A destruição da lâmina elástica e da camada muscular pode levar à formação de aneurismas, e a proliferação da camada íntima dos vasos, a lesões estenóticas arteriais. Em estudo com 19 pacientes foram encontrados anticorpos antiendotélio em 18, com títulos cerca de 20 vezes mais elevados que os controles normais.

As manifestações clínicas incluem fadiga, perda de peso e febre baixa na fase inicial ou precoce da doença. Com o passar do tempo, os sinais de envolvimento vascular vão se tornando evidentes devido à dilatação, estreitamento ou oclusão dos ramos proximais e distais da aorta. As extremidades tornam-se frias, com claudicação dos membros superiores ou inferiores. O acometimento da artéria subclávia é comum e as lesões estenóticas podem levar os pacientes a apresentarem síncopes.

Nos casos avançados, as lesões vasculares causam úlceras e gangrenas. Outros sintomas incluem artralgia e mialgia em 50% dos casos. Lesões cutâneas lembrando eritema nodoso e/ou pioderma gangrenoso são menos frequentes. As artérias pulmonares são acometidas em cerca de 50% dos casos, porém os sintomas secundários são mais raros e incluem dor torácica, dispneia, hemoptise e hipertensão pulmonar. A perda visual é uma manifestação tardia e secundária a isquemia cerebral. Angina de peito é subsequente a coronarite.

Ao exame físico é comum encontrarmos pressão arterial reduzida em um ou ambos os braços, assim como pulsos palpáveis diminuídos e/ou assimétricos. Sopros são frequentemente audíveis em projeção das artérias subclávias, braquiais, carótidas e renais. Ocorre insuficiência aórtica em muitos casos devido à dilatação da valva aórtica.

A arteriografia da aorta e de seus ramos é essencial para o diagnóstico de arterite de Takayasu. Os achados mais comuns são áreas de estenose com circulação colateral e áreas de dilatação. A RNM, tanto para diagnóstico da doença como para avaliação de sua atividade pela detecção de alterações murais dos vasos acometidos, é mais utilizada atualmente. A tomografia de emissão de pósitrons (PET) com fluorodeoxiglicose é bastante útil para detectar inflamação aguda na aorta e em seus ramos e tem sido mais sensível que a RNM em estudos atuais na detecção de inflamação aguda dos vasos.

O tratamento da arterite de Takayasu deve ser iniciado com prednisona na dose de 1 mg/kg/dia e observados VHS e sintomas sistêmicos, assim como exames de imagem, como RNM ou PET scan para avaliação do controle da doença. Nas formas resistentes a corticosteroides, o uso de metotrexato, azatioprina, ciclofosfamida e, mais recentemente, leflunomida e micofenolato está indicado para controle da doença. O infliximabe e drogas anti-interleucina 6, como o tocilizumabe, estão sendo utilizadas com sucesso nas formas refratárias da doença. A revascularização com angioplastia transluminal e cirúrgica por meio de colocação de enxertos está indicada nos casos de lesões crônicas e com isquemia persistente dos órgãos acometidos pela doença. A sobrevida em 20 anos dos pacientes portadores de arterite de Takayasu é de 73,5%, e aneurismas anastomóticos desenvolveram-se em 13,5% dos pacientes submetidos a revascularização cirúrgica devido à presença de estenoses e lesões crônicas da doença.[11-16]

Síndrome de Behçet

A síndrome de Behçet é uma doença inflamatória crônica, recorrente e caracterizada pela presença de aftas orais e genitais dolorosas, uveíte, artrite, lesões cutâneas, vasculares e de SNC. Geralmente afeta pessoas oriundas do Mediterrâneo e do leste, como China e Turquia.

As aftas orais costumam ser dolorosas e recorrentes. As úlceras genitais ocorrem em 75% dos pacientes, geralmente acometendo o escroto, nos homens, e a vulva, nas mulheres. Podem ocorrer epididimite, salpingite e uretrite como manifestações da doença. As lesões cutâneas ocorrem em cerca de 75% dos pacientes e caracterizam-se por lesões acneiformes, nódulos, eritema nodoso, tromboflebite superficial, pioderma gangrenosum e púrpura palpável. O acometimento ocular ocorre em aproximadamente 25% a 75% dos pacientes e caracteriza-se por uveíte, geralmente bilateral e episódica, vasculite retiniana, oclusão vascular e neurite ótica, que requerem tratamento com imunossupressor e podem levar à cegueira, se não tratadas. As manifestações neurológicas são mais raras e incluem meningite ou encefalite assépticas, paralisia de nervos cranianos, trombose de seios venosos cerebrais, déficits focais e ataxia. A RNM é de auxílio no diagnóstico das lesões de sistema nervoso central. O acometimento vascular ocorre em aproximadamente um terço dos pacientes e inclui vasculite de vasos de pequeno a grande calibre, formação de aneurismas, tromboses arteriais e venosas e varizes.

O acometimento pulmonar pode se dar tanto na forma de acometimento vascular, como vasculite das artérias pulmonares (Fig. 16.8), como também de outras formas, conforme descrito na literatura: perda de volume pulmonar e opacidades nodulares ou reticulares, mas apenas raramente correlação histológica esteve disponível para checar a natureza dessas lesões. Naquelas lesões com correlação histológica, foi visto infarto pulmonar, hemorragia, áreas de pneumonia em organização e pneumonia eosinofílica. Outros achados menos comuns descritos são: derrame pleural, estenose brônquica,

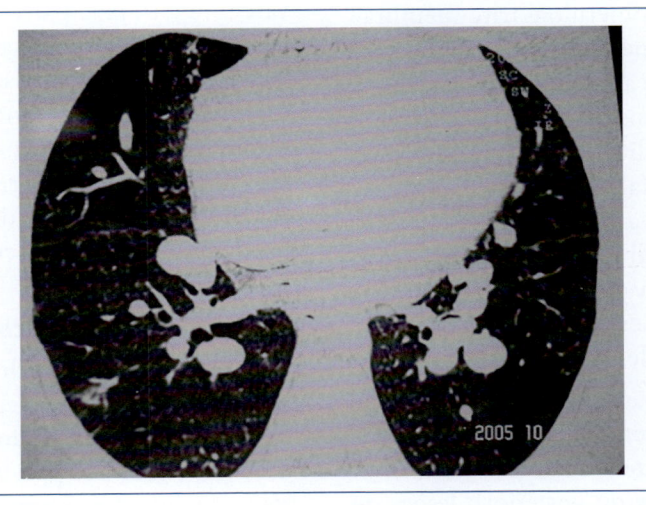

Fig. 16.8 – Angiotomografia de tórax mostrando múltiplos aneurismas de artérias pulmonares em paciente com síndrome de Behçet. (Do banco de imagens do ambulatório de Vasculites Pulmonares, divisão de pneumologia, InCor, FMUSP.)

abscessos, doença pulmonar obstrutiva ("asma-*like*") e fibrose.

O diagnóstico tem que ser feito rapidamente, geralmente com auxílio de angiografia, e o tratamento cirúrgico e/ou clínico deverá ser imediatamente iniciado. Podem ocorrer oclusões das veias cavas superior e inferior e síndrome de Budd-Chiari. Os pacientes com síndrome de Behçet têm 14 vezes mais chances de manifestar fenômenos trombóticos em comparação com o grupo controle. O fenômeno de patergismo é evidente após punções e procedimentos cirúrgicos, podendo levar à formação de flebite e até aneurismas. Metade dos pacientes com Behçet apresenta artrite, geralmente assimétrica e não erosiva, afetando principalmente joelhos, cotovelos e ombros. Sacroileíte pode ocorrer, especialmente em pacientes portadores de HLA-B27. O acometimento renal é raro, e quando ocorre, costuma ser leve. Os pacientes normalmente apresentam proteinúria e hematúria. Existem relatos de ocorrência de glomerulonefrite proliferativa focal e difusa e glomerulonefrite membranosa na síndrome de Behçet, sendo rara a doença cardíaca sintomática nessa síndrome. Há relatos de ocorrência de pericardite, miocardite, coronarite, aneurisma de septo atrial, distúrbios do sistema de condução, arritmias ventriculares, endocardites, fibrose endomiocárdica, prolapso de valva mitral e insuficiência valvar. Ulcerações do trato gastrintestinal também podem ocorrer.

Os critérios para o diagnóstico da síndrome de Behçet incluem aftas orais e genitais recorrentes (três vezes em 1 ano), uveíte (anterior e/ou posterior), lesões de pele e um teste de patergismo positivo (sensibilidade de 95% e especificidade de 100%). O exame histológico dos tecidos envolvidos mostra vasculite com infiltrado linfocitário, muitas vezes de distribuição perivascular, e vasculite leucocitoclástica, estando a trombose quase sempre presente.

O tratamento baseia-se em corticosteroide sistêmico e imunossupressores (clorambucila [0,1 a 0,2 mg/kg/dia], azatioprina [2,5 mg/kg/dia], ciclofosfamida [1 a 2,5 mg/kg/dia] e ciclosporina [5 mg/kg/dia] para acometimento ocular e pulmonar). A colchicina (0,6 mg 2 a 3 vezes/dia) poderá ser utilizada nas formas mucocutâneas. O interferon α-2b (IFN-α-2b) (3 a 12 milhões de unidades 3 vezes/semana) tem se mostrado adequado para o controle de doença mucocutânea, articular e neurológica segundo relatos e séries de casos. Em estudo randomizado com 50 pacientes por 3 meses, ela mostrou diminuir a duração e os fenômenos dolorosos associados às úlceras orais, reduzir a frequência das úlceras genitais e o fenômeno de patergismo. O IFN-α-2b também parece promissor para as formas de acometimento ocular refratárias. A vasculite retiniana parece se beneficiar do uso de IFN-α-2b associado à azatioprina. Relatos de caso com o uso de micofenolato de mofetila, terapia antifator de necrose tumoral (anti-TNF), infliximabe e pentoxifilina têm sido descritos com sucesso. A talidomida (200 mg/dia) tem sido utilizada nas formas mucocutâneas.[11-16]

Púrpura de Henoch-Schönlein

A púrpura de Henoch-Schönlein afeta principalmente as crianças, com 75% dos casos ocorrendo antes dos 8 anos de idade. Dois terços dos pacientes relatam história de infecção respiratória precedendo o diagnóstico de vasculite. As quatro manifestações principais da púrpura são:

púrpura palpável, artrite, acometimento do trato gastrintestinal e glomerulonefrite. A presença de vasculite cutânea com púrpura e/ou petéquias palpáveis é característica dessa doença. A púrpura de Henoch-Schönlein é caracterizada pelo depósito de imunocomplexos contendo IgA nos tecidos acometidos.

As manifestações clínicas incluem *rash* cutâneo, artralgias, dor abdominal e doença renal. O SNC e os pulmões também podem ser acometidos. O acometimento pulmonar é raro. Numa série de 124 casos da Mayo Clinic ocorreu apenas em 2,4% dos pacientes e foi caracterizado por hemorragia alveolar ou fibrose intersticial. O *rash* é tipicamente purpúrico e distribuído simetricamente nos membros inferiores e superiores. As artralgias são mais frequentes nos joelhos e cotovelos. Os sintomas gastrintestinais incluem dor abdominal em cólica frequentemente associada a vômitos. Melena é encontrada em cerca de 25% dos pacientes, e sangramento oculto, em 50%. Complicações raras incluem pancreatite, colecistite e enteropatia perdedora de proteína. Acometimento renal, proteinúria e/ou hematúria ocorrem em 30% a 70% dos pacientes. Podem ocorrer síndrome nefrótica, hipertensão arterial e insuficiência renal aguda. Na biópsia renal, o achado de crescentes é o fator prognóstico mais importante.

O prognóstico da púrpura de Henoch-Schönlein é bom, com remissão espontânea em cerca de 94% em crianças e 89% em adultos. Nos pacientes com dor abdominal e acometimento renal, o uso de corticosteroides sistêmicos melhora os sintomas.[11-16]

ADENDO: HEMORRAGIA ALVEOLAR

Hemorragia alveolar (HA) é o termo atualmente utilizado para designar o sangramento proveniente da microvasculatura pulmonar (arteríolas, capilares e vênulas), muitas vezes decorrente de lesão envolvendo a membrana alveolocapilar. A HA deve ser diferenciada de outro tipo de sangramento pulmonar, geralmente proveniente das vias aéreas mais altas e que são as causas mais comuns de hemoptise. Esses sangramentos são originados da circulação brônquica e, em sua maioria, apresentam-se como hemoptise maciça (600 mL/24 h).

Por ser uma síndrome comum a várias doenças, não existem na literatura dados sobre sua incidência global. Há, no entanto, relatos de incidência em patologias específicas. Assim, até 5% de todos os pacientes em pós-transplante de medula óssea e 32% daqueles com síndrome da imunodeficiência adquirida (AIDS) com manifestações pulmonares apresentam HA. Nos pacientes com lúpus eritematoso sistêmico (LES), a HA estará presente em 2% a 5,4% dos casos (22% dos pacientes com manifestação pulmonar), sendo a responsável pela internação em 1,5% a 3,7% dos casos. Algumas séries mostram que até 7% dos portadores de GPA apresentam sangramento pulmonar.

Histologicamente, a HA pode se apresentar em três padrões diferentes: capilarite, dano alveolar difuso e hemorragia leve, que correspondem ao tipo de doença de base responsável pelo sangramento.[17-20]

Diagnóstico clínico

O quadro clínico da hemorragia alveolar pode ser de instalação abrupta, insidiosa ou recorrente, dependendo da doença de base que está causando o sangramento. A tríade de sinais e sintomas principais é composta por dispneia (25% a 100% dos casos), hipoxemia e anemia (75% a 100%), sendo, no entanto, também comum a ocorrência de febre (25% a 100%), dor torácica (20% a 30%), tosse e aumento do gradiente alveoloarterial de oxigênio.

A hemoptise pode estar presente em 25% a 100% dos casos, porém não é obrigatória. Sua presença, se bem caracterizada e descartadas outras fontes de sangramento, como hematêmese e epistaxe, deve chamar a atenção para a possibilidade de sangramento de vias aéreas mais altas, proveniente da circulação brônquica, principalmente no caso de hemoptise maciça.

Além do quadro clínico da hemorragia alveolar, podem estar presentes sinais e sintomas das doenças sistêmicas que predisponham à HA, como as doenças do tecido conectivo, cardiopatias e vasculites. Por esse motivo, história clínica detalhada, com antecedentes de doenças reumatológicas, exposição a fatores de risco, coagulopatias prévias ou uso de medicamentos, e exame físico minucioso com pesquisa de artralgias, artrites, petéquias, hematomas, lesões cutâneas sugestivas de vasculite, sinusopatia de repetição, nariz em "sela" e alterações oculares, são de extrema importância no diagnóstico.[17-20]

Diagnóstico por imagem e exames complementares

Radiograficamente os achados são bastante inespecíficos, sendo a tomografia computadorizada de tórax superior à radiografia simples apenas na caracterização da imagem e na sugestão de hemorragia alveolar, tendo valores bastante semelhantes e baixos quando usada na tentativa de estabelecimento de um diagnóstico etiológico, com exceção da tromboembolia pulmonar (TEP), em que a TC de tórax helicoidal com contraste (protocolo para TEP) é diagnóstica. O achado radiológico mais comum na HA é um infiltrado alveolar bilateral, difuso, predominantemente peri-hilar e em ápices, poupando o seio costofrênico. Esse achado é bastante semelhante ao de congestão pulmonar e infecção, tornando difícil a sua diferenciação somente por exames radiológicos. O ecocardiograma pode ser útil na exclusão de edema pulmonar cardiogênico. Na evolução radiológica, desde que não haja novo sangramento, a imagem de HA tende a desaparecer de maneira mais rápida que a de infecção, porém mais lentamente que a de edema pulmonar. Além do infiltrado difuso, a HA ainda pode se manifestar como imagem localizada, às vezes mimetizando uma pneumonia lobar, e até mesmo com derrame pleural associado.

Uma vez estabelecida a suspeita diagnóstica de hemorragia alveolar por meio dos dados clínicos e radiológicos, devemos lançar mão de alguns exames complementares para a confirmação diagnóstica. São eles a medida de difusão de monóxido de carbono (DL_{CO}) e a broncoscopia com LBA.[17-20]

A realização da DL_{CO} se baseia na alta afinidade da hemoglobina pelo CO, que ocasiona um aumento nesta. Uma elevação superior a 30% do valor basal ou uma medida única com 130% ou mais do valor predito são altamente sugestivas do diagnóstico. A pouca disponibilidade desse teste em nosso meio, as condições clínicas desfavoráveis dos pacientes com HA, que geralmente não estão estáveis o suficiente para a realização do exame, e a perda de sensibilidade do teste caso o exame não seja realizado até 48 h após o episódio de sangramento são limitações importantes desse método.

A broncoscopia com LBA é importante não somente para confirmar o diagnóstico de HA, mas também para excluir causas infecciosas ou outros locais de sangramento. Caracteristicamente, o LBA da HA apresenta quantidade progressivamente maior de sangue à medida que se instila soro, e o broncoscopista pode observar sangramento proveniente de vários segmentos pulmonares. Na ausência de sangramento ativo, a pesquisa no líquido do LBA de macrófagos contendo hemossiderina auxilia no diagnóstico. A biópsia pulmonar, quando indicada, não deve, na maioria das vezes, ser feita por via broncoscópica e tem como objetivo principal o diagnóstico etiológico, sendo raramente necessária para a confirmação diagnóstica da hemorragia alveolar. Presença de sangue no espaço extra-alveolar, intra-alveolar e intersticial são característicos da HA (Fig. 16.9).

Na bióspia a céu aberto, demonstração de arquitetura pulmonar preservada e ausência de células inflamatórias no interstício pulmonar são os achados histopatológicos típicos de HA secundária a distúrbios de coagulação, inalação de substâncias tóxicas, estenose mitral e hemossiderose pulmonar idiopática. Já o encontro de capilarite é característico de PAM, GPA, LES e outras doenças do colágeno, como polimiosite, doença mista do tecido conjuntivo, síndrome antifosfolípide e artrite reumatoide. A capilarite também é encontrada na HA associada a drogas. Se na biópsia pulmonar a céu aberto for observado dano alveolar difuso, o diagnóstico é de SDRA, LES ou inalação de *crack*. HA associada a transplante de medula e pós-radiação deve ser considerada (Tabela 16.1).[17-20]

Diagnóstico laboratorial

A avaliação laboratorial tem como objetivos confirmar ou excluir o diagnóstico de HA, estimar a gravidade do sangramento, diagnosticar distúrbios associados e, principalmente, colaborar para a confirmação do diagnóstico etiológico, que será fundamental no tratamento.

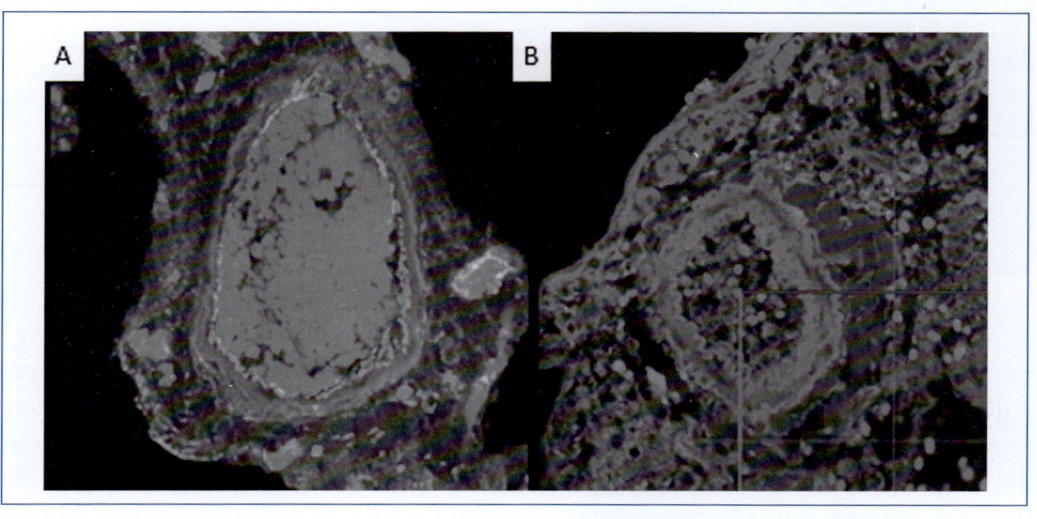

Fig. 16.9 – (A) arteríola intacta, sangue dentro da luz de artéria pulmonar normal visualizada através de microscópio confocal e (B) extravasamento do sangue (pontos vermelhos são as hemácias) da luz arterial para o espaço extravascular em paciente portador de hemorragia alveolar.

Tabela 16.1 - Fluxograma de diagnóstico e conduta na hemorragia alveolar

Suspeita diagnóstica	• Infiltrado pulmonar bilateral • Queda da hemoglobina • Queda da PO2/FIO2
História	• Exposição a urina de rato, doenças prévias
Exame clínico completo	• Febre (infecção) • Icterícia rubínica (leptospirose) • Lesões ade pele (LES, GPA) • Artralgia/Artrite (LES, AR) • Sinusopatia (GPA) • Alteração urinária • Úlceras orais/genitais (Behçet)
Exames laboratoriais	Hemograma (Hb/Ht seriados) • Coagulograma com plaquetas • FAN • Complemento • ANCA • Anticorpo antimembrana basal • Anticardiolipina • Anticoagulante lúpico • Ureia e creatinina • Sedimento urinário • Sorologia para leptospirose • Antigenemia para citomegalovírus (CMV) • Crioglobulinas • Sorologia para HIV
Tomografia computadorizada de tórax	• Caracterização do infiltrado e observação da árvore vascular
Lavado broncoalveolar	• Aspecto do LBA • Pesquisa de hemossiderina nos macrófagos • Cultura geral e pesquisa de vírus (herpes, CMV, parvovírus) e fungos
Biópsia de pele e/ou rim	• Nos pacientes com disfunção renal ou proteinúria
Biópsia pulmonar a céu aberto (se não feito o diagnóstico com os exames acima)	• É possível que a biópsia seja sugestiva mas não diagnóstica. Nesse caso, recomenda-se correlação clínica-imagem-histologia e opinião de centros especializados, se possível.
Tratamento	• Suporte ventilatório + reposição de Hb/Ht + correção coagulopatias • Tratamento de infecção • Pulsoterapia com solumedrol (500 mg a 1000 mg/dia 3 ×) • Imuneglobulina endovenosa/plasmaférese • Ciclofosfamida se confirmada vasculite ou doença do colágeno

Hemoglobina < 9 g/dL ou uma queda no Hb > 1 g/dL, quando associadas a quadros clínico e radiológico compatíveis, são bastante sugestivas. A gravidade do sangramento pode ser avaliada pelo nível de hemoglobina aliado às condições hemodinâmicas do paciente. Nos pacientes com episódios recorrentes de sangramento, a anemia possui características ferroprivas na maior parte das vezes. A avaliação laboratorial geral deve conter: Hb/Ht para avaliar o grau de anemia e a evolução do paciente (estabilidade ou nova queda de Hb), leucograma (infeccioso, eosinofilia [GEPA], estrongiloidíase]), função renal e urina I para detecção de acometimento renal simultâneo e uremia, plaquetas, tempo de protrombina (TP), TT e tempo parcial de tromboplastina ativada (TTPA), pois, apesar de o pulmão, quando íntegro, mesmo na presença de coagulopatias, raramente apresentar sangramento espontâneo, alguns trabalhos mostram que, na presença de fatores de risco para sangramento com congestão pulmonar, estenose mitral e vasculites, a incidência de hemorragia é maior nos pacientes com distúrbios de coagulação, principalmente plaquetopenia < 60.000. Além disso, qualquer coagulopatia deve ser corrigida na presença de sangramento ativo. Fibrinogênio, dímero D e outros produtos de degradação de fibrina devem ser solicitados com o intuito de diferenciar distúrbios primários de coagulação de uma CIVD secundária ao processo já instalado. Provas de atividade inflamatória têm mais papel evolutivo que diagnóstico. O status imunológico do paciente deve ser pesquisado com sorologia para HIV, história de neoplasia ou uso de imunossupressores. A gravidade da hipoxemia na gasometria arterial está relacionada com a gravidade do caso. A dosagem de peptídio natriurético cerebral (BNP) pode ser útil na confirmação de edema pulmonar de causa cardíaca.[17-20]

Mesmo nos pacientes com vasculites sistêmicas e doenças do tecido conectivo previamente conhecidas, a exclusão de causas infecciosas para o sangramento é fundamental, visto que a instituição de tratamento imunossupressor na vigência de quadro infeccioso sem tratamento pode trazer consequências catastróficas. Para tanto devem ser solicitadas hemocultura e cultura de urina. No LBA devem-se fazer pesquisa direta e cultura para bactérias, fungos e micobactérias, além de PCR para *P. jiroveci* e vírus (principalmente CMV, vírus sincicial respiratório [VSR], herpes simples e parvovírus B19-eritrovírus), especialmente em pacientes sabidamente imunossuprimidos. Antigenemia para CMV pode ser útil, porém a biópsia pulmonar mostrando inclusão viral é o padrão-ouro para o diagnóstico de HA secundária a infecção por CMV. Atualmente têm-se descrito, em algumas regiões brasileiras, sangramento pulmonar por dengue hemorrágica e hantavirose, sendo a sua pesquisa indicada em alguns casos. A presença de Strongyloides stercoralis no líquido do LBA é diagnóstica, sendo o protoparasitológico de fezes isoladamente apenas sugestivo de infecção pulmonar por esse parasito. No entanto, nas duas situações faz-se imperativo o tratamento da infecção parasitária antes da terapia imunossupressora.[4] Em pacientes com epidemiologia positiva para leptospirose, culturas de urina, do líquido do LBA e hemoculturas devem ser realizadas também em meios especiais (Fletcher, Stuart e Tween 80), assim como deve ser solicitada sorologia específica. Além da pesquisa direta e da cultura para fungos no LBA, a investigação pode prosseguir com sorologia para criptococo, histoplasma, *Paracoccidioidis brasiliensis* e *Aspergillus*. Porém, novamente a biópsia se faz necessária para o diagnóstico de certeza, principalmente em caso suspeito de aspergilose pulmonar invasiva. Nos pacientes que estiveram em áreas endêmicas de malária, a pesquisa de plasmódios é obrigatória.

A hemorragia alveolar geralmente ocorre em pacientes já diagnosticados como portadores de vasculites ou doenças do colágeno, porém, também pode ser a manifestação inicial de uma dessas doenças naqueles sem diagnóstico prévio. Nos primeiros, a exclusão de causas infecciosas e a comprovação de atividade sistêmica ou em outros órgãos-alvo da doença de base confirmam a causa da HA. Já nos pacientes previamente hígidos, a investigação dessas doenças se impõe.

Outras causas incluem a síndrome pulmão-rim, que provavelmente é um grupo heterogêneo de doenças com acometimento desses dois órgãos e que até o momento não foram classificadas em nenhuma síndrome específica, como crioglobulinemia (geralmente associada a infecção pelo vírus HCV), GEPA, poliarterite nodosa, entre outras.

Além das doenças sistêmicas citadas, devemos lembrar que a hemorragia alveolar também pode ser causada por uma grande quantidade de medicamentos e drogas ilícitas, o que também envolve o mecanismo implicado no sangramento. Para o diagnóstico nesses casos, a história clínica e a ausência de outra explicação para a hemorragia são fundamentais (Fluxograma).[17-20]

Tratamento

Após o diagnóstico da HA e a avaliação de sua gravidade, devemos priorizar a estabilização respiratória e hemodinâmica, com uso de fluidos endovenosos e drogas vasoativas, conforme necessário.

A hipoxemia deve ser imediatamente corrigida por meio da administração de oxigênio por cateter nasal ou por dispositivos de pressão positiva contínua nas vias aéreas (CPAP) e/ou pressão positiva contínua bifásica (BIPAP), pois a administração de pressão positiva nas vias aéreas, além de melhorar a oxigenação, mantém as unidades alveolares pressurizadas, tendendo a estabilizar o sangramento alveolar. Nas hipoxemias não corrigidas, está indicada ventilação mecânica invasiva como estratégia ventilatória, privilegiando o uso do modo pressão controlada com o limite máximo de pressão em 30 cm/H_2O, sempre que possível. Alguns trabalhos já demonstraram, e é opinião dos autores que o uso de altos níveis de pressão expiratória positiva final (PEEP) se impõe, propiciando estabilização do sangramento e melhora da oxigenação, do quadro radiológico e da mortalidade desses pacientes, os quais devem ser mantidos com suporte ventilatório e hemodinâmico, assim como monitoramento de Hb/Ht até estabilização do quadro, quando deverá ser iniciado o desmame ventilatório. Durante o desmame, a redução da PEEP deve ser feita de maneira cuidadosa e, após a extubação, o uso de pressão positiva por VNI parece reduzir a chance de ressangramento.

Distúrbios de coagulação devem ser investigados e corrigidos, além da hemoglobina reposta, caso esteja em nível inferior a 7 g/dL, na vigência de sangramento ativo e/ou instabilidade hemodinâmica.[17-20]

Uma vez realizado o diagnóstico de HA, o diagnóstico etiológico e o tratamento específico imediato são essenciais devido à alta morbimortalidade dessa síndrome.

Após a estabilização do quadro hemodinâmico e respiratório dos pacientes, deve ser coletado um LBA e encaminhado para pesquisa de bactérias, vírus e parasitos. Na suspeita ou confirmação de infecção, deve ser iniciada terapêutica antiviral, antibacteriana ou antiparasitária específica. Alguns autores sugerem a introdução de antibioticoterapia empírica até o resultado final dos exames colhidos para avaliar a presença de infecção ou, em casos em que houve necessidade de intubação orotraqueal, até que o doente seja extubado.

Nos casos das doenças autoimunes, ou quando a biópsia pulmonar revelar capilarite e já tenham sido descartadas/tratadas possíveis infecções, deve ser imediatamente iniciada pulsoterapia com metilprednisolona, 500 mg a 1 g IV, por 3 dias, com pelo menos um trabalho em LES sugerindo que 500 mg têm a mesma eficácia que 1 g, com menor risco de infecção. Após a pulsoterapia deve-se introduzir 1 mg/kg/dia de prednisona, que deverá ser reduzida gradualmente e, dependendo da estabilidade clínica, ambulatorialmente. Sugerimos a realização de profilaxia para parasitoses disseminadas, principalmente estrongiloidíase, antes da realização da pulsoterapia. Após a confirmação de doença autoimune (ANCA ou fator antinuclear [FAN] positivos e/ou confirmação histológica), deve ser iniciada a terapêutica imunossupressora com ciclofosfamida (3 a 5 mg/kg/dia ou 0,75 a 1 g/m2/mês) endovenosa. Nos casos refratários, pode ser necessária a realização de plasmaférese ou a administração de imunoglobulina endovenosa. A terapêutica imunossupressora para os pacientes portadores de doenças autoimunes deve ser mantida pelo período de um ano após a remissão da doença, com monitoramento dos efeitos colaterais das drogas utilizadas, principalmente linfopenia e cistite hemorrágica no caso da ciclofosfamida (alguns estudos sugerem que a administração mensal está relacionada com menores efeitos colaterais quando em comparação com a administração diária). Atualmente, alguns trabalhos sugerem que a ciclofosfamida pode ser substituída por azatioprina, metotrexato ou micofenolato de mofetila, mas apenas na fase de manutenção. O acompanhamento com dosagem quantitativa de anticorpos específicos, ferritina e proteínas de fase inflamatória podem auxiliar na prevenção de novos episódios, já que esses parâmetros tendem a aumentar antes de uma recorrência. Nos casos de GPA, já há evidências de que o uso de trimetoprima + sulfametoxazol reduz o risco de reativação da doença.[17-20]

PONTOS-CHAVE
- As vasculites pulmonares primárias se caracterizam por inflamação primária dos vasos pulmonares.
- As vasculites pulmonares primárias estão associadas geneticamente à presença do HLA-DB1*04, HLA-DRB1*15 e HLA-DRB1*04 para a granumolatose com poliangeíte (ex-granulomatose de Wegener). Estudo do nosso grupo mostrou que em nossa população de 55 pacientes o HLADPB1*04 e HLA DRB1*15 estão associados a GPA quando comparado ao grupo controle. Já o HLADRB4 está associado a granulomatose eosinofílica com poliangeíte (ex-síndrome de Churg-Strauss), HLADQ como fator predisponente para poliangeíte microscópica e a presença do HLA DRB1*13 como fator protetor para a não ocorrência da poliangeíte microscópica na população japonesa. Há descrição da presença do HLA B51 como fator predisponente para a síndrome de Behçet e do HLAB85201 como predisponente para a ocorrência de arterite de Takayasu.
- Sinais e sintomas apresentados pelos pacientes são consequentes a isquemia

- e/ou sangramento do território pulmonar acometido.
- Deve-se pensar no diagnóstico de vasculite pulmonar em pacientes com hemoptise e/ou sangramento alveolar.
- A imagem de tórax geralmente mostra nodulações ou opacidades pulmonares múltiplas, escavadas ou justapleurais.
- O ANCA deverá ser sempre solicitado, pois se positivo corroborará o diagnóstico de vasculite. Mas atenção para ANCAs atípicos vistos em casos de infecção e outras doenças como endocardite, doença inflamatória intestinal etc.
- Além do ANCA-C e do ANCA-P, estão sendo descritos novos anticorpos como o h-LAMP 2 e anti-pentraxin 3 nas vasculites ANCA associadas.
- As vasculites pulmonares normalmente se apresentam acompanhadas de sintomas e sinais sistêmicos, mas podem ser oligossintomáticas.
- O tratamento das vasculites pulmonares consiste em corticosteroides e imunossupressores, imunoglobulina endovenosa e plasmaférese nos casos refratários e em casos de insuficiência renal.
- As síndromes pulmonares hemorrágicas representam importante e grave emergência pneumológica.
- O mecanismo fisiopatológico básico em comum com as várias causas de HAD é a lesão da microcirculação pulmonar.
- Alguns medicamentos (difenil-hidantoína, propiltiuracil, D-penicilamida, sirolimus) e drogas ilícitas (cocaína) podem desencadear vasculites imunomediadas.
- O tratamento da hemorragia alveolar consiste em suporte ventilatório, reposição de hemácias, correção de coagulopatias, tratamento de infecção, pulso com metilprednisolona, imunoglobulina endovenosa/plasmaférese e ciclofosfamida, se confirmada vasculite ou doença do colágeno.

REFERÊNCIAS

1. Fauci AS, Wolff SM. Wegener's granulomatosis: studies in eighteen patients and a review of the literature. Medicine. 1973;52:535-61.
2. Barbas CSV, Magaldi RB, Amato MBP, Delmonte VC, Carvalho CRR, Barbas Filho JV. Wegener granulomatosis: an analysis of 22 patients. Chest. 1993;104:14S.
3. Souza FH, Radu Halpern AS, Valente Barbas CS, Shinjo SK. Wegener's granulomatosis: experience from a Brazilian tertiary center. Clin Rheumatol. 2010 Aug;29(8):855-60. doi: 10.1007/s10067-010-1408-4.
4. Amato MBP, Barbas CSV, Carvalho CRR, Delmonte VC. Concurrent Churg-Strauss syndrome and temporal arteritis in a young patient with pulmonary nodules. American Review Respiratory Disease. 1989;139:1539-42.
5. Santana AN, Woronik V, Halpern AS, Barbas CS. Treatment of antineutrophil cytoplasmic antibody-associated vasculitis: update. J Bras Pneumol. 2011 Nov-Dec;37(6):809-16. Review.
6. Barros JM, Antunes T, Barbas CSV. Churg-Strauss syndrome. J Bras Pneumol. 2005;31(Supl 1):S27-S31.
7. Kawano-Dourado L, Ab'Saber AM, Capelozzi VL, Valeri C, Barbas CS. In situ evidence of pulmonary endothelial activation in patients with granulomatosis with polyangiitis and systemic sclerosis. Lung. 2015 Jun;193(3):355-9. doi: 10.1007/s00408-015-9718-6. Epub 2015 Mar 19.
8. Wieczorek S, Holle JUB, Epplen JT. Recent progress in the genetics of Wegener's granulomatosis and Churg-Strauss syndrome. Current Opinion in Rheumatology. 2010; 22(1):8-14.
9. Rahmattulla C[1], Mooyaart AL[1], van Hooven D[1], Schoones JW[2], Bruijn JA[1], Dekkers OM[3]; European Vasculitis Genetics Consortium, Bajema IM[1]. Genetic variants in ANCA-associated vasculitis: a meta-analysis. Ann Rheum Dis. 2015 Oct 6. pii: annrheumdis-2015-207601. doi: 10.1136/annrheumdis-2015-207601.
10. Stone JH, Merkel PA, Spiera R, Seo P, Langford CA, Hoffman GS, Kallenberg CG, St Clair EW, Turkiewicz A, Tchao NK, Webber L, Ding L, Sejismundo LP, Mieras K, Weitzenkamp D, Ikle D, Seyfert-Margolis V, Mueller M, Brunetta P, Allen NB, Fervenza FC, Geetha D, Keogh KA, Kissin EY, Monach PA, Peikert T, Stegeman C, Ytterberg SR, Specks U; RAVE-ITN Research Group.

Rituximab versus cyclophosphamide for ANCA-associated vasculitis. N Engl J Med. 2010 Jul 15;363(3):221-32. doi: 10.1056/NEJMoa0909905
11. Barbas CSV, Barros JM, Santana A. Other forms of pulmonary vasculitis. J Bras Pneumol. 2005;31(Supl 1):S32-S5.
12. Arnaud L, Haroche J, Limal N et al. Takayasu Arteritis in France: a single-center retrospective study of 82 cases comparing white, North African and black patients. Medicine. 2010; 89(1):1-17.
13. Barbas CSV, Carvalho CRR, Delmonte VC, Guarnieri RMMMG, Lorenzi-Filho G, Hirata MTA et al. Behçet's disease: a rare case of simultaneous pulmonary and cerebral involvement. The American Journal of Medicine. 1988;85:576-8.
14. Gomez-Puerta JA, Hernandez-Rodriguez J, Lopez-Soto A, Bosch X. Antineutrophil cytoplasmic antibody-associated vasculitides and respiratory disease. Chest. 2009;136(4):1101-11.
15. Villa-Forte, A. European League Against Rheumatism/European Vasculitis Study Group recommendations for the management of vasculitis. Current Opinion in Rheumatology. 2010;22(1):49-53.
16. Harper L. Recent advances to achieve remission induction in antineutrophil cytoplasmic antibody-associated vasculitis. Current Opinion in Rheumatology. 2010;2(1):37-42.
17. Borges ER, Ab'Saber AM, Barbas CSV. Pulmonary hemorrhage syndromes. J Bras Pneumol. 2005;31(Supl 1):S36-S43.
18. Vandewiele B, Vandecasteele SJ, Vanwalleghem L, De Vriese AS. Diffuse alveolar hemorrhage induced by everolimus. Chest. 2010;137(2):456-9.
19. Morris S, Haight AE, Kamat P, Fortenberry J. Successful use of extracorporeal life support in a hematopoietic stem cell transplant patient with diffuse alveolar hemorrhage. Pediatric Critical Care Medicine. 2010; 11(1):e4-e7.

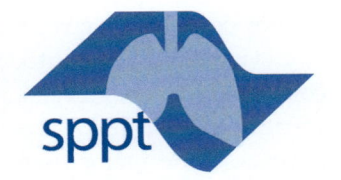

Doenças pulmonares Intersticiais nas Doenças do Tecido Conjuntivo

17

Ronaldo Adib Kairalla
Leticia Kawano-Dourado

INTRODUÇÃO

As doenças do tecido conjuntivo (DTC) representam um grupo heterogêneo de doenças inflamatórias imunomediadas que afetam diversos órgãos do corpo humano. O envolvimento pulmonar é comum no curso das colagenoses, podendo o sistema respiratório ser envolvido em qualquer um de seus componentes: parênquima, vias aéreas, pleura, vasos e músculos respiratórios. As manifestações pulmonares podem ser frequentes e preceder, acompanhar ou suceder os demais sintomas sistêmicos.

As distintas formas de envolvimento pulmonar nas colagenoses podem ser secundárias à própria doença, às infecções secundárias ou mesmo uma reação às drogas utilizadas no tratamento. Por outro lado, é importante o conhecimento de que até 20% dos pacientes com doença pulmonar intersticial (DPI) são portadores de algum tipo de colagenose oculta. A despeito da variedade de causas de acometimento pulmonar nas colagenoses, neste capítulo iremos focar no acometimento parenquimatoso intersticial.

As DPIs têm se tornado a principal causa de morbimortalidade nas colagenoses, tendo em vista a melhora global no manejo dessas doenças. Apesar de essa revisão abordar o acometimento intersticial pulmonar pelas principais colagenoses, é preciso ter em mente que a maioria das evidências geradas em termos de manejo vem de estudos em esclerose sistêmica (ES).

Avaliação inicial e seguimento

Todas as DPIs relacionadas às colagenoses devem ser avaliadas em relação a dois aspectos: o padrão de acometimento (pneumonia intersticial usual – PIU; pneumonia intersticial não específica – PINE; pneumonia em organização – PO etc.) e a gravidade da doença.

O padrão de acometimento depende da caracterização morfológica, feita através da análise histológica ou da tomografia de alta resolução de tórax (TCAR). A TCAR é um método não invasivo que permite uma caracterização morfológica adequada e de extensão da doença, muitas vezes permitindo prescindir da análise histológica. A análise histológica, ao contrário, é importante quando o padrão tomográfico é atípico ou quando há necessidade de excluir outras doenças (neoplasia, infecção).

Um aspecto relevante deve ser considerado sobre a TCAR na avaliação das DPIs associadas às colagenoses: sua alta sensibilidade permite a detecção de alterações subclínicas. Alterações intersticiais tomográficas já foram relatadas em mais de um terço de pacientes com síndrome de Sjögren (SS) ou lúpus eritematoso sistêmico (LES), e apesar disso a prevalência de DPI clinicamente relevante nessas doenças está em torno de 10%. Esse impacto é ainda maior na artrite reumatóide (AR), onde 20% dos pacientes com AR têm DPI subclínica detectada pela TCAR, mas apenas 2% apresentam alterações intersticiais na radiografia de tórax.

A gravidade e o seguimento da doença são avaliados através da extensão tomográfica e pelos testes de função pulmonar. Reduções de capacidade vital forçada (CVF) superiores a 10% e/ou da difusão de monóxido de carbono (DLco) superiores a 15% representam alterações significativas acima da variabilidade do método e devem ser investigadas. Os principais diagnósticos diferenciais são progressão da DPI, infecções, embolia pulmonar, descompensação cardíaca e hipertensão pulmonar. Eventualmente se fazem necessárias TCARs sequenciais e ecocardiograma como parte dessa avaliação.

Avaliação Prognóstica

A avaliação prognóstica dos pacientes com DPI e colagenose é fundamental. No caso do paciente com DPI grave, a decisão de tratar é evidente. No entanto, em pacientes com doença subclínica, a avaliação prognóstica pode ter maior impacto ao identificar casos de maior risco de progressão e maior benefício teórico na intervenção precoce. No contexto da ES, por exemplo, é sabido que a avaliação prognóstica se ancora em três pilares principais: gravidade da DPI, evidência de progressão recente e duração da doença sistêmica (se menor ou maior que três anos, a doença progride mais nos casos precoces). Nenhum algoritmo de avaliação prognóstica foi validado até o momento, e a extrapolação de informações válidas no contexto da ES devem ser feitas com cautela para as outras colagenoses.

ARTRITE REUMATÓIDE

A doença reumatóide é a doença inflamatória sistêmica autoimune mais comum, afetando até 2% da população geral. O gatilho para a resposta imune inapropriada que leva aos sintomas clínicos ainda é desconhecido, porém predisposições genéticas associadas a fatores ambientais têm papel no desencadeamento da cascata inflamatória. Clinicamente, a AR é causa de poliartrite simétrica que pode levar a deformidade e destruição articular, e até 50% dos pacientes terão acometimento de outros órgãos como pele, olho, pulmão e coração.

Apesar de a maioria das mortes em AR se relacionar a distúrbios cardiovasculares, as complicações pulmonares causam de 10 a 20% do total de mortes nessa doença. Dois recentes estudos populacionais mostraram um risco de 7,7 e 10% de desenvolver DPI em indivíduos com AR, com tal risco se relacionando com idade avançada no início da doença, sexo masculino e doença articular mais grave. Ainda, os indivíduos com DPI tiveram mortalidade três vezes maior que aqueles sem doença pulmonar. Estudo publicado pelo nosso grupo mostrou que, ao serem avaliadas radiografia de tórax, espirometria e oximetria de pulso, encontramos alguma alteração em 59% dos pacientes portadores de AR.

O tabagismo também é importante, pois parece ter potencial patogênico na gênese da AR e relação positiva com acometimento extra-articular, como doença pulmonar e vasculites.

Doença de vias aéreas na AR

O acometimento das vias aéreas na AR pode se estender desde o trato respiratório superior até as pequenas vias aéreas distais. Consideraremos a doença de pequenas vias áreas na AR neste capítulo, tendo em vista que as bronquiolites podem ser consideradas um território de transição entre a via aérea e o compartimento intersticial, e desse modo podem também ser consideradas como DPI.

As bronquiectasias são comuns na AR: estão presentes em até 58% dos pacientes quando detectadas pela tomografia, porém são clinicamente relevantes na minoria deles. Elas precedem a AR em até 90% das vezes, por um período que pode chegar a 30 anos, são mais comuns em mulheres e são fator de pior prognóstico. A fisiopatologia das bronquiectasias ainda não está totalmente esclarecida, mas parece se relacionar com distúrbio imunológico humoral, maior suscetibilidade a infecções e infecções de repetição. Também acredita-se que as bronquiectasias possam ser uma dilatação a montante das vias aéreas, secundária a obstrução ao fluxo aéreo na região bronquiolar, indicativa de bronquiolite (Fig. 17.1). O tratamento baseia-se no manuseio do distúr-

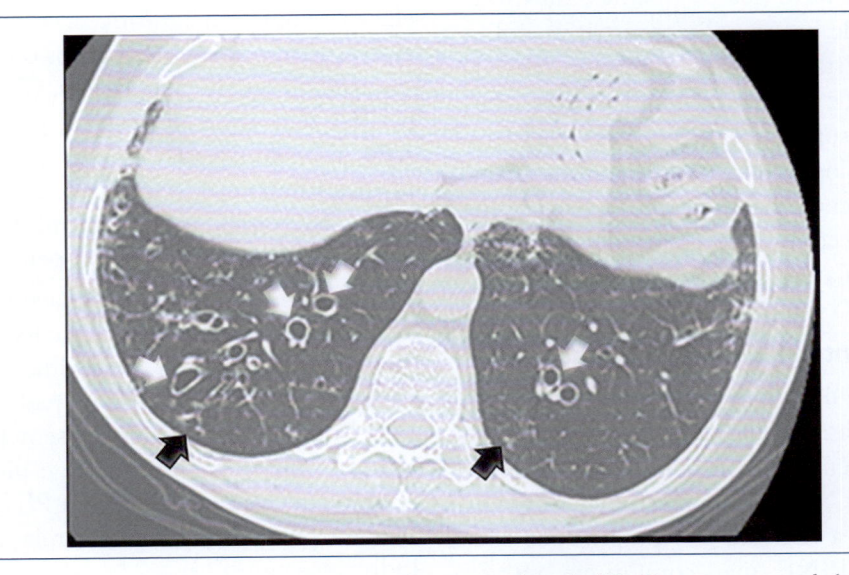

Fig. 17.1 – Bronquiectasias e bronquiolite em paciente portadora de AR. Notar a presença de bronquiectasias (setas brancas) associadas a sinais de doença em pequenas vias aéreas, como micronódulos em árvore em brotamento (setas pretas) e hiperinsuflação.

bio obstrutivo e das infecções associadas, com especial atenção quando há indicação de tratamento imunossupressor, pelo maior risco de infecções.

Nas pequenas vias aéreas, o acometimento varia histologicamente desde bronquiolite folicular até bronquiolite constritiva, esta última caracterizada por fibrose peribronquiolar e da camada submucosa, com estreitamento extrínseco e colapso bronquiolar, relacionando-se a quadro mais grave e pior prognóstico. Funcionalmente há presença de obstrução e aprisionamento aéreo sugerindo lesão de pequenas vias aéreas. Estudo com 25 pacientes com AR e obstrução de pequenas vias aéreas, oito deles tabagistas, mostrou dispneia em todos os pacientes, e a TCAR evidenciou espessamento brônquico em 96%, seguido de padrão em mosaico e bronquiectasias (40%), além de enfisema centrolobular e opacidades em vidro fosco e reticulado. A biópsia, realizada em nove dos 25 doentes, mostrou padrões de bronquiolite constritiva, folicular e mista. Na bronquiolite constritiva, a resposta é pobre a corticoides sistêmicos e imunossupressores, com pior prognóstico em longo prazo; entretanto, mais recentemente, há descrição de melhora funcional com o uso associado de corticóides inalatórios e macrolídeos.

Doença Intersticial Pulmonar na AR

A DPI é uma manifestação pulmonar comum da AR, com descrição de até 80% de prevalência em estudos com biópsia pulmonar. O padrão histológico mais comum é a PIU, de pior prognóstico em relação à PINE, mais comum em outras colagenoses. Ainda, as alterações intersticiais são mais comuns no sexo masculino, têm relação positiva com tabagismo e com títulos elevados de fator reumatóide.

Os sintomas articulares usualmente precedem o diagnóstico da doença pulmonar, lembrando que a dispneia pode ser mascarada pela inatividade física secundária à AR, tanto que dados mais recentes indicam DPI desde o diagnóstico inicial da artrite. Ao exame físico, estertores crepitantes são audíveis e o baqueteamento digital pode estar presente, porém é menos comum que em outras DPI. Classicamente a função pulmonar mostra padrão restritivo, entretanto o padrão obstrutivo ou misto pode estar presente quando há acometimento das vias aéreas.

Os quatro padrões de DPI mais frequentemente descritos na AR são: PIU, PINE, PO e bronquiolite. Assim, em a TCAR apresentando um padrão sugestivo de um desses quatro padrões no contexto de AR (Fig. 17.2), a biópsia pode ser prescindida e ficar reservada para casos atípicos ou quando se faz necessária exclusão de outros diagnósticos, como toxicidade ao uso de medicamentos ou doenças infecciosas ou neoplásicas. Também o LBA tem utilidade restrita, pois pode estar alterado mesmo em pacientes sem doença intersticial, não sendo assim utilizado na rotina, mas com utilidade ao afastar processo infeccioso ou neoplásico.

O prognóstico da DPI relacionada à AR é variável, em geral tem curso mais benigno que outras DPI idiopáticas. Entretanto, pacientes com padrão de PIU parecem ter prognóstico semelhante à fibrose pulmonar idiopática e pior em relação àqueles com PINE, e a PINE parece ter pior prognóstico em relação aos indivíduos com PO.

Acredita-se não existir correspondência evidente entre o controle da doença

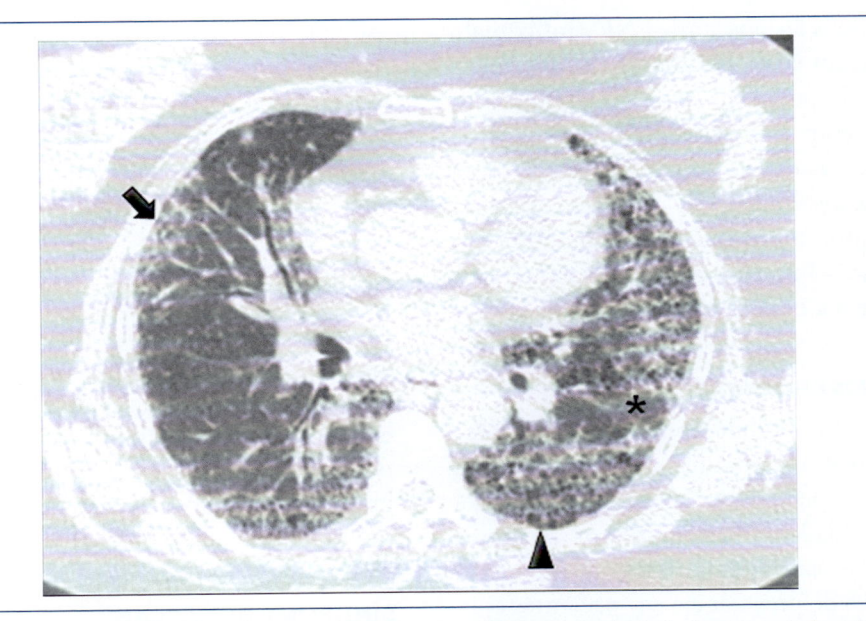

Fig. 17.2 – Doença pulmonar intersticial em paciente com AR: note o reticulado (seta preta), faveolamento (cabeça de seta preta) e vidro fosco (asterisco).

articular e a atividade da doença pulmonar, podendo o acometimento intersticial progredir mesmo sem artrite clinicamente relevante. As abordagens medicamentosas devem levar em conta o estado geral do paciente, a idade, a extensão da doença sistêmica, a existência de comorbidades e a toxicidade das medicações, além do significado clínico da lesão pulmonar. Ainda, como não há estudos randomizados e controlados avaliando o tratamento das DPI na doença reumatóide, a terapêutica é essencialmente baseada em experiência clínica e pequenos relatos de casos.

Um período de observação pode ser feito naqueles casos de acometimento mais leve, antes de se optar por iniciar o tratamento específico para o quadro pulmonar. No caso de deterioração das condições clínicas ou quadro inicial já grave, recomendamos iniciar a medicação. Corticóides são usados como primeira linha (prednisona 0,5 a 1 mg/kg/dia), com resposta de até 40% (maior taxa de resposta na PO). Como a evolução é lenta, o período de observação deve ser longo para uma definição sobre a resposta à terapia. Em caso de melhora, a prednisona deve ser mantida por pelo menos um ano, em doses decrescentes após oito semanas.

Outros imunossupressores, como azatioprina, ciclosporina, metotrexato e ciclofosfamida, sozinhos ou em associação com prednisona, podem ser utilizados. Importante lembrar-se da pneumopatia intersticial induzida pelo metotrexato, observada em 0,5 a 12% dos pacientes com AR, devendo essa fazer diagnóstico diferencial com a doença pulmonar pela colagenose.

Novos medicamentos, como a leflunomida, micofenolato e rituximabe não têm ainda papel determinado, havendo relatos de benefício em pacientes resistentes.

Com relação aos anti-TNF (infliximab, etanercept e adalimumab), a controvérsia é maior, pequenas séries relatam benefícios, enquanto outras, e até estudos de grande casuística, especulam sobre piora da doença intersticial com essas drogas. Em casos terminais, sem acometimento sistêmico importante, o transplante pulmonar pode ser indicado.

Nódulos reumatóides

Os nódulos reumatóides são relativamente raros na AR, porém essa raridade pode estar relacionada à baixa sensibilidade da radiografia torácica, pois séries de casos mais modernas apontam até 32% de prevalência em pacientes com artrite reumatóide. Eles são os equivalentes pulmonares dos nódulos subcutâneos, têm como gênese uma vasculite de pequenos vasos com áreas de necrose fibrinóide e microscopicamente caracterizam-se pela presença de um granuloma com necrose fibrinóide cercada de histiócitos em paliçada e células gigantes. Eles são mais comuns em homens e indivíduos com nódulos subcutâneos, sua localização é tipicamente subpleural e junto ao septo interlobular (Fig. 17.3). A maioria dos nódulos reumatóides são pequenos e com pouco significado clínico, mas eles podem causar tosse e hemoptise secundária à cavitação e erosão para a via aérea. Por vezes, é necessária a realização de biópsia para excluir outro diagnóstico, como neoplasia ou infecção fúngica. Eventualmente, são grandes e numerosos, necessitando de terapia imunossupressora.

SÍNDROME DE CAPLAN

A síndrome de Caplan, ou pneumoconiose reumatóide, foi descrita em 1953 como imagens pulmonares nodulares periféricas em pacientes com artrite reumatóide expostos a sílica e carvão. Sua pre-

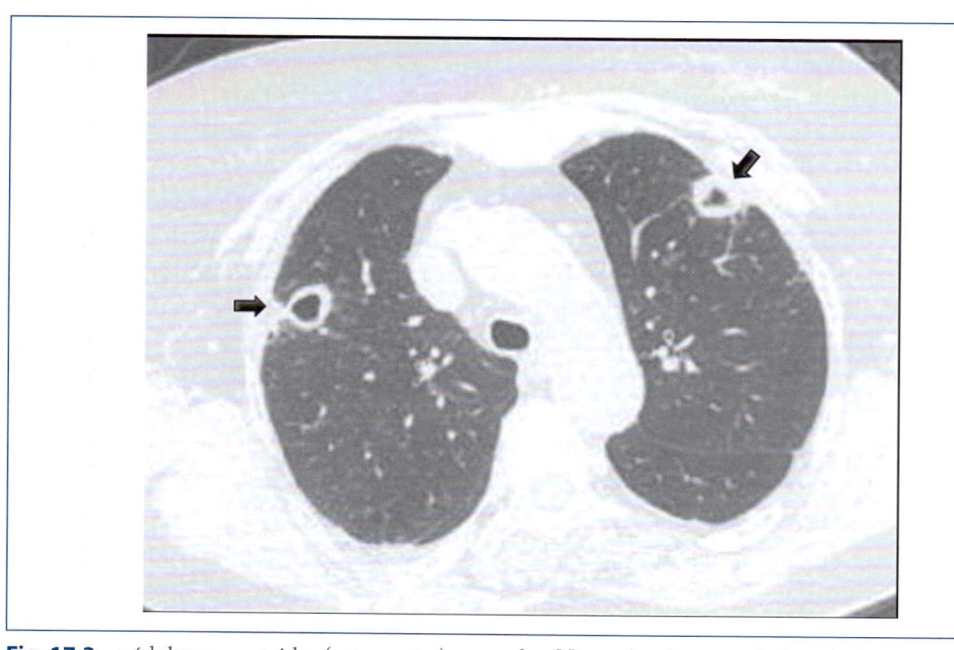

Fig. 17.3 – nódulos reumatoides (setas pretas) escavados. Note a localização subpleural, clássica.

valência é baixa, de no máximo 1,5%, e não há tratamento específico. Os nódulos pulmonares são idênticos aos reumatóides, exceto pelo fato de serem cercados por pigmento (poeira), e o prognóstico habitualmente é bom.

Polimiosite e Dermatomiosite

As miopatias inflamatórias idiopáticas são um grupo heterogêneo de distúrbios agudos, subagudos ou crônicos que se caracterizam por fraqueza muscular proximal, aumento de enzimas musculares, anormalidades específicas na eletromiografia e presença de células inflamatórias na biópsia muscular. Descritas há mais de cem anos, têm incidência que varia de 4 a 10 casos por milhão de habitantes por ano, acometem mulheres na proporção de 2:1 e têm grande importância clínica pelo potencial de tratamento.

Propostos em 1975 por Boham e Peter, os critérios clássicos para o diagnóstico da polimiosite (PM) e dermatomiosite (DM) são ainda hoje utilizados e consistem em cinco itens, a saber: fraqueza muscular simétrica proximal, elevação de enzimas musculares (CK, aldolase, TGO, TGP, DHL), eletroneuromiografia compatível com acometimento muscular, exame anatomopatológico com inflamação ativa e alterações cutâneas típicas (heliotropo, pápulas de Gottron e eritema violáceo). O diagnóstico definitivo de DM requer quatro critérios, incluindo alterações cutâneas, enquanto PM requer quatro critérios, excluindo os achados de pele. Além da PM e DM, incluem-se entre as miopatias inflamatórias a miosite de corpos de inclusão, a miosite relacionada a neoplasias e o subtipo de DM sem acometimento muscular (*Dermatomiosite sine miosite* ou amiopática). Do ponto de vista respiratório, são relevantes a PM e a DM (incluída a forma amiopática), porque mais frequentemente se relacionam a distúrbios do sistema respiratório.

O diagnóstico laboratorial é feito através da pesquisa da elevação das enzimas musculares e a positividade de autoanticorpos. O fator antinúcleo é positivo em até 80% dos casos e os autoanticorpos específicos incidem em 20 a 30% dos pacientes, sendo o anti-histidil RNA sintetase (anti-Jo-1) o mais comum deles. Os autoanticorpos têm importância tanto diagnóstica como prognóstica, por direcionarem para possíveis sobreposições de doenças e também possíveis lesões de órgão-alvo, como na síndrome antissintetase, que se caracteriza por miosite, artrite, espessamento cutâneo dos dedos das mãos, fenômeno de Raynaud, anti-Jo-1 positivo e DPI.

As alterações pulmonares da DM podem preceder a doença sistêmica por vários anos, mas também serem concomitantes ou ocorrerem anos após as manifestações musculares. O diagnóstico diferencial da DPI nesse contexto inclui a hipoventilação, pneumonia aspirativa por distúrbios da deglutição, pneumopatias infecciosas e secundárias a drogas.

A DPI no contexto da DM ou PM tem relação inversa com a elevação das enzimas musculares, acomete até 64% dos pacientes e, clinicamente, pode ser dividida em três formas: lentamente progressiva, rapidamente progressiva e alterações radiológicas ou funcionais sem repercussão clínica.

A doença intersticial lentamente progressiva tem grande importância por ser fator de aumento da mortalidade nos pacientes portadores de miosite inflamatória e pode cursar com dispneia aos esforços lentamente progressiva associada a tosse seca. Essa dispneia pode ainda ser mascarada pela limitação individual secundária a fraqueza muscular. As provas funcionais têm papel tanto no rastreamento como no seguimento das lesões pulmonares, e mostram relação volume expiratório forçado no primeiro segundo (VEF_1)/CVF normal ou elevada, redução da capacidade pulmonar total (CPT), volume residual (VR), CVF e DLco, esta última sendo fator de pior prognóstico na doença. Deve-se ter também atenção para sobreposição de fraqueza muscular e doença intersticial, ambas contribuindo para a restrição. A TCAR mostra mais comumente alterações nos terços inferiores, com irregularidades subpleurais, opacidades lineares, bandas parenquimatosas, espessamento septal, opacidades em vidro fosco, preservação da região subpleural e, mais raramente, faveolamento e bronquiolectasias de tração (Fig. 17.4). Outro achado frequente é a presença de pneumomediastino secundário ao rompimento alveolar (Fig. 17.5).

Antes se acreditava que o padrão predominante na doença intersticial de evolução lentamente progressiva seria a PIU, porém hoje o padrão PINE é o mais comumente descrito, associado a áreas de PO (relacionada a achados de consolidação e vidro fosco na tomografia) e, mais raramente, PIU.

Já a pneumopatia intersticial rapidamente progressiva, levando à insuficiência respiratória aguda, tem apresentação de alguns dias a semanas, cursando com febre, dispneia progressiva e infiltrados pulmonares bilaterais, com dano alveolar difuso à análise histopatológica. Essa forma, que parece ter relação positiva com a forma amiopática da PM, tem prognóstico muito ruim, mesmo com o uso de

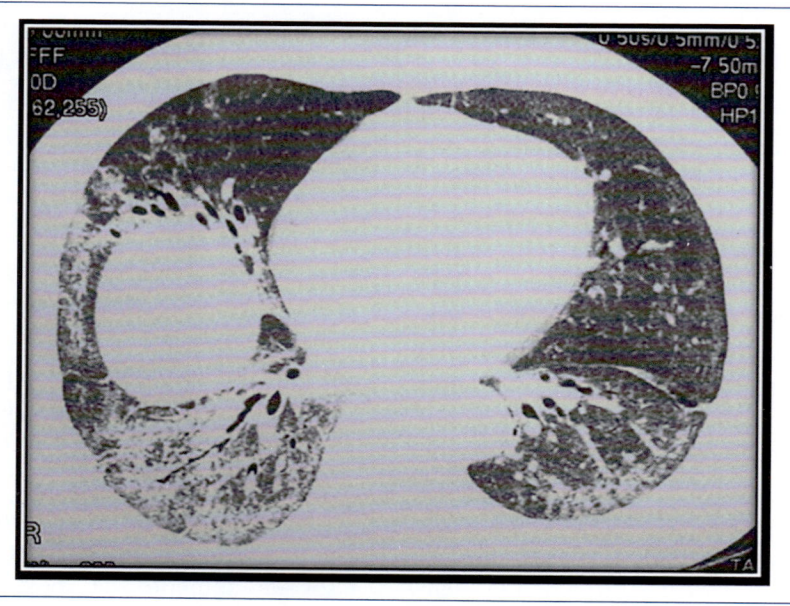

Fig. 17.4 – DPI em paciente com polimiosite com padrão de PINE e PO. Note a elevação da cúpula (miopatia) e as áreas de vidro fosco e consolidações associadas à preservação da região subpleural (base esquerda).

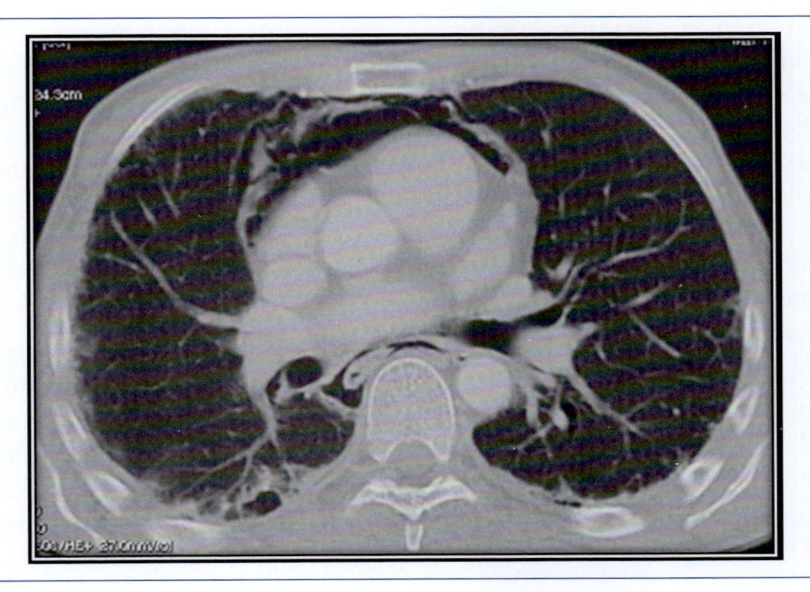

Fig. 17.5 – Presença de pneumomediastino em paciente com polimiosite e DPI.

doses altas de corticosteróides (pulsoterapia) associados a imunossupressores, terapêutica preconizada nesta apresentação. O LBA não está bem estabelecido para diagnóstico de atividade pulmonar da doença, mas pode ser útil para afastar malignidade e infecções, principalmente nas formas agudas. Além disso, alguns estudos associam neutrofilia e eosinofilia à DM e a pior prognóstico.

O tratamento da DPI relacionada à DM/PM ainda não possui evidências consolidadas e deve se basear na extensão e rapidez de progressão da pneumopatia. Os corticoides, em dose inicial de 0,5 a 1 mg/kg/dia de prednisona, são usados na terapia inicial. A resposta ao corticoide isolado ocorre em torno de 50% dos casos, principalmente em jovens, com padrão de PO à biópsia, predomínio de vidro fosco e consolidações à TCAR e níveis elevados de enzimas musculares. Os pacientes que não respondem à terapêutica inicial devem ser submetidos a tratamento imunossupressor, com respostas descritas com uso de ciclofosfamida (EV ou VO), azatioprina e micofenolato. Alguns estudos recomendam o uso da associação de corticóide e imunossupressor desde o início. Em casos refratários ou de rápida evolução, pulso de metilprednisolona, ciclosporina, tacrolimus são descritos, com diferentes respostas. Mais recentemente, as imunoglobulinas se mostraram potencialmente úteis no tratamento dos casos de pneumopatia intersticial que não responderam a imunossupressores, assim como o rituximabe, ressaltando que são séries com pequeno número de casos.

ESCLEROSE SISTÊMICA

A esclerose sistêmica (ES) é uma doença autoimune clinicamente heterogênea e generalizada que afeta o tecido conjuntivo da pele e órgãos internos, como esôfago, coração, rins e pulmões. Pacientes com ES exibem doença proliferativa de pequenas artérias com obstrução da microvasculatura, além de inflamação e fibrose por desbalanço do sistema imune e deposição de colágeno e outras matrizes extracelulares no tecido conjuntivo. A ES tem incidência estimada de cerca de 10 casos por milhão de indivíduos por ano, com razão de 3:1 mulheres para homens, e se caracteriza pela presença de autoanticorpos anticentrômero, antitopoisomerase 1 (ou anti-Scl70) e anti-RNA polimerase I e III.

Através da extensão do seu acometimento a ES se classifica em duas formas principais: limitada e difusa. Na forma limitada, que corresponde a 70% dos casos, o envolvimento da pele se faz na face, pescoço e região distal aos cotovelos, poupa a região torácica e pode se associar à hipertensão pulmonar. É também descrita a síndrome CREST (acrônimo para calcinose, fenômeno de Raynaud, dismotilidade esofágica, esclerodactilia e telangectasia). A sobrevida estimada é 98% em um ano, 80% em seis anos e 50% após 12 anos do diagnóstico.

Por outro lado, na forma difusa a doença cutânea está presente na porção proximal dos joelhos e cotovelos, se estendendo ao tórax. Além de lesão na pele, pode ocorrer acometimento de órgãos internos, principalmente pulmões, rins, coração e trato gastrintestinal, com sobrevida pior.

Na ES o FAN é positivo em 90% dos casos, tendo a forma limitada associação com 70% de positividade para anticentrômero; já a forma difusa tem anti-RNA polimerase I e III presente e cerca de 30% de positividade para anti-DNA topoisomerase (Scl-70), com apenas 3% de anticentrômero positivo.

As manifestações pulmonares são a principal causa de morbidade e mortalidade nesse grupo de pacientes, com estudo recente mostrando que a mortalidade por doença pulmonar nessa população chega a 33%, sendo a DPI responsável por 16% dos óbitos. As anormalidades nas provas respiratórias funcionais são comuns nos pacientes com ES, e trabalhos com análise *post mortem* mostram que a fibrose pulmonar pode ser detectada na maioria dos pacientes com ES.

O envolvimento pulmonar pode se manifestar de várias formas, sendo as principais DPI e hipertensão pulmonar (HP), mas podendo ocorrer doença de vias aéreas, fraqueza neuromuscular, restrição extrínseca por comprometimento torácico cutâneo, derrame pleural e pneumotórax. Por causa da alta incidência da lesão pulmonar na ES e de sua gravidade, uma rotina deve ser seguida para a investigação com o objetivo de identificar os pacientes com maior risco e iniciar precocemente terapêutica apropriada. No caso das DPI, os principais exames para identificação são a DLco (relação com gravidade) e a TCAR do tórax (extensão da doença).

O diagnóstico e a diferenciação das causas da dispneia em pacientes com ES muitas vezes é difícil, com os sintomas podendo ser mascarados pelo comprometimento clínico global do paciente. Porém, a distinção entre DPI, HP e outras causas de dispneia é fundamental no manejo desse grupo de indivíduos.

Sintomas clínicos de DPI ocorrem em aproximadamente 40% dos pacientes com ES, e estudos com autópsia mostram até 80% de acometimento intersticial pulmonar nesses indivíduos. Apesar de a ES difusa ser mais frequentemente relacionada à DPI, não há relação entre extensão da doença cutânea e envolvimento pulmonar, esta ocorrendo inclusive em pacientes sem esclerose cutânea (*ES sine scleroderma*).

Os mecanismos que levam à DPI na ES ainda não são totalmente compreendidos, mas envolvem imunidade celular e humoral, fatores genéticos e ambientais. Entre os fatores de risco estão tabagismo, exposição a metais e poeira de madeira. Mais recentemente, destaca-se o refluxo gastroesofágico como importante fator de desenvolvimento ou agravamento da DPI.

O exame clínico mostra estertores crepitantes à ausculta pulmonar, enquanto os exames funcionais mostram mais frequentemente redução da DLco e distúrbio ventilatório restritivo secundário à doença intersticial ou acometimento cutâneo torácico. A redução na DLco, tanto inicial quanto seriada anualmente, tem boa relação com prognóstico e serve como bom parâmetro de gravidade da doença, devendo ser realizada, sempre que possível. Já o teste cardiopulmonar de esforço e o teste de caminhada de 6 minutos têm implicação tanto no diagnóstico da limitação física quanto na avaliação de resposta ao tratamento e predição de sobrevida.

O papel dos exames radiológicos se baseia em quatro utilidades principais: detecção do envolvimento pulmonar, identificação dos pacientes possivelmente respondedores à terapia, avaliação da eficácia de um tratamento e diagnóstico ou exclusão de outras patologias torácicas associadas. Achado compatíveis com fibrose pulmonar à TC estão presentes em 55 a 65% de todos os pacientes com ES, e em até 96% daqueles com provas funcionais alteradas, sendo a PINE o padrão mais frequente (Fig. 17.6). Associação com câncer de pulmão é um achado relativamente frequente na ES associada à doença intersticial, conferindo um risco relativo para câncer de pulmão de 16,5 nessa população.

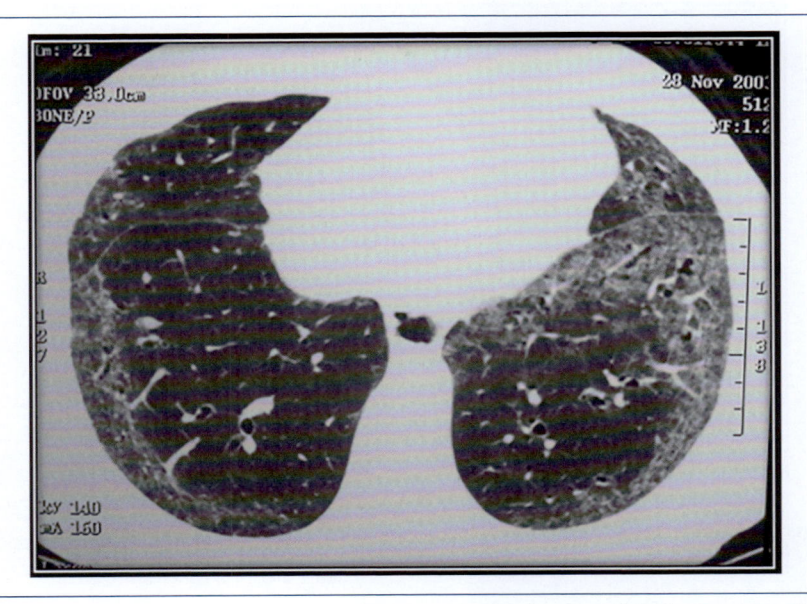

Fig. 17.6 – padrão de PINE em paciente com esclerodermia. Notar padrão de vidro fosco com bronquiolectasias e preservação da região subpleural.

Estudo com 225 pacientes com ES mostrou alterações semelhantes à PINE na TCAR, com predominância de opacificações em vidro fosco e opacidades reticulares e mais raramente alterações como faveolamento e bronquiolectasias de tração que se relacionam mais ao padrão PIU. A presença de vidro fosco na ausência de distorção arquitetural se relacionava a inflamação ou "alveolite" e acreditava-se que poderia predizer doença intersticial reversível, porém estudos recentes mostram fraca relação entre vidro fosco e inflamação ao LBA, e grande limitação do uso do vidro fosco como fator preditor de resposta ao tratamento, podendo indicar fibrose intralobular. Outro padrão tomográfico corresponde a uma distribuição segmentar das alterações peribrônquicas, correlacionando-se com a fibrose centrolobular na biópsia pulmonar (Fig. 17.7).

A biópsia pulmonar mostra como padrão histológico predominante o de PINE (relacionada com prognóstico um pouco melhor) e menos frequentemente de PIU. Estudo com 80 biópsias mostrou PINE em 62 casos, e PIU em apenas seis, com sobrevida em cinco anos de 91% e 82%, respectivamente. Outro padrão recentemente descrito na ES é a fibrose centrolobular, representada por uma distribuição peribronquiolar das alterações e relacionadas à broncoaspiração.

Os objetivos do tratamento dos pacientes são aumentar a tolerância ao exercício, melhorar a qualidade de vida e prolongar a sobrevida. A terapia baseia-se em imunossupressores, enquanto os corticosteroides, apesar da falta de evidência substancial de sua eficácia, ainda são utilizados, porém com cuidado, pois se relacionam com a crise renal esclerodérmica. A d-penicilamina já foi indi-

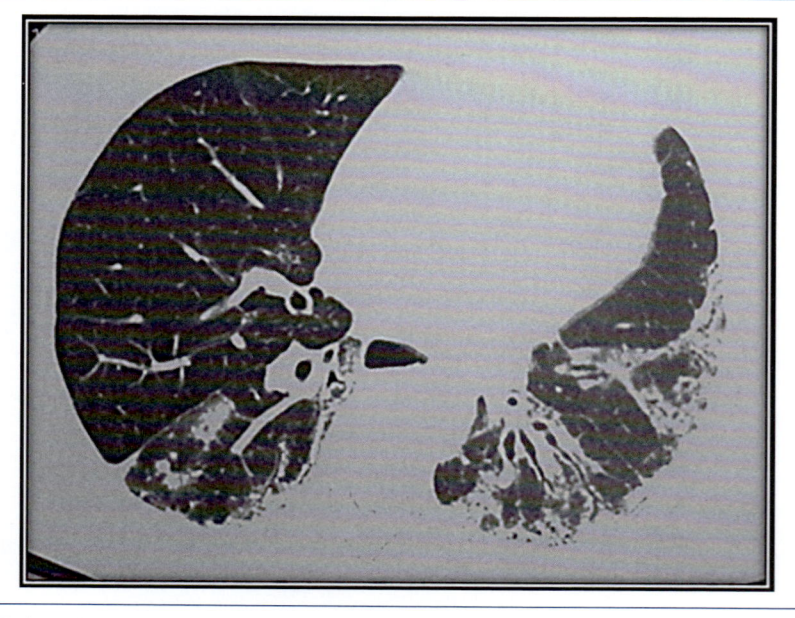

Fig. 17.7 – Padrão de fibrose centrolobular. Notar as alterações segmentares na base esquerda, em paciente com esclerodermia com a dilatação esofágica.

cada como tratamento antifibrótico por muitos anos, porém sua eficácia não foi comprovada por estudos controlados. Até hoje, os únicos agentes imunossupressores com eficácia demonstrada no tratamento da DPI associada à ES foram a ciclofosfamida e o micofenolato mofetil. A imunossupressão com ciclofosfamida foi estudada em dois grandes *trials* que mostraram benefícios funcionais modestos, porém significativos. Um deles, *The North American Scleroderma Lung Study*, avaliou ciclofosfamida 2 mg/kg/dia via oral *versus* placebo em 162 pacientes e encontrou, além da diminuição na redução da CVF nos pacientes tratados, melhora da dispneia, funcionalidade e qualidade de vida, porém com mais efeitos colaterais como leucopenia e neutropenia. Reavaliação realizada após suspensão do tratamento por um ano mostrou que, exceto pelo efeito mantido na dispneia, todos os outros benefícios não se sustentaram após suspensão da medicação. O pulso mensal com ciclofosfamida endovenosa na dose 600 mg/mês foi avaliado no *Fibrosing Alveolitis in Scleroderma*, mostrando benefício funcional (CVF) no grupo tratado. A via endovenosa é defendida por alguns autores por se relacionar a menor toxicidade e menor risco de câncer de bexiga. Outro estudo recente avaliou o benefício da associação de corticóide à ciclofosfamida, não mostrando melhora na resposta. O micofenolato foi testado no *Scleroderma Lung Study II*, comparado com ciclofosfamida. Conforme a estudo I, o resultado foi semelhante nos dois grupos. Os pacientes que utilizaram micofenolato apresentaram menos efeitos adversos, tornando-se a principal opção terapêutica. Já os estudos com inibidores da endotelina (bosentan) não mostraram benefício no tratamento da doença intersticial na ES. O consenso atual é que os pacientes que necessitam de tratamento são aqueles com doença de diagnóstico recente, alteração funcional importante ou em progressão. Nesses, o uso da imunossupressão deve ser realizado e, dependendo da evolução, mantido por período longo. Várias outras drogas têm sido testadas em pequenos estudos, e até o momento a mais promissora parece ser o rituximabe.

Outro aspecto importante a ser considerado é a associação de dismotilidade esofágica e DPI na ES; assim, especial atenção deve ser dada às medidas preventivas de broncoaspiração, já com alguns estudos mostrando benefício funcional. Nos casos mais graves de evolução, o transplante pulmonar pode ser indicado, tendo como limitação a intensidade da doença sistêmica, especialmente esofágica.

LÚPUS ERITEMATOSO SISTÊMICO (LES)

O lúpus eritematoso sistêmico é uma doença autoimune caracterizada por distúrbios do sistema imune inato e adaptativo que acomete principalmente mulheres e afeta virtualmente qualquer órgão do corpo humano, com danos e disfunções tissulares mediados por autoanticorpos e formação de imunocomplexos.

As manifestações clínicas são variáveis e incluem sintomas sistêmicos como artrite, lesões cutâneas e mucosas e alterações renais e hematológicas, entre outras. O diagnóstico é feito por meio de critérios baseados no quadro clínico, em exames laboratoriais e em marcadores sorológicos, tendo os critérios sido revisados pelo American College of Rheumatology em 1997. O fator antinuclear (FAN) é positivo em altos títulos (> 1:40) em praticamente todos os pacientes, sendo os marcadores mais específicos os autoanticorpos anti-Sm e anti-DNA de dupla hélice. Já a atividade da doença é marcada laboratorialmente pelos altos títulos de anti-DNA de dupla hélice e pelos baixos níveis de complemento sérico.

O sistema respiratório é acometido na maioria (até 90%) dos pacientes com LES, mais comumente no sexo masculino, podendo incluir doença pleural, alterações parenquimatosas, doença de vias aéreas superiores e inferiores, atelectasias, doença pulmonar vascular, disfunção diafragmática e muscular.

As lesões pulmonares intersticiais relacionadas ao LES podem ser agudas ou crônicas. As formas agudas, como a pneumonite lúpica aguda e a hemorragia alveolar, têm grande importância pela gravidade das apresentações. Deve ser sempre feito o diagnóstico diferencial com processos infecciosos secundários e/ou pneumopatias medicamentosas.

Pneumonite Lúpica (PL)

Pneumonite lúpica é uma manifestação grave porém incomum do LES, afetando 1 a 12 % dos pacientes. Apresenta-se como dispneia, tosse, dor torácica, febre, hemoptise e hipoxemia e pode preceder os sintomas sistêmicos do lúpus em até 40% dos casos. Alguns autores mostram associação entre PL e anticorpos anti-SSA/RO.

A radiografia torácica mostra infiltrados alveolares uni ou bilaterais, que se confirmam à tomografia, podendo estar associado pequeno derrame pleural. A TCAR mostra opacificações em vidro fosco e consolidações que refletem o achado histológico de pneumonite intersticial e ocasionalmente focos de PO, hemorragia, edema, membrana hialina e infiltrado inflamatório, com padrão de dano alveolar difuso (DAD). Vasculite de pequenos vasos e microtrombos podem estar presentes. Clinicamente, o paciente pode evoluir rapidamente para insuficiência respiratória aguda hipoxêmica com necessidade de suporte ventilatório mecânico em terapia intensiva.

Pela gravidade do caso e achados radiológicos inespecíficos, deve ser prontamente estabelecida investigação extensa e invasiva para afastar outras causas de insuficiência respiratória, como pneumonia bacteriana, pneumonite aspirativa, hemorragia alveolar e doenças oportunistas. O LBA mostra a relação linfócitos CD4+/CD8+ diminuída e serve também para exclusão de causas infecciosas, porém muitas vezes a biópsia pulmonar se faz necessária para diagnóstico de DAD associado à PL e exclusão de processo infeccioso associado.

Em casuísticas antigas, a mortalidade podia chegar a 50%; atualmente a evolução parece ser melhor. O tratamento da pneumonite lúpica sem gravidade se faz com corticosteróides por via oral (de 1 a 2 mg/kg/dia de prednisona). Nos casos mais graves, apesar de não haver estudos controlados, preconiza-se o pulso com metilprednisolona (1 g/dia) por três dias; nos casos refratários, associa-se imunossupressão com azatioprina ou ciclofosfamida em pulso via oral. Plasmaférese e gamablobulina endovenosa, isolados ou em associação aos anteriores, são também descritos.

Hemorragia Alveolar (HA)

A hemorragia alveolar no LES é rara (~ 2% incidência dos pacientes lúpicos), porém tem prognóstico ruim pela mortalidade de 7 a 90% dos indivíduos acometidos.

Clinicamente ela se apresenta como dispneia de início súbito, acompanhada de tosse, febre e queda na hemoglobina (3,2 + 1,1 g/dL), além de hipoxemia e infiltrado novo na radiografia torácica. Hemoptise está presente em até 50% casos. Além da visualização de infiltrados em vidro fosco e consolidações alveolares geralmente bilaterais na tomografia de tórax, o LBA confirma o diagnóstico, mostrando-se hemorrágico. A manifestação extrapulmonar mais frequentemente associada à HA é nefrite lúpica, com associação de 60 a 93% dos casos, estando os pacientes com nefrite sob risco maior de desenvolver hemorragia alveolar no decorrer do caso. Se realizada, a difusão de CO está aumentada, ao contrário da PL na qual há diminuição da DLco.

A patogênese da HA está relacionada à injúria mediada por imuno-complexos, vasculite com capilarite alveolar e possível dano alveolar secundário à infecção (presente em pelo menos 1/3 dos doentes). Assim, a histologia pulmonar mostra hemorragia alveolar difusa e macrófagos com hemossiderina, além de capilarite e microangiíte, padrão este que parece ser bastante específico para HA associada ao lúpus eritematoso sistêmico.

O tratamento da hemorragia alveolar secundária ao LES é semelhante àquele da pneumonite lúpica, incluindo pulsoterapia com metilprednisolona e imunossupressores. A plasmaférese se mostrou eficaz em alguns relatos anedóticos. Há risco de fibrose pulmonar pós-hemorragia.

Pneumonia Intersticial Crônica

A pneumopatia intersticial crônica secundária ao LES é incomum. Em uma série de 120 casos apenas 4% apresentaram sinais desse tipo de acometimento. Como frequentemente o LES está associado a outras colagenoses, especialmente com a SS, persiste a dúvida de qual delas é responsável pela lesão intersticial.

Clinicamente, os pacientes se manifestam como em outras intersticiopatias fibrosantes: dispneia progressiva, tosse seca e fadiga, porém com curso mais indolente no LES que na fibrose pulmonar idiopática. Na radiografia torácica, evidencia-se um padrão reticulado predominante em bases, e na TCAR visualiza-se melhor o espessamento dos septos interlobulares, áreas de hiperatenuação linear e distorção arquitetural. Faveolamento e bronquieolectasias de tração podem estar presentes. Histologicamente, a DPI secundária ao LES é inespecífica e revela principalmente padrão de PINE, eventualmente padrão PIU ou pneumonia linfocitária, sendo rara a fibrose pulmonar grave. O tratamento deve ser individualizado de acordo com critérios de atividade em exames de imagem, LBA e ou biópsia pulmonar, e faz-se com corticosteroides com ou sem associação aos imunossupressores como azatioprina, metotrexato e ciclofosfamida.

Shrinking Lung Syndrome ou Síndrome do Pulmão Encolhido

O termo *shrinking lung syndrome* tem sido utilizado para caracterizar pacientes com LES que apresentam dispneia progressiva e radiografia torácica com redução dos volumes pulmonares associada à elevação diafragmática e atelectasias bibasais, além de distúrbio ventilatório restritivo com DLco preservada (Figura 17.8). Alguns autores atribuem essa síndrome à disfunção diafragmática (miopatia diafragmática), porém essa teoria não está totalmente comprovada. A despeito da

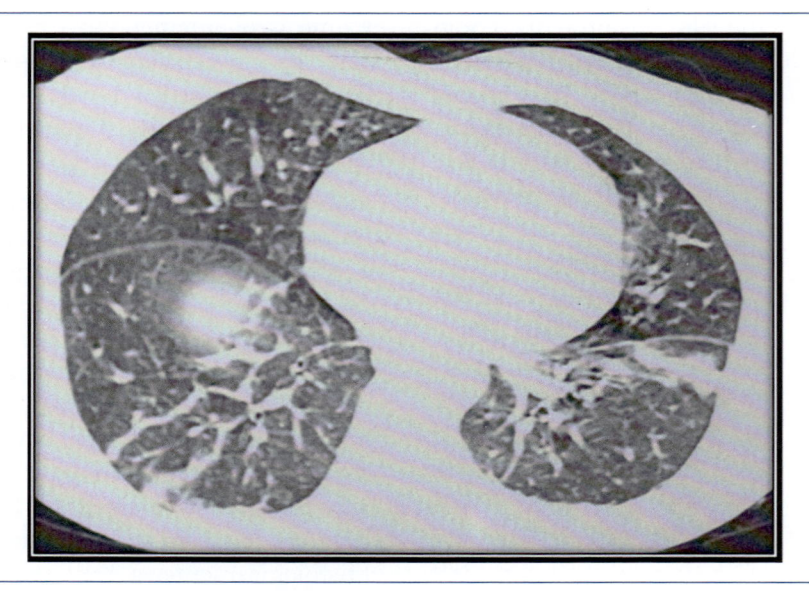

Fig. 17.8 – Paciente com lúpus e *shrinking lung*, apresentando elevação de cúpulas e atelectasias laminares.

fisiopatologia, preconiza-se o uso de corticosteroides com relatos de melhora da dispneia e da restrição em alguns pacientes. Também há relatos de boa resposta ao uso de ciclofosfamida, tratamento que temos preconizado para nossos pacientes.

DOENÇA MISTA DO TECIDO CONJUNTIVO (DMTC)

A Doença Mista do Tecido Conjuntivo é uma patologia inflamatória sistêmica na qual os pacientes têm sobreposição de características clínicas do LES, ES e polimiosite, e as manifestações de cada uma dessas colagenoses vão aparecendo com o decorrer do tempo. Na primeira apresentação, o quadro pode favorecer os diagnósticos de LES ou ES, mas, com a evolução e o surgimento de outras manifestações, a hipótese de DMTC vai se tornando mais evidente. A apresentação clínica sistêmica inclui o fenômeno de Reynaud, esclerodactilia, edema de mãos, artrite, miosite e DPI. Dentre os órgãos internos, os mais frequentemente acometidos são esôfago, coração e pulmões. Na DMTC, os indivíduos tipicamente têm altos títulos de anti-RNP, um elemento já característico dessa síndrome, e o FAN apresenta-se presente em níveis elevados, com padrão pontilhado.

Apesar de os primeiros relatos da doença não citarem o pulmão como órgão de acometimento preferencial, e ainda que na maioria dos casos o envolvimento não seja clinicamente evidente, o pulmão está afetado em até 85% dos casos. As principais manifestações respiratórias incluem DPI e fibrose pulmonar (20-65%), derrame pleural (50%) e hipertensão pulmonar (10-45%). Podem ainda ocorrer vasculite pulmonar, tromboembolismo pulmonar, infecções e pneumonia aspirativa secundária à alteração esofágica, hemorragia alveolar, nódulos, cistos, linfadenopatia mediastinal e disfunção da musculatura respiratória. Pacientes do sexo masculino, com títulos anti-RNP elevados e sem artrite estão sob maior risco de progressão da doença. Estudo recente, com seguimento de 10 anos, mostrou que a evolução habitualmente é lenta e a DLco associada à avaliação da TCAR são os melhores métodos de seguimento.

Radiologicamente, visto que a doença mista inclui aspecto de muitas colagenoses diferentes, um espectro amplo de alterações radiológicas pode ser encontrado. Estudo com 41 doentes mostrou opacidades em vidro fosco à TCAR em todos os indivíduos, predominantemente nas zonas inferiores. Nódulos e opacidades reticulares também se mostraram frequentes, já o faveolamento foi achado incomum. Assim como na ES, na DMTC pode ser encontrado aumento das artérias pulmonares secundária a hipertensão pulmonar e também anormalidades esofágicas, entretanto mosaico e acometimento das vias aéreas como no LES e AR são menos comuns. Acometimento pleural, na forma de derrame pleural ou espessamento, pode ocorrer, assim como acontece no lupus.

Do ponto de vista do acometimento intersticial, as alterações mais frequentes são espessamento septal, opacidades em vidro fosco e opacidades lineares, com predomínio periférico e basal. Habitualmente as alterações situam-se em um espectro intermediário, com menos desarranjo arquitetural e faveolamento que na ES e menos opacidades em vidro fosco que na PM/DM. Da mesma forma que na ES, os padrões de PINE e fibrose centrolobular (relacionada à aspiração crônica) podem ser encontrados (Fig. 17.9). Funcionalmente, há redução da DLco e redução da CVF e CPT, caracterizando distúrbio restritivo.

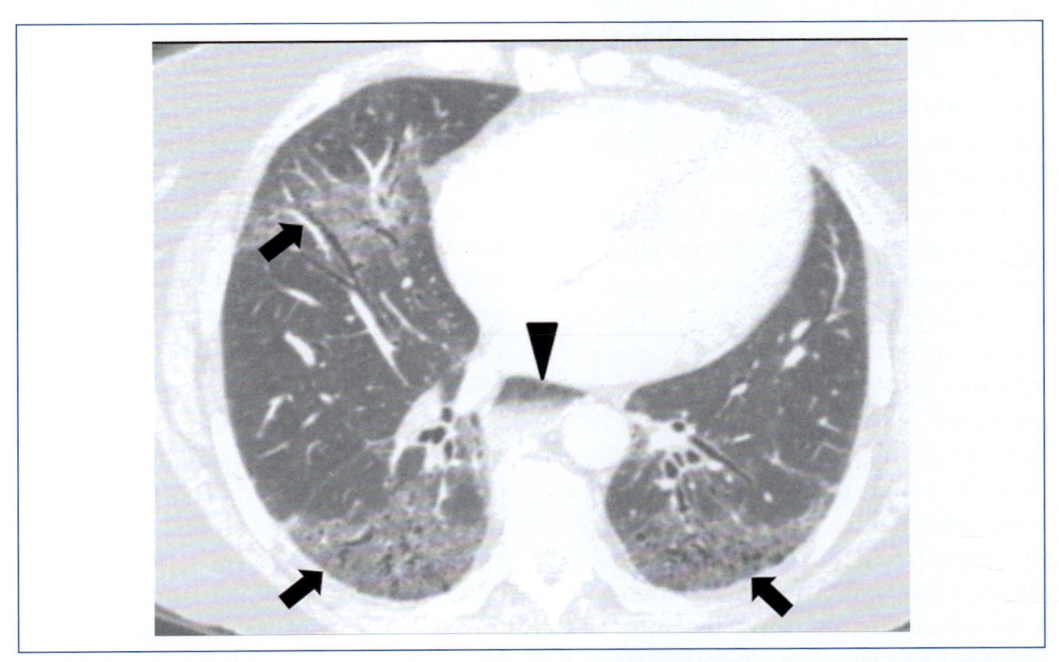

Fig. 17.9 – Paciente portadora de DMTC com DPI. Observa-se vidro fosco com bronquioloectasias de tração de predomínio basal (setas pretas), compatíveis tanto com PINE quanto fibrose centrolobular secundária a broncoaspiração crônica. Note a grande dilatação esofágica com nível hidroaéreo (cabeça de seta preta).

Em geral, o tratamento é realizado com corticosteróides e imunossupressores, na tentativa de prevenir a progressão dos danos relacionados à infiltração mononuclear autoimune no pulmão. Doses baixas de corticóides em combinação com azatioprina ou ciclofosfamida são descritas. Finalmente, medidas anti-RGE podem ser benéficas no tratamento da doença intersticial relacionada à DMTC e devem ser sempre instituídas.

SÍNDROME DE SJÖGREN

A SS é uma doença inflamatória autoimune crônica e lentamente progressiva, caracterizada por infiltração linfocítica (CD4+) das glândulas exócrinas, levando a déficit de secreção glandular, e por hiper-reatividade dos linfócitos B, manifestando-se por autoanticorpos (anti-SSA e anti-SSB). Ela pode ocorrer sozinha (SS primária) ou em associação a outras doenças autoimunes (LES, RA, ES, miastenia gravis), quando então é denominada SS secundária. Sua prevalência é ao redor de 1% da população geral, e pode chegar a 30% dos indivíduos com outras doenças autoimunes.

A SS se apresenta como uma doença de espectro amplo de sintomas além da exocrinopatia lacrimal e salivar, ocorrendo envolvimento nos pulmões, fígado, rins e outros órgãos e sistemas em até 50% dos casos, podendo em até 5% dos pacientes associar-se tardiamente a linfoma não Hodgkin de células B. A tríade típica é composta de xerostomia (boca seca), xeroftalmia (olho seco) e artrite. O diagnóstico é feito a partir do quadro clínico (com confirmação da síndrome seca) associado a alterações laboratoriais. O FAN habitualmente é positivo, porém inespecífico. Os autoanticorpos anti-Ro (SS-A) e anti-La (SS-B), presentes respectivamente em cerca de 67-94% e 27-50% dos casos, são bastante sugestivos da doença.

O envolvimento pulmonar foi primeiramente descrito há mais de 70 anos por Henrik Sjögren, que descreveu as alterações histopatológicas nas glândulas exócrinas brônquicas como semelhantes àquelas observadas nas glândulas salivares. A frequência de envolvimento pulmonar depende do método de detecção empregado e pode variar de 9 a 75% dos pacientes, e consiste principalmente em doença de vias aéreas e doenças intersticiais, mais raramente ocorrendo doenças linfoproliferativas, vascular e acometimentos pleurais.

Pacientes com SS podem desenvolver uma variedade de doenças intersticiais, em aproximadamente 8 a 38% dos indivíduos, estando relacionada à presença de anti-Ro (SS-A), enquanto o nível de gamaglobulina tem correspondência com a atividade da doença. Os padrões histológicos mais comumente descritos são a PINE, PIU, pneumonia intersticial linfocítica (PIL), bronquiolite folicular, PO, amiloidose difusa e fibrose pulmonar terminal. Alguns estudos mais recentes com avaliação anatomopatológica mostraram predomínio da PINE, sendo encontrada em 20 dos 33 pacientes com SS primária estudados por Ito e cols.

Outro padrão frequente na SS primária deve-se primariamente à infiltração linfocitária, dado corroborado pelo encontro de predomínio linfocitário na patologia e no LBA. Nesses casos, os achados vão desde hiperplasia linfóide difusa, passando pela hiperplasia linfóide peribronquiolar (bronquiolite folicular) e pela infiltração do interstício alveolar, dando origem ao quadro de PIL.

Radiologicamente, não há padrão tomográfico específico do acometimento pulmonar pela SS, com a TCAR representando os diferentes acometimentos patológicos possíveis. Opacidades em vidro fosco e nódulos centrolobulares, além de formações císticas de parede finas perivasculares, são encontrados nos pacientes com infiltração linfocitária intersticial em até 50% dos casos (Fig. 17.10). Infiltrado reticular com vidro fosco nas porções pulmonares inferiores pode representar pneumonia linfocitária ou PINE. Na PIL, os cistos podem ser explicados pelo represamento aéreo secundário à estenose bronquiolar, gerando mecanismo valvular. Estudos recentes com total de 97 pacientes mostram que o acometimento típico da SS à TCAR são opacidades em vidro fosco principalmente basais, espessamento dos septos interlobulares e pequenos nódulos centrolobulares e subpleurais. Finalmente, até 30% dos pacientes com pneumopatia secundária à SS terão doença de vias aéreas caracterizada por espessamento brônquico e bronquiectasias.

Ao exame físico, os pacientes apresentam EC bibasais, e as provas funcionais mostram, usualmente, padrão restritivo com redução da difusão. Já o LBA na SS mostra alta prevalência (até 50% dos pacientes) de alveolite linfocítica e neutrofílica subclínicas, esta última associada, juntamente com o aumento de linfócitos T CD8+, às alterações nas provas funcionais.

A evolução da SS é considerada benigna, com a mortalidade se aproximando da população geral e o tratamento limitando-se ao alívio dos sintomas da "síndrome sicca". Estudos de longa evolução mostram que pode haver até recuperação da função pulmonar, independentemente

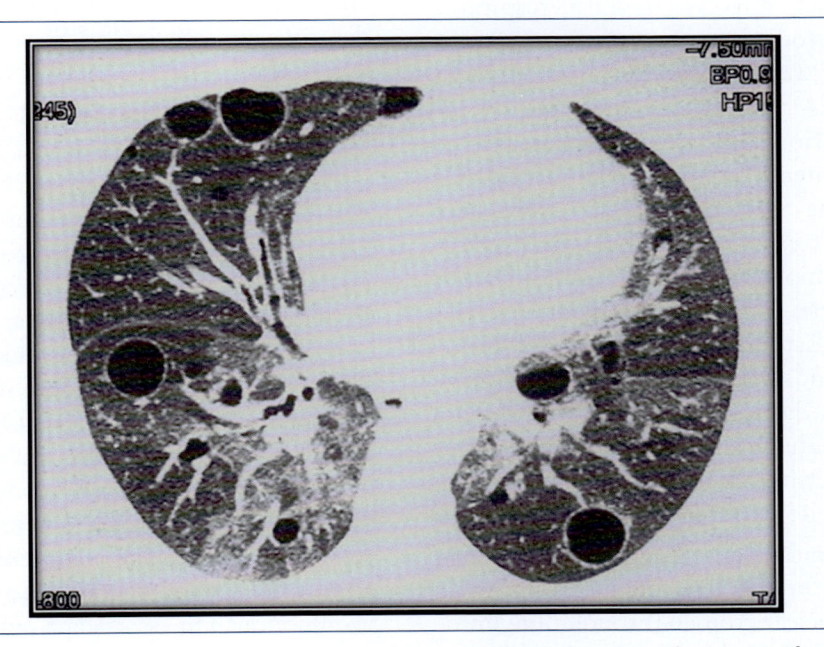

Fig. 17.10 – Paciente com Sjögren e pneumonia linfocitária. Observe a presença de cistos e vidro fosco.

do uso de medicações. Existem pacientes com evolução desfavorável, nos quais o tratamento do acometimento pulmonar é favorável, especialmente na PIL e na PO, sendo usualmente utilizado corticosteroide isolado. A associação de drogas imunossupressoras, como a azatioprina e ciclofosfamida, é mais utilizada na PINE e nos pacientes com evolução desfavorável. Dentre os medicamentos imunobiológicos, o rituximabe oferece uma expectativa para os casos resistentes.

Doença de vias aéreas na síndrome de Sjögren

A *síndrome sicca* pode causar sintomas nas vias aéreas proximais, com ressecamento e formação de crostas na mucosa nasal, sendo queixa comum dos pacientes. Epistaxe e sinusite podem ocasionalmente ocorrer, geralmente como complicações desse ressecamento.

Por outro lado, como a infiltração linfocítica envolve o trato respiratório em toda sua extensão, e os sintomas se relacionam às anormalidades do *clearence* mucociliar pelo estado inflamatório crônico das vias aéreas e ao ressecamento do trato respiratório. Os sintomas mais comuns são tosse seca (até 50% casos) e sibilância, esta secundária à hiper-reatividade brônquica por infiltração linfocitária de pequenas vias aéreas. Estudo com biópsias endobrônquicas mostrou aumento de linfócitos T CD4 na lâmina própria, portanto fora das glândulas submucosas, o que prova o acometimento das vias aéreas também no epitélio extraglandular.

Obstrução de pequenas vias aéreas pode ocorrer e é resultado do infiltrado mononuclear crônico (bronquiolite linfocítica) ao redor dos pequenos bronquíolos com ou sem hiperplasia do tecido linfóide associado aos brônquios. Na TC observam-se cistos perivasculares de variados tamanhos com parênquima pulmonar preservado. Hiper-responsividade brônquica também é descrita na SS, assim como bronquiectasias podem acorrer em alguns pacientes.

Doença linfoproliferativas

A ocorrência de linfoma não Hodgkin é a complicação mais séria da SS, sendo responsável por até 20% das mortes nessa doença e tendo como tipo histológico mais comum o linfoma de células B. O linfoma primário de pulmão é mais raro. Ainda pode ocorrer o pseudolinfoma ou hiperplasia linfocítica nodular, que se apresenta como um nódulo pulmonar linfocitário sem clonalidade, sendo imprescindível a biópsia do nódulo para diagnóstico histológico. Há ainda a necessidade de diferenciação dos nódulos amiloides benignos que também estão descritos em associação à SS.

APRESENTAÇÕES INCOMUNS

A amiloidose, que é a deposição de proteína fibrinosa amilóide em um ou mais sítios do corpo humano, e sua forma secundária, que é associada a infecções crônicas ou doenças inflamatórias, é descrita na SS. Hipertensão pulmonar, apesar de rara, apresenta quadro clínico e evolução semelhante à forma idiopática, com resposta ao tratamento ainda indefinida. Outras formas de envolvimento pulmonar associadas à SS mais raras são a granulomatose linfomatóide, caracterizada por proliferação maligna linforeticular angiocêntrica destrutiva, e a doença pleural, que geralmente acontece quando associada a outras doenças autoimunes, como LES e AR.

REFERÊNCIAS

1. Antin-Ozerkis D, Rubinowitz A, Evans J, Homer RJ, Matthay RA. Interstitial lung disease in the connective tissue diseases. Clin Chest Med. 33(1):123-49, 2012.
2. Antoniou KM, Margaritopoulos G, Economidou F and. Siafakas NM. Pivotal clinical dilemmas in collagen vascular diseases associated with interstitial lung involvement. Eur Respir J 33(4): 882-96, 2009.
3. Ahuja J, Arora D, Kanne JP, Henry TS, Godwin JD. Imaging of Pulmonary Manifestations of Connective Tissue Diseases. Radiol Clin North Am. Nov 54(6):1015-31, 2016.
4. Wells AU, Denton CP. Interstitial lung disease in connective tissue disease - mechanisms and management. Nat Rev Rheumatol. 10(12):728-39, 2014.
5. Doyle TJ, Dellaripa PF. Pulmonary Manifestations in the Rheumatic Diseases. Chest. 2017 May [Epub ahead of print].
6. Urisman A, Jones KD. Pulmonary Pathology in Connective Tissue Disease. Semin Respir Crit Care Med 35(02): 201-12, 2014.
7. Mathai SC, Danoff SK. Management of interstitial lung disease associated with connective tissue disease. BMJ. 24;352:h6819, 2016.
8. Fischer A, West SG, Swigris JJ, Brown KK, du Bois RM. Connective tissue disease-associated interstitial lung disease: a call for clarification. Chest 138(2):251-6, 2010.
9. Jacob J, Nair A, Hansell DM. High-resolution computed tomography of the pulmonary manifestations of connective tissue diseases. Semin Respir Crit Care Med 35(02):166-180, 2014.
10. Gauhar UA, Gaffo AL, Alarcón GS. Pulmonary manifestations of rheumatoid arthritis. Semin Respir Crit Care Med 28(4):430-40, 2007.
11. Lake D, Proudman S. Rheumatoid arthritis and lung disease: from mechanisms to a practical approach. Semin Respir Crit Care Med 35(02): 222-238, 2014.
12. Antin-Ozerkis D, Evans J, Rubinowitz A, Homer RJ, Matthay RA. Pulmonary manifestations of rheumatoid arthritis. Clin Chest Med. 31(3):451-78, 2010.
13. Olson AL, Swigris JJ, Sprunger DB, Fischer A, Fernandez-Perez ER, Solomon J, et al. Rheumatoid arthritis-interstitial lung disease-associated mortality. Am J Respir Crit Care Med. 183(3):372-8, 2011.
14. Devouassoux G, Cottin V, Lioté H, Marchand E, Frachon I, Schuller A, et al. Characterization of severe obliterative bronchiolitis in rheumatoid arthritis. Eur Respir J 33(5):1053-61, 2009.
15. Lee HK, Kim DS, Yoo B, Seo JB, Rho JY, Colby TV, Kitaichi M. Histopathologic pattern and clinical features of rheumatoid arthritis-associated interstitial lung disease. Chest 127(6):2019-27, 2010.
16. Kim EJ, Elicker BM, Maldonado F, Webb WR, Ryu JH, Van Uden JH, et al. Usual interstitial pneumonia in rheumatoid arthritis-associated interstitial lung disease. Eur Respir J 35(6):1322-8, 2010.
17. Kim EJ, Collard HR, King TE Jr. Rheumatoid arthritis-associated interstitial lung disease: the relevance of histopathologic and radiographic pattern. Chest 136(5):1397-405, 2009.
18. Kawassaki AM, Pereira DA, Kay FU, Laurindo IM, Carvalho CRR, Kairalla RA. Doença pulmonar em pacientes com artrite reumatoide: avaliação radiográfica e espirométrica. J Bras Pneumol. 41(4):331-42, 2015.
19. Mori S, Cho I, Koga Y, Sugimoto M. Comparison of pulmonary abnormalities on high-resolution computed tomography in patients with early versus longstanding rheumatoid arthritis. J Rheumatol. 35(8):1513-21, 2008.
20. Fischer A, Brown KK, Du Bois RM, Frankel SK, Cosgrove GP, Fernandez-Perez ER, Huie TJ, Krishnamoorthy M, Meehan RT, Olson AL, Solomon JJ, Swigris JJ. Mycophenolate mofetil improves lung function in connective tissue disease-associated interstitial lung disease. J Rheumatol. 40(5):640-6, 2013.
21. Dixon WG, Hyrich KL, Watson KD, Lunt M; BSRBR Control Centre Consortium, Symmons DP. Influence of anti-TNF therapy on mortality in patients with rheumatoid arthritis-associated interstitial lung disease: results from the British Society for Rheumatology Biologics Register. Ann Rheum Dis 69(6):1086-91, 2010.
22. Keir GJ, Maher TM, Ming D, Abdullah R, de Lauretis A, Wickremasinghe M, Nicholson AG, Hansell DM, Wells AU, Renzoni EA. Rituximab in severe, treatment-refractory interstitial lung disease. Respirology 19(3):353-9, 2014.
23. Sultan SM, Isenberg DA. Re-classifying myosistis. Rheumatology 49(5):831-3, 2010.
24. Hallowell RW, Danoff SK. Interstitial lung disease associated with the idiopathic inflammatory myopathies and the antisynthetase syndrome: recent advances. Curr Opin Rheumatol. 26(6):684-9, 2014.
25. Hallowell RW, Ascherman DP, Danoff SK. Pulmonary manifestations of polymyositis/dermatomyositis. Semin Respir Crit Care Med. 35(2):239-48, 2014.
26. Gunawardena H, Betteridge ZE, McHugh NJ. Myositis-specific autoantibodies: their clinical and pathogenic significance in disease expression. Rheumatology 48(6):607–12, 2009.
27. Kalluri M, Oddis CV. Pulmonary manifestations of the idiopathic inflammatory myopathies. Clin Chest Med 31(3):501-12, 2010.
28. Teixeira A, Cherin P, Demoule A, Levy-Soussan M, Straus C, Verin E, et al. Diaphragmatic dysfunction in patients with idiopathic inflammatory myopathies. Neuromuscul Disord 15(1):32-9, 2005.

29. Labirua A, Lundberg IE. Interstitial lung disease and idiopathic inflammatory myopathies: progress and pitfalls. Curr Opin Rheumatol 22(6):633-8, 2010.
30. Hallowell RW, Ascherman DP, Danoff SK. Pulmonary manifestations of polymyositis/dermatomyositis. Semin Respir Crit Care Med; 35(02): 239-248, 2014.
31. Swigris JJ, Olson AL, Fischer A, Lynch DA, Cosgrove GP, Frankel SK, et al. Mycophenolate mofetil is safe, well tolerated, and preserves lung function in patients with connective tissue disease-related interstitial lung disease. Chest 130(1):30-6, 2006.
32. Morganroth PA, Kreider ME, Werth VP. Mycophenolate mofetil for interstitial lung disease in dermatomyositis. Arthritis Care Res (Hoboken) 62(10):1496-501, 2010.
33. Cavagna L, Caporali R, Abdì-Alì L, Dore R, Meloni F, Montecucco C. Cyclosporine in anti-Jo1-positive patients with corticosteroid-refractory interstitial lung disease. J Rheumatol. 40(4):484-92, 2013.
34. Kurita T, Yasuda S, Oba K, Odani T, Kono M, Otomo K, Fujieda Y, Oku K et al. The efficacy of tacrolimus in patients with interstitial lung diseases complicated with polymyositis or dermatomyositis. Rheumatology (Oxford) 54(1):39-44, 2015.
35. Hansen R, Garen T, Molberg Ø. Long-term experience with rituximab in anti-synthetase syndrome-related interstitial lung disease. Rheumatology (Oxford). 54(8):1420-8, 2015.
36. Suzuki Y, Hayakawa H, Miwa S, Shirai M, Fujii M et al. Intravenous immunoglobulin therapy for refractory interstitial lung disease associated with polymyositis/dermatomyositis. Lung 187(3):201-6, 2009.
37. Bakewell CJ, Raghu G. Polymyositis associated with severe interstitial lung disease: remission after three doses of IV immunoglobulin. Chest 139(2):441-3, 2011.
38. Gabrielli A, Avvedimento EV, Krieg T. Scleroderma. N Engl J Med 360(19):1989-2003, 2009.
39. Schoenfeld SR, Castelino FV. Interstitial lung disease in scleroderma. Rheum Dis Clin North Am 41(2):237-48, 2015.
40. Solomon JJ, Olson AL, Fischer A, Bull T, Brown KK, Raghu G. Scleroderma lung disease. Eur Respir Rev. 1;22(127):6-19, 2013.
41. Hant FN, Herpel LB, Silver RM. Pulmonary manifestations of scleroderma and mixed connective tissue disease. Clin Chest Med 31(3):433-49, 2010.
42. Bouros D, Wells AU, Nicholson AG, Colby TV, Polychronopoulos V, Pantelidis P, et al. Histopathologic subsets of fibrosing alveolitis in patients with systemic sclerosis and their relationship to outcome. Am J Respir Crit Care Med 165(12):1581-6, 2002.
43. Wells AU, Margaritopoulos GA, Antoniou KM, Denton C. Interstitial lung disease in systemic sclerosis. Semin Respir Crit Care Med 35(02): 213-221, 2014.
44. Wells AU, Steen V, Valentini G. Pulmonary complications: one of the most challenging complications of systemic sclerosis. Rheumatology 48 Suppl 3:iii40-4, 2009.
45. Christmann RB, Wells AU, Capelozzi VL, Silver RM. Gastroesophageal reflux incites interstitial lung disease in systemic sclerosis: clinical, radiologic, histopathologic, and treatment evidence. Semin Arthritis Rheum 40(3):241-9, 2010.
46. Strollo D, Goldin J. Imaging lung disease in systemic sclerosis. Curr Rheumatol Rep 12(2):156-61, 2010.
47. Launay D, Remy-Jardin M, Michon-Pasturel U, Mastora I, Hachulla E, Lambert M, et al. High resolution computed tomography in fibrosing alveolitis associated with systemic sclerosis. J Rheumatol 33(9):1789-801, 2006.
48. de Souza RB, Borges CT, Capelozzi VL, Parra ER, Jatene FB, Kavakama J, Kairalla RA, Bonfá E. Centrilobular fibrosis: an underrecognized pattern in systemic sclerosis. Respiration 77(4):389-97, 2009.
49. Tashkin DP, Elashoff R, Clements PJ, Goldin J, Roth MD, Furst DE, et al. Cyclophosphamide versus placebo in scleroderma lung disease. N Eng J Med 354(22):2655-66, 2006.
50. Domiciano DS, Bonfá E, Borges CT, Kairalla RA, Capelozzi VL, Parra E, Christmann RB. A long-term prospective randomized controlled study of non-specific interstitial pneumonia (NSIP) treatment in scleroderma. Clin Rheumatol 30(2):223-9, 2001.
51. Tashkin DP, Roth MD, Clements PJ, et al. Mycophenolate mofetil versus oral cyclophosphamide in scleroderma-related interstitial lung disease (SLS II): a randomised controlled, double-blind, parallel group trial. Lancet Respir Med. 2016 Sep;4(9):708-19.
52. Daoussis D, Melissaropoulos K, Sakellaropoulos G, Antonopoulos I, Markatseli TE et al. A multicenter, open-label, comparative study of B-cell depletion therapy with Rituximab for systemic sclerosis-associated interstitial lung disease. Semin Arthritis Rheum 46(5):625-31, 2017.
53. Crespo MM, Bermudez CA, Dew MA, Johnson BA, George MP, et al. Lung transplant in patients with scleroderma compared with pulmonary fibrosis. Short- and long-term outcomes. Ann Am Thorac Soc. 13(6):784-92, 2016.
54. Kamen DL, Strange C. Pulmonary manifestations of systemic lupus erythematosus. Clin Chest Med 31(3):479-88, 2010.
55. Raj R, Murin S, Matthay RA, Widemann HP. Systemic lupus erythematosus in the intensive care unit. Crit Care Clin 18(4):781-803, 2002.
56. Mittoo S, Fell CD. Pulmonary Manifestations of Systemic Lupus Erythematosus. Semin Respir Crit Care Med 2014; 35(02):249-254

57. Santos-Ocampo AS, Mandell BF, Fessler BJ. Alveolar hemorrhage in systemic lupus erythematosus. Chest; 118(4):1083-90, 2000.
58. Borrell H, Narváez J, Alegre JJ, Castellví I, Mitjavila F, et al. Shrinking lung syndrome in systemic lupus erythematosus: A case series and review of the literature. Medicine (Baltimore) 95(33):e4626, 2016.
59. Bull TM, Fagan KA, Badesch DB. Pulmonary vascular manifestations of mixed connective tissue disease. Rheum Dis Clin North Am 31(3):451-64, 2005.
60. Fagundes MN, Caleiro MTC, Navarro-Rodriguez T, Baldi BG, Kavakama J, Salge JM, et al. Esophageal involvement and interstitial lung disease in mixed connective tissue disease. Respir Med 103(6):854-60, 2009.
61. Kawano-Dourado L, Baldi BG, Kay FU, Dias OM, Gripp TE, Gomes PS, Fuller R, Caleiro MT, Kairalla RA, Carvalho CR. Pulmonary involvement in long-term mixed connective tissue disease: functional trends and image findings after 10 years. Clin Exp Rheumatol 2015 Mar-Apr;33(2):234-40.
62. Saito Y, Terada M, Takada T, Ishida T, Moriyama H, Ooi H, et al. Pulmonary involvement in mixed connective tissue disease: comparison with other collagen vascular diseases using high resolution CT. J Comput Assist Tomogr 26(3):349-57, 2002.
63. Reiseter S, Gunnarsson R, Mogens Aaløkken T et al. Progression and mortality of interstitial lung disease in mixed connective tissue disease: a long-term observational nationwide cohort study. Rheumatology (Oxford). 2017 Mar 29.
64. Fox RI. Sjögren's syndrome. Lancet 366:321-31, 2005.
65. Kokosi M, Riemer EC, Highland KB. Pulmonary involvement in Sjögren syndrome. Clin Chest Med 31(3):489-500, 2010.
66. Kreider M, Highland K. Pulmonary involvement in Sjögren syndrome. Semin Respir Crit Care Med 35(02): 255-264, 2014.
67. Deheinzelin D, Capelozzi VL, Kairalla RA, Barbas Filho JV, Saldiva PH, de Carvalho CR. Interstitial lung disease in primary Sjögren's syndrome: clinical pathological evaluation and response to treatment. Am J Respir Crit Care Med 154(3):794-9, 1996.
68. Davidson BK, Kelly CA, Griffiths ID. Ten year follow up of pulmonary function in patients with primary Sjögren's syndrome. Ann Rheum Dis 59(9):709-12, 2000.
69. Gupta N, Wikenheiser-Brokamp KA, Fischer A, McCormack FX. Diffuse cystic lung disease as the presenting manifestation of Sjögren syndrome. Ann Am Thorac Soc 13(3):371-5, 2016.
70. Ioannidis JP, Vassiliou VA, Moutsopoulos HM. Long-term risk of mortality and lymphoproliferative disease and predictive classification of primary Sjögren's syndrome. Arthritis Rheum 46(3):741-7, 2002.
71. Rajagopala S, Singh N, Gupta K, Gupta D. Pulmonary amyloidosis in Sjögren's syndrome: a case report and systematic review of the literature. Respirology 15(5):860-6, 2010. report and systematic review of the literature. Respirology 15(5):860-6, 2010.

SEÇÃO 3 – AVALIAÇÃO ESPECÍFICA

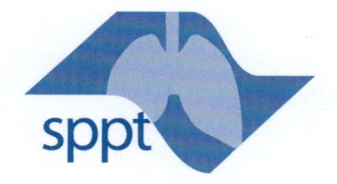

Pneumonia Intersticial com Aspectos Autoimunes: Um Novo Conceito

18

Martina Rodrigues de Oliveira
Daniel Antunes Silva Pereira
Alexandre de Melo Kawassaki

INTRODUÇÃO

As pneumonias intersticiais idiopáticas (PII) são doenças difusas pulmonares, inflamatórias ou fibróticas, agrupadas com base em achados clínicos, radiológicos e histopatológicos similares. Seu diagnóstico requer a exclusão de causas conhecidas de pneumonia intersticial, como exposição ambiental, toxicidade medicamentosa ou doença do tecido conectivo (DTC). Identificar uma etiologia subjacente é de extrema importância clínica por influenciar substancialmente na escolha do tratamento, no entendimento da evolução da doença e no planejamento prognóstico.[1,2]

Entretanto, reconhecer o mecanismo autoimune diante de uma intersticiopatia pode ser desafiador, não sendo infrequente a prematura classificação como forma idiopática.[3,4] A doença pulmonar intersticial (DPI) é uma manifestação comum e amplamente conhecida das DTC, em associação temporal diversa: pode surgir durante o seguimento do paciente com colagenose, pode ser a manifestação inicial ou pode ainda ser identificada concomitante a seu diagnóstico. Não há, até o momento, um algoritmo universalmente aceito para investigação desses pacientes, contudo, as diretrizes internacionais e nacionais recomendam a exclusão de DTC para o diagnóstico de PII. A forma como isto é realizado varia entre os especialistas e centros de referência, mas em geral engloba a pesquisa de manifestações extratorácicas sugestivas de colagenoses e painel extendido de auto-anticorpos, integrando-os com eventuais achados radiológicos e/ou histopatológicos específicos.[4-6]

Dessa pesquisa rotineira de marcadores de autoimunidade, nota-se na prática clínica um subgrupo de pacientes que apresentam características clínicas sugestivas de doença autoimune, mas que, ao não preencherem os critérios reumatológicos para colagenoses estabelecidas, podem ser equivocadamente diagnosticados como forma idiopática.[7] Em alguns pacientes, as manifestações sistêmicas ocorrem mesmo na ausência de achados sorológicos; em outros, observa-se positividade para autoanticorpos sem qualquer manifestação extratorácica e, ainda, achados radiológicos ou histopatológicos podem sugerir uma colagenose, exigindo muita cautela para, na ausência de alterações clínicas e sorológicas, evitar-se o diagnóstico imediato de pneumonia intersticial idiopática.[2,4,8-10]

Recentemente, esse subgrupo heterogêneo vem chamando a atenção, criando muita incerteza acerca da classificação, abordagem e seguimento de pacientes com essas formas frustras, sorológicas e/ou morfológicas de autoimunidade.

Papel dos autoanticorpos nas doenças pulmonares intersticiais: uma proposta de investigação de autoimunidade nos pacientes com pneumonia intersticial e sua importância no diagnóstico de aspectos autoimunes

Na investigação inicial de pacientes com doença pulmonar intersticial, preconiza-se a pesquisa rotineira de autoanticorpos séricos, como já discutimos. Tratam-se de marcadores séricos de autoimunidade celular, uma vez que replicam ou flagram *ex-vivo* traços de uma reação antígeno-anticorpo entre o sistema imunológico do paciente e suas células e tecidos. Alguns são doença-específicos, mas boa parte deles pode denotar apenas uma atividade imune pré-doença ou mesmo fisiológica.

Além da inerente dificuldade de interpretação dos testes diagnósticos, as pesquisas e dosagens de marcadores séricos de autoimunidade são controversas mesmo nas suas indicações inequívocas, quais sejam a investigação e classificação de pacientes com manifestação articular, cutânea e/ou multissistêmica de DTC. Assim, é bastante pertinente a crítica a uma solicitação indiscriminada de tais marcadores no contexto de doenças pulmonares intersticiais, especialmente na ausência de manifestações reumatológicas extratorácicas.[5]

Entendemos que a melhor maneira de garantir o diagnóstico de formas frustras das colagenoses que tenham acometimento pulmonar predominante é a pesquisa de um painel restrito e aplicado a esse contexto clínico (Tabela 18.1). Propomos, assim, a coleta de autoanticorpos nos seguintes cenários:[5,11]

- Manifestações extratorácicas de DTC;
- História familiar de DTC;
- Padrão tomográfico e/ou histopatológico sugestivo (pneumonia intersticial não específica, pneumonia organizante, pneumonia intersticial linfocítica e pneumonia intersticial descamativa em paciente não tabagista);

Tabela 18.1 – Proposta de painel de autoanticorpos a serem solicitados rotineiramente na investigação etiológica de pacientes com doença pulmonar intersticial

Autoanticorpo	*Colagenose*
Fator antinuclear	Todas abaixo
Anti-SSA/Anti-SSB	IPAF, LES, ESP, DMTC, miopatias
Anti-RNP	LES, DMTC
Anti-Scl70/Anticentrômero	ESP
Fator Reumatóide/Anticitrulina	AR
Anti-Sm/Anti-DNAn	LES, DMTC
Anti-Jo1 (e outras sintetases, se disponível)	Miopatias inflamatórias

* IPAF: pneumonia intersticial com aspectos autoimunes; LES: lúpus eritematoso sistêmico; ESP: esclerose sistêmica progressiva; DMTC: doença mista do tecido conjuntivo; AR: artrite reumatoide.

- Evidência de acometimento multicompartimental (via aérea, parenquimatosa/intersticial, vascular e/ou pleural);
- Evidências histopatológicas de DTC;
- Na ausência de qualquer informação epidemiológica inequívoca ao diagnóstico, como fibrose pulmonar familiar ou diagnóstico evidente de pneumonite por hipersensibilidade.

O Fator Antinuclear (FAN)

O FAN é um exame de screening de autoimunidade, caracterizado por uma reação entre antígeno (substrato celular murino, padronizado em células hepáticas) e anticorpos anticelulares (do soro do paciente). Por técnicas de imunofluorescência indireta é possível demonstrar a reação autoimune, sua distribuição topográfica nos compartimentos celulares (o padrão do FAN) e a intensidade dessa reação (o título) após diluição sucessiva do soro do paciente. Dessa forma, o exame deve ser analisado levando-se *necessariamente* em consideração tanto o título quanto o padrão. Diz-se positiva a reação com qualquer padrão, desde que em título maior ou igual a 1:320; quanto maior o título, mais intensa e provável é a evidência de autoimunidade celular (maior diluição foi necessária para neutralizar a reação antígeno-anticorpo).[12]

O padrão da distribuição não deve, de forma alguma, ser negligenciado. Existem aqueles que são altamente antígeno-específicos e com forte (ou muito fraca) associação com estados patológicos. O mais comumente encontrado entre indivíduos *saudáveis* é o padrão nuclear pontilhado fino, embora também seja marcador de síndrome de Sjögren (SS), e o nuclear pontilhado fino *denso* marca a *ausência* de autoimunidade, já tendo sido identificado o antígeno associado a esse padrão. O padrão *nucleolar* (topografia do antígeno RNA polimerase), por sua vez, tem muito alta especificidade para esclerose sistêmica progressiva (ESP) e deve ser considerado positivo mesmo em títulos mais baixos (maior ou igual a 1:80). O padrão citoplasmático está frequentemente associado às miopatias inflamatórias, mesmo que com associação menos inequívoca; e os padrões nuclear homogêneo (topografia do antígeno DNA nativo) e nuclear pontilhado grosso (topografia do antígeno RNP) associam-se respectivamente ao lúpus eritematoso sistêmico (LES) e à doença mista do tecido conjuntivo (DMTC).[12]

Entretanto, associações menos clássicas frequentemente ocorrem, de forma que a avaliação reumatológica especializada deve ser sempre considerada, na busca de estigmas extratorácicos de acometimento articular, cutâneo ou ainda multissistêmico.

Dentre os vários autoanticorpos citados na Tabela 18.1, o anti-SSA (Ro) merece uma menção especial. Duas peculiaridades justificam a recomendação de sua dosagem rotineira na investigação de pacientes com doença pulmonar intersticial. A primeira é uma limitação técnica da pesquisa de FAN: há uma alta prevalência de reações falso-negativas na presença de anticorpos anti-SSA. A segunda é a elevada prevalência desse autoanticorpo nos pacientes com DTC e acometimento pulmonar. Pacientes sabidamente portadores de ESP, LES, DMTC ou ainda miopatias Inflamatórias que apresentam sinais tomográficos de doença pulmonar parenquimatosa fibrosante têm maior positividade do anti-SSA em comparação àqueles sem o acometimento intersticial.[12] Ademais, num estudo transversal de pacientes com critérios de Pneumonia Intersticial com Aspectos Autoimunes conduzido em nosso serviço (Ambulatório de Doenças Intersticiais Pulmonares do Hospital das Clínicas da FMUSP), o Anti-SSA foi o mais prevalente autoanticorpo específico, identificado em 29% dos pacientes.[13]

UM BREVE HISTÓRICO

Ao longo da última década, diversos pesquisadores propuseram diferentes nomenclaturas e critérios diagnósticos para caracterizar esta população de pacientes portadores de DPI e sinais de autoimunidade, mas que não preenchem critérios diagnósticos de nenhuma DTC estabelecida. Classificações controversas, não aceitas universalmente e com diferenças sutis entre seus critérios, impossibilitaram o desenvolvimento de estudos uniformes com esta população.[2]

Em 2007, Kinder e colaboradores estudaram retrospectivamente uma coorte de pacientes com diagnóstico de formas idiopáticas de pneumonia intersticial e conceberam a hipótese de que nessa coorte houvesse um subgrupo de acometimento autoimune prioritariamente pulmonar. Para isso, aplicaram a eles os critérios diagnósticos previamente descritos para conectivopatia não diferenciada (CND), termo consagrado na literatura reumatológica para os pacientes com autoanticorpos positivos e sinais e sintomas sugestivos de colagenose, desde que com duração superior a um ano e que não preencham critérios para outra DTC estabelecida. Dos 75 pacientes avaliados, 28 (37%) preencheram os critérios para CND, dos quais 18 foram submetidos a biópsia pulmonar, evidenciando o padrão histopatológico de pneumonia intersticial não específica (PINE). De 22 pacientes que não preencheram critérios para CND e que tinham biópsia pulmonar, apenas dois apresentaram padrão PINE. Assim, os autores sugeriram que o padrão PINE, histopatológico e tomográfico, poderia estar associado a autoimunidade.[14]

A partir deste estudo, foi adotada temporariamente por pneumologistas a nomenclatura de CND para os pacientes com intersticiopatia e manifestações clínico-sorológicas sugestivas de DTC, mas que não preenchiam critérios para uma colagenose definitiva. Entretanto, esta nomenclatura trouxe consigo desacordo com os reumatologistas, céticos em incluir PINE como critério diagnóstico de CND, dado que o acometimento pulmonar era praticamente inexistente nas coortes desse diagnóstico reumatológico. Tratavam-se de pacientes com doença osteoarticular leve, com baixas morbidade e prevalência de DPI (1%).[3,15]

Em 2010, Fischer e colaboradores sugeriram novos critérios e o termo *colagenose pulmão dominante* para definir os casos de pneumonia intersticial como manifestação única ou predominante de uma colagenose oculta, ou seja, que não preenchia critérios devido à ausência inequívoca de manifestações reumatológicas. Esta nova nomenclatura trouxe consigo o entendimento de que autoanticorpos específicos e algumas características histopatológicas são suficientes para classificar um paciente como portador de DPI associada a DTC. A presença de manifestações clínicas extratorácicas sugestivas de colagenose (fenômeno de Raynaud, dismotilidade esofágica e artrite inflamatória), reforçariam o diagnóstico, mas sua ausência não excluiria o diagnóstico de colagenose pulmão dominante.[1,15]

Já em 2011, surgiu mais um termo, proposto por Vij e colaboradores, na tentativa de melhor definir estes pacientes. Foi sugerido o termo doença pulmonar intersticial autoimune, baseando-se em critérios sutilmente diferentes dos já propostos até o momento.[8] Assim, vários autores e grupos internacionais publicaram suas casuísticas, com critérios ora muito frouxos, ora excessivamente restritos, mas essencialmente distintos entre si.

Na tentativa de uniformizar os termos e melhor definir esta população, a European Respiratory Society (ERS) e a American Thoracic Society (ATS) formaram uma força tarefa sobre formas indiferenciadas de doença intersticial pulmonar associada a doença do colágeno. A partir dela, adotou-se a nomenclatura *pneumonia intersticial com aspectos autoimunes* (IPAF, do inglês *interstitial pneumonia with autoimmune features*) para descrever indivíduos com doença intersticial pulmonar e combinações de outras manifestações clínicas, sorológicas e/ou morfológicas sugestivas de processo autoimune, mas que não preenchem critérios para DTC definida. Este termo parece determinar uma população única, tendo em vista que não possui uma colagenose específica, e pode ser diferente daquela com pneumonia intersticial PII.[2]

CRITÉRIOS DIAGNÓSTICOS

De acordo com a classificação acima, para diagnosticar um indivíduo como portador de IPAF deve-se *inicialmente* respeitar alguns pré-requisitos (Tabela 18.2): evidência radiológica ou histológica de pneumonia intersticial, exclusão de outras causas conhecidas de intersticiopatias e ausência de critérios para colagenoses estabelecidas. Em seguida, características diagnósticas são estruturadas em três domínios: clínico, sorológico e morfológico. Para preencher critério, o paciente deve apresentar *ao menos uma* característica de no *mínimo dois dos três* domínios.[2,7]

Tabela 18.2 – Critérios diagnósticos da pneumonia intersticial com características autoimunes

A pneumonia intersticial com características autoimunes deve ser considerada em pacientes com TODOS os critérios abaixo:
1. Presença de pneumonia intersticial (por TCAR ou biópsia pulmonar cirúrgica)
2. Exclusão de etiologias alternativas
3. Não preenchimento de critérios de uma doença do tecido conjuntivo estabelecida
4. Pelo menos uma característica de pelo menos dois dos domínios abaixo:
   - Clínico
   - Sorológico
   - Morfológico

Domínio clínico
Fissuras digitais distais (mãos de mecânico)
Ulcerações digitais distais
Artrite inflamatória
Enrijecimento matinal poliarticular[3] 60 minutos
Teleangiectasia palmar
Fenômeno de Raynaud
Edema digital não explicado
Rash fixo não explicado na superfície extensora dos dedos (sinal de Gottron)

Domínio sorológico
FAN difuso, pontilhado ou homogêneo com titulação[3] 1:320
FAN nucleolar (qualquer titulação)
FAN centromérico (qualquer titulação)
Fator reumatoide[3] 2 vezes o limite superior da normalidade
Anti-CCP
Anti-DNA dupla fita
Anti-Ro (SS-A)
Anti-La (SS-B)
Anti-ribonucleoproteína
Anti-Smith (Sm)
Anti-topoisomerase (Scl-70)
Anti-tRNA sintetase (principais: Jo-1, PL-7, PL-12; outros: EJ, OJ, KS, Zo, tRS)
Anti-PM-Scl
Anti-MDA-5

Domínio morfológico

Padrões tomográficos:
a. Pneumonia intersticial nãoespecífica
b. Pneumonia em organização
c. Overlap de pneumonia intersticial não específica com pneumonia em organização
d. Pneumonia intersticial linfocítica

Padrões histopatológicos obtidos por biópsia pulmonar cirúrgica:
a. Pneumonia intersticial não específica
b. Pneumonia em organização
c. Overlap de pneumonia intersticial não específica com pneumonia em organização
d. Pneumonia intersticial linfocítica
e. Agregados intersticiais linfoides com centros germinativos
f. Infiltrado linfoplasmocitário difuso (com ou sem folículos linfoides)

Envolvimento multicompartimental (em conjunto com pneumonia intersticial não citada acima):
a. Derrame ou espessamento pleural inexplicado
b. Derrame ou espessamento pericárdico inexplicado
c. Doença intrínseca das vias aéreas inexplicada, incluindo obstrução ao fluxo aéreo, bronquiolite ou bronquiectasias (diagnosticada através de função pulmonar, imagens ou patologia)
d. Vasculopatia pulmonar inexplicada

Domínio clínico

Aqui estão incluídas manifestações clínicas sugestivas de DTC. São elas o fenômeno de Raynaud (Fig. 18.1), as telangiectasias palmares, as ulcerações digitais distais e o edema digital, todas essas classicamente associadas à ESP. Fissuras digitais ("mãos de mecânico" – Fig. 18.2) e *rash* fixo na face extensora dos dedos ("sinal de Gottron" – Fig. 18.3), comumente encontrados na síndrome antissintetase e no *overlap* ESP-miosite, também entram como critérios diagnósticos. Por fim, considera-se ainda a artropatia inflamatória, atentando que sinais inequívocos de sinovite são obrigatórios; artralgia *não deve* ser considerada um critério. Importante frisar que alopécia, fotossensibilidade, úlceras orais, emagrecimento, xeroftalmia e/ou xerostomia, refluxo gastroesofágico e mialgia não devem ser consideradas critérios por se tratarem de manifestações bastante inespecíficas e prevalentes. Idealmente, estes sinais e sintomas devem ser avaliados de forma multidisciplinar, com avaliação reumatológica e realização de capilaroscopia quando disponível.[2]

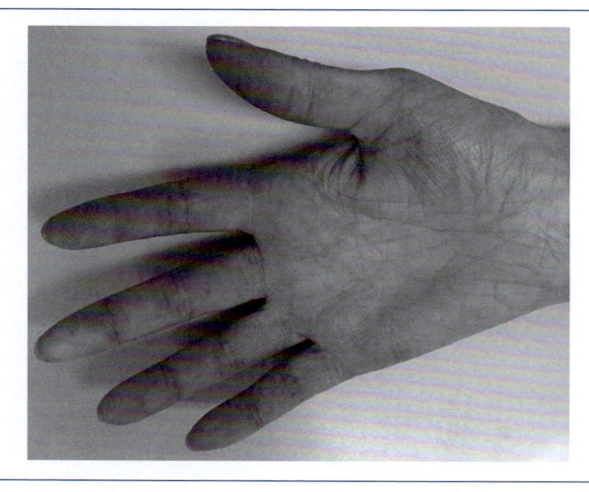

Fig. 18.1 – Fenômeno de Raynaud: vasoconstrição arterial em extremidades, causando alteração da coloração da pele, classicamente palidez, cianose e rubor.

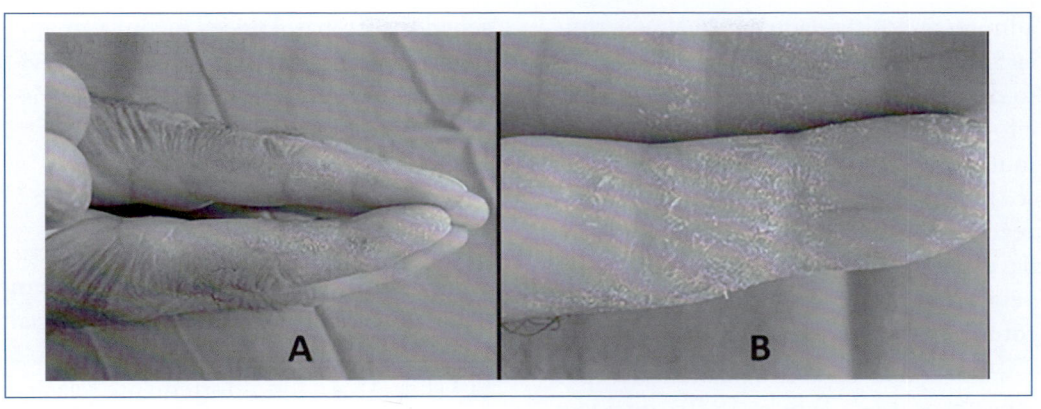

Fig. 18.2 – (A) Mãos de mecânico: fissuras e descamação digital, acometendo ambas as mãos. (B) Detalhe da descamação predominando em região médio-distal dos dedos.

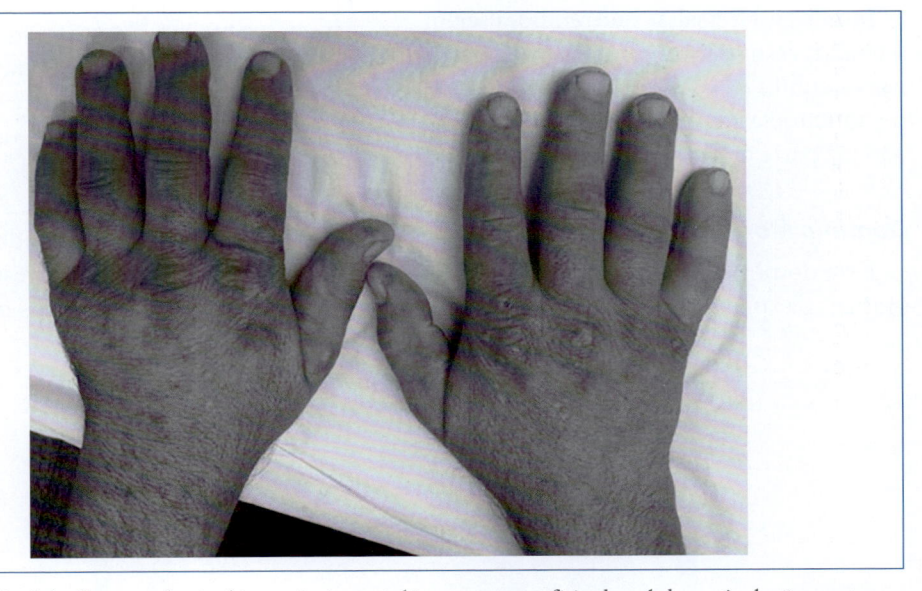

Fig. 18.3 – Sinal de Gottron: lesões hipercrômicas, violáceas, na superfície dorsal das articulações metacarpofalangeanas.

Domínio Sorológico

Aqui estão os autoanticorpos circulantes, sabidamente associados à DTC e comumente dosados como parte da investigação das PII. Marcadores como velocidade de hemossedimentação, proteína C-reativa, creatinofosfoquinase, aldolase, eletroforese de proteínas e baixos títulos de fator reumatoide (FR) não são considerados critérios por serem inespecíficos.[2]

Para o FAN nos padrões nuclear difuso, homogêneo ou pontilhado, menos específicos, considera-se para o diagnóstico os títulos ≥ 1:320; todavia, para padrões mais específicos, como o centromérico e o nucleolar, altamente associados à ES, admite-se positividade em qualquer titulação. Interessante notar que o documento da ERS/ATS não contempla o padrão citoplasmático pontilhado fino do FAN, muito associado à síndrome antissintetase. Já para o FR, o título de corte é duas vezes maior ou igual ao limite superior da normalidade, pois sua ocorrência em pessoas sem doença autoimune é muito comum, especialmente em idosos.[2,16]

Para todos os outros autoanticorpos específicos (ver Tabela 18.2), qualquer valor acima do limite superior da normalidade é considerado positivo.

Importante ressaltar que, embora sejam relatados casos de pneumonias intersticiais nas vasculites ANCA-mediadas, o anticorpo anticitoplasma de neutrófilos (ANCA) não faz parte dos critérios diagnósticos.[2]

Domínio Morfológico

Este domínio engloba o padrão tomográfico da pneumonia intersticial, seus achados histopatológicos e, ainda, manifestações torácicas compartimentais, evidenciadas por imagem, biópsia, cateterismo e/ou testes de função pulmonar.

Padrão Tomográfico

À TCAR, são contemplados como critérios os padrões PINE, pneumonia em organização (PO), pneumonia intersticial linfocítica (PIL) ou PINE associada a PO (Fig. 18.4), todos fortemente relacionados a DTC.[17]

Embora o padrão de pneumonia intersticial usual (PIU) seja também descrito em DTC, especialmente na artrite reumatoide (AR), sua presença isoladamente parece não estar associada a um risco aumentado de colagenose, ao contrário dos acima citados, e não foi incluído nos critérios diagnósticos. Assim, um paciente com padrão PIU pode receber o diagnóstico de IPAF se apresentar uma característica de cada um dos outros dois

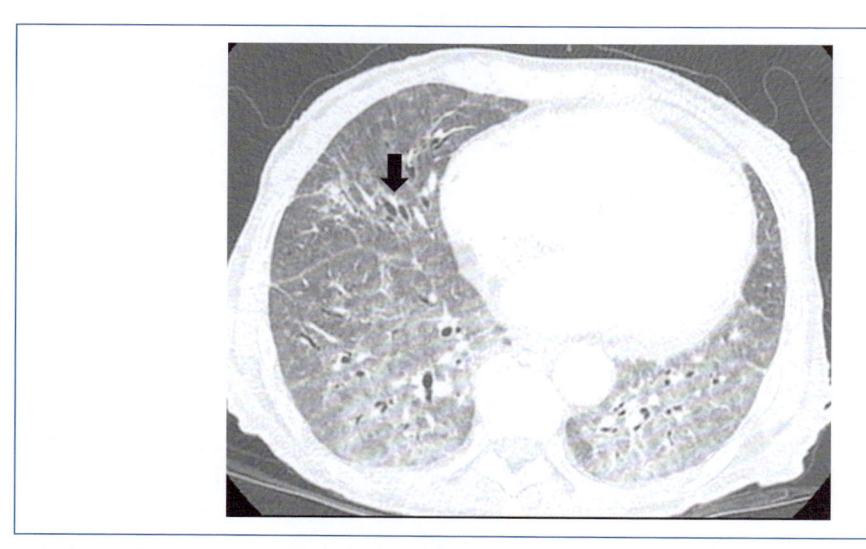

Fig. 18.4 – Padrão tomográfico de pneumonia intersticial não específica associada a pneumonia em organização. Note o vidro fosco predominante em bases, perda volumétrica dos lobos inferiores, consolidações e bronquiectasia de tração (seta preta).

domínios, ou uma característica de algum dos outros domínios e uma característica morfológica (por exemplo: agregados intersticiais linfóides com centros germinativos à biópsia cirúrgica ou presença de espessamento pleural inexplicado).[2,18]

Padrão Histopatológico

Algumas alterações observadas no tecido pulmonar obtido através de biópsia cirúrgica durante a investigação da pneumonia intersticial podem sugerir a presença de uma DTC subjacente. Foram incluídos como critérios diagnósticos deste domínio apenas aqueles padrões considerados bastante associados com colagenoses, embora não diagnósticos isoladamente. São eles os padrões histopatológicos primários de PINE, PO e PIL, além dos achados secundários de agregados intersticiais linfoides com centros germinativos e infiltração difusa linfoplasmocitária com ou sem folículos linfoides. Para maiores detalhes acerca destes padrões histológicos, consultar o Capítulo 6.[2]

De forma semelhante ao que foi dito anteriormente sobre o padrão PIU tomográfico, o padrão PIU histopatológico também não foi considerado critério diagnóstico pelas mesmas razões. Entretanto, sua presença não exclui o diagnóstico de IPAF.[2]

Envolvimento multicompartimental

Além do acometimento do interstício pulmonar, as colagenoses podem apresentar outras manifestações no compartimento torácico, como comprometimento das vias aéreas, pleura, pericárdio e vasculatura pulmonar. A serosite, manifestando-se como inflamação crônica inespecífica e causando derrame e/ou espessamento pleural ou pericárdico, está muito associada a diversas DTC. Obstrução ao fluxo aéreo, bronquiolite e/ou bronquiectasias são vistas especialmente na AR, na SS e, raramente, em LES, indicando sua associação importante com colagenoses. A hipertensão pulmonar, por sua vez, é causa de grande morbimortalidade em LES, ES e DMTC. A presença dessas manifestações, associadas a um padrão intersticial, indica lesão pulmonar multicompartimental e sugere autoimunidade.[2]

ÁREAS DE INCERTEZAS

A falta de consenso entre os critérios utilizados nas terminologias sugeridas anteriormente limita o entendimento e as conclusões acerca deste grupo de pacientes. Um aspecto a favor para implementação e utilização da definição de IPAF é o fato de ter sido sugerida a partir de um consenso multinacional e interdisciplinar, envolvendo inclusive os pesquisadores envolvidos nas nomenclaturas anteriores. A proposta da força tarefa da ERS/ATS aqui detalhada foi uniformizar e melhor caracterizar este subgrupo de pacientes frequentemente encontrado na prática clínica. Os critérios propostos precisam ser testados e validados através de estudos futuros.[2,7,18-20]

Alguns questionamentos podem ser feitos acerca da definição proposta. Para exemplificar, um paciente com positividade para autoanticorpos, dismotilidade esofágica e/ou mialgia e padrão PIU não preencheria a classificação. Alguns pesquisadores afirmariam que este exemplo de paciente é diferente daquele portador de fibrose pulmonar idiopática (FPI), restrita aos pulmões por definição, e pode ter um processo autoimune subjacente que no futuro poderia evoluir para uma DTC definida. Vij e colaboradores encontraram 62% de pacientes com doença pulmonar intersticial autoimune (termo usado pelos autores) e padrão PIU na tomografia. Oldham e colaboradores observaram que 54,6% dos pacientes com IPAF apresentavam padrão PIU tomográfico e 73,5%, padrão PIU histopatológico, quando aplicados os critérios diagnósticos de IPAF numa coorte retrospectiva de pacientes com PII e CND. Estes estudos apontam para a importância desse padrão entre os pacientes e dão espaço para questionar se o padrão PIU não deveria estar incluído na classificação proposta.[8, 21]

É importante ainda questionar se os critérios diagnósticos propostos identificam uma população homogênea de pacientes. A presença de três domínios com diferentes critérios neles incluídos e o pré-requisito de possuir ao menos um critério de dois domínios permite a formação de *clusters* de pacientes com o diagnóstico em questão. O mesmo estudo citado anteriormente, publicado por Oldham e colaboradores, mostrou que os pacientes com IPAF apresentaram diferentes combinações de domínios e critérios, e que a presença do domínio clínico foi associada a uma evolução mais favorável, enquanto a presença do critério multicompartimental do domínio morfológico foi preditor de curso desfavorável. Embora tenha sido um estudo retrospectivo, que permite apenas identificar associações e não relação de causa e efeito, podemos a partir dele levantar questões envolvendo as características e evolução dessa população.[21]

Interessante notar que há muito se descreve DPI associada a síndrome antissintetase sem miosite, que hoje se encaixaria perfeitamente no contexto de IPAF. Os autoanticorpos dessa síndrome (Jo-1, PL-7, PL-12, EJ, OJ, KS, Zo, tRS) estão associados ao padrão citoplasmático pontilhado fino de FAN e são considerados critérios sorológicos para IPAF, mas o padrão em si nem é citado no consenso da ERS/ATS. Em nosso meio, a maioria desses autoanticorpos não está disponível (alguns laboratórios disponibilizam apenas o anti-Jo-1), por isso nosso grupo acredita que o padrão citoplasmático pontilhado fino de FAN deveria ser considerado um critério sorológico, dada essas associações tão importantes citadas acima.[2, 22]

Todos esses importantes questionamentos necessitam de estudos prospectivos que testem e validem a definição proposta, permitindo uma melhor caracterização dessa população e fornecimento de dados embasados em evidência que orientem diagnóstico, evolução, manejo e prognóstico.

TRATAMENTO

Como a IPAF é uma entidade clínica recente, não há ensaios clínicos que avaliaram o tratamento desses pacientes, havendo apenas séries retrospectivas com resultados variáveis. Nosso grupo acredita que os pacientes devem ser tratados baseando-se principalmente no padrão da DPI, de forma que a conduta pode ser expectante nos casos mais leves (por exemplo, pacientes portadores de PIL) até transplante pulmonar nos casos mais avançados (por exemplo, PINE fibrótica ou PIU).

De uma forma geral, pacientes que se apresentam com padrão de PIL, função pulmonar preservada e poucos sinais de inflamação pulmonar (ausência de vidro fosco à tomografia) podem ser observados e seguidos periodicamente com espirometria, DLco e exames de imagem. Nos casos em que a PIL tem sinais de atividade, como vidro fosco difuso e alterações funcionais moderadas a graves, iniciamos tratamento com corticoide (em geral prednisona 40 mg a 60 mg por dia) e imunossupressor, principalmente a azatioprina (doses iniciais de 0,5 a 1 mg/kg/d com aumento gradual até 2 a 3 mg/kg/d, devendo ser mantida no mínimo dois anos). Programamos desmame lento de corticoide de acordo com a resposta clínica, normalmente durante seis a 12 meses.[5]

Para pacientes com padrão de PO, o tratamento de escolha é corticoide, na dose de 1 mg/kg/dia de prednisona ou equivalente, com desmame gradual ao longo de seis meses.[5]

Em pacientes com padrão de PINE celular ou PINE associada a PO, temos uma conduta mais agressiva de tratamento, pois esses padrões podem evoluir rapidamente para fibrose pulmonar terminal. Em geral, fazemos pulsoterapia com metilprednisolona de 500 mg a 1.000 mg por dia durante três dias. Nos pacientes com boa resposta inicial, mantemos prednisona na dose de 1 mg/kg/dia com desmame lento e associamos um imunossupressor, normalmente azatioprina no mesmo esquema citado acima (Figura 18. 5). Para os que não responderam à pulsoterapia,

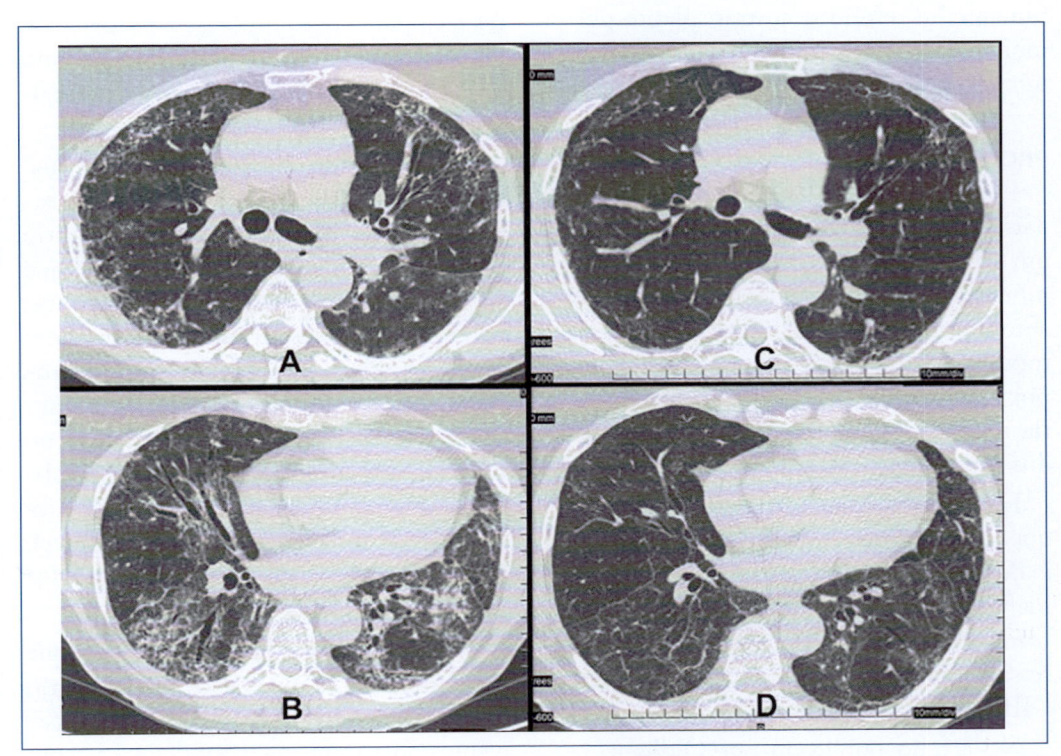

Fig. 18.5 – Paciente portadora de IPAF (anti-SSA positivo e padrão tomográfico de PINE) foi submetida a tratamento com pulso de metilprednisolona, seguida por prednisona e azatioprina. A e B: tomografia do diagnóstico, paciente muito sintomática e dependente de oxigênio. Note vidro fosco difuso predominando em bases e preservação relativa do espaço subpleural no lobo superior esquerdo. C e D: tomografia após 12 meses de tratamento, paciente assintomática respiratória com alterações tomográficas cicatriciais.

indicamos pulsos mensais de ciclofosfamida na dose de 700 mg/m² por pelo menos 12 meses.[5]

Quando o padrão de DPI é a PINE fibrótica e há sinais de atividade inflamatória ou piora progressiva, tratamos com prednisona 40 a 60 mg/dia associada a imunossupressor, como azatioprina (ver doses acima), ciclofosfamida (via oral na dose inicial de 1 mg/kg/dia com aumento gradual até 2 mg/kg/dia; para pulsos mensais, ver acima), ou micofenolato mofetil (iniciar com 1 g/dia, aumento gradual até 2 g por dia, sempre divididos em duas doses diárias). Pacientes com PINE fibrótica sem qualquer sinal de atividade ou PIU devem ser submetidos a avaliação funcional e referidos ao transplante pulmonar, caso preencham critérios de encaminhamento (ver Capítulo 23).[5,23]

PROGNÓSTICO

Dentre as principais justificativas racionais para a sugestão de que componham um grupo distinto os pacientes com pneumonia intersticial e evidências frustras de autoimunidade, o prognóstico é a mais robusta. Diferentes casuísticas avaliaram prospectiva ou retrospectivamente a história natural desses pacientes, com resultados bastante conflitantes entre si.

Há estudos consistentes evidenciando que as doenças intersticiais associadas à doença do tecido conectivo possuem melhor prognóstico quando comparadas com a fibrose pulmonar idiopática. Não se sabe, entretanto, se o mesmo se aplica à IPAF.[24,25]

No estudo publicado por Oldham, já citado anteriormente, aproximadamente 40% dos pacientes faleceram durante o seguimento e quase 11% foram submetidos a transplante pulmonar. Ao analisar a sobrevida, observou-se que o subgrupo com IPAF apresentou pior sobrevida em comparação aos portadores de intersticiopatia associada à DTC (p < 0,001) e discretamente melhor que o grupo com FPI (p = 0,07). Após estratificar a coorte com IPAF baseado na presença ou ausência de padrão PIU tomográfico ou histololó gico, o subgrupo sem padrão PIU apresentou sobrevida semelhante àquele com conectivopatia diferenciada, enquanto o subgrupo com padrão PIU apresentou sobrevida similar à dos portadores de FPI.[21]

Ausência de diferença na sobrevida entre os pacientes com IPAF e FPI também foi encontrada no estudo publicado por Ahmad e colaboradores, em que os autores levantam como hipótese a presença de grande parcela de pacientes com padrão PIU tomográfico ou histológico dentre os portadores de IPAF.[16]

A presença de três domínios, cada qual com seus critérios específicos, e o pré-requisito de que haja ao menos um critério presente de dois domínios permite que subgrupos com características distintas recebam o diagnóstico de IPAF. Embora sejam necessários estudos futuros, é provável que a formação desses diferentes *clusters* de pacientes tenha impacto no prognóstico, como sugere Oldham ao observar que a presença do critério clínico foi preditor de uma evolução mais favorável, enquanto a presença de critério morfológico foi preditor de pior prognóstico.[21]

Por outro lado, há dois estudos que indicam prognóstico não tão sombrio quanto o da FPI. O primeiro avaliou pacientes portadores de intersticiopatia com positividade para autoanticorpos associados à síndrome antissintetase e os dividiu em dois grupos, portadores de miopatia inflamatória e portadores de IPAF, não sendo observada diferença na sobrevida. Nesse estudo, a positividade para anti- -Jo-1 trazia um melhor prognóstico.[26] O segundo estudo foi uma coorte que avaliou 56 pacientes portadores de IPAF durante 284,9 ± 141,3 semanas, cujo padrão tomográfico predominante foi PINE (57%) e poucos eram portadores de PIU (9%), que mostrou estabilidade da função pulmonar e ausência de mortes durante o seguimento.[7]

CONCLUSÃO

Para pneumologistas que atuam na área de DPI, a existência de pacientes portadores de intersticiopatias com características que remetiam a algum grau de autoimunidade, mas que não preenchiam critérios para nenhuma DTC, sempre foi muito evidente, embora pouco reconhecida entre outras especialidades, principalmente a reumatologia. A partir do momento em que tal entidade passa a ser reconhecida e estudada, abrem-se as portas para discussões clínicas e pesquisas científicas voltadas especialmente para esse tipo de paciente, previamente "negligenciado" pela comunidade científica. A criação de uma "força tarefa" e a tentativa de uma uniformização diagnóstica são louváveis e devem nos induzir a criar novas linhas de pesquisa que ajudem a entender melhor esse paciente tão especial.

REFERÊNCIAS

1. Castelino FV, Goldberg H, Dellaripa PF. The impact of rheumatological evaluation in the management of patients with interstitial lung disease. Rheumatol Oxf Engl 2011;50(3):489-93.
2. Fischer A, Antoniou KM, Brown KK, et al. An official European Respiratory Society/American Thoracic Society research statement: interstitial pneumonia with autoimmune features. Eur Respir J 2015;46(4):976–87.
3. Fischer A, du Bois R. Interstitial lung disease in connective tissue disorders. Lancet Lond Engl 2012;380(9842):689–98.
4. Corte TJ, Copley SJ, Desai SR, et al. Significance of connective tissue disease features in idiopathic interstitial pneumonia. Eur Respir J 2012;39(3):661–8.
5. Baldi BG, Pereira CA, Rubin AS, et al. Highlights of the Brazilian Thoracic Association guidelines for interstitial lung diseases. J Bras Pneumol 2012;38(3):282-91.
6. Cottin V. Idiopathic interstitial pneumonias with connective tissue diseases features: A review. Respirol Carlton Vic 2016;21(2):245–58.
7. Chartrand S, Swigris JJ, Stanchev L, Lee JS, Brown KK, Fischer A. Clinical features and natural history of interstitial pneumonia with autoimmune features: A single center experience. Respir Med 2016;119:150-4.
8. Vij R, Noth I, Strek ME. Autoimmune-featured interstitial lung disease: a distinct entity. Chest 2011;140(5):1292–9.
9. Romagnoli M, Nannini C, Piciucchi S, et al. Idiopathic nonspecific interstitial pneumonia: an interstitial lung disease associated with autoimmune disorders? Eur Respir J 2011;38(2):384-91.
10. Suda T, Kono M, Nakamura Y, et al. Distinct prognosis of idiopathic nonspecific interstitial pneumonia (NSIP) fulfilling criteria for undifferentiated connective tissue disease (UCTD). Respir Med 2010;104(10):1527-34.
11. Papiris SA, Kagouridis K, Bouros D. Serologic evaluation in idiopathic interstitial pneumonias. Curr Opin Pulm Med 2012;18(5):433-40.
12. Francescantonio PLC, Cruvinel W de M, Dellavance A, et al. IV Brazilian Guidelines for autoantibodies on HEp-2 cells. Rev Bras Reumatol 2014;54(1):44-50.
13. Pereira DAS, Dias OM, Almeida GE de, et al. Lung-dominant connective tissue disease among patients with interstitial lung disease: prevalence, functional stability, and common extrathoracic features. J Bras Pneumol Publicação of Soc Bras Pneumol e Tisilogia 2015;41(2):151-60.
14. Kinder BW, Collard HR, Koth L, et al. Idiopathic nonspecific interstitial pneumonia: lung manifestation of undifferentiated connective tissue disease? Am J Respir Crit Care Med 2007;176(7):691-7.
15. Fischer A, West SG, Swigris JJ, Brown KK, du Bois RM. Connective tissue disease-associated interstitial lung disease: a call for clarification. Chest 2010;138(2):251-6.
16. Ahmad K, Barba T, Gamondes D, et al. Interstitial pneumonia with autoimmune features: Clinical, radiologic, and histological characteristics and outcome in a series of 57 patients. Respir Med 2017;123:56-62.
17. Tanaka N, Newell JD, Brown KK, Cool CD, Lynch DA. Collagen vascular disease-related lung disease:

high-resolution computed tomography findings based on the pathologic classification. J Comput Assist Tomogr 2004;28(3):351-60.
18. Fischer A, Collard HR, Cottin V, "ERS/ATS Task Force on Undifferentiated Forms of Connective Tissue Disease-associated Interstitial Lung Disease.Interstitial pneumonia with autoimmune features: the new consensus-based definition for this cohort of patients should be broadened. Eur Respir J 2016;47(4):1295-6.
19. Ferri C, Manfredi A, Sebastiani M, et al. Interstitial pneumonia with autoimmune features and undifferentiated connective tissue disease: Our interdisciplinary rheumatology-pneumology experience, and review of the literature. Autoimmun Rev 2016;15(1):61-70.
20. Luppi F, Wells AU. Interstitial pneumonitis with autoimmune features (IPAF): a work in progress. Eur Respir J 2016;47(6):1622-4.
21. Oldham JM, Adegunsoye A, Valenzi E, et al. Characterisation of patients with interstitial pneumonia with autoimmune features. Eur Respir J 2016;47(6):1767-75.
22. Friedman AW, Targoff IN, Arnett FC. Interstitial lung disease with autoantibodies against aminoacyl-tRNA synthetases in the absence of clinically apparent myositis. Semin Arthritis Rheum 1996;26(1):459-67.
23. Tashkin DP, Roth MD, Clements PJ, et al. Mycophenolate mofetil versus oral cyclophosphamide in scleroderma-related interstitial lung disease (SLS II): a randomised controlled, double-blind, parallel group trial. Lancet Respir Med 2016;4(9):708–19.
24. Assayag D, Kim EJ, Elicker BM, et al. Survival in interstitial pneumonia with features of autoimmune disease: a comparison of proposed criteria. Respir Med 2015;109(10):1326-31.
25. Aparicio IJ, Lee JS. Connective Tissue Disease-Associated Interstitial Lung Diseases: Unresolved Issues. Semin Respir Crit Care Med 2016;37(3):468-76.
26. Mejía M, Herrera-Bringas D, Pérez-Román DI, et al. Interstitial lung disease and myositis-specific and associated autoantibodies: Clinical manifestations, survival and the performance of the new ATS/ERS criteria for interstitial pneumonia with autoimmune features (IPAF). Respir Med 2017;123:79-86.

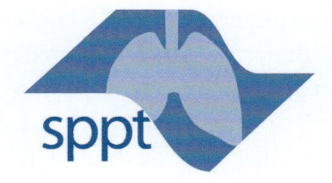

Novas Perspectivas no Diagnóstico e Tratamento das Doenças Pulmonares Órfãs: Linfangioleiomiomatose, Proteinose Alveolar Pulmonar e Imunodeficiência Comum Variável

19

Gláucia Itamaro Heiden
Bruno Guedes Baldi
Carlos Roberto Ribeiro Carvalho

INTRODUÇÃO

Doenças raras ou órfãs, pela definição do Ministério da Saúde, são aquelas que afetam até 65 em cada 100 mil pessoas. Em função de sua raridade, existe dificuldade na realização de ensaios clínicos que avaliem medidas terapêuticas para boa parte das doenças pulmonares órfãs, de modo que muitas delas não possuam tratamentos definitivos estabelecidos. Adicionalmente, o atraso no diagnóstico dessas condições é frequente, principalmente em função do seu pouco conhecimento, mesmo entre profissionais da área respiratória e do número limitado de centros de referência que abordam essas condições. Outros pontos relevantes em relação a essas doenças é que pouco se sabe sobre seu contexto epidemiológico em nosso país e existem poucas associações de portadores dessas condições, o que também contribui para sua limitada divulgação.

Descreveremos neste capítulo aspectos diagnósticos e principalmente terapêuticos relacionados às seguintes doenças pulmonares órfãs: linfangioleiomiomatose (LAM), proteinose alveolar pulmonar (PAP) e imunodeficiência comum variável (IDCV).

LINFANGIOLEIOMIOMATOSE

Introdução

Linfangioleiomiomatose é uma rara neoplasia de baixo grau, que atinge mais comumente mulheres em idade reprodutiva e se caracteriza pela proliferação de células musculares lisas atípicas (células LAM) ao redor de vias aéreas, vasos sanguíneos e linfáticos, com a formação de cistos pulmonares difusos. A doença está associada à mutação nos genes *tuberous sclerosis complex* 1 (TSC1) e TSC2 e pode ocorrer de maneira esporádica ou associada ao complexo de esclerose tuberosa (CET), doença hereditária caracterizada por crises convulsivas, déficit cognitivo e tumores em múltiplos órgãos.

A progressão da doença é heterogênea, com declínio funcional variável, de modo que parte das pacientes pode apresentar insuficiência respiratória crônica progressiva, com necessidade de avaliação em centro de transplante de pulmão. A sobrevida em estudo brasileiro recentemente publicado para as pacientes com LAM em geral foi de 90% em cinco anos.

Diagnóstico

Clinicamente, as manifestações respiratórias mais comuns incluem dispneia progressiva aos esforços e pneumotórax de repetição, e menos frequentemente quilotórax, hemoptise e quiloptise. As manifestações extrapulmonares que podem ser identificadas incluem angiomiolipoma renal, linfangioleiomiomas abdominais e pélvicos, ascite quilosa, além de manifestações associadas ao CET, como lesões cutâneas e da retina.

Os seguintes exames devem ser realizados na avaliação inicial das pacientes com LAM:

1) Tomografia computadorizada de alta resolução (TCAR): são identificados cistos pulmonares de paredes finas e regulares, de distribuição difusa, que variam de milímetros a centímetros de diâmetro (Fig. 19.1A). Pode haver micronódulos esparsos compatíveis com hiperplasia de pneumócitos micronodular e multifocal. 2) Prova de função pulmonar (PFP) completa: as alterações funcionais mais comuns na LAM incluem padrão obstrutivo, aprisionamento aéreo e redução da capacidade de difusão do monóxido de carbono (DL_{CO}), porém a PFP pode ser normal. Pode haver resposta positiva ao broncodilatador inalatório em 15 a 30% das pacientes;

3) Teste de caminhada de seis minutos: pode identificar menor capacidade de exercício, com redução na distância percorrida, além de dessaturação;

4) Tomografia computadorizada de abdome com contraste: deve ser realizada para a identificação de angiomiolipomas renais (Fig. 19.1B), ascite quilosa e/ou linfangioleiomiomas abdominais e pélvicos;

5) Tomografia computadorizada de crânio com contraste ou ressonância magnética de crânio: deve ser realizada para a pesquisa de astrocitoma subependimário e/ou meningioma, que são mais prevalentes em pacientes com LAM.

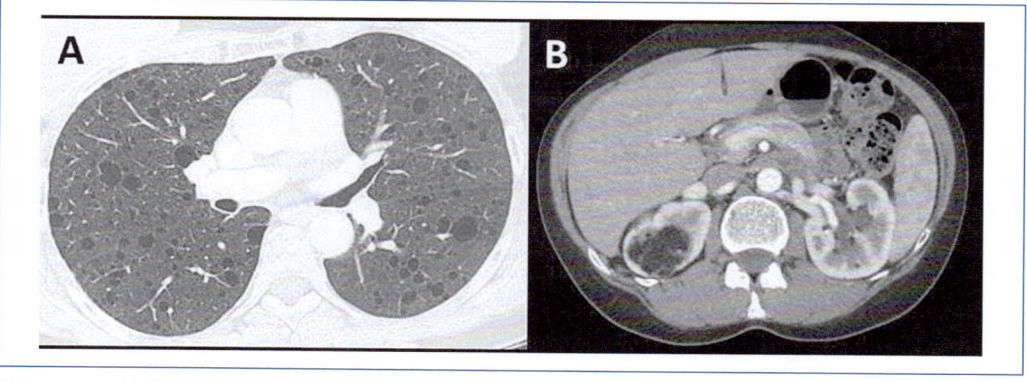

Fig. 19.1 – A) Tomografia computadorizada de tórax de paciente com linfangioleiomiomatose demonstra cistos pulmonares difusos de paredes finas e regulares; B) Tomografia computadorizada de abdome demonstra massa renal heterogênea à direita compatível com angiomiolipoma renal.

O diagnóstico de LAM pode ser confirmado pela identificação de cistos pulmonares difusos na TCAR associados a pelo menos um dos seguintes achados clínicos: angiomiolipoma renal, quilotórax, ascite quilosa, linfangioleiomioma abdominal e/ou pélvico, acometimento linfonodal pela LAM e/ou diagnóstico de CET (Fluxograma 19.1).

Se houver somente os cistos pulmonares difusos, sem os achados clínicos característicos, o diagnóstico pode ser confirmado pela dosagem sérica elevada do *vascular endothelial growth factor-D* (VEGF-D), que apresenta alta especificidade para LAM quando acima de 800 pg/mL.

Na presença dos cistos pulmonares difusos, sem as outras manifestações clínicas características, com VEGF-D abaixo de 800 pg/mL ou não disponível, o diagnóstico de LAM deve ser confirmado por biópsia pulmonar por via transbrônquica ou cirúrgica. Na histologia, identificam-se alterações morfológicas características, que inclui a presença de lesões císticas com nódulos contendo células LAM. Pode haver áreas de hemorragia, e macrófagos com hemossiderina. Se a análise morfológica não permitir a confirmação, está indicada avaliação imuno-histoquímica com identificação de actina de músculo liso e HMB-45.

Fluxograma 19.1 – Abordagem diagnóstica da LAM

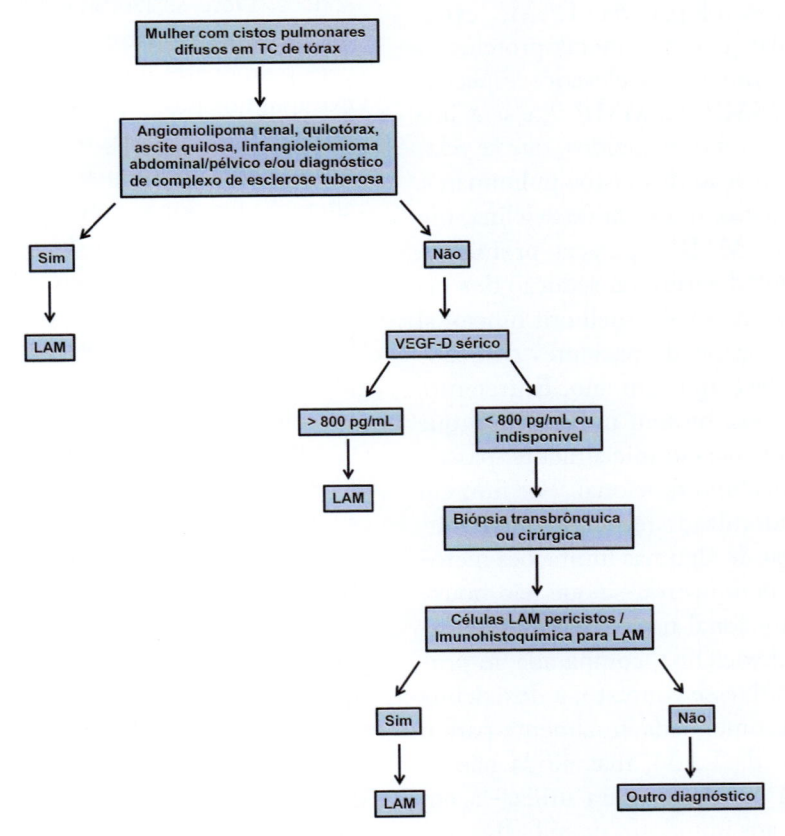

```
Mulher com cistos pulmonares
difusos em TC de tórax
            │
            ▼
Angiomiolipoma renal, quilotórax,
ascite quilosa, linfangioleiomioma
abdominal/pélvico e/ou diagnóstico
de complexo de esclerose tuberosa
      │                │
     Sim              Não
      │                │
      ▼                ▼
     LAM         VEGF-D sérico
                  │          │
             > 800 pg/mL   < 800 pg/mL ou
                  │         indisponível
                  ▼              │
                 LAM              ▼
                           Biópsia transbrônquica
                              ou cirúrgica
                                  │
                                  ▼
                          Células LAM pericistos /
                          Imunohistoquímica para LAM
                            │              │
                           Sim            Não
                            │              │
                            ▼              ▼
                           LAM      Outro diagnóstico
```

Tratamento

Em função da relação hormonal na patogênese da LAM, especialmente do estrogênio, o tratamento mais utilizado até recentemente era o bloqueio hormonal, com a utilização de progesterona e análogos do hormônio liberador de gonadotrofina, como a goserelina, principalmente nas mulheres ainda em fase reprodutiva. Entretanto, os resultados dos estudos que avaliaram essa estratégia terapêutica foram controversos. Nesse contexto, o bloqueio hormonal não está mais recomendado rotineiramente como tratamento da LAM, podendo eventualmente ser considerado em mulheres em idade reprodutiva com rápida progressão do quadro respiratório, associado aos inibidores de mTOR.

Na fisiopatologia da LAM, existe um desbalanço entre metaloproteinases (MMPs), com níveis elevados especialmente de MMP-2 e MMP-9, e seus inibidores, que estão reduzidos, que se relaciona à formação dos cistos pulmonares. Nesse contexto, o uso da doxiciclina, um inibidor de MMPs, parecia promissor, uma vez que determinou redução dos níveis dessas enzimas e melhora funcional em um subgrupo de pacientes com doença mais leve após um ano. Entretanto, após três anos, mesmo no subgrupo que havia se beneficiado inicialmente, passou a ocorrer declínio funcional. Por fim, em estudo randomizado recentemente publicado, apesar de algumas limitações metodológicas, demonstrou-se que não houve melhora funcional nas pacientes que utilizaram a doxiciclina, comparada ao grupo placebo. Nesse contexto, a doxiciclina não está recomendada atualmente para o tratamento da LAM, mas ainda não se sabe se há benefícios para utilizá-la em associação aos inibidores de mTOR.

Os inibidores de mTOR, especialmente o sirolimo, são as drogas de escolha para o tratamento da LAM. Esse grupo de medicações atua bloqueando a via da mTOR, com ação sobre o crescimento e metabolismo celular. No MILES *trial*, estudo randomizado e placebo-controlado realizado em 89 pacientes, foi avaliado o sirolimo (dose inicial de 2 mg/dia, com ajustes para se manter nível sérico entre 5 e 15 ng/mL), observando-se estabilização do VEF_1 ao final de 12 meses no grupo que utilizou a medicação, associando-se redução dos níveis de VEGF-D e melhora da qualidade de vida. A tendência atual é a de se utilizar inicialmente doses menores da medicação (geralmente 1 a 2 mg/dia), ajustando-se posteriormente pelos níveis séricos. Deve-se lembrar que o benefício da medicação ocorre para as manifestações pulmonares e principalmente para as extrapulmonares. Atualmente, o sirolimo está indicado para o quadro pulmonar quando houver sintomas respiratórios e/ou alteração funcional, especialmente quando VEF_1 abaixo de 70% do predito, ou se houver piora funcional durante a evolução. Adicionalmente, a medicação deve ser utilizada quando houver ascite e/ou derrame pleural quiloso, quando o angiomiolipoma renal for maior que 4 cm e/ou na presença de sangramento, e nos casos de linfangioleiomioma abdominal ou pélvico volumoso que determine desconforto abdominal.

Entretanto, existem limitações e questionamentos relacionados ao sirolimo. Até o momento, não se sabe por quanto tempo a medicação deve ser utilizada, e o que se recomenda é que ela seja mantida continuamente. Além disso, não se sabe o impacto da medicação sobre os pacientes com função pulmonar normal ou levemente alterada, e sua segurança e eficácia a longo prazo também não estão completamente estabelecidas na LAM.

Broncodilatadores inalatórios de longa duração podem ser utilizados especialmente quando houver resposta positiva a essa classe de medicação na prova de função pulmonar.

Reabilitação pulmonar (RP) está recomendada para as pacientes com LAM e eventualmente, caso não exista contraindicação e de acordo com a avaliação do médico acompanhante, elas podem ser orientadas à prática de atividades físicas aeróbicas regulares (3 a 5 vezes por semana, por pelo menos 20 a 30 minutos).

Na vigência de pneumotórax, deve ser realizada drenagem torácica e já deve ser considerada pleurodese pelo dreno ou cirúrgica ou pleurectomia logo após o primeiro episódio, em função do alto risco de recorrência. Para as pacientes assintomáticas ou oligossintomáticas com quilotórax de pequeno volume, recomenda-se a introdução de sirolimo, com boa resposta na maioria dos casos. Quando houver dispneia mais significativa e/ou hipoxemia com quilotórax de moderado ou grande volume, recomenda-se toracocentese de alívio ou drenagem torácica e dieta pobre em gordura, com triglicérides de cadeia média, com posterior introdução de sirolimo. Ligadura do ducto torácico pode ser considerada em casos refratários.

As pacientes com doença avançada, VEF_1 abaixo de 40% do predito e/ou DL_{CO} abaixo de 30% do predito e/ou presença de hipoxemia ao repouso devem ser encaminhadas para avaliação em centro de transplante de pulmão.

Recomenda-se ainda, extrapolando-se os estudos realizados em pacientes com DPOC, a suplementação de oxigênio contínua nas seguintes situações: 1) PaO_2 ≤ 55 mmHg ou SpO_2 ≤ 88%; 2) PaO_2 56 a 59 mmHg ou SpO_2= 89% com *cor pulmonale* e/ou hematócrito > 55%. Deve-se lembrar ainda que não há contraindicação para viagens aéreas, existindo a orientação para não serem realizadas em vigência de pneumotórax. Vacinas anti-influenza anual e antipneumocócica estão recomendadas rotineiramente.

A Tabela 19.1 resume os principais tópicos relacionados ao tratamento atualizado da LAM.

PROTEINOSE ALVEOLAR PULMONAR

Introdução

A proteinose alveolar pulmonar (PAP) é uma rara doença que se caracteriza pelo acúmulo alveolar de material proteináceo amorfo e decorre do desequilíbrio entre produção e reabsorção do surfactante, secundário à disfunção macrofágica. A substância surfactante é produzida por pneumócitos tipo II e com função de prevenir colapso ao fim da expiração ao reduzir a tensão superficial alveolar. Além das manifestações respiratórias secundárias ao acúmulo do material proteináceo, a atividade macrofágica comprometida predispõe a um maior risco de infecções secundárias, como criptococose, nocardiose e micobacterioses (Fig. 19.2).

A PAP pode ocorrer na forma adquirida, congênita ou secundária. A forma adquirida responde por 90% dos casos e é considerada autoimune por formação de anticorpos IgG contra o fator estimulador de colônias granulocíticas macrofágicas (GM-CSF), que atua na maturação dos macrófagos alveolares, prejudicada na PAP. As formas congênitas são mais raras e decorrem de mutações nos genes

Tabela 19.1 – Tratamento da LAM

Intervenção	*Observação*
Sirolimo	Indicações: 1. Quadro pulmonar: sintomas respiratórios e/ou alteração funcional, com $VEF_1 < 70\%$ do predito; piora funcional; 2. Quadro extrapulmonar: angiomiolipoma renal > 4 cm e/ou sangramento; ascite quilosa; quilotórax; linfangioleiomioma abdominal/pélvico com desconforto.
Bloqueio hormonal (goserelina ou progesterona)	Considerar eventualmente em mulheres em idade reprodutiva em rápida progressão do quadro respiratório
Broncodilatadores inalatórios de longa duração	Indicados quando houver resposta positiva ao broncodilatador na prova de função pulmonar
Reabilitação pulmonar	Recomendada se não houver contraindicação
Transplante pulmonar	Encaminhar para centro de transplante pulmonar: 1. $VEF_1 < 40\%$ do predito e/ou DL_{CO} abaixo de 30% do predito; 2. Hipoxemia ao repouso.
Vacina anti-influenza e antipneumocócica	Recomendada para todas as pacientes
Suplementação de oxigênio contínua	Indicações: 1. $PaO_2 < 55$ mmHg ou $SpO_2 < 88\%$; 2. PaO_2 56 a 59 mmHg ou $SpO_2 = 89\%$, associado a cor pulmonale e/ou hematócrito > 55%.
Outras orientações	1. Evitar anticoncepcionais e terapia de reposição hormonal à base de estrogênio; recomendação de não engravidar; 2. Não há contraindicação para viagens aéreas, mas não deve ser realizada na vigência de pneumotórax; suplementar oxigênio durante o voo se hipoxemia. 3. Pneumotórax: drenagem torácica, pleurodese ou pleurectomia logo após o primeiro episódio; 4. Quilotórax: De pequeno volume com paciente assintomático: sirolimo; Moderado ou grande volume: drenagem torácica; dieta pobre em gordura; sirolimo; ligadura de ducto torácico em casos refratários.

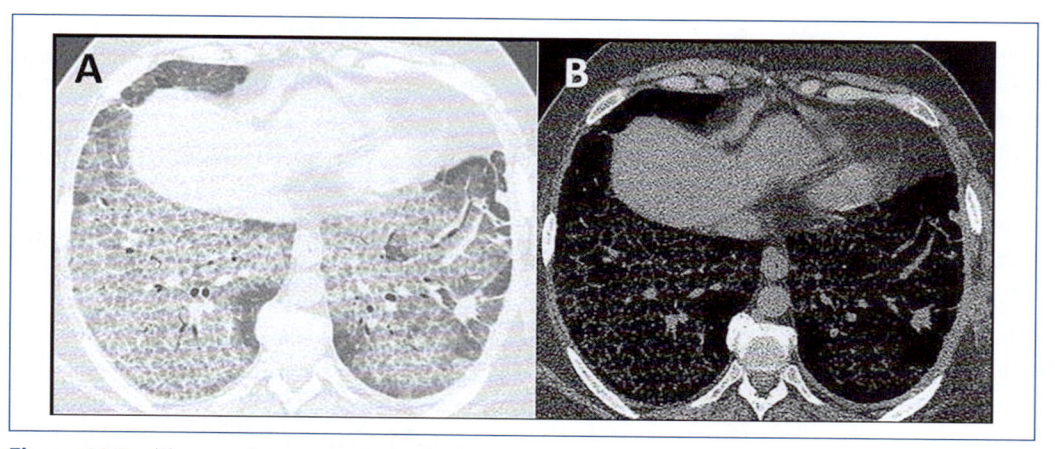

Figura 19.2 – Tomografia computadorizada de tórax de paciente com proteinose alveolar pulmonar demonstrando pavimentação em mosaico (áreas em vidro fosco com septos interlobulares espessados) e nódulo de 2 cm em lobo inferior esquerdo (A), reforçado na janela de mediastino (B) com densidade de partes moles. Foi realizada biópsia transtorácica guiada por tomografia e a microbiologia foi positiva para *Nocardia sp*.

do surfactante ou de receptores do GM-CSF, enquanto as secundárias decorrem de doenças hematológicas, reumatológicas e pneumoconioses.

Diagnóstico

A PAP se manifesta clinicamente com graus variados de dispneia e tosse, podendo haver progressão com hipoxemia e insuficiência respiratória.

Na TCAR identificam-se áreas de espessamento septal liso associadas a opacidades em vidro fosco com distribuição geográfica, padrão chamado de pavimentação em mosaico (Fig. 19.3), típico de PAP, porém não patognomônico, já que pode ocorrer em outras doenças como edema agudo de pulmão, hemorragia alveolar, pneumocistose e adenocarcinoma de crescimento lepídico.

O lavado broncoalveolar (LBA) coletado por broncoscopia tem aparência típica sendo leitoso, opaco e espesso (Fig. 19.4), com presença de material hialino que se cora ho-

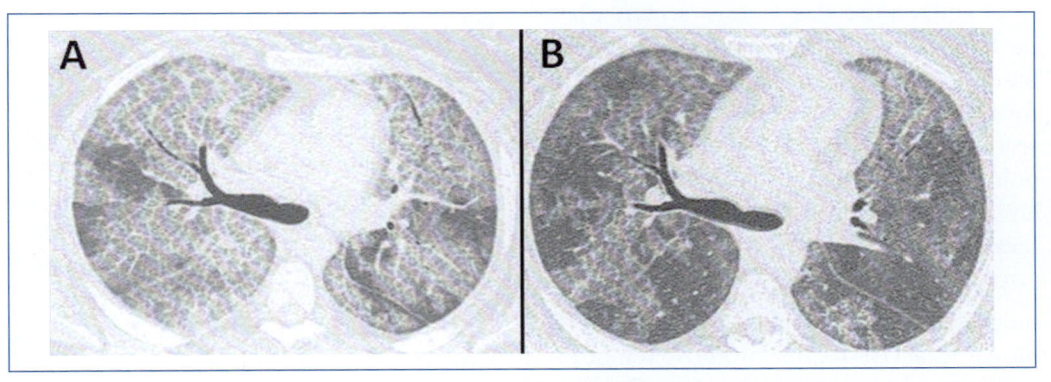

Fig. 19.3 – Tomografia computadorizada de tórax de paciente com proteinose alveolar pulmonar demonstrando padrão em pavimentação em mosaico (áreas em vidro fosco com septos interlobulares espessados), antes (A) e após (B) lavagem pulmonar total, evidenciando-se redução das opacidades difusas.

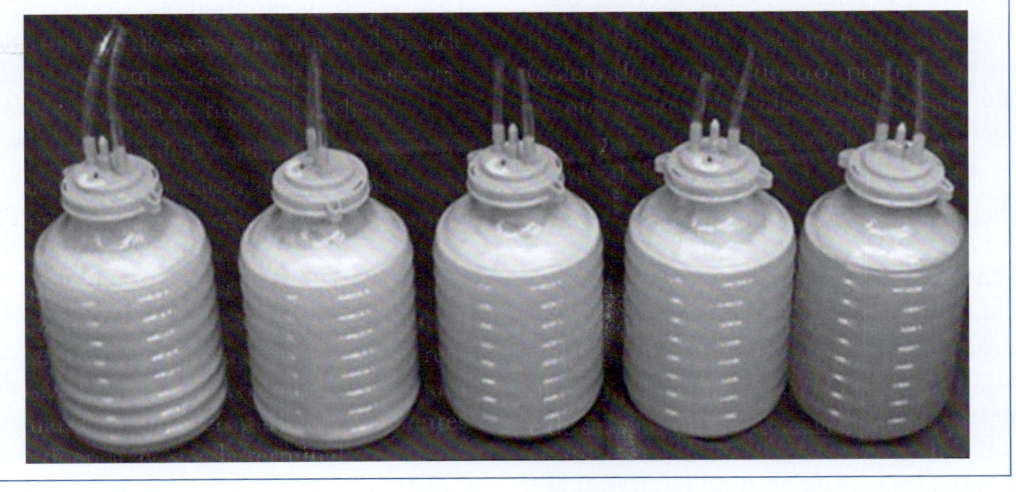

Figura 19.4 – Lavado broncoalveolar coletado de paciente com proteinose alveolar pulmonar após lavagens pulmonares totais sucessivas: observa-se que o líquido vai se tornando progressivamente menos turvo.

mogeneamente em ácido periódico-Schiff (PAS). Na avaliação histológica obtida por biópsia, geralmente dispensável, notam-se espessamento septal alveolar, hiperplasia de pneumócitos tipo II, ausência ou pouca inflamação e arquitetura preservada.

Se houver disponibilidade, pode-se ainda realizar a dosagem sérica ou no LBA do anti-GM-CSF, que, se elevada, auxilia no diagnóstico de PAP adquirida.

Tratamento

O tratamento das formas secundárias de PAP é direcionado para a doença de base e para as infecções secundárias. Nas formas congênitas, o tratamento é baseado em suporte clínico e transplante pulmonar, mas pesquisas genéticas estão em curso com resultados promissores em terapia-alvo.

Para a forma adquirida da PAP, a primeira escolha terapêutica é a lavagem pulmonar total (LPT), que promove remoção mecânica do material alveolar. Com o paciente em decúbito lateral, intubado seletivamente e com ventilação mantida no pulmão contralateral, alíquotas de 1 litro de soro fisiológico são colocadas no pulmão e recuperadas. O processo é repetido até que o líquido esteja progressivamente menos leitoso (Fig. 19.4).

A LPT está indicada quando houver dispneia e hipoxemia ao repouso ou durante o esforço. Alguns pacientes apresentam melhora espontânea sem necessidade de LPT, e em muitos pacientes uma lavagem é suficiente. Entretanto, alguns pacientes com acometimento grave ou refratário podem necessitar de LPTs seriadas. Pacientes assintomáticos e com ausência de ou mínima dessaturação aos esforços podem ser acompanhados em 3 a 6 meses, com TCAR, oximetria e função pulmonar.

Variações da LPT têm sido descritas na literatura, como, por exemplo, lavagens pulmonares lobares seriadas, sob sedação, porém sem intubação, através da broncoscopia, trazem potencialmente maior segurança à custa da necessidade de um maior número de procedimentos para se obter um resultado efetivo. Para pacientes com comprometimento grave da troca gasosa, relatos de casos com uso de membrana de oxigenação extracorpórea (ECMO) durante LPT mostram-se promissores.

Novas estratégias terapêuticas para a PAP têm sido descritas com o objetivo de melhora clínica e tomográfica, além do aumento no intervalo entre as LPTs. A suplementação, subcutânea ou inalatória, de GM-CSF recombinante opõe-se à deficiência relativa do GM-CSF endógeno, gerada pela ligação dos autoanticorpos aos seus receptores, com consequente reestabelecimento da maturação macrofágica. No estudo com o maior número de pacientes com PAP, Tazawa e colaboradores forneceram GM-CSF inalado para 39 pacientes com PAP adquirida (250 mcg ao dia a cada duas semanas por 12 semanas, seguido de quatro dias a cada quatro semanas por 12 semanas) e encontraram resposta clínica em 62% deles. Em 2014, o mesmo autor encontrou remissão sustentada da PAP em 30 meses após terapia inalatória com GM-CSF em 50% dos 23 pacientes com resposta terapêutica inicial.

Outra opção para casos refratários de PAP é a terapia com Rituximabe, anticorpo monoclonal contra o antígeno CD20 nos linfócitos B. Sua atuação nas formas autoimunes recai sobre os linfócitos T, reduzindo a produção de citocinas e autoanticorpos contra o GM-CSF. Kavuru e colaboradores avaliaram seu uso em 10 pacientes com PAP (duas aplicações de 1g de Rituximabe endovenoso com intervalo de 15 dias), observando-se melhora clínica na maioria dos casos.

Ainda, a realização de plasmaférese com o objetivo de reduzir anticorpos anti GM-CSF circulantes tem demonstrado resultados promissores em PAP refratária. Alguns relatos de caso demonstram queda dos níveis de anticorpos e melhora clínica. Transplante pulmonar deve ser considerado em casos refratários e de difícil manejo.

Vários ensaios clínicos para tratamento de PAP estão em andamento (*www.clinicaltrials.gov*). A abordagem individualizada dos pacientes em centros especializados é essencial para definição da melhor estratégia de manejo.

IMUNODEFICIÊNCIA COMUM VARIÁVEL

Introdução

A imunodeficiência comum variável (IDCV) é considerada a síndrome de imunodeficiência primária mais comum, com incidência de 1 a cada 10.000 - 75.000 pessoas, sem predileção por sexo e com pico de incidência na segunda a terceira década de vida. A IDCV se caracteriza por defeito na produção de imunoglobulinas (Ig) de etiologia não elucidada, e o acometimento dos linfócitos T ocorre em mais da metade dos pacientes.

Diagnóstico

As manifestações clínicas associadas à IDCV são muito variáveis e incluem desordens hematológicas, neoplásicas, autoimunidade e infecções oportunistas bacterianas recorrentes. No sistema respiratório, além de bronquiectasias oriundas das pneumonias de repetição (manifestações mais comuns), os pacientes com IDCV podem apresentar complicações não infecciosas, descritas como doenças pulmonares intersticiais granulomatosas-linfocíticas (GLILD, sigla em inglês).

Os sintomas principais incluem tosse, dispneia e febre. Na função pulmonar, distúrbio restritivo e redução da capacidade de difusão do monóxido de carbono podem ser observados.

Alterações radiológicas pulmonares são encontradas em até 25% dos pacientes com IDCV, e mais de 60% desses correspondem a GLILD, cujo impacto na sobrevida pode chegar a 50% de redução em comparação à IDCV sem acometimento intersticial. Na TCAR, os achados predominantes incluem: broncopatias sequelares, micronódulos de predomínio em lobos inferiores, espessamento septal interlobular, áreas com atenuação em vidro fosco e linfadenomegalias (Fig. 19.5).

Na GLILD, o espectro dos padrões histopatológicos, a partir de amostras obtidas por biópsia transbrônquica, transtorácica ou cirúrgica, abrange pneumonia intersticial linfocítica (PIL) e bronquiolite folicular, hiperplasia linfoide e granulomas não necrotizantes. O gatilho para a proliferação celular não neoplásica não é conhecido, porém evidências apontam estimulação antigênica crônica, com desregulação humoral e imune, e infecções virais, como Epstein Baar, HIV ou herpes vírus tipo 8, como potenciais contribuidores. Granulomas não caseosos são relatados em 8-22% dos pacientes, acarretam pior prognóstico e podem acometer qualquer órgão, mas predominam

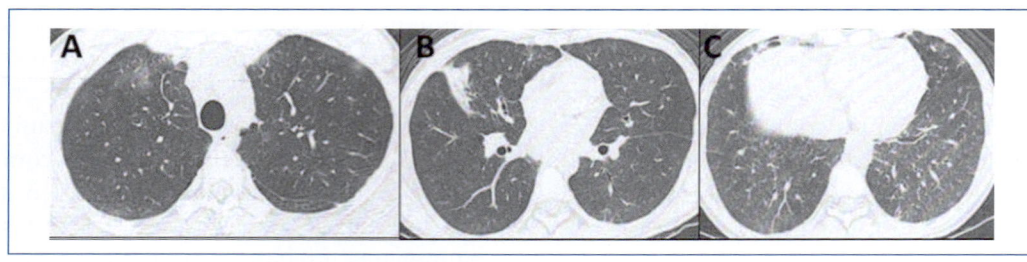

Fig. 19.5 – Paciente do sexo masculino, 29 anos, portador de imunodeficiência comum variável. A) áreas em vidro fosco esparsas principalmente em lobo superior direito; B) consolidação com broncograma aéreo em lobo superior direito; C) espessamento septal e micronódulos em lobos inferiores.

nos pulmões. Os critérios diagnósticos da IDCV incluem: redução maior que dois desvios-padrão de IgG sérica, redução de IgM e/ou IgA; acometimento após os dois anos de idade, ausência de hemaglutininas e/ou resposta vacinal prejudicada, com exclusão de outras causas de hipogamaglobulinemias.

Tratamento

A reposição de IgG (extraído de plasma de doadores) em soluções de 3-12% se endovenoso ou 10-20% se subcutâneo, em dose de 400-600 mg/kg a cada duas ou quatro semanas, com o objetivo de manter níveis séricos de IgG entre 400-700 mg/dL em adultos, é o principal tratamento a ser instituído. A dosagem escolhida depende da presença e magnitude de doença pulmonar estrutural e dos níveis séricos basais de IgG. Esse tratamento demonstrou benefícios em reduzir complicações infecciosas pulmonares, pois, em função da resposta humoral comprometida, o risco de infecção é maior que o da população geral. Entretanto, a reposição não apresenta eficácia em reduzir complicações não infecciosas, como a GLILD.

Até o presente momento, não existe consenso para tratamento de pacientes com IDCV e GLILD. Corticosteroides sistêmicos são indicados em pacientes sintomáticos ou com alterações radiológicas significativas. A dose e duração do tratamento ainda são temas controversos. O risco de infecções, já aumentado nesses pacientes, limita o uso de drogas imunossupressoras, mas esse grupo de medicações pode ser considerado. Pode-se utilizar a associação de hidroxicloroquina na dose de 200 a 400 mg ao dia.

Agentes imunossupressores poupadores de corticosteroide são opções principalmente para o acometimento pulmonar inflamatório não infeccioso, com benefício demonstrado em relatos e séries de casos. Boursiquot e colaboradores avaliaram 30 pacientes com IDCV e doença granulomatosa pulmonar. Em 25 casos, o tratamento foi instituído predominantemente por deterioração clínica. Remissão completa ocorreu em apenas três pacientes com corticosteroides, um deles com metotrexato e outro com ciclofosfamida. Chase e colaboradores analisaram retrospectivamente sete pacientes com IDCV e GLILD. Todos os pacientes estavam na vigência de suplementação de Ig e cinco pacientes tinham recebido corticosteroide ou outro imunossupressor, sem evidência de remissão. Após tratamento com rituximabe por quatro semanas e azatioprina por 18 meses, as alterações na TC de tórax apresentaram remissão importante, além de se observar melhora da função pulmonar. Ensaios clínicos controlados e randomizados ainda não estão disponíveis. Um deles, em fase de pré-recrutamento, avaliará uso de rituximabe e azatioprina em comparação ao placebo em GLILD (*Clinical trial* NCT02789397).

Portanto, o tratamento das complicações pulmonares intersticiais em pacientes com IDCV deve ser individualizado, com avaliação do grau de acometimento e particularidades de cada paciente. As recomendações atuais sugerem avaliações clínicas rotineiras de pacientes com IDCV com prova de função pulmonar inicial e a cada seis meses a um ano e TCAR a cada três a quatro quatro anos ou a critério do médico assistente. A redução desse intervalo é prudente em caso de GLILD diagnosticada com ou sem indicação de tratamento, na suspeita de progressão de doença, para avaliar complicações infecciosas e de efeitos colaterais associados às medicações utilizadas.

CONCLUSÕES

Diversos avanços foram estabelecidos nos últimos anos em relação à fisiopatologia, diagnóstico e tratamento da LAM, PAP e IDCV. Entretanto, ainda é necessário que os estudos sejam continuados principalmente para se ampliar o arsenal de medidas terapêuticas para as doenças em questão, na tentativa de se atingir sua cura e para melhora da qualidade de vida.

REFERÊNCIAS

1. Spagnolo P, du Bois RM, Cottin V. Rare lung disease and orphan drug development. Lancet Respir Med. 2013;1(6):479-87.
2. Baldi BG, Freitas CS, Araujo MS, Dias OM, Pereira DAS, Pimenta SP, et al. Clinical course and characterization of lymphangioleiomyomatosis in a Brazilian reference centre. Sarcoidosis Vasc Diffuse Lung Dis. 2014;31(2):129-135.
3. Johnson SR, Cordier JF, Lazor R, Cottin V, Costabel U, Harari S, et al; Review Panel of the ERS LAM Task Force. European Respiratory Society guidelines for the diagnosis and management of lymphangioleiomyomatosis. Eur Respir J. 2010; 35(1):14-26.
4. Chang WC, Cane JL, Kumaran M, Lewis S, Tattersfield AE, Johnson SR. A 2-year randomized placebo-controlled trial of doxycycline for lymphangioleiomyomatosis. Eur Respir J. 2014;43(4):1114-23.
5. Pimenta SP, Baldi BG, Acencio MM, Kairalla RA, Carvalho CR. Doxycycline use in patients with lymphangioleiomyomatosis: biomarkers and pulmonary function response. J Bras Pneumol. 2013;39(1):5-15.
6. McCormack FX, Inoue Y, Moss J, Singer LG, Strange C, Nakata K, et al. Efficacy and safety of sirolimus in lymphangioleiomyomatosis. N Engl J Med. 2011;364(17):1595-606.
7. Freitas CSG, Baldi BG, Araujo MS, Heiden GI, Kairalla RA, Carvalho CRR. Use of sirolimus in the treatment of lymphangioleiomyomatosis: favorable responses in patients with different extrapulmonary manifestations. J Bras Pneumol. 2015;41(3):275-280.
8. Young LR, Vandyke R, Gulleman PM, Inoue Y, Brown KK, Schmidt LS, et al. Serum vascular endothelial growth factor-D prospectively distinguishes lymphangioleiomyomatosis from other diseases. Chest. 2010;138(3):674-81.
9. McCormack FX, Gupta N, Finlay GR, Young LR, Taveira-DaSilva AM, Glasgow CG, et al.; ATS/JRS Committee on Lymphangioleiomyomatosis. Official American Thoracic Society/Japanese Respiratory Society clinical practice guidelines: lymphangioleiomyomatosis diagnosis and management. Am J Respir Crit Care Med. 2016;194(6):748-61.
10. Araujo MS, Baldi BG, Freitas CS, Albuquerque AL, Marques da Silva CC, Kairalla RA, et al. Pulmonary rehabilitation in lymphangioleiomyomatosis: a controlled clinical trial. Eur Respir J. 2016;47(5):1452-60.
11. Borie R, Danel C, Debray MP, Taille C, Dombret MC, Aubier M, et al. Pulmonary alveolar proteionosis. Eur Respir Rev. 2011;20(120):98-107.
12. Berteloot L, Taam RA, Emond-Gonsard S, Mamou-Mani T, Lambot K, Grévent D, et al. Primary pulmonary alveolar proteinosis: computed tomography features at diagnosis. J. Pediatr Radiol. 2014 Jul;44(7):795-802.

13. Campo I, Luisetti M, Griese M, Trapnell BC, Bonella F, Grutters J, et al. Whole lung lavage therapy for pulmonary alveolar proteinosis: a global survey of current practices and procedures. Orphanet J Rare Dis. 2016;**11(1)**:115.
14. LethHYPERLINK "http://www.ncbi.nlm.nih.gov/pubmed/?term=Leth%20S%5BAuthor%5D&cauthor=true&cauthor_uid=23036113" S, Bendstrup E, Vestergaard H, Hilberg O. Autoimmune pulmonary alveolar proteinosis: treatment options in year 2013. Respirology. 2013;18(1):82-91.
15. Baldi MM, Nair J, Athavale A, Gavali V, Sarkar M, Divate S, Shah U. Serial lobar lung lavage in pulmonary alveolar proteinosis. J Bronchology Interv Pulmonol. 2013;20(4):333-7.
16. Tazawa R, Trapnell BC, Inoue Y, Arai T, Takada T, Nasuhara Y, et al. Inhaled granulocyte/macrophage-colony stimulating factor as therapy for pulmonary alveolar proteinosis. Am.J Respir Crit Care Med. 2010;181(12):1345-54.
17. Tazawa R, Inoue Y, Arai T, Takada T, Kasahara Y, Hojo M, et al. Duration of benefit in patients with autoimmune pulmonary alveolar proteinosis after inhaled granulocyte-macrophage colony-stimulating factor therapy. Chest. 2014;145(4):729-37.
18. Kavuru MS, Malur A, Marshall I, Barna BP, Meziane M, Huizar I, et al. An open-label trial of rituximab therapy in pulmonary alveolar proteinosis. Eur Respir J. 2011;38(6):1361-7.
19. Mannina A, Chung JH, Swigris JJ, Solomon JJ, Huie TJ, Yunt ZX, et al. Clinical predictors of a diagnosis of common variable immunodeficiency-related granulomatous-lymphocytic interstitial lung disease. Ann Am Thorac Soc. 2016;13(7):1042-9.
20. Salzer U, Warnatz K, Peter H. Common variable immunodeficiency - an update. Arthritis Res Ther. 2012;14(5):223.
21. Park JH, Levinson aI. Granulomatous-lymphocytic interstitial lung disease (GLILD) in common variable immunodeficiency (CVID). Clin Immunol. 2010;134(2):97-103.
22. Torigian DA, LaRosa DF, Levinson AI, Litzky LA, Miller WT Jr. Granulomatous-lymphocytic interstitial lung disease associated with common variable immunodeficiency: CT findings. J Thorac Imaging. 2008;23(3):162-9.
23. Boursiquot JN, Gérard L, Malphettes M, Fieschi C, Galicier L, Boutboul D, et al. Granulomatous disease in CVID: retrospective analysis of clinical characteristics and treatment efficacy in a cohort of 59 patients. J Clin Immunol. 2013;33(1):84-95.
24. Abolhassani H, Sagvand BT, Shokuhfar T, Mirminachi B, Rezaei N, Aghamohammadi A. A review on guidelines for management and treatment of common variable immunodeficiency. Expert Rev Clin Immunol. 2013;9(6):561-75.
25. Chase NM, Verbsky JW, Hintermeyer MK, Waukau JK, Tomita-Mitchell A, Casper JT, Singh S, Shahir KS, Tisol WB, Nugent ML, Rao RN, Mackinnon AC, Goodman LR, Simpson PM, Routes JM Use of combination chemotherapy for treatment of granulomatous and lymphocytic interstitial lung disease (GLILD) in patients with common variable immunodeficiency (CVID). J Clin Immunol. 2013 Jan;33(1):30-9.
26. Kokosi MA, Nicholson AG, Hansell DM, Wells AU. Rare idiopathic interstitial pneumonias: LIP and PPFE and rare histologic patterns of interstitial pneumonias: AFOP and BPIP. Respirology. 2016;21(4):600-14.
27. De Carvalho ME, Kairalla RA, Capelozzi VL, Deheinzelin D, do Nascimento Saldiva PH, Carvalho CR. Centrilobular fibrosis: a novel histological pattern of idiopathic interstitial pneumonia. Pathol Res Pract. 2002;198(9):577-83.
28. Virk RK, Fraire AE. Interstitial lung diseases that are difficult to classify: a review of bronchiolocentric interstitial lung disease. Arch Pathol Lab Med. 2015;139(8):984-8.
29. Kuranishi LT, Leslie KO, Ferreira RG, Coletta EAN, Storrer KM, Soares MR, de Castro Pereira CA. Airway-centered interstitial fibrosis: etiology, clinical findings and prognosis. Respir Res. 2015;16:55.
30. Smith ML. Update on pulmonary fibrosis: not all fibrosis is created equally. Arch Pathol Lab Med. 2016;140(3):221-9.

SEÇÃO 3 – AVALIAÇÃO ESPECÍFICA

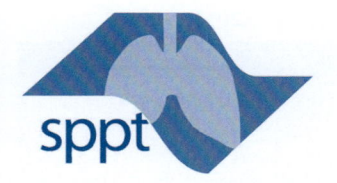

Hipertensão Pulmonar nas Doenças Pulmonares Intersticiais

20

Mauri Monteiro Rodrigues
Patrícia Kittler Vitório
Ana Paula Luppino Assad
Luciana Alves de Oliveira Lopes

INTRODUÇÃO

A doença difusa do parênquima pulmonar abrange um grupo heterogêneo de condições caracterizadas pela presença de infiltrado pulmonar difuso.[1] As pneumonias idiopáticas são os tipos mais frequentes de doença pulmonar intersticial (DPI).

A hipertensão pulmonar (HP) é definida como pressão média da artéria pulmonar (PmAP) ≥ 25 mmHg em repouso mensurada através do cateterismo cardíaco direito (CATE D).[2] A classificação da HP foi atualizada no último Simpósio Mundial de Hipertensão Pulmonar realizado em Nice, na França, e mantida em cinco grandes grupos de acordo com os achados clínicos, patológicos, hemodinâmicos, e sobretudo em relação à resposta ao tratamento (Tabela 20.1).[3]

A HP relacionada à doença do parênquima pulmonar e ou hipoxemia é classificada no Grupo 3, e abrange a maioria das DPIs. Entretanto, a HP associada à sarcoidose, à histiocitose de células de Langerhans (HCL) e à linfangioleiomiomatose (LAM) por apresentarem mecanismos fisiopatológicos complexos e potenciais no desenvolvimento da HP são classificadas no Grupo 5. Assim, a abordagem diagnóstica e terapêutica da HP pode ser diferente nas DPIs.

Nas séries de casos selecionados de pacientes com fibrose pulmonar avançada avaliados para transplante de pulmão, a prevalência de HP definida como PmAP ≥ 25 mmHg variou entre 30% e 70%.[4,5,6] No entanto, não há dados concretos disponíveis sobre a incidência da HP em pacientes sem doença pulmonar avançada, visto que estes pacientes não são sistematicamente avaliados com CATE D.

A HP relacionada à DPI (HP-DPI), na maioria dos casos, é leve, isto é, uma PmAP ≤ 35 mmHg, débito cardíaco preservado e resistência vascular pulmonar ≤ 480 dynas, diferente do perfil hemodinâmico da hipertensão arterial pulmonar.[4] No entanto, há estudos mostrando que mesmo as formas leves de HP podem ser clinicamente significantes nos pacientes com fibrose pulmonar.

Assim, é importante saber que a DPI isolada geralmente não é suficiente para causar HP grave. Em alguns casos, a doença do parênquima pulmonar pode não ser a única causa de HP, e outras causas de-

Tabela 20.1 – Atualização na Classificação Clínica da Hipertensão Pulmonar, Nice 2013*

1. Hipertensão arterial pulmonar
1.1 Idiopática
1.2 Hereditária
1.3 Induzida por drogas e toxinas
1.4 Associada com:
1.4.1 Doença autoimune
1.4.2 HIV
1.4.3 Hipertensão portal
1.4.4 Doença cardíaca congênita
1.4.5 Esquistossomose
1' Doença veno-oclusiva pulmonar, hemangiomatose capilar pulmonar
1" Hipertensão pulmonar persistente do recém-nascido
2. Hipertensão pulmonar devido à doença cardíaca esquerda
2.1 Disfunção sistólica ventricular esquerda
2.2 Disfunção diastólica ventricular esquerda
2.3 Doença valvar
2.4 Cardiomiopatias congênitas e familiar
3. Hipertensão pulmonar devido à doença pulmonar ou hipóxia
3.1 Doença pulmonar obstrutiva crônica
3.2 Doença pulmonar intersticial
3.3 Outras doenças pulmonares com padrão misto, restritivo ou obstrutivo
3.4 Afecções relacionadas ao sono e à respiração
3.5 Hipoventilação alveolar
3.6 Exposição crônica à alta altitude
3.7 Doenças do desenvolvimento pulmonar
4. Hipertensão pulmonar tromboembólica crônica
5. Hipertensão pulmonar por mecanismos desconhecidos, multifatorial
5.1 Afecções hematológicas: anemia hemolítica crônica, doenças mieloproliferativas, esplenectomia
5.2 Afecções sistêmicas: sarcoidose, histiocitose, linfangioleiomiomatose
5.3 Afecções metabólicas: doença de depósito do glicogênio, doença de Gaucher, doenças da tireoide
5.4 Outros: tumores obstrutivos, mediastinite fibrosante, insuficiência renal crônica, hipertensão pulmonar segmentar

Adaptado da referência 3. * 5º Simpósio Mundial sobre Hipertensão Pulmonar, Nice 2013.

vem ser excluídas, como doença cardíaca, doença hepática ou hipertensão pulmonar tromboembólica crônica. Entretanto, é possível que em alguns casos a HP seja uma hipertensão arterial pulmonar verdadeira coexistente com a doença pulmonar e sem significado causal.

DIAGNÓSTICO

O principal sintoma da HP é a dispneia de exercício, a qual também é decorrente da doença pulmonar de base. Todavia, a intensidade da dispneia não é explicada pelo grau de limitação ventilatória, o que pode ser relevante para o diagnóstico da HP.

O processo de investigação da HP requer um número de testes para confirmar o diagnóstico, determinar a classificação clínica e avaliar a gravidade do comprometimento funcional e hemodinâmico. Muitas vezes, o diagnóstico é tardio, devido às variações de apresentação da doença e por serem os sintomas inespecíficos e geralmente atribuídos à DPI.

Os achados de exame físico compatíveis com HP incluem a presença de pulsação paraesternal esquerda visível e palpável, a hiperfonese de P2, um murmúrio sistólico paraesternal esquerdo de regurgitação tricúspide e um murmúrio diastólico de insuficiência da valva pulmonar. A distensão da veia jugular, hepatomegalia, edema periférico e ascite indicam HP grave. Entretanto, os sinais de disfunção cardíaca direita, às vezes, não são perceptíveis.

O ecocardiograma transtorácico com Doppler (ECO) é o exame inicial na suspeita de HP. O ECO além de contribuir para o diagnóstico, pode fornecer informações adicionais sobre a etiologia da HP, sobretudo a HP venosa secundária à disfunção cardíaca esquerda e com fração de ejeção preservada. No entanto, a acurácia do ECO é baixa para estimar a pressão sistólica da artéria pulmonar (PSAP), principalmente nos pacientes com doença avançada do parênquima pulmonar.[7] Apesar do seu papel central na investigação da HP, o ECO isoladamente não é suficiente para estabelecer o diagnóstico e decidir sobre o tratamento sendo indispensável o CATE D.

O CATE D deve ser realizado em centros com experiência no diagnóstico e tratamento da HP. Nesta condição, a taxa de complicações é baixa, morbidade de 1,1% e mortalidade de 0,055%.[8] O CATE D deve ser considerado quando condutas terapêuticas são esperadas ou quando a informação prognóstica é necessária, como por exemplo listar o paciente para transplante pulmonar. Assim, as indicações do CATE D nos pacientes com DPI incluem: a confirmação ou exclusão de HP nos pacientes avaliados para transplante de pulmão, na suspeita de HP desproporcional, na vigência de episódios repetidos de insuficiência ventricular direita ou quando ocorrem sinais clínicos indicativos de HP com achados ecocardiográficos incertos.

A tomografia de tórax é essencial no diagnóstico da DPI e pode contribuir para o diagnóstico da HP. A dilatação do tronco da artéria pulmonar (> 29 mm) e do ventrículo direito (VD) e a retificação ou desvio do septo interventricular são achados indiretos compatíveis com HP (Figura 20.1). Além do mais, a tomografia pode tornar evidente as possíveis causas envolvidas no desenvolvimento da HP, incluindo a doença veno-oclusiva, a dilatação do ventrículo E (VE), falhas de enchimento da artéria pulmonar e linfonodomegalia mediastinal.

Outro exame a ser considerado nos pacientes com DPI e HP é a dosagem dos níveis plasmáticos do BNP ou NT-proBNP (*brain natriuretic peptide* ou N-*terminal pro-brain natriuretic peptide*). Esses são úteis no diagnóstico e seguimento da HP. Entretanto, valores elevados do BNP/NT-proBNP não são específicos de HP e podem ser confundidos com insuficiência ventricular esquerda. Por outro lado, valores normais do peptídeo não excluem HP.[9]

Finalmente, a HP é um marcador prognóstico e está associada com sobrevida reduzida nas DPIs, embora a maioria dos dados são de estudos de pacientes com fibrose pulmonar idiopática (FPI) ou sarcoidose.

HIPERTENSÃO PULMONAR ASSOCIADA À SARCOIDOSE

A sarcoidose é uma doença granulomatosa, multissistêmica, que pode acometer o interstício pulmonar, linfonodo torácico, via aérea e a vasculatura pulmonar. A HP é uma complicação bem conhecida da sarcoidose e ocorre em 5% a 74% dos pacientes com a doença.[6,10] A exata prevalência é

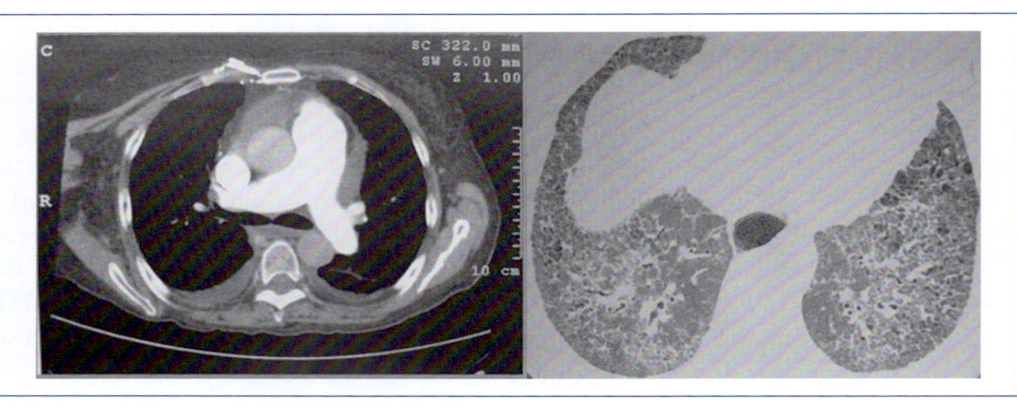

Fig. 20.1 – Mulher, 48 anos, com esclerose sistêmica (ES), variante CREST, e hipertensão pulmonar relacionada à pneumonia intersticial secundária à ES. Na TC de tórax realizada em tempos diferentes, nota-se, na janela mediastinal com contraste, o calibre aumentado do tronco da artéria pulmonar em comparação ao da aorta ascendente e derrame pleural bilateral (A). Na janela pulmonar há um reticulado com vidro fosco nos lobos inferiores que poupa a periferia dos pulmões, compatível com a pneumonia intersticial não específica. Chama atenção também a dilatação do esôfago (B).

desconhecida e se deve as diferentes técnicas diagnósticas e aos critérios de seleção usados no processo de rastreamento.

A HP associada à sarcoidose (HPAS) é mais prevalente na doença pulmonar avançada, diagnosticada em até 74% dos pacientes em lista de transplante de pulmão.[6] Porém, de 40% a 60% dos pacientes com HP não apresentam evidência de fibrose na radiografia de tórax.[11,12]

Outro dado relevante, é que a gravidade da HP não apresenta boa correlação com a gravidade da doença do parênquima, podendo ser mais grave na ausência de fibrose pulmonar.[12] Esses dados sugerem que outros mecanismos além da DPI estão envolvidos na patogênese da HP. Assim, a HPAS pertence ao grupo 5, a fisiopatologia é complexa e múltiplos mecanismos contribuem para a patogênese.[3]

Historicamente, a HPAS é atribuída à obliteração do leito vascular decorrente da fibrose do parênquima pulmonar. Contudo, uma proporção significativa de pacientes com HP tem função pulmonar próxima do normal e sem sinais radiográficos de fibrose.[13,14]

A compressão extrínseca das artérias ou veias pulmonares principais por linfonodos aumentados de tamanho, pode elevar a resistência vascular pulmonar e a pressão na artéria pulmonar. Entretanto, um estudo japonês não encontrou relação entre a HP e a linfonodomegalia observada na tomografia de tórax de pacientes com sarcoidose.[13]

A inflamação granulomatosa da parede vascular pulmonar ocorre em 69% a 100% dos pacientes com HPAS e causa obliteração vascular e angeíte (Figura 20.2).[15,16,17] Os granulomas estão preferencialmente localizados nos vasos linfáticos adjacentes aos vasos pulmonares. Esta distribuição dos granulomas explica o envolvimento vascular na ausência de fibrose pulmonar. Na vasculite granulomatosa todas as camadas da parede do vaso estão envolvidas resultando na oclusão de arteríolas e vênulas[15].

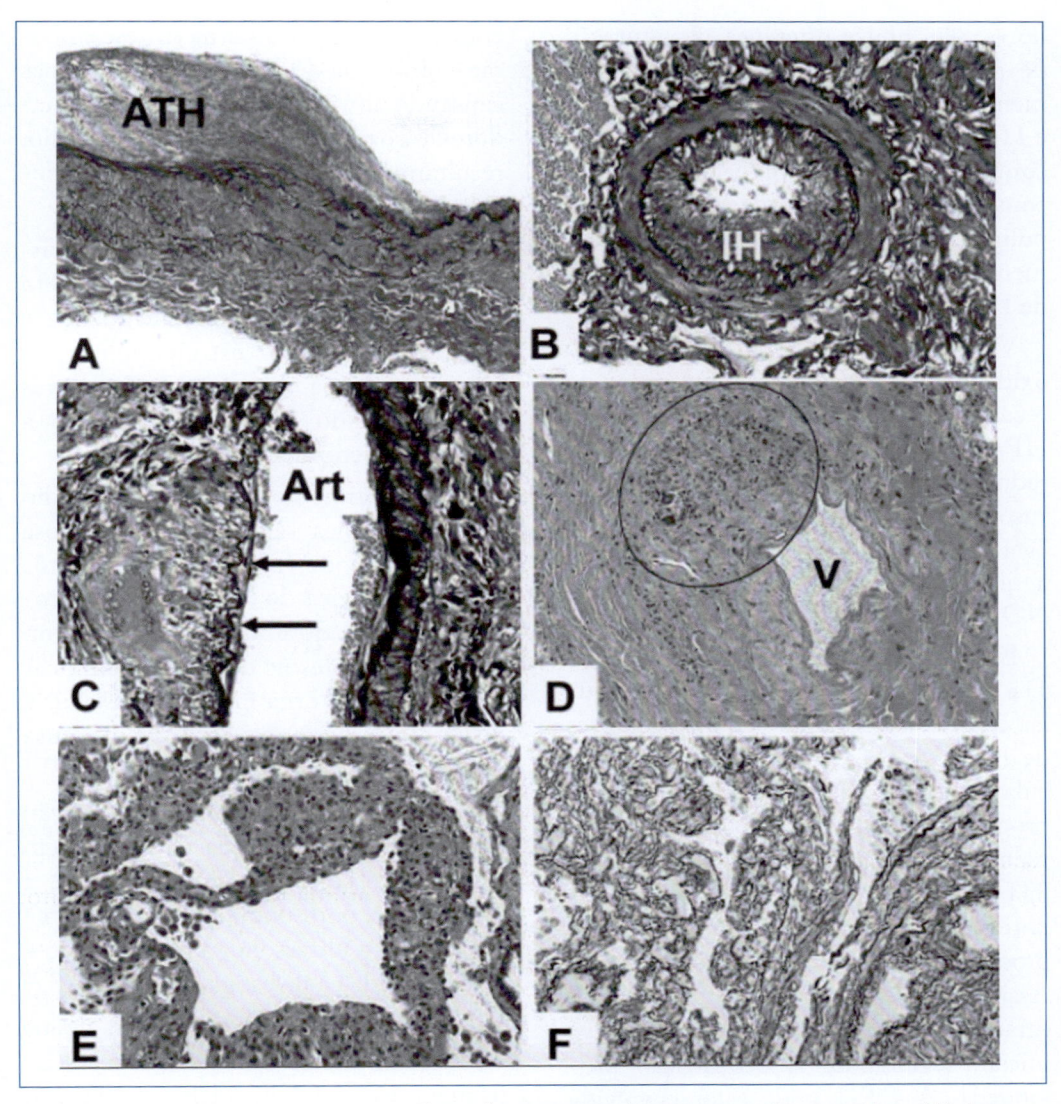

Fig. 20.2 – Alterações vasculares encontradas na hipertensão pulmonar associada à sarcoidose: (A) Ateroma localizado em artéria pulmonar de grande calibre; (B) Hipertrofia da musculatura lisa e hiperplasia da íntima (HI); (C) Arterite granulomatosa com granuloma sarcoide (setas) destruindo a camada média da artéria (Art); (D) Doença veno-oclusiva com granuloma localizado na parede da veia (V), além de fibrose generalizada causando espessamento da parede da veia; (E – F) Proliferação capilar acentuada na hemangiomatose capilar pulmonar. Adaptada da referência 17.

Na avaliação de 144 biópsias transbrônquicas, a angeíte foi diagnosticada em 72 (41%) biopsias de pacientes com sarcoidose, com predomínio para veias e vênulas.[15]

Embora a vasoconstrição relacionada à hipóxia seja um mecanismo conhecido de HP nas doenças pulmonares, a importância da hipoxemia na HPAS não é bem definida. No estudo de Sulica e colaboradores, não houve diferença na saturação de oxigênio ou uso de oxigênio suplementar entre os pacientes com sarcoidose e HP comparado aqueles sem HP.[11] Em contrapartida, um estudo de pacientes com sarcoidose em fila de transplante de pulmão, a necessidade de oxigênio suplementar foi o único preditor independente de HP na análise multivariada.[6]

Vários estudos sugerem benefício do óxido nítrico (NO) e do bloqueador do receptor de endotelina no tratamento da HPAS.[18,19] O NO é sintetizado e liberado pelas células endoteliais levando à vasodilatação pulmonar. A falta do NO está associada à HP do grupo 1 (HAP), a qual apresenta resposta favorável ao NO inalado.

Em contrapartida, a endotelina 1 (ET-1) é produzida principalmente pelas células endoteliais, ligando-se aos receptores de ET_A e ET_B sobre as células da musculatura lisa e levando à vasoconstrição, produção de citoquinas, fator de crescimento e inflamação. A ET-1 também se liga ao receptor ET_B sobre as células endoteliais estimulando a liberação de NO e prostaciclina resultando na vasodilatação. Assim, a ET-1 tem um efeito bimodal, caracterizado por uma vasodilatação leve inicial, seguida de vasoconstrição prolongada. A ET-1 pode estar envolvida na patogênese da HPAS, uma vez que pacientes com sarcoidose, apresentam níveis aumentados de ET-1 na urina, no plasma e no lavado broncoalveolar.[20,21] Contudo, não se sabe ao certo se a ET-1 é só um marcador de atividade inflamatória ou de remodelação vascular.[22]

O mecanismo da vasorreatividade pulmonar na sarcoidose não é claro, mas pode ser explicado pelo dano endotelial por granulomas sarcoides. A disfunção endotelial pode resultar na síntese e liberação reduzida do NO e prostaglandinas causando um desequilíbrio dos mediadores vasoativos derivados do endotélio, resultando na vasoconstrição e remodelação vascular.

A doença veno-oclusiva é uma complicação conhecida da sarcoidose. Do ponto de vista patológico, a doença é caracterizada pelo estreitamento ou oclusão extensa das veias pulmonares por um tecido fibroso dificultando a drenagem venosa.[23]

O acometimento direto do miocárdio por granulomas sarcoides ou a fibrose miocárdica pode causar disfunção sistólica ou diastólica do VE. De fato, aproximadamente 30% dos pacientes com HPAS tem a pressão do capilar pulmonar elevada, o que torna imperativo excluir a disfunção cardíaca esquerda como a causa da HP.[24]

A cirrose hepática é uma complicação que deve ser considerada na abordagem do paciente com sarcoidose. Embora, a hipertensão portopulmonar seja rara na sarcoidose, a ultrassonografia do fígado é recomendada na investigação da HPAS.[25]

Em relação a função pulmonar, alguns estudos mostram valores estatisticamente menores da CVF, VEF_1 e CPT nos pacientes com HPAS enquanto outros, valores próximos do previsto.[6,11,12,13,26] Assim, os valores dos testes de função pulmonar não são confiáveis para o rastreamento de HP nos pacientes com sarcoidose. Entretanto, independente do estádio radiológico a PaO_2 reduzida costuma estar associada com a HPAS.[6]

O teste de exercício cardiopulmonar (TECP) é de grande valor na identificação precoce da HP principalmente nos casos de HP induzida pelo exercício. Todavia, na impossibilidade de realizar o TECP, o teste da caminhada de 6 minutos (TC6M) é um teste fácil, reprodutível que avalia a complexa interação fisiológica entre os sistemas respiratório, cardiovascular e neuromuscular e que pode ser útil no rastreamento da HP.

No estudo de Bourbonnais e colaboradores, a distância caminhada e a SpO_2 durante o TC6M foram significativamente inferiores nos pacientes com HPAS diagnosticada pelo ECO (PSAP > 40 mmHg) comparada ao grupo sem HP. Neste mesmo estudo, a difusão pulmonar do monóxido de carbono (D_LCO) em porcentagem do previsto foi significativamente reduzida nos pacientes com HP. Na análise de regressão logística multivariada, a D_LCO < 60% do previsto e SpO_2 < 90% durante o TC6M foram os únicos achados clínicos de alta probabilidade de HP.[27]

Pacientes com HPAS tem sobrevida significativamente reduzida comparada a dos pacientes sem HP (Figura 20.3). De fato, de uma coorte de sarcoidose, dos 15 pacientes que morreram 13 tinham HPAS.[28]

Portanto, considerando a sarcoidose como um fator de risco para HP, os pacientes devem ser investigados precocemente e confirmada a HP encaminhados para avaliação do transplante de pulmão.

O tratamento da HPAS é baseado na correção da hipoxemia de repouso, no tratamento das comorbidades e da doença de base. O uso de corticosteroide para o tratamento da HPAS é controverso,

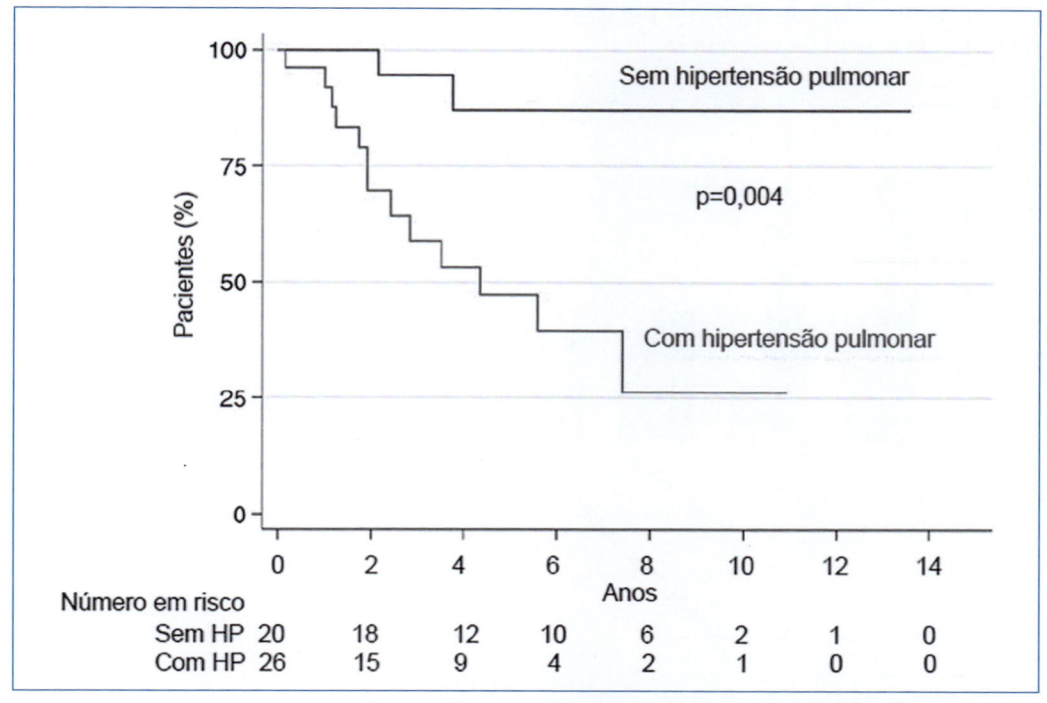

Fig. 20.3 – Curva de sobrevida de pacientes com e sem hipertensão pulmonar associada à sarcoidose, onde se observa a menor sobrevida naqueles com HP. Adaptada da referência 28.

embora um subgrupo de pacientes pode se beneficiar da medicação. Entretanto, a prednisona é a medicação de escolha para o tratamento da sarcoidose e geralmente o diagnóstico da HP é feito na vigência da medicação.

Não está claro, se as medicações para tratar HAP são aplicáveis para a HPAS. Em uma série retrospectiva de pacientes com HPAS, classe funcional III e IV, não houve diferença significativa na sobrevida entre os pacientes tratados com prostaciclina e aqueles que receberam outros vasodilatadores específicos para HP.[28]

O tratamento com droga alvo não é recomendado para pacientes com HPAS. Não existe, até o momento, um trabalho controlado com evidência robusta do uso de drogas vasoativas nos pacientes com HPAS. No entanto, a decisão de tratar é caso a caso, e deve ser tomada por especialista em centro de referência.

HIPERTENSÃO PULMONAR ASSOCIADA À FIBROSE PULMONAR IDIOPÁTICA

A FPI é uma doença intersticial progressiva de causa desconhecida, limitada ao pulmão com taxas consideráveis de morbidade e mortalidade. Pacientes com FPI apresentam uma variedade de condições patológicas associadas.[29,30] As principais comorbidades associadas a FPI são a HP, a doença de artéria coronária, o câncer de pulmão e a tromboembolia pulmonar (Figura 20.4).[31,32]

A HP associada à FPI (HP-FPI) pertence ao grupo 3 na classificação de HP[3]. A prevalência da HP-FPI varia de 32% a 86%, de acordo com diferentes estudos.[33] Na avaliação inicial de uma coorte de pacientes com FPI para transplante de pulmão, 38,6% dos pacientes tinham HP. No momento do transplante, HP foi diagnosticada em 86,4% dos pacientes, o que confirma a natureza progressiva da vasculopatia pulmonar nos pacientes com doen-

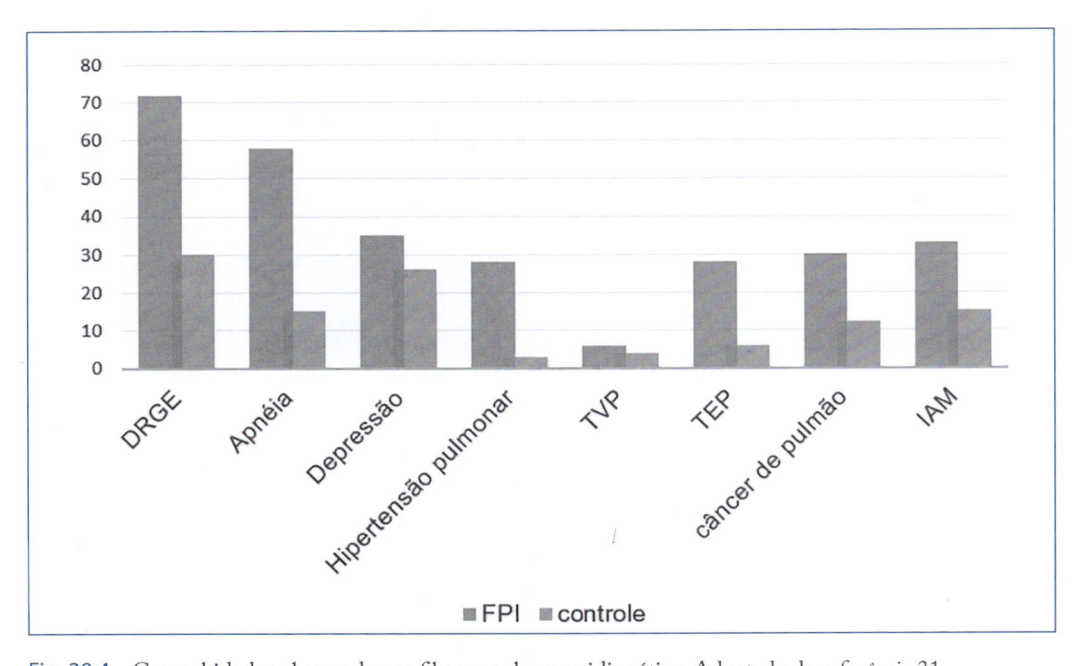

Fig. 20.4 – Comorbidades observadas na fibrose pulmonar idiopática. Adaptada da refer*ência* 31.

ça avançada.[34] Semelhante ao que acontece com as outras DPIs, a disparidade na prevalência deve-se aos diferentes métodos de investigação diagnóstica e também à gravidade da doença intersticial.

A HP tem impacto no prognóstico da FPI. Pacientes em fila de transplante pulmonar com HP-FPI, a mortalidade em um ano foi de 28% comparada a 5,5% nos pacientes com FPI sem HP[31,33]. Outro estudo prospectivo publicado em 2007, com 87 pacientes com FPI, a presença de PmAP > 17 mmHg foi marcador de pior prognóstico.[35]

Na maior parte dos casos, a HP-FPI é leve, até 50% dos pacientes tem PmAP entre 25 e 30mmHg. Entretanto, cerca de 10% dos pacientes com FPI desenvolvem HP com repercussão hemodinâmica (Figura 20.5).[32]

A patogênese da HP-FPI não é completamente elucidada. Diversos mecanismos estão implicados em seu desenvolvimento, tais como, a obstrução vascular, a destruição progressiva do capilar pulmonar secundária à fibrose, a doença pulmonar veno-oclusiva, a vasoconstrição induzida pela hipóxia e o remodelamento vascular secundário ao aumento de citoquinas e fatores de crescimento.[36]

O gatilho para o desenvolvimento da HP parece ser a destruição do capilar pulmonar secundária à fibrose do parênquima, resultando no aumento da resistência vascular pulmonar. Contudo, a falta de correlação entre o grau de fibrose com a hemodinâmica destaca a contribuição de outros fatores no desenvolvimento da HP-FPI.[30]

A hipoxemia é uma causa conhecida no desenvolvimento da HP em pacientes

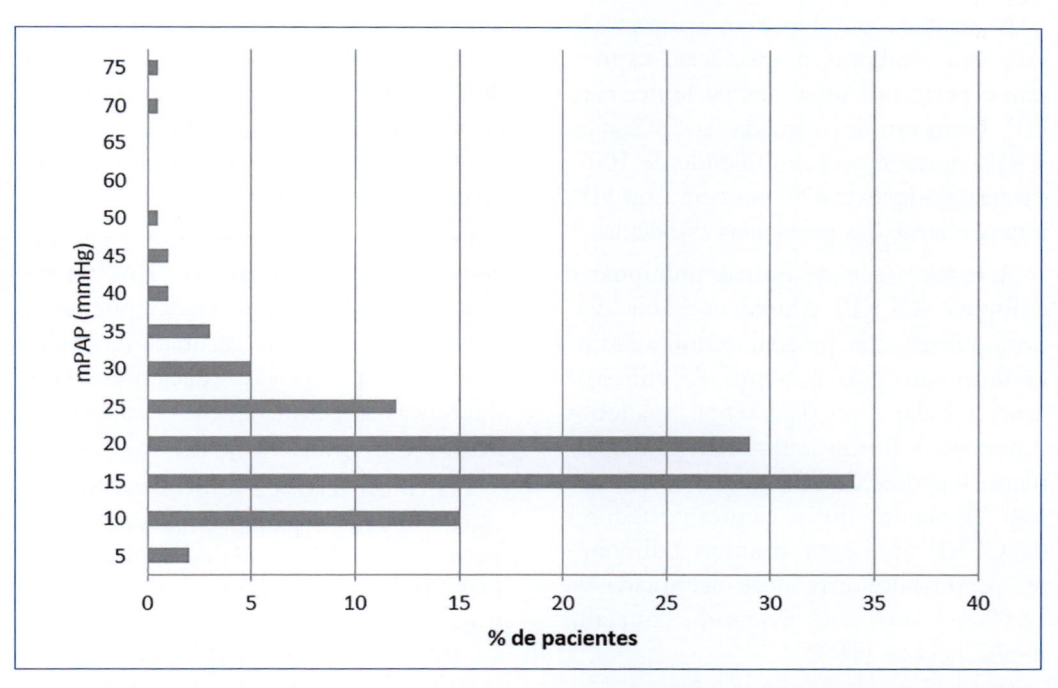

Fig. 20.5 – Distribuição da pressão *média de artéria pulmonar (PmAP) na f*ibrose pulmonar idiopática. Adaptada da referência 32.

com doença pulmonar crônica. De fato, a prevalência de HP-FPI é maior nos pacientes com hipoxemia em uso de oxigênio suplementar. No entanto, observa-se a presença de HP-FPI em pacientes sem hipoxemia.[30]

A disfunção endotelial representa outro mecanismo fisiopatológico da HP-FPI. É observado um fenótipo vascular em determinados pacientes com FPI que se expressa por um desequilíbrio dos mediadores vasoativos do endotélio levando ao remodelamento da microcirculação pulmonar.[30]

Quanto ao diagnóstico da HP-FPI, não há diferenças nos valores espirométricos em relação aos pacientes sem HP. Entretanto, a D_LCO < 30% do predito associada a SaO_2 < 88% pode identificar a HP-FPI com uma sensibilidade de 65% e especificidade de 94%.[36]

A dispneia e a hipoxemia durante o exercício, embora inespecíficas, expressam o perfil funcional dos pacientes com HP. Num estudo, a queda da SpO_2 para < 85% apresentou sensibilidade de 100% e especificidade de 62% para detectar HP, independente das patologias associadas.[36]

A combinação de fibrose pulmonar e enfisema (CFEP) é uma entidade distinta, tabaco-relacionada, definida radiograficamente pela presença de enfisema centrolobular e ou parasseptal nos lobos superiores e fibrose pulmonar, principalmente o padrão de FPI, nos lobos inferiores.[37] A maioria dos pacientes portadores da CFEP apresenta volumes pulmonares preservados e redução acentuada da D_LCO, a qual está associada com alta prevalência de HP.[38]

De acordo com estudos prévios, a prevalência de HP em pacientes com a CFEP varia de 47% a 90%, maior que a prevalência de HP relacionada à DPOC e à FPI isoladamente.[39,40] Geralmente a HP associada a CFEP (HP-CFEP) é de moderada à acentuada, enquanto nos pacientes com DPOC ou FPI a HP é menos grave.[39]

A patogênese da HP pode ser explicada por um efeito adicional sinérgico da vasoconstrição à hipóxia e da redução do leito capilar pulmonar devido a combinação da fibrose e enfisema pulmonar.[39]

A HP é um marcador prognóstico nos pacientes com a CFEP. Em um estudo com 40 pacientes com HP-CFEP comprovada pelo CATE D, a taxa de sobrevida foi de 60% em um ano.[39] Em outro estudo, a taxa de sobrevida em cinco anos foi de 25% nos pacientes com HP-CFEP comparada a 75% nos pacientes com CFEP sem HP e 36% naqueles com HP associada a DPOC.[39]

O diagnóstico da HP-CFEP pode ser desafiador considerando que esses pacientes têm múltiplas comorbidades de risco para HP, principalmente HP venosa (grupo 2) e HPTEC (grupo 4).

O ECO é um método útil e não invasivo para detecção da HP. Em um estudo de pacientes com doença pulmonar avançada, a estimativa acurada da PSAP foi possível em 44% dos pacientes e com diferenças de 10mmHg entre a PSAP estimada e a confirmada pelo CATE D.[33]

Há controvérsias a respeito da indicação do CATE D para pacientes com FPI, visto que não há terapia específica para a HP-FPI.[30,33] No entanto, o CATE D é considerado para pacientes com achados no ECO de insuficiência VD e valores elevados da PSAP e para candidatos ao transplante de pulmão. Porém, pacientes com dispneia intensa, hipoxêmicos e com D_LCO acentuadamente reduzida em relação aos volumes pulmonares devem ser avaliados como candidatos ao CATE D.

Não existe tratamento específico para HP-FPI, e há preocupação que o tratamento com drogas vasoativas possa interferir na troca gasosa nas áreas de fibrose acentuando a hipoxemia.[41]

Os consensos atuais não recomendam o uso de vasodilatadores pulmonares para o tratamento da HP-FPI considerando a falta de estudos que comprovem benefício, segurança e eficácia. A correção da hipoxemia é primordial e a saturação deve ser mantida acima de 90% com a suplementação de oxigênio.

O transplante pulmonar deve ser considerado nos pacientes com HP-FPI, principalmente nos casos com doença avançada ou progressiva, apesar do tratamento.

HIPERTENSÃO PULMONAR ASSOCIADA À DOENÇA DO TECIDO CONJUNTIVO

A DPI pode ocorrer em várias doenças do tecido conjuntivo (DTC) sendo mais frequente na artrite reumatoide (AR), esclerose sistêmica (ES), dermatomiosite e polimiosite (DM/PM), síndrome de Sjogren (SS) e menos frequente, no lúpus eritematoso sistêmico (LES). A HP-DPI representa um fator de mau prognóstico e no contexto das DTC é pouco estudada. Um estudo recente estimou, por CATE D, uma prevalência de 8,1% de HP-DPI neste grupo de pacientes e demonstrou em concordância com outros autores que a PmAP > 20 mmHg está associada com pior sobrevida independente da DTC de base.[42]

A ES é a doença com maior número de estudos e publicações nessa área, pois além de ser a DTC mais comumente associada à HP e DPI, ela é caracterizada fisiopatologicamente por disfunção endotelial e desregulação de fibroblastos, além da presença de autoanticorpos que marcam as principais formas clínicas da doença.[43]

A ES é uma doença sistêmica com potencial envolvimento de órgãos do trato gastrointestinal, cardíaco, renal e pulmonar. É classificada clinicamente pela extensão do envolvimento cutâneo, em forma limitada (ESl) e difusa (ESd). Na ESl, o espessamento cutâneo ocorre exclusivamente distal às articulações e em face, enquanto na ESd, a região proximal dos membros, tronco e abdome também podem ser acometidas. A forma clínica tem relação com envolvimento visceral. Pacientes com a forma limitada normalmente desenvolvem HAP em 10 a 15 anos após o início da doença e apresentam com maior frequência positividade para anticorpo anticentrômero, o qual mostra-se protetor para desenvolvimento de DPI. Em contraste, pacientes com ESd estão sob maior risco de desenvolver DPI, geralmente dentro dos primeiros cinco anos após o diagnóstico, e apresentam associação com a presença de anticorpos antitopoisomerase I.[43]

O acometimento pulmonar representa a principal causa de morte em ES, sendo a DPI e a HAP as principais complicações, com prevalência de 40% e 8%-12%, respectivamente.[44] A prevalência de HP-DPI diagnosticada pelo ECO é de aproximadamente 18% nos pacientes com ES[45], e representa pior prognóstico com o risco de morte cinco vezes maior em comparação à HAP isolada. A taxa de sobrevida em três anos dos pacientes com HP-DPI é em torno de 28% comparada a 47% com HAP isolada.[46]

A patogênese da HP-DPI é complexa e pouco compreendida. Pensava-se que a HP-DPI fosse decorrente à vasoconstrição pela hipóxia e à destruição do leito capilar pulmonar secundária à fibrose. Contudo, a patogênese da HP é mais complexa e outros mecanismos estão envolvidos, como alterações no equilíbrio da angiogênese, aumento da produção de mediadores profibróticos incluindo leucotrienos, fator de necrose tumoral-α, fator de crescimento derivado de plaquetas e fibroblastos e ET-1. Esses mecanismos são bem descritos na vasculopatia associada à ES. Assim, permanece obscuro se a HP é um fenômeno adaptativo a DPI ou se está associada a mecanismos de disfunção vascular intrínsecos à ES levando a uma vasculopatia pulmonar fibroproliferativa difusa semelhante à observada na HAP associada à ES.[47]

Os testes funcionais, sobretudo a prova de função pulmonar com D_LCO são importantes ferramentas na investigação da HP em pacientes com DPI. Na ES, a razão CVF/D_LCO% > 1,6[44,45] ou 2,0[46], sugere HP. Todavia, a presença de enfisema concomitante à DPI pode interferir na D_LCO e aumentar a razão CVF/D_LCO% em mais de 40% sem expressar doença vascular.[48]

As medidas funcionais também são preditoras de mortalidade. Launay e colaboradores mostraram que em pacientes com ES e HP-DPI, níveis de D_LCO < 30% foram associados ao risco de morte e a queda de 10% aumentou o risco relativo de morte em 63%.[49]

Novos algoritmos são propostos para avaliação não invasiva de HP-DPI. Ruocco e colaboradores avaliaram 113 pacientes com DPI, destes, dois pacientes com ES e encontraram boa correlação do BNP, da D_LCO e do ECO com o diagnóstico de HP no CATE D. Os autores propõem o uso de tais medidas como um protocolo de rastreamento antes da avaliação invasiva. Por esse algoritmo é atribuído 1 ponto para as seguintes variáveis: ECO com PSAP > 40 mmHg, PmAP > 25 mmHg e TAPSE < 16 mm; BNP > 50 pg/mL; D_LCO < 40% do previsto. Valores de pontuação > 3 tiveram boa concordância com as medidas invasivas (concordância: 0.964; Cohen's K index:0.825).[50]

Há uma escassez de dados sobre o tratamento da HP-DPI associada à DTC, geralmente esses pacientes são excluídos de protocolos clínicos que avaliam isoladamente a DPI e a HAP.

Um estudo analisou o efeito de terapia específica para HAP em pacientes com ES e HP-DPI. Todos os pacientes foram submetidos ao CATE D e excluídos aqueles com HP do grupo 2 e com suspeita de doença veno-oclusiva. Entre os 70 pacientes avaliados, 46 foram medicados com antagonistas do receptor da endotelina, 20 com inibidores da fosfodiesterase-5, quatro com prostanoide intravenoso e 31% com terapia combinada durante o estudo. O resultado não foi animador, a sobrevida em três anos foi de 21% e não houve mudanças significativas na classe funcional, no TC6M e nos parâmetros hemodinâmicos. A deterioração da troca gasosa foi identificada como preditor de mortalidade.[44]

Volkmann e colaboradores estudaram 99 pacientes com HP pré-capilar e ES sendo 28% com HAP e 72% com HP-DPI. O grupo avaliou a influência do tratamento precoce com prostanoide intravenoso considerado até seis meses após o CATE D. A taxa de sobrevida dos pacientes com HP-DPI foi maior em relação à esperada e similar ao grupo da HAP (49% vs 55%, respectivamente em três anos). Na análise multivariada, a terapia precoce com prostanoide foi significativa para o maior tempo livre de transplante.[51]

Portanto, recomenda-se rastrear a HP com métodos não invasivos nos portadores de DPI relacionada à DTC, e nos casos indicados confirmar com o CATE D. O tratamento deve ser individualizado conforme os fatores de risco e não há evidências consistentes para a recomendação de nenhuma classe de droga específica.

HIPERTENSÃO PULMONAR ASSOCIADA À PNEUMONIA DE HIPERSENSIBILIDADE:

A pneumonia de hipersensibilidade (PH) é uma DPI causada pela inalação de diversos antígenos que desencadeiam uma resposta inflamatória na via aérea e parênquima pulmonar, em indivíduos suscetíveis. A apresentação clínica depende da intensidade da exposição e da resposta imunológica do paciente, podendo evoluir para fibrose e insuficiência respiratória crônica.[52]

Um estudo retrospectivo utilizou o ECO como método diagnóstico de HP (PSAP > 50 mmHg) em pacientes com PH. Nesse estudo, em 73 pacientes com PH crônica, observou-se uma prevalência de 19% de HP, e não houve diferença nos achados de função pulmonar entre aqueles com e sem HP. Já os valores da PaO_2 foram significativamente menores nos pacientes com HP associada à PH (HP-PH).[53]

Oliveira e colaboradores publicaram um estudo prospectivo com o objetivo de avaliar os parâmetros hemodinâmicos em pacientes com PH. Hipertensão pulmonar foi diagnosticada em 50% dos 50 pacientes estudados com o CATE D, destes 44% por hiperresistência e com PmAP < 35 mmHg. De acordo com as variáveis medidas, os autores desenvolveram um escore de risco, onde valores da CVF ≤ 60% do previsto, PaO_2 ≤ 70 mmHg e PSAP ≥ 40 mmHg receberam 1 ponto isoladamente. Valores ≥ 2 foram sugestivos de HP e zero excluiu HP. Este escore de risco precisa ser validado.[54]

A HP-PH encontra-se no grupo 3 na classificação de HP.[3] Os pacientes com HP-PH possuem achados de função pulmonar ruins (CVF, VEF1 e D_LCO reduzidos), pior desempenho ao exercício e hipoxemia significativa ($PaO2$ < 60 mmHg). Estas características são compatíveis com doença pulmonar avançada, o que corrobora com a vasoconstrição a hipóxia como mecanismo fisiopatológico predominante na HP-PH. Estudos recentes sugerem que alérgicos podem induzir a uma resposta inflamatória que compromete a microcirculação pulmonar podendo contribuir para o remodelamento local e aumento da resistência vascular pulmonar.[3]

Os corticosteroides são fundamentais no tratamento da PH, mas sua eficácia em vigência da manutenção à exposição ao alérgeno causal é duvidosa. Na PH crônica o uso de imunossupressores (azatioprina, ciclofosfamida) devem ser considerados, mas a resposta é limitada. A HP ocorreu em pacientes com PH em vigência do uso de corticosteroides e imunossupressores, e os vasodilatadores pulmonares não são recomendados, em parte, pelo potencial aumento na hipoxemia. A suplementação de oxigênio, a reabilitação e a avaliação para transplante pulmonar são recomendados.[3]

HIPERTENSÃO PULMONAR ASSOCIADA À HISTIOCITOSE DE CÉLULAS DE LANGERHANS

A HCL é uma DPI tabaco-relacionada, com predomínio em adultos jovens e com idade entre 20 e 40 anos. A doença apresenta-se com obstrução de grau variado do fluxo aéreo e pode regredir com a cessação do tabagismo, mas aproximadamente 30% dos casos evoluem para doença pulmonar crônica.[55]

A HP é uma complicação frequente na HCL avançada, porém pouco descrita na forma leve e, na maioria das vezes, diagnosticada na avaliação para transplante de pulmão.[56]

Em dois estudos clássicos que avaliaram a prevalência de HP na HCL, o primeiro estudo diagnosticou HP nos 21 pacientes estudados com HCL avançada, e o segundo em 92% dos 39 pacientes encaminhados para transplante de pulmão.[55,56]

A HP-HCL é classificada como multifatorial (grupo 5)[3], vários mecanismos fisiopatológicos estão envolvidos: a hipoxemia crônica, a alteração da mecânica pulmonar pelo comprometimento parenquimatoso e de via aérea e o remodelamento vascular. O granuloma da HCL produz citoquinas e fatores de crescimento, também envolvidos na fisiopatogenia da HP.

O perfil hemodinâmico é semelhante ao da HAP idiopática e não há relação com as alterações encontradas na função pulmonar. Os achados hemodinâmicos refletem diretamente o comprometimento vascular, isto é, a hipertrofia da média e a fibrose da íntima. Essas observações sugerem que o remodelamento vascular ocorre independente das mudanças da pequena via aérea e do parênquima. Estudos demonstram que pacientes com HCL que receberam oxigênio suplementar adequadamente ao longo de quatro anos desenvolveram HP, levantando a hipótese de que outros mecanismos além da hipoxemia estão envolvidos na fisiopatologia da HP-HCL.[55,56]

Outra forma histopatológica de apresentação da HCL no pulmão é a doença veno-oclusiva, a qual além da remodelação arterial, compromete a drenagem das vênulas. De fato, no estudo de Fartoukh e colaboradores de 21 pacientes com HP-HCL dois pacientes foram diagnosticados com doença veno-oclusiva após desenvolverem edema agudo de pulmão com epoprostenol.[55]

A resposta ao tratamento da HCL com corticosteroides e quimioterápicos é pobre, e o tratamento específico para HP é incerto. Há relatos na literatura de hipoxemia com o uso de sildenafila para o tratamento da HP-HCL.[57] Em contrapartida, há relatos do benefício do uso combinado de bosentana com sildenafila ou tadalafila como ponte para o transplante de pulmão na HP-HCL.[57] Apesar de relatos isolados, não é recomendado o uso de drogas específicas para o tratamento da HP-HCL.

HIPERTENSÃO PULMONAR ASSOCIADA À LINFANGIOLEIOMIOMATOSE

A LAM é uma doença de mulheres jovens, que decorre da proliferação anormal de células musculares lisas ao redor de vias aéreas, vasos sanguíneos e linfáticos do tórax e abdome.[58] A LAM se manifesta no pulmão com formações císticas difusas causando obstrução do fluxo aéreo e redução da D_LCO. Os angiomiolipomas renais e os linfangioleiomiomas são manifestações extrapulmonares da doença.[58]

A HP associada à LAM (HP-LAM) é multifatorial (grupo 5)[3]. A patogênese é pouco compreendida, acredita-se que a hipoxemia crônica associada à capacitância vascular reduzida decorrente dos cistos seja o gatilho para o remodelamento da microcirculação pulmonar.[59]

A prevalência da HP-LAM é baixa, no estudo de Taveira e colaboradores HP foi diagnosticada em 7% dos 95 pacientes com LAM.[59] Freitas e colaboradores encontraram resultados semelhantes em 105 pacientes avaliados com LAM.[60] Nesse estudo, pacientes com PSAP > 35 mmHg e/ou D_LCO < 40% do previsto foram submetidos ao estudo hemodinâmico. Entre os 16 pacientes que realizaram CATE D, HP foi diagnosticada em oito pacientes, sendo em seis (5.7%) com padrão pré-capilar. Nos pacientes com HP confirmada, a indicação do CATE D foi baseada somente na D_LCO < 40% em cinco pacientes (63%), todos com HP por hiperresistência vascular. Assim, a D_LCO pode ser um exame útil no rastreamento de HP nos pacientes com LAM.[60]

A HP-LAM na maioria dos casos é leve. No estudo de Cottin e colaboradores, a PmAP mensurada no CATE D foi em torno de 32 mmHg e > 35 mmHg em 20% dos casos.[58]

Em relação ao desenvolvimento da HP, no estudo francês HP foi diagnosticada aproximadamente nove anos após o diagnóstico da LAM. No momento do diagnóstico, os pacientes apresentavam VEF_1 em torno de 45% do previsto e hipoxemia, caracterizando doença avançada.[58] Entretanto, a correlação funcional-hemodinâmica foi fraca podendo a HP se desenvolver com parâmetros hemodinâmicos de gravidade em pacientes com pouca repercussão funcional da LAM. Tal dissociação expressa o comportamento da LAM no pulmão, na qual a doença vascular pode progredir independente da doença do parênquima.[58]

O potencial benefício de medicações específicas para o tratamento da HP-LAM é desconhecido. Na maioria dos casos, o tratamento é baseado em experiências individuais, sem comprovação da eficácia e segurança. Alguns relatos de casos mostram boa tolerância à combinação de sildenafila com bosentana, em particular quando não há comprometimento importante da troca gasosa. No entanto, algumas vezes essas medicações podem ser usadas como ponte para o transplante de pulmão em pacientes com LAM avançada.

TRATAMENTO DA HP NA DPI

Sabidamente a ET-1 está envolvida na patogênese da fibrose pulmonar e da HP. Vários estudos avaliaram o uso dos antagonistas do receptor da ET nos pacientes com HP e DPI. Os estudos ARTEMIS-PH e ARTEMIS-IPF avaliaram o uso da ambrisentana no tratamento de pacientes com HP-DPI e FPI, respectivamente. Ambos estudos foram interrompidos por falta de eficácia e progressão da fibrose.[61,62]

O primeiro estudo de fase 2 com riociguate, um estimulador da guanilato ciclase solúvel, demonstrou melhora hemodinâmica e funcional em pacientes com HP-DPI. Nesse estudo a queda da SaO_2 foi compensada pelo aumento do débito cardíaco. Em contrapartida, um outro estudo, o RISE-IIP, foi interrompido devido ao aumento na mortalidade e eventos adversos com o uso de riociguate.

A medicação foi contraindicada em bula para tratar pacientes com HP-DPI.[63]

Assim, não há evidência suficiente em relação a segurança e o benefício do tratamento com vasodilatadores pulmonares nesse grupo de pacientes.

No entanto, há um subgrupo de pacientes com características clínicas e hemodinâmicas semelhantes aos da HAP. Nestes casos, é difícil ou impossível diferenciar se a HP é resultante da DPI ou a HP pertence ao grupo 1 e coexiste com a DPI. A opção de tratar tais pacientes com droga específica depende exclusivamente do julgamento médico, porém, se a escolha é por tratar, o tratamento deve ser realizado em centro de referência.

Considerando a falta de tratamento específico da HP-DPI, a investigação de comorbidades que contribuem para o desenvolvimento da HP é mandatório. O tratamento de tais morbidades, incluindo a síndrome da apneia do sono, a disfunção cardíaca esquerda, a TEV, a DPOC e outras causas de hipoxemia pode melhorar o estado funcional e a qualidade de vida do paciente.

CONCLUSÃO

A HP é uma complicação frequente nos pacientes com DPI e está associada com pior prognóstico. A hipoxemia e a redução da capacidade de $D_L CO$ desproporcional aos volumes pulmonares apontam para a suspeita de HP associada à doença pulmonar intersticial. O tratamento com medicações específicas permanece em investigação, no entanto, há grande interesse em entender os mecanismos fisiopatológicos envolvidos, o impacto clínico e o potencial papel do tratamento da HP no contexto da DPI.

REFERÊNCIAS

1. Sverzellati N, Lynch DA, Hansell DM, et al. American Thoracic Society-European Respiratory Society classification of the idiopathic interstitial Pneumonias: advances in Knowledge since 2002. Radiographics. 2015; 35(7):1849-1871.
2. Galie N, Humbert M, Vachiery JL, et al. 2015 ESC/ERS Guidelines for the Diagnosis and Treatment of Pulmonary Hypertension: The Joint Task Force for the Diagnosis and Treatment of Pulmonary Hypertension of the ESC and the ERS: Endorsed by AEPC, ISHLT. Eur Heart J. 2016; 37(1):67-119.
3. Simonneau G, Gatzoulis MA, Adatia I, et al. Updated Clinical Classification of Pulmonary Hypertension. J Am Coll Cardiol. 2013; 62(25 Suppl):D34-41.
4. Behr J, Ryu JH. Pulmonary hypertension in interstitial lung disease. Eur Respir J. 2008; 31:1357-1367.
5. Shorr AF, Wainright JL, Cors CS, et al. Pulmonary hypertension in patients with pulmonary fibrosis awaiting lung transplant. Eur Respir J. 2007; 30:715-721.
6. Shorr AF, Helman DL, Davies DB, et al. Pulmonary hypertension in advanced sarcoidosis: epidemiology and clinical characteristics. Eur Respir J 2005; 25(5):783-788.
7. Arcasoy S, Chrstie J, Ferrari V, et al. Echocardiographic assesment of pulmonary hypertension in patients with advanced lung disease. Am J Respir Crit Care Med. 2003; 167(5):735-740.
8. Hoeper MM, Lee SH, Voswinckel R, et al. Complications of right heart catheterization procedures in patients with pulmonary hypertension in experienced centers. J Am Coll Cardiol 2006; 48:2546-2552.
9. Leuchte HH, Baumgartner RA, Nounou ME, et al. Brain natriuretic peptide is a prognostic parameter in chronic lung disease. Am J Respir Crit Care Med 2006; 173:744-750.
10. Shigemitsu H, Nagai S, Sharma OP, et al. Pulmonary hypertension and granulomatous vasculitis in sarcoidosis. Curr Opin Pulm Med 2007; 13:434-438.
11. Sulica R, Teirstein AS, Kakarla S, et al. Distinctive clinical, radiographic, and functional characteristics of patients with sarcoidosis-related pulmonary hypertension. Chest 2005; 128:1483-1489.
12. Nunes H, Humbert M, Caprom F, et al. Pulmonary hypertension associated with sarcoidosis: mechanisms, haemodynamics and prognosis. Thorax 2006; 61:68-74.
13. Handa T, Nagai S, Miki S, et al. Incidence of pulmonary hypertension and its clinical relevance in patients with sarcoidosis. Chest 2006;129(5):1246-1252.
14. Maimon N, Salz L, Shershevsky Y, et al. Sarcoidosis-associated pulmonary hypertension in patients with near-normal lung function. Int J Tuberc Lung Dis. 2013;17(3):406-411.

15. Takemura T, Matsui Y, Oritsu M, et al. Pulmonary vascular involvement in sarcoidosis: granulomatous angiitis and microangiopathy in transbronchial lung biopsies. Virchows Arch A Pathol Anat Histopathol. 1991;418(4):361-368.
16. Rosen Y. Pathology of sarcoidosis. Semin Respir Crit Care Med. 2007;28(1):36-52.
17. Shino MY, Lynch III JP, Fishbein MC, et al. Sarcoidosis-associated pulmonary hypertension and lung transplantation for sarcoidosis. Semin Respir Crit Care Med. 2014;35:362-371.
18. Milman N, Svendsen CB, Iversen M, et al. Sarcoidosis-associated pulmonary hypertension: acute vasoresponsiveness to inhaled nitric oxide and the relation to long-term effect of sildenafil. Clin Respir J. 2009;3(4):207-213.
19. Foley RJ, Metersky ML. Successful treatment of sarcoidosis-associated pulmonry hypertension with bosentan. Respiration 2008; 75(2):211-214.
20. Reichenberger F, Schauer J, Kellner K, et al. Different expression of endothelin in the bronchoalveolar lavage in patients with pulmonary diseases. Lung 2001;179:163-174.
21. Letizia C, Danese A, Reale MG, et al. Plasma levels of endothelin-1 increase in patients with sarcoidosis and fall after disease remission. Panminerva Med. 2001;43:257-261.
22. Diaz-Guzman E, Parambil J, et al. Pulmonary hypertension caused by sarcoidosis. Clin. Chest Med. 2008;29:549-563,x.
23. Wagenvoort CA, Wagenvoort N. The pathology of pulmonary veno-occlusive disease. Virchows Arch A Pathol Anat Histol. 1974;364(1):69-79.
24. Baughman RP, Engel PJ, Taylor L, et al. Survival in sarcoidosis associated pulmonary hypertension: the importance of hemodynamic evaluation. Chest 2010;138(5):1078-1085.
25. Salazar A, Mana J, Sala J, et al. Combined portal and pulmonary hypertension in sarcoidosis. Respiration 1994; 61:117-119.
26. Shorr AF, Davies DB, Nathan SD. Predicting mortality in patients with sarcoidosis awaiting lung transplantation. Chest 2003;124:922-928.
27. Bourbonnais JM, Samavati L. Clinical predictors of pulmonary hypertension in sarcoidosis. Eur Respir J 2008; 32:296-302.
28. Bonham CA, Oldham JM, Gomberg-Maitland M. Prostacyclin and oral vasodilator therapy in sarcoidosis-associated pulmonary hypertension. Chest 2015; 148:1055-1052.
29. Funke M, Geiser T. Idiopathic pulmonary fibrosis: the turning point is now!. Swiss Med Wkly 2015; 145: w14139.
30. King CS, Nathan SD. Idiopathic pulmonary fibrosis: effects and optimal management of comorbidities. Lancet Respir Med 2017; 5(1): 72-84.
31. Boer K, Lee JS. Under-recognised co-morbidities in idiopathic pulmonary fibrosis: A review. Respirology 2016; 21(6): 995-1004.
32. Raghu G, Amatto VC, Behr J, et al. Comorbidities in idiopathic pulmonary fibrosis patients: a systematic literature review. Eur Respir J 2015; 46(4): 1113-1130.
33. Papakosta D, et al. Prevalence of Pulmonary Hypertension in Patients with Idiopathic Pulmonary Fibrosis: Correlation with Physiological Parameters. Lung 2011; 189(5): 391-399.
34. Patel N, Lederer DJ, Borczuk AC, et al. Pulmonary hypertension in idiopathic pulmonary fibrosis. Chest 2007; 132(3):998-1006.
35. Hamada K, Nagai S, Tanaka S, et al. Significance of pulmonary arterial pressure and diffusion capacity of the lung as prognosticator in patients with idiopathic pulmonary fibrosis. Chest 2007;131:650-656.
36. Fulton BJ, Ryerson C. Managing comorbidities in idiopathic pulmonary fibrosis. Int J of Gen Med 2015; 8: 309-318.
37. Cottin V, Nunes H, Brillet PY, et al. Combined pulmonary fibrosis and emphysema: a distinct underrecognised entity. Eur Respir J 2005;26:586-593
38. Kiakouama L, Cottin V, Glerant JC, et al. Conditions associated with severe carbono monoxide diffusion coeficiente reduction. Respir Med 2011;105:1248-1256
39. Cottin V, Le Pavec J, Prévot G, et al. Pulmonary hypertension in patients with combined pulmonary fibrosis and emphysema syndrome. Eur Respir J 2010;35:105-111
40. Usui K, Tanai C, Tanaka Y, et al. The prevalence of pulmonary fibrosis combined with emphysema in patients with lung câncer. Respirology 2011; 16:326-331
41. Nathan SD, King CS. Treatment of pulmonary hypertension in idiopathic pulmonary fibrosis: shortfall in efficacy or trial design?. Drug Des Devel Ther 2014; 8: 75-885
42. Takahashi K, Taniguchi H, Ando M, et al. Mean pulmonary arterial pressure as a prognostic indicator in connective tissue disease associated with interstitial lung disease: a retrospective cohort study. BMC Pulm Med 2016;16(1): 55
43. Hachulla E, Launay D, Mouthon L, et al. Is pulmonary arterial hypertension really a late complication of systemic sclerosis? Chest 2009; 136: 1211-129.
44. Le Pavec J, Girgis RE, Lechtzin N, et al. Systemic sclerosis-related pulmonary hypertension associated with interstitial lung disease: impact of pulmonary arterial hypertension therapies. Arthritis Rheum 2011; 63(8):2456-2464.
45. Chang B, Wigley FM, White B, et al. Scleroderma patients with combined pulmonary hypertension and interstitial lung disease. J Rheumatol 2003; 30:2398-2405
46. Condliffe R, Kiely DG, Peacock AJ, et al. Connective tissue disease-associated pulmonary arterial hypertension in the modern treatment era. Am J Respir Crit Care Med 2009; 179: 151–7. 433

47. Klinger JR, Group III Pulmonary Hypertension: pulmonar hypertension associated with lung disease: epidemiology, pathophysiology, and treatments. Cardiol Clin 2016; 34(3): 413-433.
48. Antoniou KM, Margaritopoulos GA, Goh NS, et al. Combined pulmonary fibrosis and emphysema in scleroderma-related lung disease has a major confounding effect on lung physiology and screening for pulmonary hypertension. Arthritis Rheumatol 2016; 68(4): 1004-1012.
49. Launay D et al. Clinical characteristics and survival in systemic sclerosis-related pulmonary hypertension associated with interstitial lung disease. Chest 2011; 140(4): 1016-1024
50. Ruocco G, Cekorja B, Rottoli P, et al. Role of BNP and echo measurement or pulmonary hypertension recognition in patients with interstitial lung disease: An algorithm application model. Respir Med 2015; 109(3): 406-415.
51. Volkmann ER, Saggar R, Khanna D, et al. Improved transplant-free survival in patients with systemic sclerosis-associated pulmonary hypertension and interstitial lung disease. Arthritis Rheumatol 2014; 66(7): 1900-1908
52. Lima MS, Coletta ENAM, Ferreira RG, et al. Subacute and chronic hypersensitivity pneumonitis: histopathological patterns and survival. Respir Med 2009; 103: 508-515
53. Koschel DS, Cardoso C, Wiedemann B, et al. Pulmonary hypertension in chronic hypersensitivity pneumonitis. Lung 2012; 190: 295-302.
54. Oliveira RKF, Pereira CAC, Ramos RP, et al. A haemodynamic study of pulmonary hypertension in chronic hypersensitivity pneumonitis. Eur Resp J 2014; 44: 415-424.
55. Fartoukh M, Humbert M, Capron F, et al. Severe pulmonary hypertension in histiocytosis X. Am J Resp Crit Care Med 2000; 161: 216-223.
56. Dauriat G, Mal H, Thabut G, et al. Lung transplantation for pulmonary Langherhans'cell hisiocytosis: a multicenter analysis. Transplantation 2006;81: 746-750.
57. May A, Kane G, Yi E, et al. Dramatic and sustainded responsiveness of pulmonary Langerhans cell histiocytosis-associated pulmonary hypertension to vasodilator therapy. Respir Med Case Rep 2014;14:13-15.
58. Cottin V, Harari S, Humbert M, et al. Pulmonary hypertension in lynphangioleiomyomatosis: characteristics in 20 patients. Eur Respir J 2012;40: 630-640.
59. Taveira-DaSilva AM, Hathaway OM, Sachdev V, et al. Pulmnary artery pressure in lymphangioleiomyomatosis: an echocardiography study. Chest 2007; 132: 1573-1578
60. Freitas CSG, Baldi BG, Jardim C, et al. Pulmonary hypertension in lynphangioleiomyomatosis: prevalence, severity and the role of carbono monoxide diffusion capacity as a screening method. Orphanet Journal of Rare Diseases 2017; 12: 74-80.
61. Nathan SD, Behr J, Cottin V, et al. Idiopathic intersticial pneumonia-associated pulmonar hypertension: A target for therapy? Respir Med 2016; 5.
62. Raghu G, Behr J, Brown KK et al. ARTEMIS-IPF Investigators. Treatment of idiopathic pumonary fibrosis with ambrisentan: a parallel, randomized trial. Ann Intern Med 2013; 7; 158(9): 641-649
63. Hoeper MM, Halank M, Wilkens H, et al. Riociguat for interstitial lung disease and pulmonar hypertension: a pilot trial. Eur Resp J 2013; 41(4):853-860.

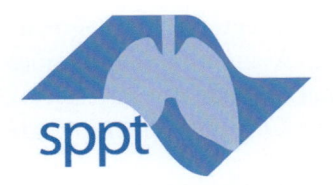

Doenças Pulmonares Intersticiais Tabaco-Relacionadas

21

Mariana Silva Lima

INTRODUÇÃO

Durante muitos anos, é bem conhecido que o tabagismo pode causar danos aos pulmões. A doença pulmonar obstrutiva crônica e o câncer de pulmão têm sido as duas doenças pulmonares mais comumente relacionadas ao tabagismo. Nos últimos anos, a atenção também se concentrou no papel do tabagismo no desenvolvimento de doenças pulmonares intersticiais (DPIs). O tabagismo tem sido associado a várias doenças pulmonares difusas, em que a inflamação bronquiolar e intersticial parece resultar da inalação crônica da fumaça do cigarro. Essas doenças ocorrem principalmente em adultos fumantes relativamente jovens e incluem: pneumonia intersticial descamativa (PID), doença pulmonar intersticial associada à bronquiolite respiratória (BR-DPI) e histiocitose pulmonar das células de Langerhans (HPCL). Embora essas doenças sejam associadas a características radiológicas e histopatológicas típicas, existe significativa sobreposição entre elas, e alguns fumantes podem exibir características indicativas do amplo espectro de padrões das lesões pulmonares intersticiais e bronquiolares relacionadas ao tabagismo. Na atual revisão da classificação multidisciplinar internacional das pneumonias intersticiais idiopáticas (PIIs) das Sociedades Americana e Europeia, o termo pneumonia intersticial relacionada ao tabagismo foi introduzido e inclui a BR-DPI e a PID.

O tabagismo também foi associado à pneumonia eosinofílica aguda e aumenta o risco de desenvolver outras doenças pulmonares intersticiais fibrosantes, como fibrose pulmonar idiopática (FPI) e a DPI associada à artrite reumatoide. Certos fumantes também desenvolvem uma combinação de fibrose pulmonar e enfisema (CFPE). A CFPE é um exemplo da coexistência de padrões específicos radiológicos e histopatológicos em indivíduos tabagistas. Na atual classificação das PII, a CFPE é considerada um fenótipo diferente da FPI e não uma PII distinta.

Este capítulo irá discutir os aspectos clínicos, radiológicos e histopatológicos das principais DPIs induzidas pelo tabagismo.

BRONQUIOLITE RESPIRATÓRIA ASSOCIADA À DOENÇA PULMONAR INTERSTICIAL

A bronquiolite respiratória é muito comum, descoberta como achado incidental em fumantes, consistindo em um acúmulo de macrófagos pigmentados dentro de bronquíolos respiratórios e em alvéolos adjacentes. Essas características histológicas muitas vezes associadas à inflamação peribronquiolar e à fibrose foi identificada pela primeira vez em um estudo de necropsia em tabagistas assintomáticos. Em 1987, uma doença pulmonar difusa clinicamente significativa foi descrita por Myers et al. em associação com a bronquiolite respiratória. Na BR-DPI, os macrófagos são caracterizados por vítreo citoplasma eosinofílico, geralmente com pigmento marrom e finamente granular (que representa os constituintes da fumaça de cigarro). Muitas vezes, há um infiltrado de células inflamatórias crônicas em bronquíolos e em paredes alveolares circundantes. O espessamento septal alveolar por deposição de colágeno irradiando do bronquíolo envolvido é uma característica mais variável. Nem faveolamento, nem os focos fibroblásticos são características da BR-DPI e, quando presentes, devem aumentar a possibilidade de um outro processo de doença coexistente. O parênquima pulmonar distante do bronquíolo respiratório envolvido é normal, exceto quando existem alterações enfisematosas.

A BR-DPI é quase exclusivamente observada em fumantes adultos em suas terceira a quinta décadas de vida, com igual distribuição entre homens e mulheres. Como em outras doenças pulmonares difusas, os principais sintomas de apresentação são inespecíficos e incluem tosse crônica e dispneia lentamente progressiva aos esforços. A ausculta dos pulmões pode ser normal ou pode revelar estertores inspiratórios. O baqueteamento digital é incomum.

Apesar da natureza bronquiolocêntrica da doença, ambos os distúrbios, restritivo e obstrutivo, foram documentados, com uma mistura de distúrbios predominantemente restritivos, geralmente associada a uma redução leve a moderada na capacidade de difusão do monóxido de carbono (DCO), alteração mais frequentemente encontrada. O grau de gravidade fisiológica é tipicamente de leve a moderado. A gravidade do comprometimento da função pulmonar é uma característica crucial para distinguir BR-DPI da bronquiolite respiratória.

A radiografia de tórax é frequentemente anormal, com opacidades reticulares ou reticulonodulares bilaterais em mais de dois terços dos pacientes, ou pode ser normal em até 20% dos pacientes sobreposição substancial com pneumonia intersticial descamativa, bem como outras formas de bronquiolite. As anormalidades na tomografia computadorizada de tórax de alta resolução (TCAR) incluem espessamento das paredes brônquicas, nódulos centrolobulares maldefinidos e áreas de atenuação em vidro fosco. As opacidades em vidro fosco são tipicamente bilaterais e podem afetar a parte superior e inferior dos campos pulmonares. O faveolamento e a fibrose são incomuns.

Na maioria dos casos, as alterações tomográficas na BR-DPI são semelhantes às da bronquiolite respiratória, consistindo principalmente em nódulos centrolobulares maldefinidos bilaterais e opacidades em vidro fosco. O padrão reticular (indicando fibrose subjacente) apenas foi descrito em pacientes com BR-DPI, sendo relativamente incomum, limitando assim a sua utilidade como critério diagnóstico.

A construção do diagnóstico de BR-DPI vai depender de alguns aspectos. Como discutido acima, a doença deve ser suficientemente grave para se apresentar como uma doença pulmonar difusa clinicamente significante em oposição à bronquiolite respiratória. O clínico também deve considerar outras possibilidades de doenças pulmonares difusas com apresentações semelhantes. Entre os recursos não invasivos usados para diagnosticar a BR-DPI, os achados na TCAR geralmente oferecem informação discriminatória. Os achados na TCAR típicos da BR-DPI efetivamente excluem a maioria das outras doenças pulmonares difusas, incluindo as pneumonias intersticiais fibrosantes idiopáticas (FPI ou pneumonia intersticial não específica fibrótica). Existe uma sobreposição ocasional nas aparências entre BR-DPI e PID, embora o vidro fosco na PID geralmente seja mais extenso e os nódulos centrolobulares sejam infrequentes ou ausentes. O padrão tomográfico na BR-DPI frequentemente se assemelha aos da pneumonite de hipersensibilidade (PH) subaguda com nódulos centrolobulares mal definidos difusos. No entanto, a história (BR-DPI ocorre apenas em fumantes, enquanto a PH é rara em fumantes) e o perfil do lavado broncoalveolar (LBA) geralmente são definitivos na distinção entre as duas doenças (na BR-DPI e na bronquiolite respiratória, o LBA demonstra macrófagos contendo pigmento marrom (Figura 21.1) e na PH é observada a linfocitose). A história e as aparências da TCAR em conjunto com os achados no LBA geralmente permitem o diagnóstico sem a necessidade de biópsia pulmonar cirúrgica.

Na BR-DPI, na ausência de dados longitudinais, o manejo é em grande parte pelo grau de gravidade do comprometimento da função pulmonar. Na doença leve a moderada, um período de observação após a cessação do tabagismo é normalmente justificado para permitir

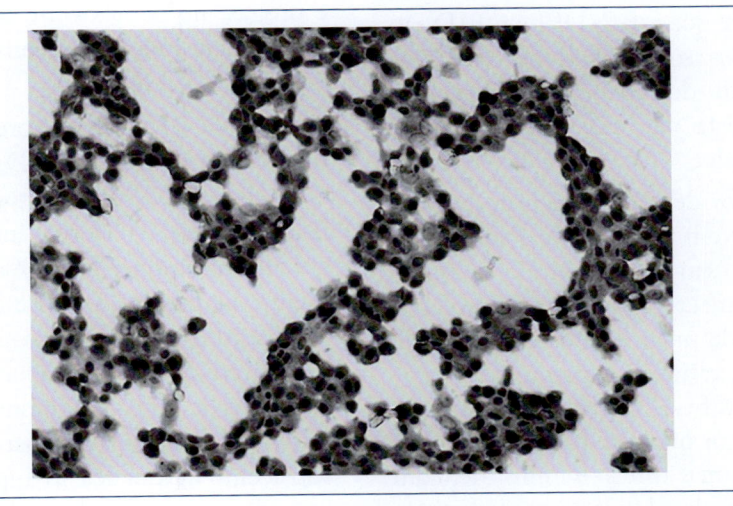

Fig. 21.1 – Lavado broncoalveolar demonstrando o predomínio de macrófagos com pigmento castanho dourado citoplasmático, sugestivo de bronquiolite respitatória (200 x).

regressão da doença espontânea, como quase sempre ocorre em pacientes com bronquiolite respiratória. Um teste terapêutico com corticosteroide, associado ou não a drogas imunossupressoras, é usual quando a doença não regrediu após a cessação do tabagismo. No entanto, a relação risco/benefício do tratamento prolongado merece consideração cuidadosa. A retirada precoce do tratamento em não respondedores é frequentemente adequada. Os mesmos princípios gerais se aplicam à PID, embora o tratamento precoce geralmente seja necessário pelo nível de o comprometimento da função pulmonar ter uma tendência a ser mais grave do que na BR-DPI.

PNEUMONIA INTERSTICIAL DESCAMATIVA

O termo BR-DPI foi determinado por Myers et al. para distinguir entre a entidade intersticial centrada nas vias aéreas e a doença mais difusa, "pneumonia intersticial descamativa". Foi subsequentemente sugerido por Katzenstein et al. que a BR-DPI deva substituir o termo PID como um termo unificador, com base na percepção de que a BR-DPI e a PID são manifestações sobrepostas de um mesmo processo de doença, embora esse ponto de vista não seja universalmente compartilhado.

A PID foi descrita pela primeira vez por Liebow em 1965. As características histológicas são um acúmulo proeminente de macrófagos intra-alveolares, hiperplasia de pneumócitos tipo II e, de forma mais variável, espessamento septal alveolar difuso. Em menor aumento, a impressão primordial é de um envolvimento pulmonar difuso e uniforme, com a arquitetura alveolar geralmente preservada com um discreto infiltrado de células inflamatórias crônicas no interstício. Em contraste com a BR-DPI, os macrófagos são de distribuição difusa, embora tipicamente contendo pigmento idêntico ao observado na BR-DPI e na bronquiolite respiratória. Assim, a principal diferença entre PID e BR-DPI e bronquiolite respiratória é a profusão de infiltração de macrófagos. Além disso, os achados histopatológicos podem ser úteis na diferenciação entre as duas condições e incluem a extensão da fibrose intersticial, folículos linfoides (alguns com centros germinativos) e infiltração eosinofílica, todos tendendo a ser mais prevalentes na PID. As células gigantes são frequentemente presentes. O faveolamento e os focos fibroblásticos são incomuns.

Ao contrário da BR-DPI, a PID é relatada por ocorrer em adultos e crianças. A associação do tabagismo com a PID é menos robusta do que com a BR-DPI, e de 60 a 90% dos pacientes com PID são fumantes ativos ou ex-fumantes. A PID também foi relatada em não fumantes após exposição a certas toxinas inaladas e drogas, no contexto de certas doenças virais e autoimunes, pneumoconioses ou na doença de Gaucher.

Como a BR-DPI, a apresentação clínica dos pacientes com PID é inespecífica e consiste em dispneia e tosse. O exame físico revela estertores inspiratórios à ausculta pulmonar em 60% e baqueteamento digital em 25 a 50% dos pacientes. O distúrbio ventilatório restritivo com DCO reduzida é comumente observado em testes de função pulmonar. A redução na DCO é um guia útil para a gravidade subjacente da doença. A hipoxemia aparece apenas nos estádios graves da doença. O grau de anormalidades fisiológicas geralmente é mais grave do que aquele observado na BR-DPI.

A radiografia de tórax é anormal na maioria dos pacientes com PID, tipicamente revelando anormalidades não específicas. A radiografia de tórax é normal em 10 a 20% dos casos. A PID é extremamente rara, e a anormalidade predominante na TCAR é o vidro fosco resultante do acúmulo de macrófagos alveolares (Figura 21.2). O envolvimento das zonas média e inferior é típico e existe uma predileção para a região subpleural (embora a distribuição do vidro fosco possa ser inteiramente aleatória). Outros achados incluem linhas irregulares em conjunto com bronquiectasias de tração, distorção parenquimatosa, cistos, enfisema e nódulos parenquimatosos. O faveolamento é um achado incomum. Essas características, sugestivas de fibrose pulmonar, geralmente são limitadas em extensão, sem faveolamento, tipicamente presente na pneumonia intersticial usual (PIU).

O diagnóstico diferencial da PID pode ser amplo e pode incluir todas as causas potenciais de atenuação em vidro fosco difusa na TCAR. Ao contrário do que acontece nos casos de BR-DPI, uma biópsia cirúrgica é quase invariavelmente necessária para diagnosticar a PID. Geralmente não é possível diferenciar PID da pneumonia intersticial não específica (PINE) por apenas critérios clínicos, radiográficos e broncoscópicos. No entanto, a broncoscopia com LBA pode ser útil na exclusão de outras condições que imitam a PID.

Como a PID está associada ao tabagismo, na maioria dos adultos, a cessação do tabagismo é um componente fundamental no manejo dos pacientes. Com relação aos não fumantes com PID, outras associações de doenças e os fatores etiológicos associados à PID precisam ser considerados e tratados conforme a causa envolvida. Os pacientes são frequentemente tratados com corticosteroides, mas, em paralelo à BR-DPI, a eficácia parece ser modesta. O papel dos imunossupressores permanece indefinido, mas o uso bem-sucedido destes agentes foi descrito. O transplante pulmonar é uma opção de tratamento para pacientes com doença grave ou progressiva. O prognóstico para pacientes com PID é provavelmente pior do que o associado à BR-DPI. Sugeriu-se

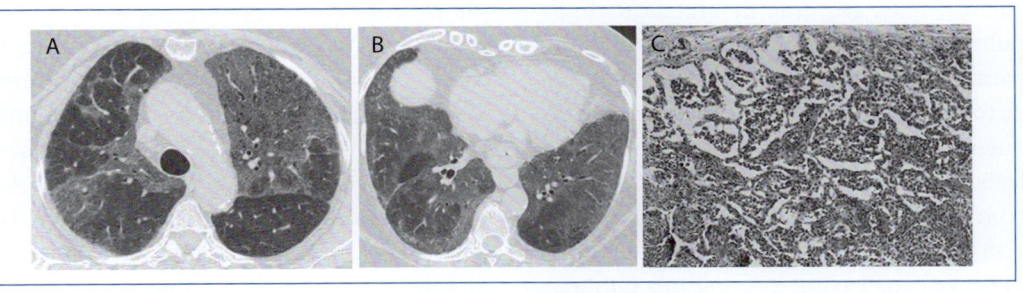

Figura 21.2 (A) e (B) Paciente de 72 anos, sexo feminino, tabagista (44 maços/ano), com tosse há sete meses. Apresentava volumes pulmonares preservados com redução acentuada da difusão pulmonar, além de dessaturação ao exercício. A TCAR demonstrou opacidades em vidro fosco difuso com discreto enfisema centrolobular associado. (C) Biópsia pulmonar cirúrgica foi diagnóstica de pneumonia intersticial descamativa com leve espessamento septal difuso e homogêneo.

que alguns casos de PID podem progredir para um padrão radiográfico de PINE fibrótica, mas essa afirmação não foi confirmada pela histologia.

HISTIOCITOSE PULMONAR DAS CÉLULAS DE LANGERHANS

A HPCL é encontrada geralmente em adultos e é considerada uma DPI tabaco-relacionada diagnosticada predominantemente em adultos mais jovens, nas terceira e quarta décadas. As células de Langerhans são derivadas de células dendríticas e são potentes células acessórias apresentadoras de antígenos. A grande maioria dos pacientes com HPCL são tabagistas ativos ou ex-fumantes. Os pacientes com HPCL comumente apresentam dispneia e tosse, mas alguns apresentam análise radiológica de tórax anormal na ausência de sintomas respiratórios. O pneumotórax ocorre em 10% a 20% dos pacientes e pode ocasionalmente ser a manifestação inicial. Manifestações extrapulmonares, como envolvimento ósseo ou diabetes insipidus, podem estar associadas em aproximadamente 15% dos pacientes. A TCAR revela alterações císticas com distorção arquitetural interativa que inclui nódulos e densidades reticulares, mais gravemente afetando zonas pulmonares superiores e médias em comparação com as bases dos pulmões. Os cistos são mais irregulares e bizarros do que na linfangioleiomiomatose e algumas lesões aparecem como nódulos cavitados com paredes mais espessas. A maioria dos cistos tem menos de 10 mm de diâmetro, mas os cistos irregulares maiores também podem ser vistos em estádios avançados. O teste da função pulmonar tipicamente revela uma obstrução ou um padrão misto. A DCO geralmente é reduzida.

No contexto clínico adequado, os achados típicos da TCAR podem ser suficientes para fazer o diagnóstico de HPCL. Se uma biópsia pulmonar é necessária para confirmar o diagnóstico, a broncoscopia com biópsia transbrônquica e o LBA podem produzir rendimento no diagnóstico. A presença de células ≥ 5% CD1a positivas no LBA é altamente específica para HPCL. A biópsia transbrônquica pode ser diagnóstica se o tecido for adequado. A imuno-histoquímica positiva para S-100, CD1a e langerin podem identificar as células de Langerhans e ser úteis no diagnóstico da HPCL. As células de Langerhans também podem ser identificadas em microscopia eletrônica pela presença de grânulos de Birbeck intracelulares. Se nem o LBA, nem os resultados da biópsia transbrônquica foram suficientes para o diagnóstico; a biópsia pulmonar cirúrgica é necessária para confirmar o diagnóstico. Outras informações a respeito da abordagem desses pacientes são discutidas no capítulo de doenças pulmonares císticas.

COMBINAÇÃO DE FIBROSE PULMONAR E ENFISEMA

A CFPE é um exemplo da coexistência de padrões radiológicos e patológicos em fumantes. Na nova classificação das PIIs, a CFPE é considerada um fenótipo distinto da FPI e não uma PII específica. Alguns autores consideram a CFPE uma síndrome clínica, caracterizada pela associação de características distintas, incluindo história de tabagismo, dispneia grave, espirometria próxima do normal, diminuição acentuada na DCO, hipoxemia no exercício com presença frequente de hipertensão pulmonar pré-capilar e um mau prognóstico (mais grave do que na FPI).

A CPFE parece ocorrer com maior frequência em homens após a sexta década de vida (média de idade de 65 anos). Normalmente, os pacientes são tabagistas atuais ou ex-fumantes com história superior a 40 maços/ano. No entanto, a CFPE também foi descrita em não fumantes, e nesses casos geralmente relacionada a mutações. A associação de CPFE com doenças do tecido conjuntivo mesmo em não fumantes também mostra uma predisposição genética à doença. Os pacientes geralmente apresentam dispneia grave, principalmente com esforço, o que é associado à significativa limitação funcional e dessaturação durante o exercício. Os estertores basais são frequentemente presentes na ausculta e o baqueteamento digital está presente em quase metade dos pacientes.

Os testes de função pulmonar de pacientes com CFPE são caracterizados pela preservação de valores espirométricos e volumes pulmonares estáticos, além de redução da DCO. O motivo para os valores espirométricos relativamente normais observados na CFPE é o resultado de um contrabalanço entre os efeitos restritivos da fibrose pulmonar e a hiperinsuflação causada por lesões enfisematosas.

O diagnóstico de CFPE é baseado na imagem da TCAR, o que mostra a coexistência de enfisema (principalmente nas zonas superiores dos pulmões) e fibrose pulmonar (incluindo opacidades reticulares subpleurais, imagens em favo de mel e bronquiectasias de tração) nas zonas inferiores (Fig. 21.3). As lesões enfisematosas incluem a presença de enfisema centrolobular ou parasseptal com predominância nas áreas subpleurais. Enquanto a PIU parece ser o padrão mais comum relatado na avaliação do aspecto fibrótico da CFPE, estudos mostraram que os achados de imagem são heterogêneos. Pacientes com CPFE, além do padrão de PIU, também podem ter padrão de PINE fibrótica. As zonas de fibrose e enfisema podem estar completamente separadas (enfisema nas zonas superiores e fibrose nas bases) ou ter uma transição progressiva entre eles. Finalmente, as lesões enfisematosas parasseptais também podem estar presentes

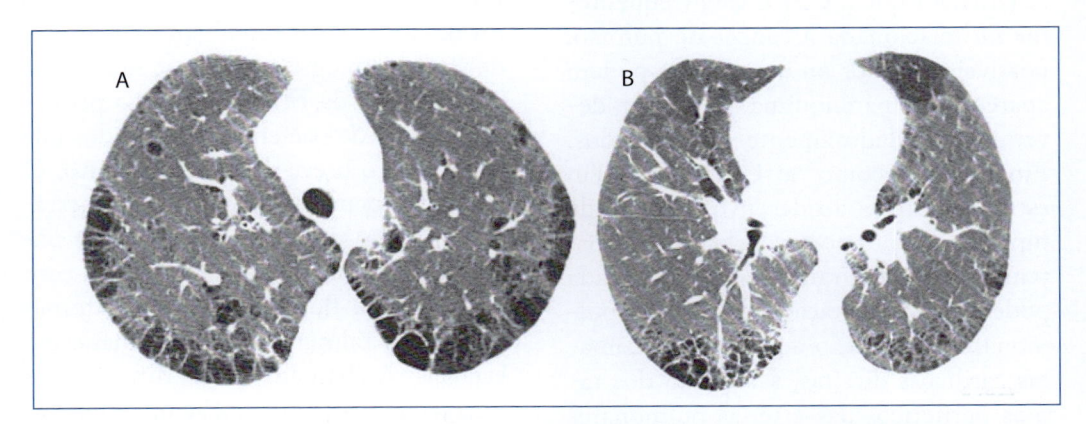

Fig. 21.3 – Mulher de 48 anos, tabagista 35 maços/ano, procurou atendimento médico por baqueteamento digital. À ausculta pulmonar apresentava estertores em velcro. Foi realizada TCAR, que demonstrou enfisema parasseptal e centrolobular em ápices pulmonares (Fig. 21.3A) e reticular com cistos em lobos inferiores (Fig. 21.3B). A biópsia pulmonar cirúrgica demonstrou um padrão de fibrose intersticial relacionada ao tabagismo (FIRT).

nas bases dos pulmões dentro das lesões fibróticas. As opacidades de vidro podem estar presentes e parecem ser mais frequentes em pacientes com CFPE em comparação com pacientes com apenas fibrose e poderiam ser atribuídas a lesões relacionadas ao tabagismo, como a PID. Consolidação e micronódulos, embora relatados, são raros e podem representar BR-DPI. Uma característica radiológica específica da CFPE é a presença de grandes lesões císticas de paredes grossas, maiores do que o faveolamento (medem pelo menos 1 cm de diâmetro), e são delimitados por uma parede de 1 mm de espessura. Os cistos podem estar situados nas zonas pulmonares superiores, logo abaixo da parede torácica, ou crescem dentro das áreas de infiltrado reticular e/ou faveolamento. A progressão na CFPE diferiu significativamente da do enfisema isolado ou da fibrose isolada, enquanto a CFPE proporcionou um aumento mais rápido nas lesões enfisematosas de baixa atenuação e na porcentagem de áreas pulmonares destruídas.

Uma vez que a CFPE está frequentemente relacionada a câncer de pulmão, possíveis nódulos ou massas que podem aparecer no parênquima pulmonar devem ser cuidadosamente interpretados. Finalmente, como a CFPE também está relacionada ao desenvolvimento de hipertensão pulmonar, achados importantes na tomografia computadorizada podem ser a dilatação das artérias pulmonares centrais, o aumento das câmaras cardíacas direitas, a redução dos ramos periféricos das artérias pulmonares e a aparência em mosaico do parênquima pulmonar. O risco de desenvolver hipertensão pulmonar é muito maior na CFPE do que na FPI e representa o principal preditor independente de mortalidade nesses pacientes. A prevalência do câncer de pulmão é alta em CFPE. Em pacientes com FPI, o câncer de pulmão tende a ocorrer nas áreas subpleurais principalmente nos lobos inferiores. Em pacientes com CFPE, o câncer de pulmão tende a ocorrer mais frequentemente na área subpleural de forma semelhante à FPI. Os tipos histológicos mais frequentes de câncer de pulmão na CFPE são carcinoma de células escamosas e adenocarcinoma, enquanto o câncer de pulmão de células pequenas ocorre em uma minoria de casos. A CFPE também é um fator prognóstico desfavorável em pacientes com câncer de pulmão após ressecção tumoral completa.

Quanto ao padrão histopatológico, a combinação de lesões fibróticas e enfisema foi classificada em dois grupos: as formas difusas de fibrose com enfisema e as formas localizadas de fibrose com enfisema. O alargamento do espaço aéreo com fibrose (AEF), fibrose intersicial relacionada ao tabagismo (FIRT) e BR-DPI com fibrose são categorizados como formas localizadas semelhantes do ponto de vista histológico. Pouco se sabe sobre a progressão da FIRT devido ao pequeno número de pacientes nos estudos publicados e o breve acompanhamento. O curso da doença geralmente parece estável ao longo do tempo, mas alguns pacientes podem mostrar progressão com obstrução ao fluxo aéreo, mas sintomas clínicos geralmente leves permanecem estáveis. A chamada forma difusa inclui uma sobreposição de enfisema pulmonar e pneumonia intersticial fibrótica (PIU ou PINE fibrótica).

Atualmente, não há recomendações específicas sobre a conduta terapêutica nos pacientes com CFPE. As medidas gerais que devem ser tomadas são a cessação do tabagismo, oxigenoterapia para pacientes hipoxêmicos e vacinação contra vírus da gripe e *S. pneumoniae*. Os pacientes que continuam a fumar têm um pior prognóstico em comparação com aqueles que cessaram o tabagismo. Nos pacientes com obstrução do fluxo aéreo, broncodilatadores inalados podem ser prescritos. Tratamento com corticosteroides orais ou imunossupressores pode ser testado em pacientes selecionados, especificamente naqueles com padrão tomográfico de PINE ou PID. Na presença de hipertensão pulmonar, terapias específicas com drogas-alvo precisam ser mais avaliadas em pacientes com diagnóstico de CFPE, podendo resultar na melhoria da hemodinâmica. Os novos tratamentos com drogas antifibróticas para FPI, como a pirfenidona e o nintedanibe, também podem ser benéficos para pacientes com CPFE. Finalmente, pacientes com doença grave também devem ser considerados para transplante pulmonar; os volumes pulmonares preservados não devem ser utilizados como critérios de seleção.

CONCLUSÃO

É amplamente conhecido que o tabagismo é causa de doenças comuns, como a doença pulmonar obstrutiva crônica e o câncer de pulmão. As DPIs tabaco-relacionadas são menos reconhecidas, mas existe uma correlação causal sólida baseada em dados epidemiológicos. A cessação do tabagismo é a terapia central para controle desses pacientes. O diagnóstico muitas vezes não é simples, o que pode favorecer o subdiagnóstico. A adequada abordagem dessas doenças requer uma perfeita integração dos dados clínicos, funcionais, radiológicos e histopatológicos. Estudos futuros são necessários tendo em vista a elucidação de aspectos relacionados à patogênese, evolução clínica, estratégias terapêuticas e determinantes da predisposição de determinado grupo de fumantes a desenvolver essas doenças.

REFERÊNCIAS

1. Wells AU, Nicholson AG, Hansell DM. Challenges in pulmonary fibrosis . 4: smoking-induced diffuse interstitial lung diseases. Thorax. 2007;62(10):904-10.
2. Margaritopoulos GA, Vasarmidi E, Jacob J, Wells AU, Antoniou KM. Smoking and interstitial lung diseases. European respiratory review : an official journal of the European Respiratory Society. 2015;24(137):428-35.
3. Margaritopoulos GA, Harari S, Caminati A, Antoniou KM. Smoking-related idiopathic interstitial pneumonia: A review. Respirology. 2016;21(1):57-64.
4. Vassallo R. Diffuse lung diseases in cigarette smokers. Semin Respir Crit Care Med. 2012;33(5):533-42.
5. Walsh SL, Nair A, Desai SR. Interstitial lung disease related to smoking: imaging considerations. Curr Opin Pulm Med. 2015;21(4):407-16.
6. Travis WD, Costabel U, Hansell DM, King TE, Jr., Lynch DA, Nicholson AG, et al. An official American Thoracic Society/European Respiratory Society statement: Update of the international multidisciplinary classification of the idiopathic interstitial pneumonias. Am J Respir Crit Care Med. 2013;188(6):733-48.
7. Churg A, Muller NL, Wright JL. Respiratory bronchiolitis/interstitial lung disease: fibrosis, pulmonary function, and evolving concepts. Arch Pathol Lab Med. 2010;134(1):27-32.
8. Tazelaar HD, Wright JL, Churg A. Desquamative interstitial pneumonia. Histopathology. 2011;58(4):509-16.
9. Yousem SA. Respiratory bronchiolitis-associated interstitial lung disease with fibrosis is a lesion distinct from fibrotic nonspecific interstitial pneumonia: a proposal. Mod Pathol. 2006;19(11):1474-9.
10. Kawabata Y, Hoshi E, Murai K, Ikeya T, Takahashi N, Saitou Y, et al. Smoking-related changes in the background lung of specimens resected for lung cancer: a semiquantitative study with correlation to postoperative course. Histopathology. 2008;53(6):707-14.
11. Godbert B, Wissler MP, Vignaud JM. Desquamative interstitial pneumonia: an analytic review with an emphasis on aetiology. European respiratory

review: an official journal of the European Respiratory Society. 2013;22(128):117-23.
12. Katzenstein AL, Mukhopadhyay S, Zanardi C, Dexter E. Clinically occult interstitial fibrosis in smokers: classification and significance of a surprisingly common finding in lobectomy specimens. Hum Pathol. 2010;41(3):316-25.
13. Cottin V, Cordier JF. Combined pulmonary fibrosis and emphysema in connective tissue disease. Curr Opin Pulm Med. 2012;18(5):418-27.
14. Cottin V, Le Pavec J, Prevot G, Mal H, Humbert M, Simonneau G, et al. Pulmonary hypertension in patients with combined pulmonary fibrosis and emphysema syndrome. Eur Respir J. 2010;35(1):105-11.
15. Usui K, Tanai C, Tanaka Y, Noda H, Ishihara T. The prevalence of pulmonary fibrosis combined with emphysema in patients with lung cancer. Respirology. 2011;16(2):326-31.
16. Dias OM, Baldi BG, Costa AN, Carvalho CR. Combined pulmonary fibrosis and emphysema: an increasingly recognized condition. J Bras Pneumol. 2014;40(3):304-12.
17. Inomata M, Ikushima S, Awano N, Kondoh K, Satake K, Masuo M, et al. An autopsy study of combined pulmonary fibrosis and emphysema: correlations among clinical, radiological, and pathological features. BMC Pulm Med. 2014;14:104.

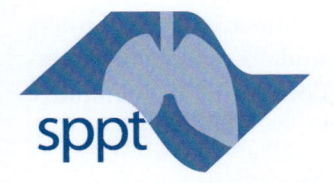

Doenças Pulmonares Linfoproliferativas

22

Olívia Meira Dias[1]
Bruno Guedes Baldi[1]
Ellen Caroline Toledo do Nascimento[2]
Marisa Dolhnikoff[2]

INTRODUÇÃO

O tecido linfoide é um componente normalmente presente no pulmão, na forma de linfonodos intrapulmonares, tecido linfoide associado aos brônquios (em inglês, *bronchial associated limphoid tissue*, ou BALT), agregados linfoides periféricos e pequeno número de linfócitos no parênquima pulmonar. A maior parte do tecido linfoide pulmonar normal está localizada na forma de agregados pouco organizados ao longo da submucosa de bronquíolos. Seu papel primordial consiste em ser uma primeira linha de defesa aos antígenos e microrganismos inalados. O tecido linfoide organizado associado à mucosa brônquica, conhecido como BALT, é constituído por linfócitos B localizados na região central e linfócitos T periféricos. Um epitélio especializado formado por pequenas células epiteliais não ciliadas (células M) reveste a região do BALT e é infiltrado por células T. BALT não está presente ao nascimento, desenvolve-se na infância e está novamente ausente no pulmão normal adulto. Estímulos antigênicos variados, como o tabagismo, doenças imunológicas ou infecções crônicas, levam ao reaparecimento do BALT na vida adulta. Além de seu papel na defesa contra microrganismos, serve como sítio para a diferenciação secundária dos linfócitos para a elaboração de uma resposta imune específica com a reexposição antigênica.

A estimulação antigênica do BALT é considerada o evento inicial no desenvolvimento das doenças linfoides primárias do pulmão, que envolve um conjunto de processos de ativação e proliferação linfocítica que podem resultar em um espectro de padrões morfológicos. A associação comum com doenças autoimunes, imunodeficiências e infecções aponta para um papel crucial da estimulação crônica por agentes intrínsecos e extrínsecos na indução da proliferação linfoide. As formas benignas e localizadas geralmente se apresentam como hiperplasia linfoide, enquanto respostas com células atípicas e monoclonais são características de neoplasias malignas difusas. O tipo de resposta imune depende de múltiplos fatores ainda não totalmente caracterizados, que compreendem desde a suscetibilidade individual do paciente, o estímulo inflamatório persistente, até a desregulação do sistema autoimune. Portanto, as doenças pulmonares linfoproliferativas constituem um conjunto de doenças que possuem em comum a presença de um infiltrado linfocítico pulmonar com diferentes apresentações clínico-radiológicas e histopatológicas.

Os avanços em técnicas de biologia molecular e imuno-histoquímica foram fundamentais para o entendimento da patogênese e da classificação das doenças linfoproliferativas pulmonares, apesar das similaridades e sobreposições entre elas. De forma simplificada, as respostas reativas são policlonais e incluem o aumento dos linfonodos intrapulmonares, a hiperplasia nodular linfoide, a bronquiolite folicular e a pneumonia intersticial linfocítica (PIL). Outras doenças linfoproliferativas benignas podem acometer os pulmões secundariamente, como a hiperplasia linfoide angiofolicular (doença de Castleman) e a doença relacionada a IgG4. Respostas monoclonais estão geralmente relacionadas a neoplasias e compreendem a granulomatose linfomatoide, a linfadenopatia angioimunoblástica, as doenças linfoproliferativas pós-transplante, as neoplasias desencadeadas por plasmócitos (ex., mieloma múltiplo) e os linfomas pulmonares primários e secundários. Desta forma, a obtenção de amostras histológicas representativas, grande parte das vezes por biópsias cirúrgicas, é fundamental para o diagnóstico.

O objetivo deste capítulo é apresentar as doenças linfoproliferativas pulmonares primárias mais comumente encontradas na prática clínica (Tabela 22.1). Serão apresentadas as doenças benignas (hiperplasia linfoide nodular, bronquiolite folicular e PIL), bem como as principais doenças linfoproliferativas malignas, com enfoque nos linfomas pulmonares primários e na granulomatose linfomatoide. Será discutido ainda o espectro de apresentações da doença linfoproliferativa pós-transplante.

Tabela 22.1 – Doenças linfoproliferativas primárias do pulmão

Benignas
– Hiperplasia linfoide nodular
– Bronquiolite folicular
– Pneumonia intersticial linfocítica (PIL)
Malignas
– Linfomas primários do pulmão
– Linfoma não-Hodgkin de células B
– Linfoma de baixo grau de células B da zona marginal do tecido linfoide associado à mucosa (MALT)
– Linfoma de alto grau de grandes células B
– Outros linfomas não-Hodgkin de células B
– Linfoma de células T
– Linfoma de Hodgkin
– Granulomatose Linfomatóide
– Doença linfoproliferativa pós-transplante

CARACTERÍSTICAS GERAIS

Pacientes com lesões linfocitárias pulmonares reativas e benignas são geralmente assintomáticos, e o diagnóstico muitas vezes é estabelecido por alterações em exames de imagem. Quando os sintomas estão presentes, tosse, dispneia, dor torácica, febre, infecções respiratórias recorrentes e fadiga são comuns. Hemoptise e dor pleurítica podem ocorrer, mas são menos comuns.

O exame físico em pacientes com alterações focais é geralmente normal; entretanto, pacientes com PIL podem apresentar estertores crepitantes, principalmente nas bases pulmonares. Achados extrapulmonares, como artrite, linfadenomegalias e hepatoesplenomegalia podem ser encontrados e estão relacionados à doença de base.

As doenças pulmonares linfoproliferativas benignas podem apresentar várias manifestações radiológicas, incluindo acometimento de linfonodos, vias aéreas, parênquima, pleura e mediastino. Os achados radiológicos mais comumente observados incluem lesões nodulares focais, nódulos centrolobulares difusos ou massas hilares e mediastinais.

Alterações laboratoriais podem incluir a presença de hipergamaglobulinemia policlonal, principalmente em pacientes com PIL. Exames de função pulmonar são inespecíficos, mas podem mostrar a presença de distúrbio ventilatório restritivo com diminuição da capacidade de difusão de monóxido de carbono, principalmente na PIL, e distúrbio obstrutivo, restritivo ou misto na bronquiolite folicular. Pacientes com lesões focais apresentam habitualmente exames funcionais pulmonares normais.

Muitos vírus que apresentam potencial pró-oncogênico, como o vírus Epstein-Barr (EBV), o herpes vírus humano 8 (HHV-8) e o vírus linfotrópico humano T tipo I (HTLV-1), podem estar associados à ocorrência de doenças pulmonares linfoproliferativas, e sua presença no tecido deve ser investigada. Além disso, é necessária a avaliação de comorbidades, incluindo doenças autoimunes e condições imunossupressoras, que estão comumente associadas a doenças linfoides benignas pulmonares. O inquérito sobre artrite, xeroftalmia e xerostomia, bem como a solicitação de provas reumatológicas, como a pesquisa de fator antinúcleo (FAN), anti--SSA (Ro) e anti-SSB (La), podem ser exames úteis na investigação etiológica.

A broncoscopia com lavado broncoalveolar evidencia habitualmente linfocitose. Biópsias transbrônquicas nem sempre conseguem amostras teciduais suficientes para a localização precisa do sítio de acometimento do infiltrado linfocitário e para estudo imuno-histoquímico. Biópsias transtorácicas ou cirúrgicas mostram-se mais adequadas para este fim; a criobiópsia parece ser uma alternativa futura para auxiliar no diagnóstico diferencial das doenças pulmonares linfoproliferativas.

HIPERPLASIA LINFOIDE NODULAR

A hiperplasia linfoide nodular (anteriormente conhecida como pseudolinfoma) é uma doença rara caracterizada por nódulo ou infiltrado composto por populações polimórficas de células linfoides T e B. Ao contrário de outras doenças linfocitárias, em geral não há associação com doenças sistêmicas. A maior parte dos pacientes é assintomática ao diagnóstico, entretanto sintomas como dispneia, tosse e dor torácica podem estar presentes. Os achados tomográficos mais comuns incluem a presença de nódulo ou opacidade nodular maldefinida, geralmente com distribuição subpleural, associada à presença de broncogramas aéreos ou acometimento vascular. A lesão é mais comumente única e localizada, mas podem ser múltiplas, e envolve uma pequena área do pulmão, apresentando-se como nódulo, massa ou consolidação. A característica histológica inclui a presença de nódulo de tecido linfoide com inúmeros centros germinativos e a presença de linfócitos interfoliculares e plasmócitos maduros, obliterando a arquitetura pulmonar. Permeação do epitélio brônquico por células linfoides (lesão linfoepitelial) e fibrose no interior da lesão são comuns. Histiócitos podem ser vistos formando granulomas epitelioides. A imuno-histoquímica mostra positividade tanto para linfócitos B como para linfócitos T, com centros germinativos expressando antígeno CD20 e linfócitos interfoliculares expressando CD3, CD43 e CD5, auxiliando na diferenciação com o linfoma B de baixo grau. A hiperplasia linfoide nodular apresenta caráter indolente e bom prognóstico – a ressecção cirúrgica se mostrou curativa em séries de casos descritos, entretanto, há relatos de recidivas mesmo após cirurgia.

PNEUMONIA INTERSTICIAL LINFOCÍTICA

A PIL é uma doença linfoproliferativa benigna pouco comum, caracterizada histologicamente por um infiltrado linfocitário e plasmocítico, acometendo o interstício alveolar, podendo eventualmente formar agregados nodulares linfoides e centros germinativos reativos. Sua forma idiopática é extremamente incomum, sendo incluída no grupo de doenças pulmonares intersticiais idiopáticas raras no último consenso internacional de classificação das doenças pulmonares intersticiais (2013).

A incidência da PIL é maior em mulheres, geralmente entre a quarta e sexta décadas de vida, e frequentemente está associada a outras doenças sistêmicas, principalmente colagenoses, como a síndrome de Sjögren e o lúpus eritematoso sistêmico, infecção por HIV (especialmente em crianças) e EBV, imunodeficiências adquiridas (ex., imunodeficiência comum variável), cirrose biliar primária, doença de Castleman e hepatite autoimune. A presença de PIL é definidora de síndrome da imunodeficiência adquirida (SIDA) em crianças soropositivas para HIV. A apresentação clínica pode variar desde pacientes assintomáticos até a presença de dispneia, tosse, fadiga e dor torácica. Laboratorialmente, pode haver hipergamaglobulinemia policlonal em até 80% dos casos.

Os cistos são o achado tomográfico mais comum na PIL, presentes em até dois terços dos pacientes. São provavelmente o resultado da compressão bronquiolar por tecido linfoide, que leva ao represamento aéreo e ectasias de pequenas vias aéreas distais. Os cistos em geral são pouco numerosos e apresentam diâmetro pequeno (< 20 – 30 mm), paredes finas, formatos variáveis e com distribuição difusa, mas em maior número em lobos inferiores e localização preferencial ao longo do feixe peribroncovascular. Observam-se ainda como outros achados tomográficos que corroboram o diagnóstico de PIL a presença de opacidades em vidro fosco, consolidações focais, espessamento do feixe peribroncovascular e nódulos centrolobulares maldefinidos. Menos comumente, áreas de espessamento septal interlobular, opacidades reticulares, espessamento pleural por nódulos subpleurais e linfadenomegalia mediastinal e hilar podem ser encontrados (Figura 22.1).

Histologicamente, há um infiltrado linfoide polimórfico intersticial difuso constituído por linfócitos maduros e um componente variável de plasmócitos e histiócitos. Os septos alveolares estão intensamente espessados pela infiltração celular, podendo haver distorção da arquitetura pulmonar e infiltração focal de vasos e vias aéreas. Agregados linfoides com formação de centros germinativos são frequentes (Figura 22.2). A imuno-histoquímica mostra predominância de células CD3+ (linfócitos T) no infiltrado intersticial e positividade para CD20 (linfócitos B) nos centros germinativos. Os plasmócitos mostram um padrão policlonal com marcação para cadeias leve kappa e lambda. Outros achados histológicos incluem hiperplasia de pneumócitos tipo

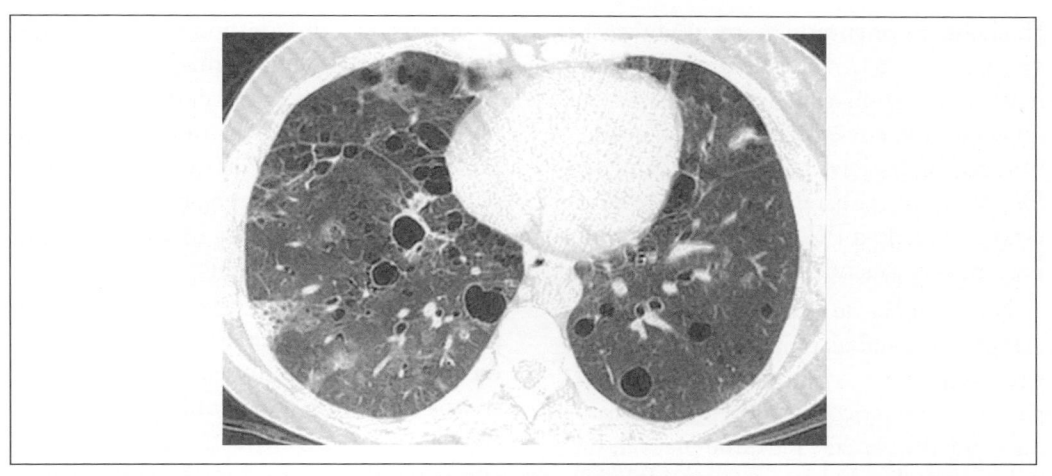

Fig. 22.1 – Tomografia computadorizada de tórax de paciente feminina com pneumonia intersticial linfocítica e infecção por HIV. Notam-se opacidades em vidro fosco esparsas e cistos com predomínio em campos pulmonares inferiores.

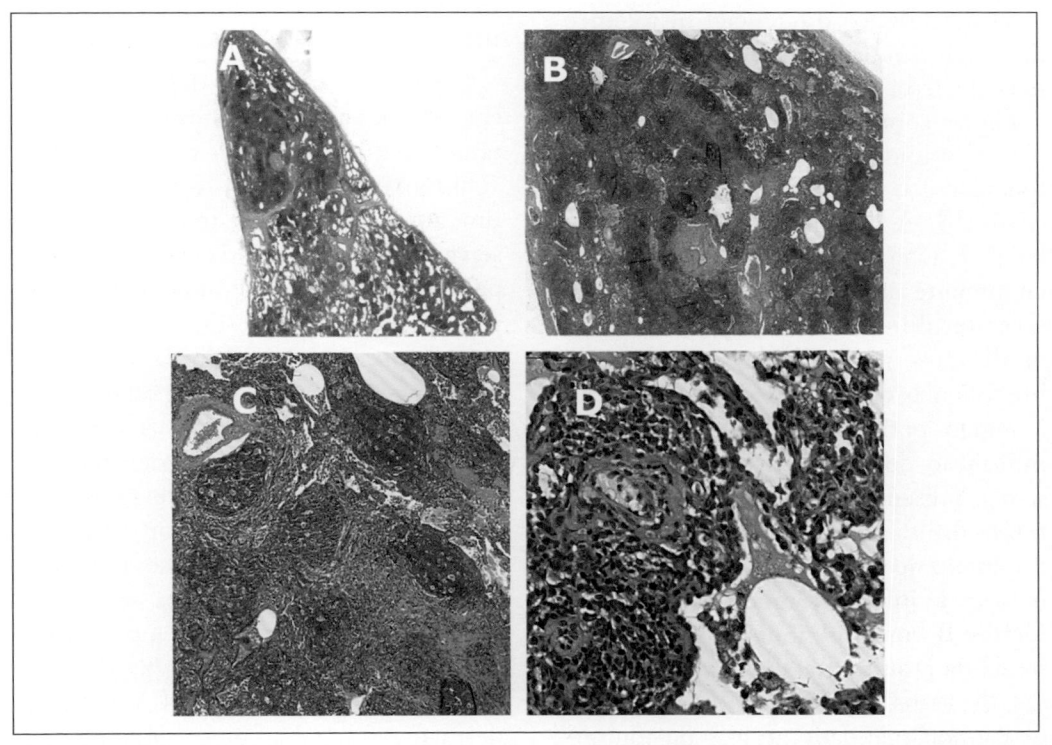

Fig. 22.2 – Paciente feminina, 10 anos, com antecedente de imunodeficiência comum variável. (A) Padrão histológico de pneumonia intersticial linfocítica (HE panorâmico). (B) Expansão do interstício pulmonar às custas de denso infiltrado inflamatório crônico (HE 30x). (C) Infiltrado inflamatório crônico intersticial com folículos linfoides hiperplásicos (HE 70x). (D) Em detalhe, o infiltrado inflamatório constituído predominantemente por pequenos linfócitos e plasmócitos (HE 400x).

II, focos de pneumonia em organização, granulomas não necrotizantes malformados contendo células gigantes, bronquiectasias e, em estágios mais avançados, fibrose intersticial com faveolamento. Depósito de substância amiloide pode estar associado à PIL, principalmente em pacientes com síndrome de Sjögren.

Na ausência de uma doença sistêmica claramente estabelecida, muitos pacientes necessitam de confirmação histológica para o diagnóstico. A presença de sintomas constitucionais, derrame pleural, linfadenomegalias mediastinais, nódulos ou massas pulmonares ou lesões em outros órgãos deve levar ao diagnóstico diferencial com linfoma.

O diagnóstico diferencial histológico da PIL inclui principalmente outras formas de lesões linfoproliferativas, tanto benignas como malignas, como a hiperplasia linfoide nodular, a bronquiolite folicular e o linfoma de baixo grau de células B. A hiperplasia linfoide nodular é caracterizada por lesão localizada, geralmente única, não sendo observado o caráter difuso de infiltração observado na PIL. Da mesma forma, na bronquiolite folicular o infiltrado deve ser restrito à região peribronquiolar com mínima infiltração do tecido alveolar adjacente, sem a presença de um padrão de infiltração difusa. O linfoma B de baixo grau originado do BALT é caracterizado por massas de infiltrado monoclonal de linfócitos B com distribuição linfangítica, perda da arquitetura alveolar, com invasão de vasos e pleura. A determinação de monoclonalidade através de imuno-histoquímica ou rearranjo genético é de grande ajuda para o diagnóstico diferencial de linfoma B de baixo grau e PIL. Os achados histopatológicos da pneumonite de hipersensibilidade podem se assemelhar aos da PIL, entretanto, na PH a distribuição tende a ser mais focal e bronquiolocêntrica e o infiltrado intersticial pouco proeminente; de qualquer forma, o antecedente de exposições deve ser sempre questionado na história clínica. Por fim, a variante celular da pneumonite intersticial não específica também pode mostrar achados semelhantes aos da PIL, entretanto, o espessamento dos septos alveolares pelo infiltrado linfocitoplasmocitário não é tão proeminente como na PIL, granulomas estão ausentes e a presença de centros germinativos é incomum. Vale lembrar que especificamente nas colagenoses, pode haver sobreposição de achados histológicos de PIL e PINE em um mesmo paciente.

O tratamento da PIL depende da doença de base, porém a resposta ao tratamento é imprevisível. Em indivíduos assintomáticos ou com mínimo acometimento intersticial, o tratamento conservador com monitorização da função pulmonar e exames de imagem é preconizado a cada 3-6 meses. Em pacientes com doença indolente, ainda não há estudos clínicos prospectivos e randomizados na literatura avaliando os melhores regimes de tratamento. Para pacientes com doença pulmonar intersticial em atividade, caracterizada por dispneia, infiltrado intersticial extenso e função pulmonar alterada, preconiza-se o tratamento com corticoesteroides com a introdução de prednisona 1mg/kg/dia com avaliação da resposta em 4 semanas e desmame gradual ao longo de 4 a 6 meses. Em pacientes com necessidade de associação de imunossupressor ou falha com o uso de corticoesteroides, séries de casos mostraram respostas favoráveis em alguns pacientes com o uso de azatioprina, ciclofosfamida, micofenolato mofetil e rituximabe. Entretanto, um terço dos pacientes apresentam deterioração progressiva da função pulmonar e fibrose a despeito do tratamento. Nos casos com doença progressiva, a fibrose pulmonar pode levar à insuficiência respiratória progressiva, com indicação de transplante pulmonar, e eventualmente óbito.

BRONQUIOLITE FOLICULAR

A bronquiolite folicular também está incluída no espectro das doenças linfoproliferativas pulmonares. É caracterizada pela hiperplasia do BALT por provável estimulação antigênica crônica, resultando em folículos linfoides com centros germinativos reativos distribuídos ao longo das paredes bronquiolares e em locais de bifurcações. A bronquiolite folicular idiopática é rara, sendo na maioria dos casos associada a doenças do colágeno (síndrome de Sjögren e artrite reumatoide) ou imunodeficiências (infecção por HIV ou imunodeficiência comum variável).

Como descrito, o diferencial histológico com a PIL é a localização bronquiolocêntrica do infiltrado linfocítico, limitando-se às vias aéreas ou com mínima extensão para o interstício alveolar adjacente (Figura 22.3). Entretanto, em

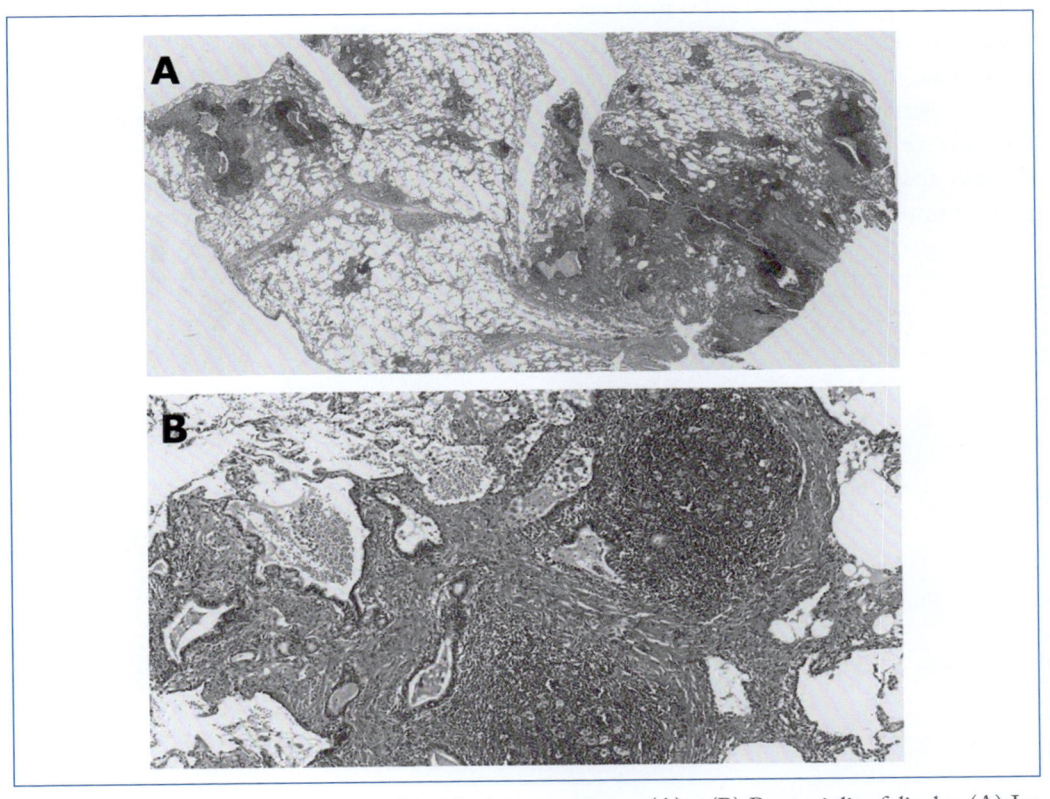

Fig. 22.3 – Paciente feminina, 60 anos, história de tosse crônica. (A) e (B) Bronquiolite folicular. (A) Infiltrado inflamatório crônico comprometendo difusamente bronquíolos (HE panorâmico). (B) Infiltrado inflamatório crônico bronquiolar com folículos linfoides hiperplásicos (HE 30x).

alguns casos os achados histológicos podem se sobrepor, dificultando o diagnóstico final. A imuno-histoquímica mostra positividade para CD20 e CD79a nos folículos reativos e um infiltrado de células T pode estar presente no interstício peribronquiolar. Eventualmente, podem ser encontrados focos de pneumonia em organização ou infiltrado neutrofílico intraluminal.

A apresentação clínica geralmente é em torno da quarta década de vida, e os sintomas incluem tosse, dispneia e fadiga; febre e perda ponderal são normalmente associadas a infecções de repetição, comuns na bronquiolite folicular. Os achados tomográficos incluem o aparecimento de nódulos ou opacidades em vidro fosco centrolobulares e a presença de cistos com paredes finas, com distribuição predominantemente peribroncovascular (Figura 22.4). Especula-se que o mecanismo responsável pelo aparecimento dos cistos envolva uma compressão extrínseca da luz bronquiolar pela hiperplasia linfoide, causando um fenômeno valvular que cursa com obstrução das vias aéreas e limitação ao fluxo aéreo.

LINFOMAS PULMONARES

Os linfomas pulmonares podem ser primários do pulmão, ou podem acometer o pulmão secundariamente através de disseminação hematogênica ou acometimento por contiguidade de linfomas em sítios nodais adjacentes, como o timo, linfonodos mediastinais e hilares. A maior dificuldade diagnóstica é na diferenciação com hiperplasias linfoides reacionais; desta forma, a imuno-histoquímica apresenta papel fundamental para a identificação de linfócitos T CD3+ e linfócitos B CD20+, e definição da origem monoclonal do linfoma.

A maior parte dos pacientes apresenta sintomas constitucionais sistêmicos como febre, perda ponderal e sudorese no momento do diagnóstico. A apresentação

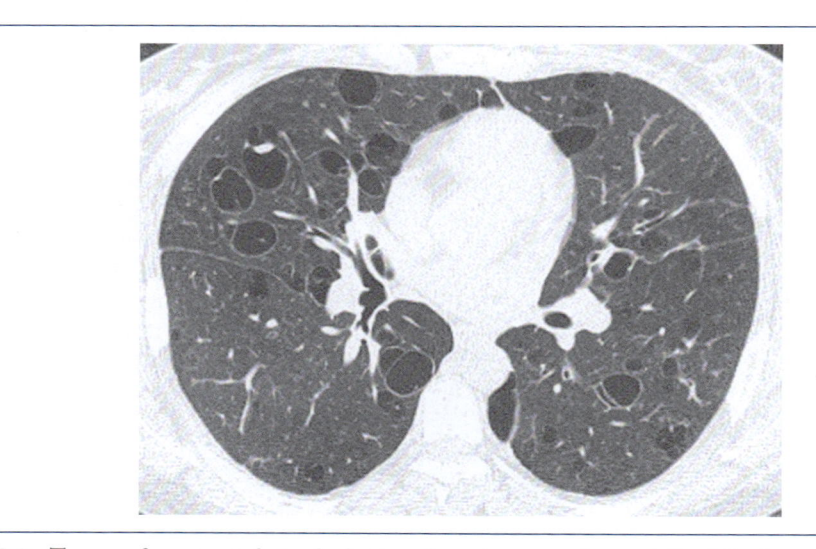

Fig. 22.4 – Tomografia computadorizada de tórax de paciente com bronquiolite folicular: múltiplos cistos de paredes finas com diversos diâmetros são encontrados no parênquima pulmonar, frequentemente ao longo do feixe peribroncovascular.

tomográfica inclui a presença de nódulos, massas, derrame pleural ou linfadenomegalia mediastinal. Como a distribuição do tecido linfático no pulmão é ao longo do feixe peribroncovascular, é comum observar a distribuição de nódulos e massas nessa topografia.

Os linfomas primários de pulmão são neoplasias raras, responsáveis por menos de 4% dos linfomas que envolvem primariamente sítios extranodais, e compreendem 0,5 a 1% do total de neoplasias pulmonares primárias. Define-se o linfoma primário como aquele onde não há envolvimento extrapulmonar no momento do diagnóstico ou nos três meses subsequentes.

A forma mais comum de *linfoma pulmonar primário* é o linfoma MALT de células B da zona marginal, representando 80 a 90% dos linfomas primários de pulmão. Esta neoplasia ocorre em pacientes ao redor da sexta década de vida, com maior acometimento no sexo feminino. Há uma relação dessa neoplasia com estados inflamatórios crônicos, ocorrendo principalmente em doenças imunomediadas como na síndrome de Sjögren, artrite reumatoide, imunodeficiências, SIDA e infecções por *Mycobacterium avium* e vírus da hepatite C.

A doença é geralmente limitada aos pulmões e pode ser assintomática em até 50% dos casos, surgindo como achado de exame de imagem. Quando sintomática, os pacientes podem apresentar tosse, dispneia, dor torácica, hemoptise e sintomas constitucionais como febre, perda ponderal e sudorese. Quando há recorrência da doença, além da recidiva pulmonar, pode ser encontrado acometimento da mucosa gastrointestinal e das glândulas salivares.

Dentre as alterações tomográficas, é comum a apresentação como consolidações solitárias ou mutifocais, sem predileção de lobo, e associadas a presença de broncogramas aéreos intrínsecos à lesão – muitas vezes a via aérea adjacente à lesão encontra-se dilatada.

O diagnóstico necessita de análise histológica da lesão, sendo os linfomas MALT caracterizados pela proliferação de pequenos linfócitos e plasmócitos com distribuição de padrão linfangítico. Nota-se expansão do infiltrado linfoide a partir da zona marginal de folículos linfoides reativos e infiltração celular da parede bronquiolar ou do epitélio alveolar (lesões linfoepiteliais). Áreas de hiperplasia folicular linfoide reativa também são comuns e podem dificultar o diagnóstico – a presença de disseminação linfangítica, invasão da pleura parietal e invasão epitelial brônquica favorece o diagnóstico de linfoma. O infiltrado celular é denso e determina espessamento importante dos septos alveolares, com perda da arquitetura habitual e colapso de espaços alveolares residuais (Figura 22.5). As vias aéreas podem estar preservadas, observando-se broncogramas aéreos à tomografia. A imuno-histoquímica é essencial para o diagnóstico, mostrando expressão antigênica de linfócitos B (CD20, CD19, CD79a), bem como o padrão de invasão das estruturas foliculares e do epitélio brônquico. Pequenos linfócitos T reativos (CD3+) podem ser vistos em torno dos nódulos peribronquiolares, o que não deve ser confundido com policlonalidade da lesão. A diferenciação plasmocitária pode ser investigada com anticorpos antikappa e antilambda. O prognóstico dos linfomas B de baixo grau é bom, com sobrevida em 5 e 10 anos entre 84 a 88%. Achados associados a pior prognóstico in-

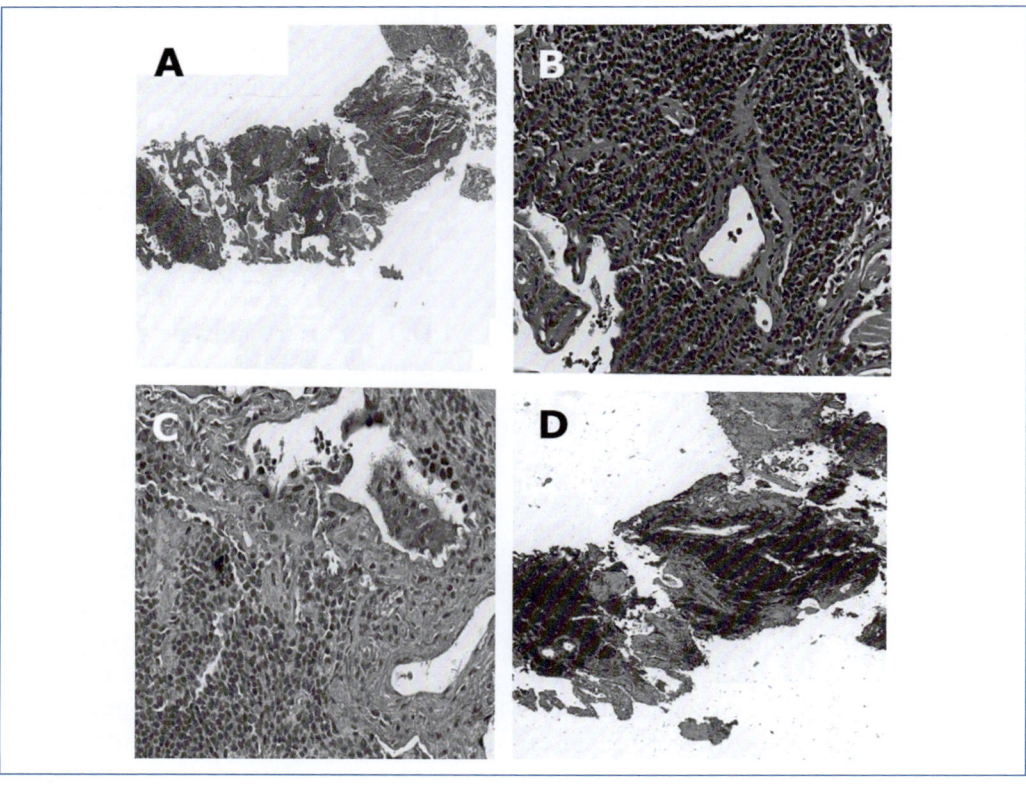

Fig. 22.5 – Paciente feminina, 63 anos, massa em pulmão direito e diagnóstico de linfoma MALT. (A) Expansão do interstício pulmonar às custas de denso infiltrado linfoide (30x). (B) Infiltrado constituído predominantemente por pequenos linfócitos (350x). (C) e (D) Imuno-histoquímica. (C) TTF-1 marca os pneumócitos que revestem as paredes alveolares espessadas pelo denso infiltrado linfoide (300x). (D) Infiltrado linfoide CD20 positivo (60x).

cluem idade acima de 60 anos e níveis séricos aumentados de desidrogenase láctica e B2-microglobulina. Tumores localizados são geralmente ressecados cirurgicamente; para acometimento sistêmico, esquemas quimioterápicos são preconizados.

Linfoma de alto grau de grandes células B é um linfoma raro, mas é o segundo linfoma pulmonar mais comum após o linfoma MALT; representa cerca de 12 a 20% dos linfomas primários de pulmão. Acomete principalmente adultos ao redor da sexta e sétima décadas de vida. São mais frequentes em pacientes com infecção pelo HIV submetidos a transplantes de órgãos sólidos ou com doenças autoimunes, embora também possam ser vistos em pacientes imunocompetentes. Ao contrário dos linfomas MALT, os pacientes geralmente são sintomáticos ao diagnóstico, com manifestações respiratórias, febre e perda ponderal. A apresentação tomográfica inclui lesões únicas, por vezes com cavitação central, mimetizando carcinomas pulmonares primários (Figurara 22.6). Atelectasias, derrame pleural e acometimento dos linfonodos adjacentes também podem ser observados.

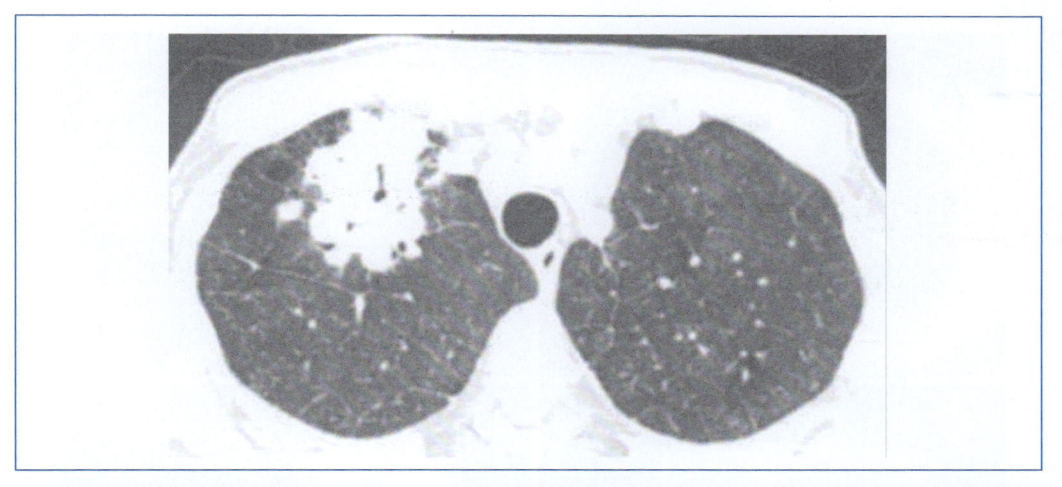

Fig. 22.6 – Tomografia computadorizada de paciente com linfoma pulmonar primário difuso de grandes células B. Nota-se a presença de massa lobulada no pulmão direito com broncogramas aéreos de permeio.

Outros linfomas não-Hodgkin de células B, como o linfoma não-Hodgkin folicular ou de células do manto, representam menos de 10% dos linfomas primários pulmonares de células B. Estas neoplasias apresentam acometimento linfonodal, esplênico e medular – a apresentação clínica e radiológica é muito semelhante à dos linfomas MALT. Linfomas intravasculares apresentam rápida progressão e baixa sobrevida.

Quando o pulmão é acometido de forma secundária, a maior parte das lesões são metástases de linfomas Hodgkin. O acometimento pode ser peribrônquico ou perivascular, nodular, alveolar, intersticial, pleural ou endobrônquico. O padrão de acometimento mais comum é a presença de lesões únicas ou múltiplas semelhantes a metástases (Figura 22.7).

GRANULOMATOSE LINFOMATÓIDE

A granulomatose linfomatoide é uma doença linfoproliferativa rara, sendo atualmente considerada como um linfoma de células B associado ao vírus EBV. É caracterizada por um processo linfoproliferativo nodular, angiocêntrico e angiodestrutivo, que afeta mais comumente os pulmões, levando a múltiplos infiltrados pulmonares bilaterais.

A doença afeta mais comumente homens ao redor da quinta década de vida. Sintomas sistêmicos como tosse, febre, hemoptise e perda ponderal, além de linfopenia, são descritos em até 90% dos casos. Além do pulmão, outros órgãos podem ser afetados em até um terço dos casos, incluindo a pele, o fígado, o sistema nervoso central e os rins.

Os achados tomográficos incluem a presença de nódulos, massas ou consolidações multifocais, com preferência de acometimento pelos lobos inferiores (Figura 22.8). Os nódulos tendem a apresentar distribuição peribroncovascular e periférica – quando coalescem, podem formar grandes massas que podem cavitar. Algumas lesões podem apresentar heterogeneidade temporal (achados de lesões em remissão

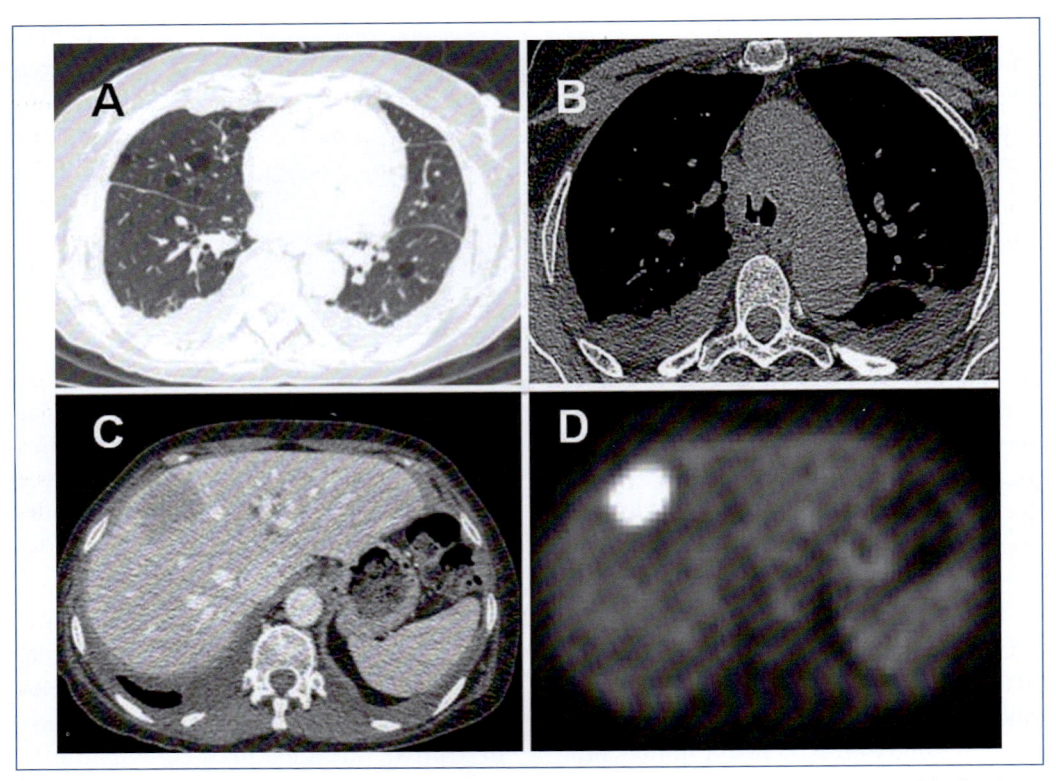

Fig. 22.7 – Paciente feminina com diagnóstico de síndrome de Sjögren, pneumonia intersticial linfocítica e linfoma de Hodgkin clássico confirmado por biópsia de linfonodo paratraqueal. Observa-se a presença de cistos pulmonares bilaterais secundários à pneumonia intersticial linfocítica (A), derrame pleural bilateral, linfadenomegalias mediastinais com compressão e invasão das vias aéreas causando obstrução (B) e massa hepática metastática (C) com hipercaptação no exame de tomografia por emissão de pósitrons (PET-FDG) (D).

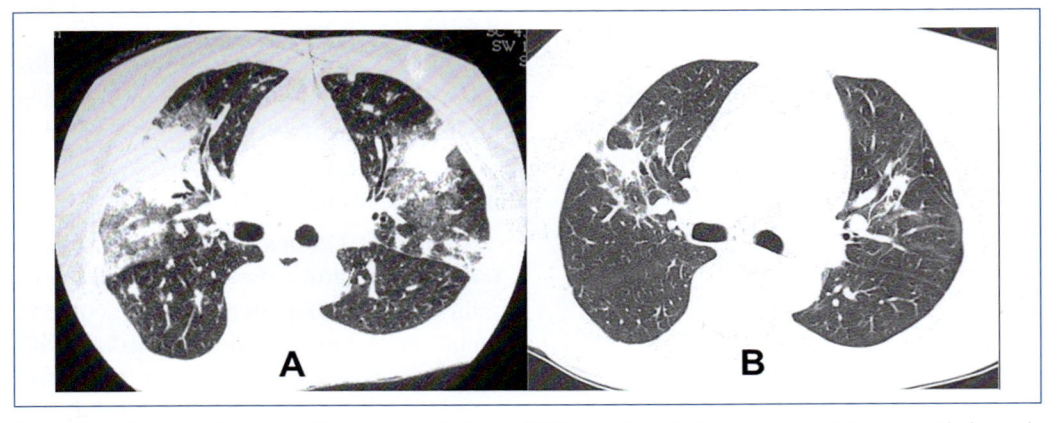

Fig. 22.8 – Paciente feminina, 67 anos, admitida em UTI com insuficiência respiratória e opacidades pulmonares bilaterais. (A) Tomografia computadorizada com opacidades pulmonares bilaterais, consolidações, nódulos e vidro fosco. (B) Tomografia realizada após tratamento com prednisona, ciclofosfamida e rituximabe, mostrando excelente resposta (imagens cedidas pela Dra. Carmen Valente Barbas e pelo Dr. Alexandre de Melo Kawassaki).

concomitantemente com áreas esboçando atividade). Adenomegalia hilar e derrame pleural também podem ser encontrados.

Histologicamente, o infiltrado celular é constituído por uma população monoclonal de linfócitos B atípicos em meio a um componente misto, reativo de linfócitos T. Apesar do nome granulomatose e da caracterização inicial da doença ter sido comparada à granulomatose com poliangeíte, granulomas não são observados nas lesões; além disso, a granulomatose linfomatoide reúne características peculiares que a diferenciam dos outros tipos existentes de linfoma. As células da granulomatose linfomatoide apresentam uma predileção pela invasão vascular e estão associadas à necrose tecidual. A necrose varia de pequenos focos de necrose fibrinóide a extensas zonas necróticas centrais, com apenas uma rima de tecido viável periférico. A necrose é uma característica importante da lesão e raramente está totalmente ausente. O infiltrado é em geral misto, constituído por linfócitos pequenos, linfócitos grandes CD20+ com atipia celular variável, histiócitos e plasmócitos ocasionais. Os linfócitos grandes atípicos geralmente se arranjam em pequenos ou grandes conglomerados, podendo formar infiltrados monomórficos em alguns casos. Frequentemente os grandes linfócitos atípicos estão concentrados na parede de vasos. A invasão vascular é em geral um componente importante e de fácil identificação.

Grande parte dos pacientes apresenta associação com infecção pelo EBV – a marcação imuno-histoquímica e a hibridização *in situ* (HIS) para o RNA do EBV (EBER) são importantes para o diagnóstico. A positividade para EBV na histologia varia entre 57 a 100% dos casos e pode ser focal, portanto, a ausência de positividade não afasta o diagnóstico e múltiplos blocos do mesmo caso devem ser testados para evitar falsos negativos. Os critérios histológicos da Classificação dos Tumores da Organização Mundial da Saúde incluem a granulomatose linfomatoide como um subtipo de linfoma de grandes células B, e define o diagnóstico através dos seguintes achados:

(a) Presença de infiltrado celular mononuclear misto contendo células linfoides pequenas e grandes, muitas vezes em conjunto com plasmócitos e histiócitos, que substitui o parênquima pulmonar de uma forma nodular e com invasão vascular;

(b) Número variável de linfócitos B grandes CD20+, geralmente com atipia, presentes em um fundo de linfócitos T pequenos CD3+ reativos.

Os achados adicionais que corroboram o diagnóstico são:

(a) presença de necrose no infiltrado celular;
(b) hidridização *in situ* positiva para EBER;
(c) Achado radiológico de múltiplos nódulos pulmonares ou acometimento cutâneo ou do sistema nervoso central.

As lesões são classificadas histologicamente em 3 graus de acordo com a proporção de grandes células B no infiltrado. Assim, o grau 1 é definido como um infiltrado com nenhuma ou raras células linfoides grandes atípicas; no grau 2 o infiltrado contém células grandes atípicas ocasionais que podem formar pequenos grupamentos em meio a um fundo polimórfico; o grau 3 é constituído por um número maior de células atípicas, facilmente reconhecíveis, que formam grandes grupamentos celulares, com um fundo de células pequenas reativas proporcionalmente menor. A relação da granulomatose linfomatoide com os linfomas de grandes células B permanece em discussão na literatura. Terminologias alternativas tem sido propostas e as lesões grau 2 e grau 3 podem ser também identificadas, respectivamente, como "linfoma de grandes células B rico em T" e "linfoma difuso de grandes células B".

O tratamento da granulomatose linfomatóide varia de acordo com o grau histológico da lesão. O grau 3 é tratado como um linfoma difuso de grandes células B, apresentando prognóstico semelhante a este tipo de linfoma. Os graus 1 e 2 podem apresentar resolução espontânea ou resposta à interferon-alfa, ciclofosfamida ou corticoesteroides. As taxas de mortalidade em séries de caso variam entre 38 a 71%, principalmente nos dois primeiros anos após o diagnóstico, e tem correlação com o grau histológico.

DOENÇA LINFOPROLIFERATIVA PÓS-TRANSPLANTE

A doença linfoproliferativa pós-transplante (DLPT) representa um grupo de doenças linfoproliferativas que acometem o indivíduo transplantado, incluindo no seu espectro desde hiperplasias linfoides benignas a linfomas francamente malignos. Sua incidência varia dependendo do órgão transplantado e do grau de imunossupressão, ocorrendo em cerca de 5% dos casos de transplantes pulmonares. Crianças e receptores de transplantes de múltiplos órgãos são os pacientes com maior risco de desenvolver DLPT. Está intimamente associada à infecção por EBV, sendo mais de 80% dos casos representados por proliferações de linfócitos B infectados pelo vírus que ocorrem em geral nos dois primeiros anos pós-transplante. Acredita-se ser resultado da baixa imunidade celular anti-EBV em consequência da diminuição da imunidade celular T decorrente da imunossupressão.

Tanto em casos localizados ou com doença disseminada, os tumores tendem a ser agressivos, rapidamente progressivos e potencialmente fatais. A apresentação clínica é variável e inespecífica, e inclui sintomas como febre, linfadenomegalias, sintomas gastrointestinais (oclusão intestinal), síndrome *mono-like*, perda ponderal, além de sintomas relacionados à localização pulmonar e em sistema nervoso central. O acometimento do enxerto pode levar à sua disfunção. Laboratorialmente, um aumento da carga viral do EBV por reação de cadeia da polimerase (PCR) aumenta a suspeição clínica.

Histologicamente, é classificada em quatro subtipos que abrangem um espectro de lesões pré-malignas ou não neoplásicas a linfomas malignos: 1. lesão precoce, hiperplásica; 2. DLPT polimórfica; 3. DLPT monomórfica; e 4. linfoma Hodgkin-símile. A lesão precoce é caracterizada por uma proliferação hiperplásica e policlonal de linfócitos B ou plasmócitos, com preservação da arquitetura pulmonar. Lesões polimórficas são constituídas por proliferação de células B com grande variação de tamanho, morfologia e grau de maturidade, incluindo imunoblastos, plasmócitos e linfócitos B, podendo ser policlonal, oligoclonal, ou monoclonal. Lesões monomórficas são representadas por proliferação monoclonal de células B (Figura 22.9) ou mais raramente de células T NK (do inglês, *natural killer*). As lesões têm caráter

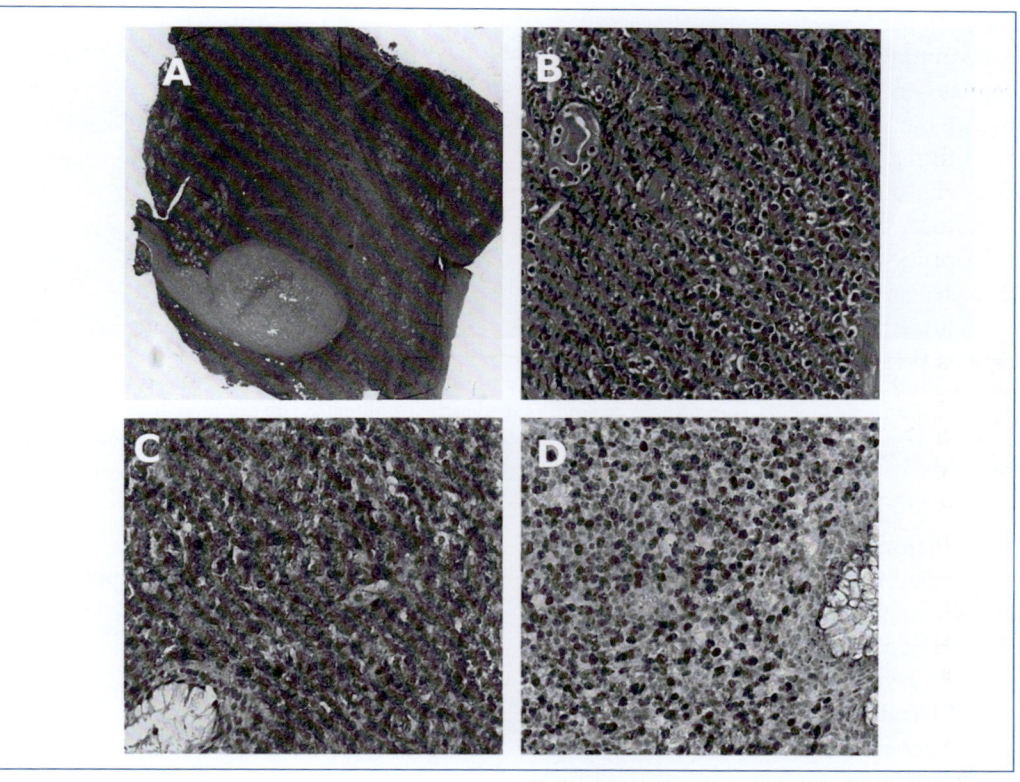

Fig. 22.9 – Paciente masculino, 53 anos, submetido a transplante pulmonar, com massa peri-hilar. (A) Doença linfoproliferativa pós-transplante monomórfica. Linfoma difuso de grandes células B. Parede brônquica com denso infiltrado linfocitário transmural (HE 30x). (B) Em detalhe, infiltrado constituído por linfócitos grandes atípicos (HE 400x). (C) e (D) Imuno-histoquímica. (C) Linfócitos CD20 positivos (400x). (D) Alto índice de proliferação celular (Ki-67) (400x).

agressivo, com necrose e padrão destrutivo e angioinvasivo. Nessa categoria estão incluídos o linfoma de grandes células B, o padrão mais frequente de lesão monomórfica, além do linfoma de Burkitt, mieloma e linfoma de células T. A DLPT Hodgkin-símile é caracterizada por proliferação linfocitária com características similares às do linfoma de Hodgkin clássico, incluindo células de Reed-Sternberg.

Achados radiológicos incluem nódulos únicos ou múltiplos, linfadenopatia hilar ou mediastinal, espessamento de septos interlobulares e consolidação alveolar. Nódulos com atenuação em vidro fosco periférica (sinal do halo), resultado da infiltração celular menos densa no interstício adjacente, podem estar presentes e imitar uma aspergilose angioinvasiva, principal diagnóstico diferencial da DLPT. A distribuição dos nódulos é em geral linfangítica, localizando-se na região peribroncovascular e subpleural. Broncogramas aéreos podem ser observados no interior dos nódulos (Figura 22.10).

O diagnóstico definitivo é feito através da biópsia pulmonar, em geral cirúrgica

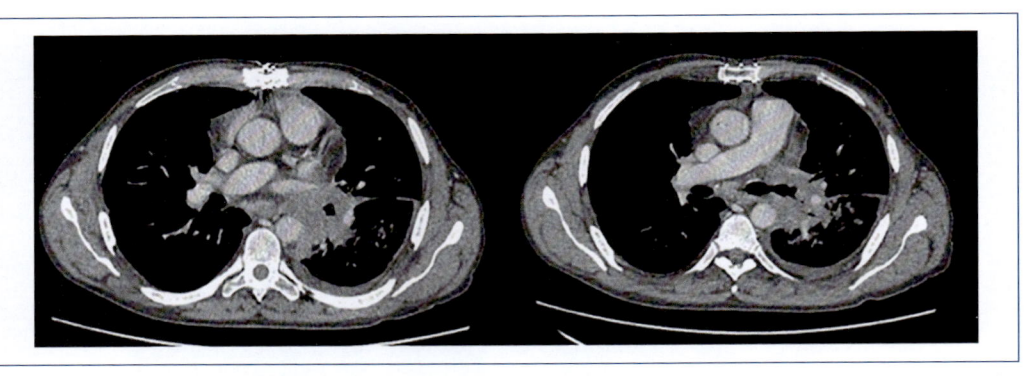

Fig. 22.10 – Paciente masculino, 53 anos, submetido a transplante pulmonar, com massa expansiva peri-hilar e paramediastinal esquerda, com invasão da gordura mediastinal, obliteração do brônquio para a língula e afilamento da veia pulmonar superior esquerda. Observa-se ainda derrame pleural laminar esquerdo. A biópsia confirmou linfoma difuso de grandes células B.

ou transtorácica, com estudo imuno-histoquímico e molecular para definição de monoclonalidade de células B, pesquisa de EBV e de rearranjos genéticos para cadeias leve e pesada de imunoglobulinas. O tratamento se baseia na redução ou suspensão da imunossupressão, o que pode em uma parcela dos casos resultar em remissão da doença.

CONCLUSÃO

As doenças pulmonares linfoproliferativas se caracterizam pela presença de infiltrado linfocítico, que pode ser policlonal ou monoclonal, com variadas manifestações clínicas, radiológicas e histopatológicas. Frequentemente estão associadas a doenças sistêmicas autoimunes, imunodeficiências e infecções, representando provavelmente o resultado de uma estimulação antigênica persistente. O diagnóstico pode ser estabelecido pela combinação de manifestações clínicas e tomográficas, porém em geral há necessidade de biópsia pulmonar para confirmação, incluindo avaliação imuno-histoquímica. Frequentemente o tratamento consiste apenas em observação clínica, porém pode ser necessária a utilização de corticosteroide e imunossupressores, e eventualmente quimioterapia, como nas formas neoplásicas.

REFERÊNCIAS

1. Arcadu A, Moua T, Yi ES, Ryu JH. Lymphoid interstitial pneumonia and other benign lymphoid disorders. Semin Respir Crit Care Med. 2016;37(3):406-20.
2. Borie R, Wislez M, Antoine M, Copie-Bergman C, Thieblemont C, Cadranel J. Pulmonary mucosa-associated lymphoid tissue lymphoma revisited. Eur Respir J.2016;47(4):1244-60.
3. Bragg DG, Chor PJ, Murray KA, Kjeldsberg CR. Lymphoproliferative disorders of the lung: histopathology, clinical manifestations, and imaging features. AJR Am J Roentgenol. 1994 Aug;163(2):273-81.
4. Carrillo J, Restrepo CS, Rosado de Christenson M, Ojeda Leon P, Lucia Rivera A, Koss MN. Lymphoproliferative lung disorders: a radiologic-pathologic overview. Part I: Reactive disorders. Semin Ultrasound CT MR. 2013;34(6):525-34.
5. Colby TV. Current histological diagnosis of lymphomatoid granulomatosis. Mod Pathol. 2012;25 Suppl1:S39-42.
6. Ferreira Francisco FA, Soares Souza A Jr, Zanetti G, Marchiori E. Multiple cystic lung disease. Eur Respir Rev. 2015;24(138):552-64.
7. Guinee DG Jr. Update on nonneoplastic pulmonary lymphoproliferative disorders and related entities. Arch Pathol Lab Med. 2010;134(5):691-701.
8. Hare SS, Souza CA, Bain G, Seely JM, Gomes MM, Quigley M. The radiological spectrum of pul-

monary lymphoproliferative disease. Br J Radiol. 2012;85(1015):848-64.
9. Ichikawa Y, Kinoshita M, Koga T, Oizumi K, Fujimoto K, Hayabuchi N. Lung cyst formation in lymphocytic interstitial pneumonia: CT features. J Comput Assist Tomogr. 1994;18(5):745-8.
10. Jagadeesh D, Woda BA, Draper J, Evens AM. Post transplant lymphoproliferative disorders: risk, classification, and therapeutic recommendations. Curr Treat Options Oncol. 2012. 13(1):122-36.
11. Katzenstein AL, Doxtader E, Narendra S. Lymphomatoid granulomatosis: insights gained over 4 decades. Am J Surg Pathol. 2010;34(12):e35-48.
12. Katzenstein AL. Katzenstein and Askin's surgical pathology of non-neoplastic lung disease. Fourth edition. Saunders Elsevier Company, Philadelphia. 2006.
13. Kawano-Dourado LB, Kawassaki Ade M, Capelozzi VL, Tavares MS, Barbas CS. A 67-year-old woman with fever, multiple lung opacities, visual impairment and acute respiratory failure. Lymphomatoidgranulomatosis grade 1.Thorax. 2012;67(3):273-4, 280.
14. Kremer BE, Reshef R, Misleh JG, Christie JD, Ahya VN, Blumenthal NP, Kotloff RM, Hadjiliadis D, Stadtmauer EA, Schuster SJ, Tsai DE. Post-transplant lymphoproliferative disorder after lung transplantation: a review of 35 cases. J Heart Lung Transplant. 2012;31(3):296-304.
15. Poletti V, Ravaglia C, Tomassetti S, Gurioli C, Casoni G, Asioli S, Dubini A, Piciucchi S, Chilosi M. Lymphoproliferative lung disorders: clinicopathological aspects. Eur Respir Rev. 2013;22(130):427-36.
16. Restrepo CS, Carrillo J, Rosado de Christenson M, Ojeda Leon P, Lucia Rivera A, Koss MN. Lympho-proliferative lung disorders: a radiologic-pathologic overview. Part II: Neoplastic disorders. Semin Ultrasound CT MR. 2013;34(6):535-49.
17. Sirajuddin A, Raparia K, Lewis VA, Franks TJ, Dhand S, Galvin JR, White CS. Primary pulmonary lymphoid lesions: Radiologic and pathologic findings. Radiographics. 2016;36(1):53-70.
18. Swigris JJ, Berry GJ, Raffin TA, Kuschner WG. Lymphoid interstitial pneumonia: a narrative review. Chest. 2002;122(6):2150-64.
19. William J, Variakojis D, Yeldandi A, Raparia K. Lymphoproliferative neoplasms of the lung: a review. Arch Pathol Lab Med. 2013;137(3):382-91.

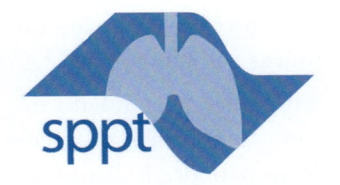

Transplante Pulmonar nas Doenças Pulmonares Intersticiais

23

Priscila Cilene León Bueno de Camargo
André Nathan Costa

INTRODUÇÃO

O transplante pulmonar é um tratamento bem estabelecido para pacientes com doença pulmonar crônica avançada, com resultados cada vez melhores ao redor do mundo, aumentando a sobrevida e qualidade de vida destes pacientes. De acordo com dados da ISHLT (International Society of Heart and Lung Transplant), a sobrevida em cinco anos após o procedimento gira em torno de 55%.

Segundo dados da Associação Brasileira de Transplante de Órgãos,[1] foram realizados 74 transplantes de pulmão no Brasil no ano de 2015, sendo este número crescente ao longo dos últimos 10 anos.

As principais indicações para a realização de transplante pulmonar são doenças obstrutivas, como bronquiolite e doença pulmonar obstrutiva crônica (DPOC), doenças supurativas, como fibrose cística e bronquiectasias, doenças restritivas, como pneumopatias fibrosantes e outras doenças pulmonares intersticiais, e doenças vasculares, como hipertensão arterial pulmonar.

O candidato a transplante pulmonar deve passar por uma meticulosa avaliação para determinar o momento ideal da indicação e considerar potenciais contraindicações e riscos no pós-operatório. O candidato ideal deve apresentar todos os critérios abaixo:

- Alto risco (> 50%) de mortalidade em 2 anos secundário a pneumopatia caso o transplante pulmonar não seja realizado.
- Alta probabilidade (> 90%) de sobrevida após 90 dias do transplante.
- Alta probabilidade (> 80%) de sobrevida após 5 anos do transplante, do ponto de vista clínico, se boas condições do enxerto.

Vale ressaltar que o tempo médio de espera em lista de transplante pulmonar em São Paulo é de cerca de 18 meses, com mortalidade em lista em torno de 22%. Desta maneira, o paciente deve ser encaminhado para avaliação o mais precocemente possível, para ter condições de ser avaliado em tempo hábil e permanecer estável durante a espera em lista.

As doenças intersticiais correspondem a cerca de 33% das indicações de transplante pulmonar ao redor do mundo.

No InCor-HCFMUSP, correspondem a 21%, englobando principalmente:
- Fibrose Pulmonar Idiopática
- LAM
- Histiocitose X
- Fibrose pulmonar tabaco-relacionada
- Sarcoidose
- Pneumopatia fibrosante secundária a colagenose
- Pneumonite de hipersensibilidade

As contraindicações à realização de transplante pulmonar estão descritas na Tabela 23.1. Estão baseadas nas diretrizes da ISHLT e no Programa de Transplante Pulmonar do Instituto do Coração do Hospital das Clínicas – FMUSP[2]

A principal causa de mortalidade no primeiro ano após transplante é infecção, e a partir deste período, a disfunção crônica do enxerto, manifestada principalmente por Síndrome da Bronquiolite Obliterante. Diversos fatores estão diretamente relacionados com a evolução para disfunção crônica do enxerto, como exposições ambientais, número e intensidade de infecções após o transplante, e presença de refluxo gastroesofágico, devendo ser detectados, evitados e corrigidos sempre que possível.[3-6]

Tabela 23.1 – Lista das contraindicações absolutas e relativas ao transplante pulmonar

Contraindicações absolutas	*Contraindicações relativas*
• Neoplasia recente (no mínimo cinco anos livre de doença); • Disfunção orgânica significativa de outro órgão nobre (coração, fígado, rim e SNC); • Doença coronariana não tratada ou não passível de correção; • Instabilidade médica aguda; • Diátese hemorrágica incorrigível; • Infecção crônica por agentes altamente virulentos e/ou resistentes com pouco controle prévio ao transplante (como *Klebsiella* produtora de carbapenemase); • Infecção ativa por bactérias do complexo *Mycobacterium tuberculosis*; • Infecção aitva por hepatite B e/ou C. Tais condições devem ser tratadas previamente ao transplante; • Deformidade da parede torácica ou da coluna vertebral significativa que possam levar a distúrbio restritivo severo após o transplante; • IMC ≥ 30 kg/m²; • Condições psiquiátricas ou psicológicas associadas à inabilidade de cooperar com os cuidados médicos e da equipe de saúde ou com diminuição de aderência ao tratamento; • Ausência de suporte social adequado; • Status funcional limitado, com baixo potencial de reabilitação; • Abuso ou dependência de substâncias químicas (álcool, tabaco ou drogas ilícitas), com tempo mínimo de abstinência de seis meses do uso dessas substâncias, e cessação total para a realização do transplante pulmonar; • Manutenção de exposições ambientais relevantes a poeiras orgânicas como mofo e aves.	• Idade > 60 anos. Alguns centros no Brasil estabelecem a idade limite em 65 anos para a realização do procedimento; • Desnutrição severa; • Osteoporose severa, sintomática; • Cirurgia torácica extensa prévia, com ressecção pulmonar; • Ventilação mecânica invasiva ou uso de membrana de oxigenação extracorpórea; dependendo do quadro clínico, estes critérios podem ser considerados ponte para o transplante; • Colonização ou infecção por patógenos altamente virulentos; • Doença aterosclerótica avançada; • Comorbidades como HAS, DM, doença do refluxo gastroesofágico, gastrite, epilepsia; • Síndrome do anticorpo antifosfolípede com trombocitopenia; • Esclerodermia e polimiosite com esofagopatia.

QUANDO ENCAMINHAR

Pelo prognóstico reservado e progressão rápida da doença na maioria dos casos, o paciente deve ser rapidamente avaliado para transplante pulmonar. Idealmente, deve-se iniciar a avaliação do paciente com pneumopatia intersticial nas seguintes situações:

- independente da função pulmonar, na evidência histológica ou radiológica de pneumonia intersticial usual ou pneumonia intersticial não específica;
- CVF < 80% do predito ou DLCO <40% do predito;
- dispneia ou limitação funcional atribuídas a pneumopatia;
- necessidade de suplementação de oxigênio;
- pacientes com LAM e histiocitose X evoluem com distúrbio ventilatório obstrutivo. Este grupo deve ser encaminhado quando apresentar VEF1 < 30% do previsto; doença cística intensa; classe funcional III ou IV da NYHA; ou uso de oxigênio suplementar.

Os pacientes devem ser listados para transplante nas seguintes situações:

- declínio ≥ 10% no CVF em 6 meses de seguimento;
- declínio ≥ 5% no DLCO em 6 meses de seguimento;
- Saturação oxigênio < 88%;
- Distância caminhada no teste de caminhada de seis minutos < 250m, ou queda > 50m em novo teste em 6 meses de seguimento;
- Hipertensão pulmonar associada;
- hospitalizações frequentes por piora clínica;
- Pneumotórax de repetição;
- Exacerbações frequentes;

PARTICULARIDADES DO PACIENTE COM DOENÇA PULMONAR INTERSTICIAL

A escolha do tipo de transplante, se uni ou bilateral, depende do padrão da pneumopatia de base. Doenças supurativas sempre têm indicação de transplante bilateral enquanto doenças fibrosantes podem ter indicação de um transplante unilateral em casos selecionados. Desta maneira, diferentemente de pacientes com doenças como bronquiectasias, a maioria dos doentes com doenças intersticiais podem realizar um transplante unilateral. Vale ressaltar que a sobrevida de um enxerto unilateral é menor que a de um bilateral. De modo geral, o transplante unilateral é considerado para pacientes mais velhos com mais comorbidades, e o bilateral para pacientes mais novos com hipertensão pulmonar.[7,8]

A recidiva de doenças intersticiais após o transplante pulmonar é uma ocorrência rara. É comum nos casos de sarcoidose, com relatos de recorrência em até 30% dos enxertos, porém sem implicação na sobrevida do enxerto,[9] existindo ainda casos relatados de pacientes com LAM,[10,11] pneumonia intersticial descamativa e pneumopatias relacionadas a conectivopatias.[12]

Considerando que algumas doenças intersticiais iniciam-se a partir de um fator de exposição ambiental, por exemplo fibrose relacionada ao tabaco, histiocitose X relacionada ao tabaco, e pneumonite de hipersensibilidade,[13] é de extrema importância que o paciente tenha cessado a exposição para a realização do transplante pulmonar. Além do risco de desenvolver novamente a doença de base, exposições ambientais a aves, mofo e cigarro são extremamente nocivas ao pulmão enxertado e diretamente relacionadas à disfunção crônica do enxerto. A exposição a mofo ainda é um fator de risco para infecção por Aspergillus, uma condição comum em pacientes imunodeprimidos e também relacionada a disfunção do enxerto e rejeição aguda. É exigida abstinência de ao menos 6 meses do cigarro para a inclusão em lista.

Neste contexto, o fato de o paciente manter exposição a mofo ou aves, ou ser tabagista ativo, são contraindicação absoluta ao transplante pulmonar.

Pacientes com histiocitose X não relacionada ao tabaco devem ser minuciosamente avaliados. Esta doença não é considerada uma neoplasia maligna, porém pode apresentar acometimento sistêmico e, em situações de imunodepressão, pode evoluir para condição de malignidade.[14-16] Seu caráter agressivo, o grau de acometimento extrapulmonar e prognóstico ruim podem se apresentar como contraindicação ao transplante pulmonar.

A esclerodermia e a polimiosite frequentemente apresentam acometimento esofágico, e o transplante pulmonar e a imunossupressão não alteram o curso desse acometimento esofágico, que, caso não haja possibilidade de correção cirúrgica, pode se tornar uma contraindicação ao transplante pela relação entre refluxo gastroesofágico, microaspiração e rejeição crônica do enxerto, com impacto negativo na sobrevida.[5]

No que tange à linfangioleiomiomatose (LAM), é importante citar a maior incidência de quilotórax no pós-operatório e a rara recorrência da doença após o transplante.[17,18] Além disso, essas pacientes têm incidência elevada de pneumotórax no curso da doença, acarretando a necessidade de pleurodese como tratamento definitivo, culminando com maior dificuldade no intraoperatório do transplante de pulmão – mas não caracterizando uma contraindicação ao procedimento. Finalmente, os resultados do transplante especialmente, em LAM, foram recentemente influenciados pela utilização do sirolimo, que reduz a perda funcional por disfunção crônica do enxerto e também permite a redução das doses dos inibidores de calcineurina, reduzindo sua toxicidade. Entretanto, existe uma preocupação quanto ao risco de deiscência da anastomose com o uso dos inibidores da mTOR, assim seu uso fica restrito ao pré--operatório e ao período após 3 meses do transplante.[19]

CUIDADOS PERIOPERATÓRIOS

Assim que convocado para realização do transplante pulmonar, o paciente realiza diversos exames laboratoriais pré-operatórios. É iniciada a imunossupressão na indução anestésica, com Basiliximabe e Metilprednisolona, assim como a profilaxia bacteriana, a depender do perfil de cultura do receptor. Geralmente, pacientes com pneumopatias fibrosantes não costumam ser supurativos, e o antibiótico de escolha no serviço de transplante pulmonar do InCor é Cefepime.[2] Após, é iniciada a terapia de imunossupressão de manutenção, além da profilaxia para outros microrganismos:

- **agentes virais (herpes, citomegalovírus):** em casos de receptores e doadores com sorologia negativa para citomegalovírus, realiza-se aciclovir oral por três meses. Nos casos de receptores e doadores positivos, a profilaxia pode ser realizada com ganciclovir endovenoso ou valganciclovir oral por 3 meses. Receptores com sorologia negativa com doadores soropositivos são considerados de

alto risco e, idealmente, devem receber valganciclovir oral por seis meses;
- **agentes fúngicos:** *Aspergillus sp*, a profilaxia é realizada com anfotericina B inalatória e intraconazol oral por 3 meses; *Candida sp*, a profilaxia inclui a administração de suspensão de nistatina oral por 3 meses; e *Pneumocystis carinii*, com Sulfametoxazol + Trimetropima perene.

A imunossupressão após o transplante pulmonar consiste na associação de três medicações: corticoesteróides, inibidores de calcineurina (tacrolimus ou ciclosporina) e agentes antiproliferativos (micofenolato ou azatioprina).[20] Independente da doença de base, o esquema imunossupressor será realizado visando evitar rejeição e particularizado para cada paciente de acordo com com sua evolução clínica, nível sérico de sua medicação e possíveis complicações que possam ocorrer ao longo do pós operatório, como infecções, nefrotoxicidade, síndrome metabólica ou neoplasia.

PROGNÓSTICO

Pelos dados da ISHLT, as taxas de sobrevida pós-transplante pulmonar – independente da patologia de base – em 1, 3 e 5 anos são de, respectivamente, 82,0%, 66,7% e 55,3%, e a média de sobrevida chega a 5,7 anos (*ISHLT*). No Hospital das Clinicas da FMUSP, onde foram realizados 232 transplantes de pulmão até o ano de 2014, essas taxas são de 71,0%, 59,8% e 55,2%, respectivamente.[2]

No que diz respeito às doenças intersticiais, a maior parte dos dados vem de séries de pacientes com fibrose pulmonar idiopática, e os resultados ficam aquém da média histórica das outras patologias como DPOC e fibrose cística. Numa grande coorte de transplantados com FPI, a sobrevida média foi 4,3 anos; enquanto uma série de casos de sarcoidose a sobrevida média atinge 5,1 anos.[21] No Incor, a sobrevida em 10 anos é ao redor de 35%, semelhante a outros centros mundiais, mas aquém da sobrevida em pacientes com outras patologias, como fibrose cística e outras doenças obstrutivas.

REFERÊNCIAS

1. ABTO. Dimensionamento dos Transplantes no Brasil e em cada estado (2005-2015). Regist Bras Transplantes-Veículo Of da Assoc Bras Transpl Órgãos [Internet]. 2015;21(1):88. Available from: http://www.abto.org.br/abtov03/Upload/file/RBT/2015/rbt201508052015-lib.pdf
2. Camargo PCLB, Teixeira RH de OB, Carraro RM, Campos SV, Afonso Jr JE, Costa AN, et al. Lung transplantation : overall approach regarding its major aspects. J Bras Pneumol. 2015;41(6):547-53.
3. Todd JL, Palmer SM. Bronchiolitis obliterans syndrome: the final frontier for lung transplantation. Chest [Internet]. 2011 Aug [cited 2013 Mar 15];140(2):502-8. Available from: http://www.ncbi.nlm.nih.gov/pubmed/21813529
4. Verleden GM, Vos R, Verleden SE, De Wever W, De Vleeschauwer SI, Willems-Widyastuti A, et al. Survival determinants in lung transplant patients with chronic allograft dysfunction. Transplantation. 2011 Sep;92(6):703–8.
5. Davis RD, Lau CL, Eubanks S, Messier RH, Hadjiliadis D, Steele MP, et al. Improved lung allograft function after fundoplication in patients with gastroesophageal reflux disease undergoing lung transplantation. J Thorac Cardiovasc Surg [Internet]. 2003;125(3):533–42. Available from: http://www.ncbi.nlm.nih.gov/pubmed/12658195
6. HUSAIN S. Bronchiolitis obliterans and lung transplantation: Evidence for an infectious etiology. Semin Respir Infect [Internet]. 2002 Dec;17(4):310–4. Available from: http://linkinghub.elsevier.com/retrieve/pii/S0882054602500098
7. Lehmann S, Uhlemann M, Leontyev S, Seeburger J, Garbade J, Merk DR, et al. Bilateral versus single lung transplant for idiopathic pulmonary fibrosis. Exp Clin Transplant [Internet]. 2014 Oct 18;12(5):443–7. Available from: http://www.ncbi.nlm.nih.gov/pubmed/5299371
8. Unilateral Lung Transplantation for pulmonary fibrosis. N Engl J Med [Internet]. 1986 May;314(18):1140–5. Available from: http://www.nejm.org/doi/abs/10.1056/NEJM198605013141802
9. Schultz HHL, Andersen CB, Steinbruuchel D, Perch M, Carlsen J, Iversen M. Recurrence of sarcoid granulomas in lung transplant recipients

is common and does not affect overall survival. Sarcoidosis Vasc Diffuse Lung Dis [Internet]. 2014;31(2):149–53. Available from: http://www.ncbi.nlm.nih.gov/pubmed/25078643

10. Nine JS, Yousem SA, Paradis IL, Keenan R, Griffith BP. Lymphangioleiomyomatosis: recurrence after lung transplantation. J Heart Lung Transplant [Internet]. 13(4):714–9. Available from: http://www.ncbi.nlm.nih.gov/pubmed/7947889

11. Zaki KS, Aryan Z, Mehta AC, Akindipe O, Budev M. Recurrence of lymphangioleiomyomatosis: Nine years after a bilateral lung transplantation. World J Transplant [Internet]. 2016 Mar 24;6(1):249–54. Available from: http://www.ncbi.nlm.nih.gov/pubmed/27011924

12. Alalawi R, Whelan T, Bajwa RS, Hodges TN. Lung transplantation and interstitial lung disease. Curr Opin Pulm Med [Internet]. 2005 Sep;11(5):461–6. Available from: http://www.ncbi.nlm.nih.gov/pubmed/16093823

13. Rubin AS, Santana AN da C, Costa AN, Baldi BG, Pereira CA de C, Carvalho CRR, et al. Diretrizes de doenças pulmonares intersticiais da sociedade brasileira de pneumologia e tisiologia. J Bras Pneumol. 2012;38(Supl 2):S1–133.

14. Feuillet S, Louis L, Bergeron A, Berezne A, Dubreuil M-L, Polivka M, et al. Pulmonary Langerhans cell histiocytosis associated with Hodgkin's lymphoma. Eur Respir Rev [Internet]. 2010 Mar 1;19(115):86–8. Available from: http://err.ersjournals.com/cgi/doi/10.1183/09059180.00007509

15. Egeler RM, Neglia JP, Puccetti DM, Brennan CA, Nesbit ME. Association of Langerhans cell histiocytosis with malignant neoplasms. Cancer [Internet]. 1993 Feb 1;71(3):865–73. Available from: http://www.ncbi.nlm.nih.gov/pubmed/8431870

16. Neumann MP, Frizzera G. The coexistence of Langerhans' cell granulomatosis and malignant lymphoma may take different forms: report of seven cases with a review of the literature. Hum Pathol [Internet]. 1986 Oct;17(10):1060–5. Available from: http://www.ncbi.nlm.nih.gov/pubmed/3759063

17. Ussavarungsi K, Hu X, Scott JP, Erasmus DB, Mallea JM, Alvarez F, et al. Mayo clinic experience of lung transplantation in pulmonary lymphangioleiomyomatosis. Respir Med [Internet]. 2015 Oct;109(10):1354–9. Available from: http://linkinghub.elsevier.com/retrieve/pii/S0954611115300469

18. Nakagiri T, Shintani Y, Minami M, Inoue M, Funaki S, Kawamura T, et al. Lung Transplantation for Lymphangioleiomyomatosis in a single Japanese institute, with a focus on late-onset complications. Transplant Proc [Internet]. 2015 Jul;47(6):1977–82. Available from: http://linkinghub.elsevier.com/retrieve/pii/S0041134515005138

19. Costa AN, Baldi BG, de Oliveira Braga Teixeira RH, Samano MN, de Carvalho CRR. Can patients maintain their use of everolimus until lung transplantation? Transplantation [Internet]. 2015 Jun;99(6):e42–3. Available from: http://content.wkhealth.com/linkback/openurl?sid=WKPTLP:landingpage&an=00007890-201506000-00037

20. Scheffert JL, Raza K. Immunosuppression in lung transplantation. J Thorac Dis. 2014

21. Whelan TPM. Lung transplantation for interstitial lung disease. Clin Chest Med [Internet]. 2012 Mar;33(1):179–89. Available from: http://linkinghub.elsevier.com/retrieve/pii/S0272523111001249

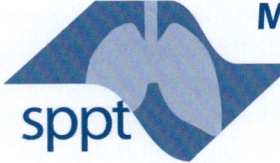

Manejo de Pacientes com Fibrose Pulmonar Idiopática: Qualidade de Vida, Paliação dos Sintomas e Comorbidades

Juliana Monteiro Barros
Ellen Pierre de Oliveira
Ronaldo Adib Kairalla

INTRODUÇÃO E DEFINIÇÕES

Originalmente, os cuidados paliativos centravam-se na fase final de vida, particularmente em instituições preparadas para tal, os *hospices*. Essas instituições eram, ao início de Era Cristã, lugar de passagem de viajantes, evoluindo mais tarde, na Idade Média, para local de cuidados com parturientes, pessoas doentes, e que já não podiam suportar longas viagens.

O cuidado paliativo como conhecemos tem a sua origem com a Dra. Cicely Saunders no ano de 1960, quando criou um centro de tratamento para pacientes com câncer avançado. Desde então este conceito evoluiu para uma disciplina multiprofissional que abrange controle e prevenção de sintomas, bem-estar psicossocial, assistência espiritual, comunicação de más notícias, terminalidade, apoio ao cuidador e, enfim, cuidados de final de vida.[1]

Mais modernamente, considera-se que os cuidados paliativos vão além, atendendo às necessidades globais do núcleo paciente/família (cuidadores), desde a instalação de uma doença crônica, que potencialmente ameace a vida, até o transcurso do luto e, muitas vezes, além dele, conforme demonstra a Figura 24.1.

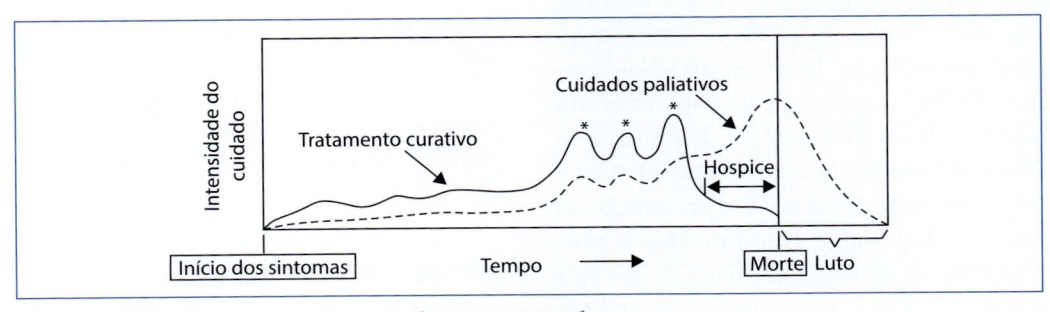

Fig. 24.1 – Cuidados com o paciente em doenças crônicas.[2]

A definição de cuidados paliativos pela Organização Mundial da Saúde (OMS) em 2000 reitera, dentro deste contexto, a qualidade de vida através de prevenção e alívio do sofrimento.[3] Desde então, há esforços constantes na área da pneumologia, tanto nacional como internacionalmente, para assegurar cuidados adequados aos pacientes com doenças crônicas pulmonares.

COMORBIDADES

As doenças pulmonares intersticiais acometem principalmente adultos e idosos, faixa etária associada à maior incidência de comorbidades, muitas vezes potencializada pela terapêutica utilizada em pneumonias intersticiais, especialmente corticosteroides.

A fibrose pulmonar idiopática (FPI) é uma doença progressiva que cursa com sobrevida de 2-3 anos a partir do diagnóstico. As comorbidades que estão frequentemente associadas a ela são: doença do refluxo gastroesofágico, hipertensão pulmonar, doença pulmonar obstrutiva crônica, câncer de pulmão e apneia obstrutiva do sono. A identificação e tratamento destas condições estão associados à melhora da qualidade de vida e a ganho em termos de sobrevida.

Uma metanálise em FPI realizada por Ganesh Raghu em 2014 demonstrou uma prevalência de hipertensão pulmonar de 3% a 86%, apneia obstrutiva do sono de 6% a 91%, câncer de pulmão de 3% a 48% e doença pulmonar obstrutiva crônica de 6% a 67%. Em relação às comorbidades não respiratórias, a prevalência de doença cardíaca isquêmica variou de 3% a 68%, doença do refluxo gastroesofágico de 0% a 94% e síndrome metabólica de 10% a 32%.[5]

Dentre as comorbidades metabólicas, o diabetes mellitus foi a morbidade mais frequente. Segundo um estudo inglês, realizado por Gribbin e colaboradores, pacientes com FPI apresentam um "odds ratio" de 1,31 (IC 95%, 1,01-1,70, p = 0,038).[4] Em relação às comorbidades cardiovasculares, a isquemia cardíaca foi a mais prevalente, com prevalência de 68% de doença coronariana.[6]

Em um estudo realizado por Lancaster e colaboradores em portadores de FPI, a prevalência de síndrome de apneia do sono (SAOS) foi de 88%, dos quais 20% apresentavam SAOS leve e 68% SAOS moderada a grave.[7]

QUALIDADE DE VIDA

A FPI é uma doença intersticial rapidamente progressiva que cursa com redução na qualidade e na expectativa de vida.

Um estudo realizado na Holanda por Vries e colaboradores, analisou o impacto da FPI na qualidade de vida, por meio da aplicação de três questionários: World Health Organization Quality of Life Assessment Instrument 100 (WHOQOL-100), Cognitive Depression Inventory (CDI) e Bath Breathlessness Scale (BBSS). Vries relatou que pacientes com FPI apresentavam maior incidência de dor e fadiga, baixa autoestima, diminuição da mobilidade, maior dependência para as atividades básicas de vida diária, inclusive maior dependência para tratamento da própria doença e tomada de medicações.[8,9]

ANSIEDADE E DEPRESSÃO

Sintomas psiquiátricos como ansiedade e depressão nos estágios finais da doença são comuns e, nestes períodos, há uma tendência dos pacientes a restringir o tratamento que prolonguem a vida. Dessa maneira, todo paciente deverá ter esses sintomas psiquiátricos tratados e, a *posteriori*, ser avaliado quanto ao desejo dos cuidados de fim de vida.[7]

A depressão afeta mais de 20% dos pacientes com pneumonite intersticial; preditores independentes de depressão incluem gravidade da dispneia, qualidade do sono, redução da capacidade vital forçada (CVF), dor e estado funcional.[10]

Desta forma o paciente deve sempre ser abordado em relação a sintomas psíquicos, podendo a percepção da dispneia ser afetada positivamente com o tratamento da ansiedade e depressão.

A abordagem terapêutica inclui foco multidisciplinar e tratamento com medicações antidepressivas. Antever problemas futuros é uma ferramenta útil na avaliação dos pacientes com problemas pulmonares, evitando-se o despreparo pessoal (tanto da equipe como do paciente e sua família) em momentos de crise. Ao polarizar a ação em torno dos sintomas desconfortáveis, as limitações podem ser menos pesarosas, sendo muito importante o tratamento de ansiedade e de depressão, vetores diretos de aumento na mortalidade desses pacientes.[11]

MANEJO DOS SINTOMAS

A instituição dos cuidados paliativos em pacientes com doença pulmonar crônica não oncológica é muitas vezes subestimada pela dificuldade em determinar o prognóstico destes pacientes. No estudo de Edmonds, os pacientes portadores de doenças pulmonares apresentam sintomas físicos e psicossociais semelhantes aos portadores de neoplasia pulmonar, porém por um período de tempo mais prolongado e com menos acesso à informação sobre o prognóstico.[8]

Os sintomas mais comumente apresentados por pacientes com doença intersticial pulmonar avançada são: dispneia, dor, alterações psíquicas e tosse.

Dispneia

A dispneia se define pela experiência subjetiva de desconforto ao respirar, agregando sensações qualitativamente distintas, e que variam em intensidade. Surge de interações entre fatores fisiológicos, psicológicos, sociais e ambientais, podendo induzir alterações secundárias fisiológicas e de comportamento.[12]

Recentes estudos realizados com auxílio de tomografia por emissão de pósitrons (PET) para elucidação da fisiopatologia deste sintoma, demonstraram a ativação de áreas córtico-límbicas, as quais são relacionadas a sensação de sede, fome e dor.[13]

A primeira preocupação do profissional de saúde deve ser a avaliação detalhada da situação. Nesse contexto, a avaliação da dispneia apresenta uma particularidade: não existe uma forma padronizada de abordagem deste sintoma em todos os seus aspectos (físico, emocional, comportamental e circunstancial). Dessa forma, a avaliação apropriada e, portanto, a conduta a ser tomada, dependem da percepção acurada da equipe toda e principalmente do médico que acompanha o paciente.

O tratamento sintomático da dispneia que persiste após otimização terapêutica das diversas comorbidades, baseia-se, principalmente, em opioides, destacando-se a morfina como terapêutica de escolha, oxigenoterapia e tratamento de sintomas neuropsíquicos. O tratamento deve ser instituído o mais precocemente possível, sendo fator determinante para a segurança psíquica do paciente (Tabela 24.1).

Opioides

Os opioides podem ser administrados por via oral, subcutânea, parenteral ou inalatória. Em uma revisão sistemática, o uso das vias orais e parenterais evidenciou alívio estatisticamente significante da dispneia.[14]

A dose de opioide varia de indivíduo para indivíduo, devendo ser titulada a intervalos regulares de reavaliação. A dose objetivada é a menor dose necessária para controle do sintoma sem que haja ocorrência de efeitos adversos indesejáveis. Deve-se ter especial atenção aos pacientes com doença renal crônica, onde os pacientes em uso de opioides necessitam redução na dose total do dia, ou dos resgates, sob o risco de intoxicação.

Durante o tratamento na fase de terminalidade, a terapia com opioides é justificada para alívio da dispneia, mesmo com existência de hipoxemia ou hipercapnia.[15]

Oxigênio

No contexto dos cuidados paliativos, o uso de oxigênio suplementar é baseado na melhora da qualidade de vida e alívio dos sintomas, não objetivando aqui desfechos a longo prazo, como redução da mortalidade ou prevenção de hipertensão pulmonar. Embora o oxigênio mude a mortalidade em pacientes de doença pulmonar, o uso deste para alívio de sintomas é contraditório, sendo indicado para pacientes hipoxêmicos ao repouso ou que apresentem hipoxemia aos mínimos esforços. Não há evidência de benefício em pacientes portadores de dispneia não hipoxêmicos.[15]

Ansiolíticos/Antidepressivos

O uso de benzodiazepínicos e de inibidores seletivos da recaptação de serotonina tem sua base fundamentada na coexistência de dispneia, ansiedade e depressão. Apesar de estudos mostrarem resultados controversos, a experiência clínica sugere que baixas doses de ansiolítico têm efeito benéfico no manejo da dispneia e seu uso deve ser avaliado individualmente.[16]

Tabela 24. 1 – Tratamento medicamentoso para dispneia e recomendações

Classe	Droga	Dose	Efeito Colateral
Opioide	Morfina	Oral: 5 a 10 mg até de 4/4h EV: 2,5-5 mg 4/4h	Depressão respiratória Náuseas, constipação Retenção urinária Prurido
Ansiolítico/Antidepresivo	Sertralina	Oral: 50 mg/dia	Náuseas, insônia, constipação, *rash*
Anticolinérgico	Escopolamina	Oral: 10 mg 8/8h EV: 20 mg 8/8h	Urticária, *rash* Prurido Retenção urinária
Diurético	Furosemida	Oral: 40 mg EV: 20 mg (*)	Hipocalemia Desidratação
Corticoide	Prednisona Metilprednisona	Oral: 40 mg/d EV: 40 mg/d	Edema Delírio

* A dose deverá ser realizada preferencialmente duas vezes ao dia respeitando os horários, às 8h e às 16h (evitar diurese noturna)

Há experiência no manejo da dispneia em outras patologias pulmonares, não tendo sido estudada em FPI.

Furosemida

A furosemida tem sido estudada para manejo da dispneia pelos seus possíveis efeitos de inibir o reflexo de tosse e efeitos indiretos no sistema sensório das vias aéreas. Na literatura há pequenos estudos em pacientes oncológicos e em DPOC, que até o momento se limitam a relatos de casos ou pequenas séries de casos, sendo necessários mais estudos para avaliar seu benefício real.[17]

Ventilação não invasiva (VNI)

A VNI não deve ser usada de maneira indiscriminada, sendo indicada para evitar intubação orotraqueal, aumentar o tempo com a família para concluírem as despedidas, tratamento de exacerbações agudas caso o suporte ventilatório se faça necessário, permitir o descanso da musculatura respiratória e em portadores de patologias neuromusculares.[18]

Outras medidas não farmacológicas

Outras estratégias têm sido avaliadas para o controle da dispneia, como o uso de ventiladores, que mostrou ser significativamente benéfico em pacientes portadores de dispneia. Outras terapias como acupuntura, yoga e meditação não mostraram benefício direto sobre a dispneia, mas sim à percepção dela, quando o paciente adquire controle sobre ansiedade.

Tosse

A tosse é um mecanismo protetor das vias aéreas contra irritantes químicos ou corpos estranhos, sendo mediada via nervo vago. Em patologias pulmonares ocorre ativação excessiva do reflexo da tosse. Para manejo deste sintoma, a história clínica deve ser direcionada com o objetivo de identificar o tipo de tosse (produtiva ou não), fatores desencadeantes (refluxo gastroesofágico e rinite, por exemplo), medicações que possam causar tosse, qual o período do dia em que predomina e o impacto desta na qualidade de vida do paciente.

Para os pacientes com tosse produtiva, é interessante melhorar a efetividade da tosse, o que depende de um arco reflexo aferente-eferente intacto, da força muscular da parede toracoabdominal, da inspiração e expiração adequadas, produção e eliminação mucociliar adequadas. Pode-se ainda umidificar o ambiente, usar de inalações com solução fisiológica, adequar a hidratação do paciente, e até indicar mucolíticos (como a n-acetilcisteína).

A fisioterapia respiratória tem seu papel com a drenagem postural, manobras de higiene brônquica, exercícios para reexpansão pulmonar e adoção de posição de conforto ao paciente.

A nutrição, por sua vez, deve orientar com respeito a horários, quantidade oferecida de dieta e postura ao se alimentar, evitando-se broncoaspiração. É notável que a atenção aos detalhes pode modificar a sintomatologia muitas vezes com o mínimo arsenal. Um exemplo disso é a simples higiene bucal.

Para os casos em que as demais medidas para alívio do paciente fracassaram, pode-se usar de supressores da tosse, sendo a codeína (ação central) o medicamento de escolha: 15 a 30 mg via oral até de 4/4h.

Outros medicamentos poderão ser utilizados, como a levodropropizina (ação periférica, direto sobre os receptores respiratórios), baclofeno, talidomida, gabapentina, carbamazepina e amitriptilina, todos, com exceção à primeira droga citada, com baixa evidência e baixa taxa de efeitos colaterais.[18] Em casos severos, em que não há resposta adequada com as medicações mencionadas anteriormente, pode ser usado corticosteroide sistêmico.[19, 20]

Constipação intestinal e obstrução intestinal

Dentre as causas de constipação intestinal em pacientes em cuidados paliativos, as mais comuns relacionam-se aos efeitos colaterais dos opioides (presença de receptores K e μ na mucosa intestinal).[21]

Uma história minuciosa é essencial para o efetivo manuseio da constipação, devendo-se abordar: frequência e consistência das fezes, vômitos e náuseas, distensão abdominal e dieta. O exame retal deverá ser realizado com objetivo de excluir fecaloma e para avaliar lesões periorificiais que favoreçam a constipação. Em pacientes com transtorno cognitivo e/ou com toque retal normal, o escore de Bristol, que avalia a consistência das fezes, pode ser usado para planejamento da estratégia a ser utilizada.[22]

Medidas não farmacológicas, como aumento da atividade física (respeitando-se as condições do paciente), incremento de fibras na dieta e hidratação adequada são a abordagem inicial do tratamento. Em relação às medidas farmacológicas, destacam-se os laxantes: formadores de bolo fecal, os que favorecem o deslizamento das fezes e os estimuladores da mucosa colônica.

O tratamento farmacológico da constipação induzida por opioides se inicia com a introdução de laxantes estimulantes (ex.: bisacodil), caso não haja reposta eficaz pode-se elevar a dose, associar um laxativo osmótico (ex.: lactulona) e, se ainda não houver resposta, o uso de supositórios à base de glicerina ou bisacodil podem ser utilizados.

Dor

Na avaliação da característica e da intensidade da dor deve-se considerar exatamente o que o paciente refere sentir, visto que a dor é uma sensação subjetiva de desconforto. História detalhada e escalas numéricas ou analógicas visam determinar de forma mais fidedigna possível a dor que o paciente apresenta. Para os casos em que a consciência está prejudicada, ou mesmo a cognição (caso dos idosos em descompensação clínica), a avaliação do comportamento, por exemplo, com agitação ou fácies de dor, podem ser de muito auxílio.

A terapêutica adotada dependerá do tipo e intensidade de dor, sendo preferencial a via oral patente. Os horários das medicações devem ser obedecidos de acordo com sua biodisponibilidade e condições clínicas do paciente, nunca deixados apenas "se necessário".

A escada analgésica é de grande valia na escolha dos passos a serem tomados. (Fig. 24.2)

O tratamento deverá ser individualizado, objetivando a menor dose possível que controle a dor com o mínimo efeito colateral. Uma vez um opioide introduzido, necessariamente deverá ser prescrito laxativo, uma vez que um dos prin-

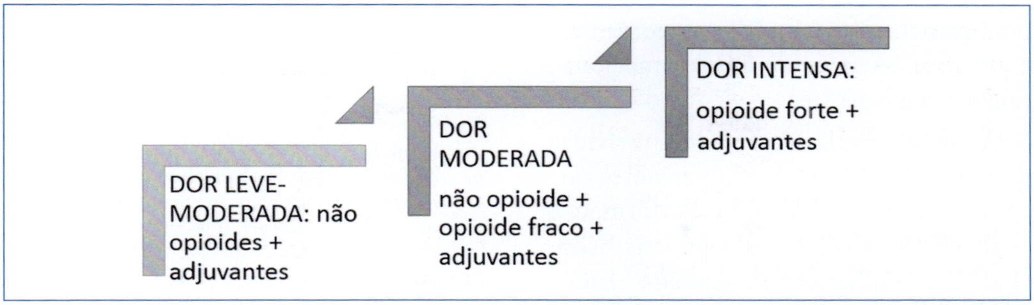
DOR LEVE-MODERADA: não opioides + adjuvantes
DOR MODERADA
não opioide + opioide fraco + adjuvantes
DOR INTENSA:
opioide forte + adjuvantes

Fig. 24.2 – Escada analgésica.[23]

cipais efeitos colaterais dos opioides é a constipação.

Para o bom controle da dor torna-se imprescindível a abordagem de aspectos psicológicos, sociais e espirituais.

FASE FINAL DE VIDA

Durante esta fase, que engloba os últimos dias, é necessário refletir sobre a futilidade dos tratamentos que prolonguem desnecessariamente a vida ou que aumentem o sofrimento. Deve-se rever as medicações, deixando prescritas somente as essenciais, utilizadas para controle dos sintomas (dor, dispneia, delírio e tosse).

Na ausência de acesso venoso para administrar medicações e na impossibilidade da via oral, um acesso fácil é a via subcutânea pela técnica de hipodermóclise.

Na fase final de vida que compreende de horas a poucos dias, os pacientes podem necessitar de sedação paliativa. Segundo Morita, sedação paliativa é a administração deliberada de fármacos que reduzem o nível de consciência, com o consentimento do paciente ou de seu responsável, tendo como objetivo aliviar um ou mais sintomas refratários em pacientes com doença avançada terminal.

A tentativa é de aliviar o sintoma, reduzindo a morbidade que o desconforto extremo do paciente pode trazer. "Seda-se" o sintoma de causa não corrigível, não necessariamente o paciente, a não ser que ele solicite assim, por extremo sofrimento psíquico. Os sintomas refratários mais comuns são dispneia, dor e *delirium* hiperativo.

Os principais sedativos utilizados são os benzodiazepínicos (midazolan, diazepam), neurolépticos (clorpromazina, haloperidol), barbitúricos (fenobarbital), anestésicos (propofol e quetamina) e opioides (morfina).

O fator mais importante nesta fase é, sempre que possível, respeitar a autonomia do paciente, promovendo o máximo da presença das pessoas queridas, familiares; procurar não usar técnicas invasivas (coleta de exames, dextro, por exemplo), manter visitas liberadas e, na medida em que o paciente sinalize, conversar sobre a terminalidade.[24]

ESCALAS E PROGNÓSTICOS

A clarificação do prognóstico é vital para a equipe se organizar na condução de cada caso, prevenindo agudizações futuras, diminuindo assim a ansiedade do paciente e de seus familiares, que, aos poucos vão se certificando em maior ou menor grau da gravidade da doença e de seu desfecho fatal em algum momento. Informar o prognóstico quando possível auxilia a reorganizar e priorizar questões de índole emocional, financeira e logística.

Algumas escalas foram desenvolvidas para estimar sobrevida em pacientes oncológicos como a Palliative Performance Scale (PPS), Palliative Prognostic Score (PaP) e Palliative Prognostic Index (PPI), mas até o presente momento não temos escalas desenvolvidas especificamente para pacientes portadores de patologias pulmonares crônicas. Esse nicho nos dias atuais é extremamente carente de pesquisas sérias para validação científica e melhor acompanhamento dos pacientes.

CONCLUSÃO

O paciente portador de patologia pulmonar crônica necessita de abordagem multidisciplinar, tendo em vista a complexidade dos sintomas que o acometem de forma crescente ao longo do processo de doença e, mormente, no estágio final de vida. Assim sendo, é fundamental enfatizar que os pacientes portadores de pneumopatias intersticiais devem ser acompanhados precocemente por profissionais habilitados em cuidados paliativos, equilibrando-se com o tratamento curativo até que a paliação por fim se torne o enfoque principal nos cuidados com o paciente.

REFERÊNCIAS

1. Fallon M, Smith J. Terminology: the historical perspective, evolution and current usage-room for confusion. Eur J Cancer 2008.
2. Lynn J, Adamson DM. Living well at the end of life. Adapting health care to serious chronic illness in old age. Washington: Rand Health, 2003.
3. Definição de cuidados paliativos: http://www.who.int/cancer/palliative/definition/en/ Acessado em 1/10/2016.
4. Ganesh Raghu. Comorbidities in idiopathic pulmonary fibrosis patients: a systematic literature review. Eur Respir J 2015.
5. Role of diabetes and gastro-oesophageal reflux in the aetiology of idiopathic pulmonary fibrosis. Respir Med 2009
6. Nathan SD, Weir N, Shlobin OA et al. The value of computed tomography scanning for the detection of coronary artery disease in patients with idiopathic pulmonary fibrosis. Respirology 2011.
7. Lancaster MD, Lisa H et al. Obstructive sleep apnea is common in idiopathic pulmonary fibrosis. Chest 2009.
8. Edmons P, Karlsen S et al. A comparison of the palliative care needs of patients dying from chronic respiratory disease and lung cancer. Palliat Med 2001.
9. Vries J, Kessels BLJ, DrentM. Quality of life of idiopathic pulmonary fibrosis patients. ERS Journal 2001.
10. Kunik ME, Roundy K et al. Surprisingly high prevalence of anxiety and depression in chronic breathing disorders. Chest 2005.
11. Unützer, J; Patrick, D; Marmon, T. et al. Depressive symptoms and mortality: a prospective study of 2558 older adults. Am J Geriatr Psychiatry 10:521-30, 2002.
12. Cachia, E, Ahmedzai, SH. Breathlessness in cancer patients. European Journal of Cancer 2008; 44:116-1123.
13. Evans KC. Cortico-limbic circuitry and the airways: insight from functional neuroimaging of respiratory afferents an efferents. Biol Psycol 2010.
14. Lanken PN, Terry PB et al. An official American Thoracic Society clinical policy statement: palliative care for patients with respiratory disease and critical illnesses. Am J Respir Crit Care Med 2008.
15. Mazzocato C. The effects of morphine on dyspnea and ventilator function in elderly patients with an advanced cancer; a randomized double-blind controlled trial. Ann Oncol 1999.
16. Qaseem A. Evidence based intervention to improve the palliative care of pain, dyspnea and depression at the end of life: a clinical practice guideline from the American College of Physician. Ann Intern Med 2008.
17. Wilcock A. Randomized, placebo controlled trial of nebulised furosemide for breathlessness in patient with cancer. Thorax 2008.
18. Shee C D. Non-invasive and palliation: experience in a district general hospital and a review. Palliat Med 2003.
19. Davis C L. ABC of palliative care: breathlessness, cough and other respiratory problems. *BMJ*. 315 (11 October): 931 - 934, 1997.
20. Molassiots A. Clinical expert guidelines for management of cough in lung cancer: report of a UK task group on cough. Cough Journal 2010.

21. Schepper HU, Cremonini F, Park MI, Camilleri M. Opioids and the gut: pharmacology and current clinical experience. Neurogastroenterol & Motility 16(4):383-94, 2004.
22. Wilcock A. Randomized, placebo controlled trial of nebulised furosemide for breathlessness in patient with cancer. Thorax 2008.
23. BRASIL, Ministério da Saúde. Instituto Nacional de Câncer. Cuidados Paliativos Oncológicos: controle da dor. Rio de Janeiro: INCA, 2001. Disponível em: http://bvsms.saude.gov.br/bvs/publicacoes/inca/manual_dor.pdf
24. Ferreira, SP. Em Sedação Paliativa. CUIDADO PALIATIVO. Publicação do Conselho Regional de Medicina do Estado de São Paulo (Cremesp), 355-361, 2008.
25. *Sobre a Morte* e o *Morrer* – 9. ed. *Kubler-Ross*, Elisabeth.

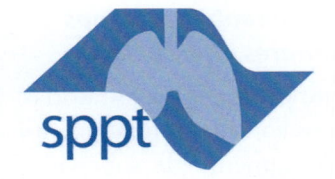

Reabilitação Pulmonar e Prognóstico dos Pacientes com Fibrose Pulmonar Idiopática e Outras Doenças Pulmonares Intersticiais

25

Mariana Sponholz Araujo
Bruno Guedes Baldi

REABILITAÇÃO PULMONAR

A reabilitação pulmonar (RP) é uma intervenção ampla e multidisciplinar que inclui exercício físico, educação e mudanças comportamentais, direcionada aos pacientes com doença respiratória crônica sintomática. Tem por objetivos redução de sintomas, melhora da capacidade de exercício, promoção de autonomia e aumento da participação nas atividades da vida diária, melhorando a qualidade de vida relacionada à saúde.

O exercício físico aeróbico é o pilar dos programas de RP, pela capacidade de gerar melhora de performance muscular, que é o fator de maior impacto na melhora da dispneia aos esforços, aumento da tolerância ao exercício e melhora na execução de atividades da vida diária.[2] A associação do treinamento resistivo (força muscular) é recomendável, porém opcional, por gerar ganho de força e massa muscular, mas sem mudança adicional em capacidade de exercício e qualidade de vida quando comparado ao exercício aeróbico isolado. Acompanhamentos nutricional e psicológico também são incentivados, embora não sejam considerado componentes essenciais da RP.

Não existe um consenso sobre o tempo de duração ideal dos programas de RP. No entanto, sabe-se que programas mais longos são mais eficazes, sendo recomendado um mínimo de 8 semanas e 20 sessões. A maior parte dos estudos que avaliaram a reabilitação nas doenças pulmonares intersticiais (DPIs) utilizou programas derivados dos estudos com doença pulmonar obstrutiva crônica (DPOC). Nesse sentido, é importante destacarmos que a melhor estratégia de RP no subgrupo das DPIs ainda não foi definida, já que não existem estudos comparando diferentes abordagens (ex.: treinamento contínuo *vs* treinamento intervalado). A suplementação de oxigênio está indicada durante a RP quando necessária para manter a saturação de oxigênio acima de 88-90%.

INTOLERÂNCIA À ATIVIDADE FÍSICA E DOENÇAS PULMONARES INTERSTICIAIS

A intolerância ao exercício é um dos principais fatores limitantes à participação nas atividades da vida diária em portadores de doenças respiratórias crônicas, incluindo as DPIs. Os principais sintomas implicados na limitação ao exercício nas DPIs são dispneia e/ou fadiga. Quanto maior o grau de limitação ao exercício, pior é a qualidade de vida dos pacientes.[6]

Os mecanismos de redução da capacidade de exercício nas DPIs são multifatoriais, sendo os principais a redução da troca gasosa e a alteração da relação ventilação-perfusão, decorrentes da destruição do parênquima e do leito capilar pulmonar. Limitação cardiocirculatória por hipertensão pulmonar e/ou disfunção cardíaca de câmaras esquerdas também podem contribuir para a redução da capacidade de exercício. A limitação ventilatória pode estar associada, sendo um fator menos relevante nas doenças puramente fibrosantes e mais signficativo nas patologias que possuem um padrão obstrutivo associado ou um maior acometimento de vias aéreas, como na linfangioleiomiomatose, na histiocitose de células de Langerhans e nas bronquiolites.

Disfunção muscular periférica, como resultado de descondicionamento, está frequentemente presente como fator adjuvante na limitação à capacidade de exercício. Pacientes que apresentam dispneia ou fadiga durante o exercício físico têm uma tendência a reduzir seu grau de atividade física, levando a um círculo vicioso de descondicionamento, piora de sintomas e da capacidade de exercíco. Adicionalmente, o tratamento com corticosteroides e imunossupressores pode levar a miopatias.

Por fim, ansiedade, depressão e desmotivação também são associadas à intolerância ao exercício. Estima-se que até um terço dos portadores de DPIs sofram de ansiedade e 25% de depressão, sendo esses índices mais elevados conforme a gravidade da dispneia.

Por que pensar em reabilitação nas doenças pulmonares intersticiais?

No tratamento de doença respiratórias crônicas, devemos considerar não somente o objetivo de aumento de sobrevida, mas também de melhora da qualidade de vida. Pretende-se que os pacientes sejam mais ativos, tenham menos dispneia e sofram menos de depressão e ansiedade.

O raciocínio é bastante simples: se não é possível melhorar o pulmão do paciente ou se a possibilidade de melhora é limitada (como ocorre frequentemente nas DPIs), faz sentido tentarmos melhorar o desempenho da sua musculatura e com isso melhorar sua limitação à atividade física, evitando que o paciente entre no ciclo vicioso de inatividade, descondicionamento e limitação progressiva ao exercício.

Desfechos em reabilitação pulmonar

Ao realizar um programa de RP, desfechos principais como capacidade de exercício e qualidade de vida relacionada à saúde são monitorados.

A maior parte dos estudos utiliza algum teste de exercício supervisionado para avaliar os benefícios relacionados ao programa de RP. O mais simples, amplamente disponível e mais frequentemente utilizado é o teste de caminhada de 6 minutos (TC6M). O valor considerado como clinicamente relevante para o aumento na distância caminhada após qualquer intervenção é de 30 metros. Além da distância caminhada, a dessaturação de oxigênio e a classificação de dispneia e de cansaço de membros inferiores (Borg) também são avaliados. No entanto, o TC6M não possibilita a determinação dos mecanismos de intolerância ao exercício. Mais interessante nessa avaliação é o teste de exercício cardiopulmonar (TECP) realizado em esteira ou em cicloergômetro, que permite a avaliação de mudança nos volumes pulmonares durante a atividade física, provendo informações a respeito dos mecanismos de limitação pulmonar, cardiovascular e periférica. Quando o TECP máximo é utilizado para reavaliação de um paciente submetido a RP, um dos parâmetros avaliados é o aumento no consumo de oxigênio de pico (V'O2 pico). Já o TECP submáximo com carga constante tem sido considerado o exame de escolha na avaliação da melhora na capacidade de exercício após determinada intervenção. Diferente do TECP máximo incremental em que a carga aumenta progressivamente, no TECP com carga constante utiliza-se carga fixa (geralmente em torno de 75 a 80% da máxima obtida no TECP máximo incremental). Dentre os diversos parâmetros avaliados no TECP com carga constante, a variável que melhor discrimina a mudança na tolerância ao exercício é o tempo até o limite da tolerância (Tlim ou tempo de *endurance*), que é definido como o tempo decorrido entre o início do exercício com carga até o momento da interrupção do mesmo por sintomas. Por ser um teste submáximo, o TECP com carga constante está mais próximo da intensidade do esforço exigida nas atividades da vida diária, apresentando maior sensibilidade na detecção dos efeitos do treinamento físico sobre o cotidiano dos pacientes comparativamente ao TECP máximo incremental. Uma das limitações do TECP é que ele não é um instrumento disponível em boa parte dos serviços que trabalham com RP.

A avaliação da qualidade de vida, apesar de subjetiva, é um dos objetivos prioritários na avaliação de um programa de RP. Essa avaliação é realizada através da percepção do paciente, utilizando questionários validados como o St George's Respiratory Questionnaire (SGRQ), o Short Form-36 (SF-36) e o Chronic Respiratory Questionnaire (CRQ). Para o SGRQ, a variação de 4 pontos é considerada clinicamente relevante.

Outro desfecho considerado importante em estudos de RP é o grau de dispneia, sendo o indíce de dispneia basal (BDI) seguido do índice transicional de dispneia (TDI), na reavaliação, as escalas mais utilizadas, por serem mais sensíveis em detectar uma mudança. A clássica escala de dispneia do Medical Research Council modificada (mMRC) também pode ser utilizada, com a ressalva de que necessita de uma magnitude de efeito maior para que seja detectada uma mudança.

Medidas de força muscular e avaliação de ansiedade e depressão são outras ferramentas utilizadas na avaliação de resposta a um programa de RP.

Reabilitação pulmonar nas doenças pulmonares intersticiais

Boa parte da evidência a favor da RP provém de estudos com pacientes portadores de DPOC. Mais recentemente, o conceito de que a RP pode beneficiar pacientes cujos sintomas respiratórios resultam em limitação funcional e diminuição de qualidade de vida, independente da doença respiratória crônica da qual são portadores, tem motivado estudos em outras doenças, incluindo as DPIs, especialmente a fibrose pulmonar idiopática (FPI).

Em estudo randomizado controlado com 57 portadores de DPIs (incluindo colagenoses, pneumoconioses e FPI), os autores observaram aumento na distância percorrida no TC6M (diferença média para os controles: 35 metros, IC 95% 6 – 64 metros) e redução da frequência cardíaca para uma dada carga no TECP máximo, embora não tenham observado diferença no V'O2 pico. Também houve melhora da dispneia utilizando-se a escala do MRC (0,7 pontos, IC 95% 0,1 – 1,3) e da qualidade de vida. Não foram reportados eventos adversos relacionados à RP. Entretanto, os efeitos não foram sustentados após 6 meses do término do programa.

Em estudo retrospectivo avaliando 113 pacientes, publicado em 2011, os autores observaram uma melhora na distância caminhada (média 56 metros, p < 0,001) e na escala de Borg de dispneia no TC6M em portadores de DPIs submetidos a um programa de RP. Com base nesses achados, os autores sugeriam que a RP fosse incluída como parte do tratamento das DPIs.

No entanto, a indicação de RP nas DPIs ainda era considerada controversa por muitos autores. Outros estudos, incluindo uma metanálise avaliando a RP em DPIs, apontavam para benefícios na capacidade de exercício, dispneia e qualidade de vida, porém com uma magnitude de efeito inferior ao visto nas doenças obstrutivas pulmonares.

Já em metanálise mais recente da Cochrane, publicada em 2014, a conclusão foi de que a RP em pacientes portadores de DPIs tem benefícios similares aos observados na DPOC, e seus benefícios estendem-se aos pacientes com FPI. Na avaliação quantitativa dessa metanálise foram incluídos 5 estudos, totalizando 86 pacientes submetidos à RP e 82 controles. Foi reportado um aumento da distância caminhada no TC6M de 44 metros (95% IC 26 – 63 metros), valor esse que excede os 30 metros considerados como corte para diferença clinicamente relevante e é comparável à diferença encontrada na DPOC (48 metros). Também houve melhora no V'O2 pico de 1,24 mL/kg/min-1 (IC 95% 0,46 – 2,03 mL/kg/min-1), redução de dispneia (diferença de média padronizada (SMD) –0,66, IC 95% –1,05 to –0,28) e melhora da qualidade de vida após a RP, em diferentes escalas (SMD 0,59, IC 95% 0,20 – 0,98). Apenas dois estudos incluídos na metanálise reportaram efeitos a longo prazo, falhando em demonstrar efeitos significativos em variáveis clínicas ou sobrevida em 3 - 6 meses após o término do programa. Não foram reportados efeitos adversos relacionados à RP, sendo considerada uma intervenção segura. Não foi possível avaliar impacto de gravidade da doença na resposta ao treinamento, nem qual seria o tempo e a modalidade ideal de treinamento.

Redução de sintomas de depressão e fadiga e uma tendência de melhora de ansiedade também foram reportados após programas de RP.

Reabilitação pulmonar na fibrose pulmonar idiopática

Na mesma revisão da Cochrane citada acima foram demonstrados ganhos significativos na distância caminhada no TC6M e no V'O2 pico (diferença de média ponderada – WMD: 35,63 m; IC 95%: 16,02 a 55,23 m; WMD: 1,46 mL/kg/min-1, IC 95%: 0,54 a 2,39 mL/kg/min-1, respectivamente). Adicionalmente, houve redução da dispneia (diferença da média padronizada – SMD: -0,68, IC 95%: -1,12 a -0,25) e melhora na qualidade de vida (SMD: 0,59, IC 95% 0,14 a 1,03)).

Alguns estudos anteriores já apontavam nessa direção. Nishiyama O. et al. realizaram ensaio clínico com 13 participantes no grupo RP contra 15 no grupo controle, demonstrando um aumento da distância caminhada no TC6M (média 46 m; IC 95%: 8 a 84 m; p < 0,05) e na qualidade de vida utilizando o SGRQ (-6,1; IC 95%: -11,7 a -0,5; p < 0,05). Nesse estudo não houve diferença em termos de função pulmonar ou dispneia, porém o TDI não foi utilizado na reavaliação da dispneia, levando à perda de sensibilidade para uma mudança nessa variável.

Outro estudo analisando o subgrupo de pacientes com FPI observou melhora da dispneia (mMRC) e da distância percorrida no TC6M (média 25,1 m ; ± 54,2 m), porém sem ser observada diferença no V'O2 pico.

Um estudo realizado em 2011 encontrou melhora modesta na capacidade de exercício e dispneia nos portadores de DPIs quando comparados a pacientes com DPOC, além de não terem observado diferença na qualidade de vida (utilizando o SF-36) após RP em pacientes com FPI.

Nota-se que existe uma certa heterogeneidade nos resultados dos estudos que pode ser parcialmente explicada por diferenças metodológicas relacionadas aos desfechos utilizados e população estudada, e por diferenças no próprio programa de RP. Porém, os estudos mais abrangentes e recentes têm sido cada vez mais consistentes em mostrar o benefício dessa intervenção. Recomendações internacionais e nacionais para o manejo da FPI indicam que a RP deve ser realizada na maior parte dos pacientes com FPI.

Reabilitação pulmonar na sarcoidose

A sarcoidose é uma doença inflamatória multissistêmica, que pode resultar em múltiplos sintomas incluindo, fadiga, dispneia, dor, intolerância ao exercício e redução de força muscular.

Em estudo retrospectivo avaliando 20 pacientes com sarcoidose que participaram de um programa de RP, 16 pacientes completaram o programa tendo seus resultados avaliados. Onze tiveram um aumento clinicamente importante na distância percorrida no TC6M, média 88 metros (26-160 metros); 10 demonstraram ganho de força e a maioria demonstrou melhora de qualidade de vida nos domínios vitalidade, limitação por aspecto físico, estado geral de saúde e aspectos sociais. Além disso, houve redução nos níveis de ansiedade e de depressão.

Em estudo prospectivo comparando pacientes que aceitaram participar de um programa de exercício físico supervisionado com duração de 12 semanas com controles que optaram por não fazê-lo, observou-se um melhor desempenho no TC6M e redução de fadiga em relação aos valores basais no grupo que realizou exercício quando comparados aos controles.

Atualmente existe um estudo francês randomizado controlado recrutando pacientes com sarcoidose estádio IV para estudo envolvendo RP no *Clinical Trials*.

Reabilitação pulmonar nas pneumoconioses

Um estudo randomizado controlado demonstrou melhora na capacidade de exercício e qualidade de vida em portadores de pneumoconioses, no entanto a maior parte da amostra era de pacientes com doença pleural relacionada ao asbesto. Outros estudos não controlados demonstraram melhora significativa em pacientes com asbestose pulmonar.

Reabilitação pulmonar na linfangioleiomiomatose

A linfangioleiomiomatose é uma neoplasia de baixo grau, caracterizada por cistos pulmonares e perda progressiva de função pulmonar. As pacientes acometidas por essa doença têm como principais queixas dispneia, intolerância a atividade física e baixa qualidade de vida. Essas queixas motivaram a realização de um estudo randomizado controlado avaliando o impacto da RP na LAM. Esse estudo demonstrou uma melhora do grupo reabilitação em relação aos controles nos seguintes parâmetros: 1. Capacidade de exercício expressa pelo tempo de endurance (Tlim) no teste cardiopulmonar com carga constante (mediana [intervalo interquartil]): Tlim (169 s [2 – 303 s] grupo RP vs. –33 s [-129 – 39 s], p = 0,001); 2. VO2 (11% [2 – 26%] vs. -2% [-7 – 5% pred], p = 0,001); Distância caminhada no TC6M (59 m [13 – 81] vs. 20 [-12 – 30], p = 0,002). Melhora da dispneia através do TDI também foi demonstrada (3 [2 – 3] vs. 0 [-2 – 0], p < 0,001), assim como melhora da qualidade de vida medida pelo SGRQ (-8 [-16 – 2] vs. 2 [-4 – 5], p = 0,002) e ganho de força muscular (1- repetição máxima, 1 RM). Não foram reportados efeitos adversos graves. De acordo com os achados deste trabalho, deve-se considerar a indicação de RP para todas as pacientes portadoras de LAM que apresentem redução da capacidade de exercício. Considera-se razoável a recomendação de prática de atividade física regular fora do ambiente de RP nas pacientes portadoras de doença mais leve, embora o estudo não tenha avaliado essa questão em particular.

Reabilitação pulmonar na pneumonia de hipersensibilidade e nas colagenoses

Não existem estudos avaliando isoladamente a resposta de pacientes com pneumonia de hipersensibilidade (PH) à RP. Entretanto, diversos estudos já citados que observaram melhora em dispneia, qualidade de vida e capacidade de exercício incluíram pacientes com PH em sua amostra. A mesma situação ocorre em portadores de DPI associada a colagenoses. Deve-se ter um cuidado especial na escolha do tipo de treinamento físico em pacientes com colagenoses, considerando a possibilidade de coexistência de doença muscular e artropatia (ex., preferir cicloergômetro a esteira em paciente com artralgia em joelhos).

PROGNÓSTICO

Doenças pulmonares intersticiais

As DPIs englobam um grupo de doenças extremamente heterogêneo. O prognóstico relacionado a essas doenças é bastante diverso, dependendo da etiologia, fisiopatologia, extensão da doença ao diagnóstico, função pulmonar, comorbidades entre outros fatores.

FPI

Dentre as doenças pulmonares intersticiais idiopáticas, a FPI é aquela que guarda o pior prognóstico. A mediana de sobrevida varia de 2,5 a 3,5 anos após o diagnóstico, e as estimativas de sobrevida em 5 anos não passam de 20 a 30%. No entanto, é importante destacarmos que a evolução clínica da FPI é heterogênea, parecendo haver diferentes fenótipos da doença. A maioria apresenta queda progressiva de função pulmonar ao longo dos anos. Em grupos placebo de grandes ensaios clínicos em FPI, observou-se uma redução anual da CVF de 130 – 210 ml. Uma minoria dos pacientes atinge a estabilidade ou evolui com perda acelerada de função pulmonar. Podem ainda ocorrer episódios de exacerbação aguda, caracterizados por piora da dispneia, geralmente em período inferior a 30 dias, associada ao aparecimento de opacidades em vidro fosco e/ou consolidações no parênquima pulmonar e surgimento ou piora da hipoxemia.

São preditores de pior prognóstico na FPI: idade acima 70 anos, história de tabagismo, baqueteamento digital, baixo IMC, maior extensão tomográfica da doença, enfisema e hipertensão pulmonar (HP).

Recentemente, tem sido enfatizada a importância das comorbidades no prognóstico da FPI, tendo sido demonstrado seu impacto em morbimortalidade e qualidade de vida. As principais comorbidades associadas à FPI são: neoplasia de pulmão, enfisema, HP, apneia obstrutiva do sono, doença do refluxo gastroesofágico (DRGE), doenças cardiovasculares, diabetes, coagulopatias, ansiedade e depressão. Foi demonstrada uma associação com pior sobrevida relacionada ao maior número de comorbidades, e individualmente a doença com maior impacto negativo em sobrevida foi o câncer de pulmão.

Em termos de função pulmonar, a medida da difusão pulmonar para o monóxido de carbono (DCO) inicial inferior a 40% do previsto está associada a um aumento do risco de morte. Além disso, capacidade vital forçada (CVF) ≤ 65% do previsto foi indicativa de pior prognóstico em estudo que incluiu 1099 portadores de FPI, porém utilizar a CVF inicial como preditora de sobrevida é um assunto controverso na literatura. Já a velocidade de perda de função pulmonar parece ter maior relevância prognóstica, e uma redução de 5-10% da CVF pode ser considerada um preditor de mortalidade. Declínio da DCO também parece estar associado a menor sobrevida, porém de maneira menos consistente. Dessaturação ao exercício, distância caminhada no TC6M inferior a 250 metros e queda da distância caminhada maior do que 25-50 metros após 6 meses de seguimento também estão associados a um pior prognóstico.

Considerando-se a importância da definição do prognóstico na FPI e o grande número de variáveis implicadas, foram propostos alguns modelos multidimensionais. O mais aceito é o modelo de GAP (sigla derivada de Gênero-Idade-Fisiologia, em inglês). O GAP foi validado para predição de risco basal de mortalidade na FPI. Posteriormente, foram incluídas variáveis longitudinais ao índice (história de hospitalização por causa respiratória e mudança da CVF em 24 semanas), proporcionando uma melhor acurácia ao modelo original.

Após validação para a FPI, o modelo de GAP foi modificado para aplicação em outras DPIs. Essa mudança consistiu em ajustar o modelo conforme o subtipo da DPI, considerando uma melhor sobrevida em colagenoses, PH e pneumonia intersticial não específica. Esse modelo mostrou-se acurado para predição de mortalidade nos principais subtipos de DPIs e em todos os estágios das doenças.

Outro índice proposto por um grupo brasileiro classifica os pacientes em 3 estágios de acordo com: dispneia (BDI), CVF, DCO e VEF_1/CVF. Trata-se de um modelo de fácil aplicação e que demonstrou sobrevidas bastante distintas entre os diferentes estágios, mostrando-se uma boa ferramenta prognóstica.

Sarcoidose

Apresentando uma história natural bastante variada, que varia desde a remissão espontânea até doença refratária, com fibrose irreversível, estima-se que 10-30% dos portadores de sarcoidose apresentem doença progressiva.

Achados associados a evolução crônica e pior prognóstico incluem dispneia persistente, forma fibrosante (estádio IV), envolvimento do sistema nervoso central, lesões cutâneas crônicas, como o lúpus pérnio, acometimento cardíaco, nefrolitíase e cistos ósseos. Em termos funcionais, CVF reduzida, obstrução inicial ao fluxo aéreo e DCO reduzida estão relacionadas a um pior prognóstico.

Em oposição, são indicativos de bom prognóstico: doença com menos de 2 anos de duração; adenopatia hilar isolada (estádio I); paralisia isolada do VII par; síndrome de Löfgren, edema periarticular; e ausência de sintomas.

PNEUMONIA DE HIPERSENSIBILIDADE

Prognóstico diverso, a depender do tipo de exposição (ex.: PH por pássaros parece ter pior prognóstico comparado ao "pulmão do fazendeiro"), cessação da exposição, tipo de apresentação (aguda, subaguda, crônica) e grau de fibrose histológica. O padrão histológico de pneumonia intersticial usual é um indicador de mau prognóstico. Embora o tabagismo apareça como um fator protetor para a doença, a PH parece ser mais grave quando ocorre em tabagistas.

Estudo prévio demonstrou uma correlação entre dessaturação ao exercício e sobrevida. Pacientes com SpO2 ≤ 88% ao final do exercício tiveram uma mortalidade em 5 anos de 43% contra 4% do grupo que não dessaturava. A CVF% não parece ser um bom preditor nessa doença. De maneira semelhante à FPI, o achado de HP está associado a um pior prognóstico na PH crônica.

CONCLUSÃO

Pacientes portadores de DPIs apresentam graus variados de limitação ao exercício físico e redução na qualidade de vida. Embora diferentes estudos tenham encontrado respostas variadas à RP, cada vez mais as evidências apontam para os benefícios da atividade física em portadores de doenças respiratórias crônicas, incluindo as DPIs. Nesse sentido, como recomendação geral, a prática de atividade física deve ser incentivada nas DPIs, compreendendo que a inatividade física gera agravamento dos sintomas e que o tratamento medicamentoso isoladamente não é suficiente para englobar todos os aspectos inerentes a essas doenças.

Em relação aos marcadores relacionados ao prognóstico, os estudos em pacientes com DPIs foram realizados principalmente em pacientes com FPI, e o que se sugere é que idealmente a estimativa de evolução e sobrevida não seja baseada em um parâmetro isolado, mas sim na combinação de parâmetros clínicos, funcionais, tomográficos e laboratoriais.

REFERÊNCIAS

1. Spruit MA, Singh SJ, Garvey C, ZuWallack R, Nici L, Rochester C, et al. An official American Thoracic Society/European Respiratory Society statement: key concepts and advances in pulmonary rehabilitation. American Journal of Respiratory and Critical Care Medicine. 2013;188(8):e13-64.
2. Nici L, Donner C, Wouters E, Zuwallack R, Ambrosino N, Bourbeau J, et al. American Thoracic Society/European Respiratory Society statement on pulmonary rehabilitation. American Journal of Respiratory and Critical Care Medicine. 2006;173(12):1390-413.

3. Bernard S, Whittom F, Leblanc P, Jobin J, Belleau R, Berube C, et al. Aerobic and strength training in patients with chronic obstructive pulmonary disease. American Journal of Respiratory and Critical Care Medicine. 1999;159(3):896-901.
4. Holland AE, Dowman LM, Hill CJ. Principles of rehabilitation and reactivation: interstitial lung disease, sarcoidosis and rheumatoid disease with respiratory involvement. Respiration; international review of thoracic diseases. 2015;89(2):89-99.
5. Dowman L, Hill CJ, Holland AE. Pulmonary rehabilitation for interstitial lung disease. The Cochrane database of systematic reviews. 2014(10):CD006322.
6. Chang JA, Curtis JR, Patrick DL, Raghu G. Assessment of health-related quality of life in patients with interstitial lung disease. Chest. 1999;116(5):1175-82.
7. Agusti AG, Roca J, Gea J, Wagner PD, Xaubet A, Rodriguez-Roisin R. Mechanisms of gas-exchange impairment in idiopathic pulmonary fibrosis. The American Review of Respiratory Disease. 1991;143(2):219-25.
8. Harris-Eze AO, Sridhar G, Clemens RE, Zintel TA, Gallagher CG, Marciniuk DD. Role of hypoxemia and pulmonary mechanics in exercise limitation in interstitial lung disease. American Journal of Respiratory and Critical care Medicine. 1996;154(4 Pt 1):994-1001.
9. Markovitz GH, Cooper CB. Exercise and interstitial lung disease. Current opinion in pulmonary medicine. 1998;4(5):272-80.
10. Swigris JJ, Brown KK, Make BJ, Wamboldt FS. Pulmonary rehabilitation in idiopathic pulmonary fibrosis: a call for continued investigation. Respiratory Medicine. 2008;102(12):1675-80.
11. Singh SJ, Puhan MA, Andrianopoulos V, Hernandes NA, Mitchell KE, Hill CJ, et al. An official systematic review of the European Respiratory Society/American Thoracic Society: measurement properties of field walking tests in chronic respiratory disease. The European Respiratory Journal. 2014;44(6):1447-78.
12. Holland AE, Spruit MA, Troosters T, Puhan MA, Pepin V, Saey D, et al. An official European Respiratory Society/American Thoracic Society technical standard: field walking tests in chronic respiratory disease. The European Respiratory Journal. 2014;44(6):1428-46.
13. Borg GA. Psychophysical bases of perceived exertion. Med Sci Sports Exerc. 1982;14(5):377-81.
14. Laviolette L, Bourbeau J, Bernard S, Lacasse Y, Pepin V, Breton MJ, et al. Assessing the impact of pulmonary rehabilitation on functional status in COPD. Thorax. 2008;63(2):115-21.
15. Force ERST, Palange P, Ward SA, Carlsen KH, Casaburi R, Gallagher CG, et al. Recommendations on the use of exercise testing in clinical practice. The European Respiratory Journal. 2007;29(1):185-209.
16. Jones PW, Quirk FH, Baveystock CM. The St George's Respiratory Questionnaire. Respir Med. 1991;85 Suppl B:25-31; discussion 3-7.
17. Guyatt GH, Berman LB, Townsend M, Pugsley SO, Chambers LW. A measure of quality of life for clinical trials in chronic lung disease. Thorax. 1987;42(10):773-8.
18. Mahler DA, Weinberg DH, Wells CK, Feinstein AR. The measurement of dyspnea. Contents, interobserver agreement, and physiologic correlates of two new clinical indexes. Chest. 1984;85(6):751-8.
19. Ferris BG. Epidemiology Standardization Project (American Thoracic Society). Am Rev Respir Dis. 1978;118(6 Pt 2):1-120.)
20. Ferreira A, Garvey C, Connors GL, Hilling L, Rigler J, Farrell S, et al. Pulmonary rehabilitation in interstitial lung disease: benefits and predictors of response. Chest. 2009;135(2):442-7.
21. Holland AE, Hill CJ, Conron M, Munro P, McDonald CF. Short term improvement in exercise capacity and symptoms following exercise training in interstitial lung disease. Thorax. 2008;63(6):549-54.
22. Lacasse Y, Goldstein R, Lasserson TJ, Martin S. Pulmonary rehabilitation for chronic obstructive pulmonary disease. The Cochrane database of systematic reviews. 2006(4):CD003793.
23. Holland AE, Hill C. Physical training for interstitial lung disease. Cochrane Database of Systematic Reviews 2008, Issue 4. [DOI: 10.1002/14651858. CD006322.pub2]) 62, 71-75.
24. Nishiyama O, Kondoh Y, Kimura T, Kato K, Kataoka K, Ogawa T, et al. Effects of pulmonary rehabilitation in patients with idiopathic pulmonary fibrosis. Respirology. 2008;13(3):394-9.
25. Kozu R, Senjyu H, Jenkins SC, Mukae H, Sakamoto N, Kohno S. Differences in response to pulmonary rehabilitation in idiopathic pulmonary fibrosis and chronic obstructive pulmonary disease. Respiration; International Review of Thoracic Diseases. 2011;81(3):196-205.
26. Raghu G, Collard HR, Egan JJ, Martinez FJ, Behr J, Brown KK, et al. An official ATS/ERS/JRS/ALAT statement: idiopathic pulmonary fibrosis: evidence-based guidelines for diagnosis and management. American Journal of Respiratory and Critical Care Medicine. 2011;183(6):788-824.
27. Baddini-Martinez J, Baldi BG, Costa CH, Jezler S, Lima MS, Rufino R. Update on diagnosis and treatment of idiopathic pulmonary fibrosis. Jornal brasileiro de pneumologia : publicação oficial da Sociedade Brasileira de Pneumologia e Tisilogia. 2015;41(5):454-66.
28. Baradzina HL, Ponachevnaya NV. Pulmonary rehabilitation programme in sarcoidosis (abstract). Eur Respir J 2005;26(suppl 49):333S.

29. de Heer M, Wijsenbeek-Lourens M, Otten H, Hoogsteden H, van Ranst D. Effect of comprehensive pulmonary rehabilitation in patients with sarcoidosis. Eur Respir J 2013; 42: P2228.
30. Wallaert B, Bart F, Valeyre D, Israel-Biet D, Amourette J, Pacheco I, et al. Pulmonary Rehabilitation in Patients With Sarcoidosis. Disponível em: https://clinicaltrials.gov/ct2/show/NCT02044939).
31. Strookappe B, Saketkoo LA, Elfferich M, Holland A, De Vries J, Knevel T, et al. Physical activity and training in sarcoidosis: review and experience-based recommendations. Expert Review of Respiratory Medicine. 2016;10(10):1057-68.
32. Dale M, McKeough Z, Munoz P, Corte P, Bye P, Alison J. Exercise training improves exercise capacity and quality of life in people with dust-related pleural and interstitial respiratory diseases: a randomised controlled trial [Abstract]. European Respiratory Society Annual Congress; Sep 24-28; Amsterdam. Amsterdam, 2011; Vol. 38:261s [1457].)
33. Araujo MS, Baldi BG, Freitas CS, Albuquerque AL, Marques da Silva CC, Kairalla RA, et al. Pulmonary rehabilitation in lymphangioleiomyomatosis: a controlled clinical trial. The European Respiratory Journal. 2016;47(5):1452-60.
34. Bjoraker JA, Ryu JH, Edwin MK, Myers JL, Tazelaar HD, Schroeder DR, et al. Prognostic significance of histopathologic subsets in idiopathic pulmonary fibrosis. American journal of respiratory and critical care medicine. 1998;157(1):199-203.
35. King TE, Jr., Pardo A, Selman M. Idiopathic pulmonary fibrosis. Lancet. 2011;378(9807):1949-61.
36. Schwartz DA, Helmers RA, Galvin JR, Van Fossen DS, Frees KL, Dayton CS, et al. Determinants of survival in idiopathic pulmonary fibrosis. American Journal of Respiratory and Critical Care Medicine. 1994;149(2 Pt 1):450-4.
37. Selman M, Carrillo G, Estrada A, Mejia M, Becerril C, Cisneros J, et al. Accelerated variant of idiopathic pulmonary fibrosis: clinical behavior and gene expression pattern. PloS one. 2007;2(5):e482.
38. Ley B, Collard HR, King TE, Jr. Clinical course and prediction of survival in idiopathic pulmonary fibrosis. American Journal of Respiratory and Critical Care Medicine. 2011;183(4):431-40.
39. Collard HR, Moore BB, Flaherty KR, Brown KK, Kaner RJ, King TE, Jr., et al. Acute exacerbations of idiopathic pulmonary fibrosis. American Journal of Respiratory and Critical Care Medicine. 2007;176(7):636-43.
40. King TE, Jr., Tooze JA, Schwarz MI, Brown KR, Cherniack RM. Predicting survival in idiopathic pulmonary fibrosis: scoring system and survival model. American Journal of Respiratory and Critical Care Medicine. 2001;164(7):1171-81.
41. Kreuter M, Ehlers-Tenenbaum S, Palmowski K, Bruhwyler J, Oltmanns U, Muley T, et al. Impact of Comorbidities on Mortality in Patients with Idiopathic Pulmonary Fibrosis. PloS one. 2016;11(3):e0151425.
42. Collard HR, King TE, Jr., Bartelson BB, Vourlekis JS, Schwarz MI, Brown KK. Changes in clinical and physiologic variables predict survival in idiopathic pulmonary fibrosis. American Journal of Respiratory and Critical Care Medicine. 2003;168(5):538-42.
43. du Bois RM, Weycker D, Albera C, Bradford WZ, Costabel U, Kartashov A, et al. Forced vital capacity in patients with idiopathic pulmonary fibrosis: test properties and minimal clinically important difference. American journal of respiratory and critical care medicine. 2011;184(12):1382-9.
44. Lama VN, Flaherty KR, Toews GB, Colby TV, Travis WD, Long Q, et al. Prognostic value of desaturation during a 6-minute walk test in idiopathic interstitial pneumonia. American journal of respiratory and critical care medicine. 2003;168(9):1084-90.
45. du Bois RM, Weycker D, Albera C, Bradford WZ, Costabel U, Kartashov A, et al. Six-minute-walk test in idiopathic pulmonary fibrosis: test validation and minimal clinically important difference. American journal of respiratory and critical care medicine. 2011;183(9):1231-7.
46. Ley B, Ryerson CJ, Vittinghoff E, Ryu JH, Tomassetti S, Lee JS, et al. A multidimensional index and staging system for idiopathic pulmonary fibrosis. Annals of internal medicine. 2012;156(10):684-91.
47. Ley B, Bradford WZ, Weycker D, Vittinghoff E, du Bois RM, Collard HR. Unified baseline and longitudinal mortality prediction in idiopathic pulmonary fibrosis. The European respiratory journal. 2015;45(5):1374-81.
48. Ryerson CJ, Vittinghoff E, Ley B, Lee JS, Mooney JJ, Jones KD, et al. Predicting survival across chronic interstitial lung disease: the ILD-GAP model. Chest. 2014;145(4):723-8.
49. Soares MR, Pereira C, Ferreira R, Nei Aparecida Martins Coletta E, Silva Lima M, Muller Storrer K. A score for estimating survival in idiopathic pulmonary fibrosis with rest SpO2>88. Sarcoidosis, vasculitis, and diffuse lung diseases : official journal of WASOG / World Association of Sarcoidosis and Other Granulomatous Disorders. 2015;32(2):121-8.
50. Baldi BG, Pereira CA, Rubin AS, Santana AN, Costa AN, Carvalho CR, et al. Highlights of the Brazilian Thoracic Association guidelines for interstitial lung diseases. Jornal brasileiro de pneumologia : publicacao oficial da Sociedade Brasileira de Pneumologia e Tisilogia. 2012;38(3):282-91.
51. Perez-Padilla R, Salas J, Chapela R, Sanchez M, Carrillo G, Perez R, et al. Mortality in Mexican patients with chronic pigeon breeder's lung compared with those with usual interstitial pneumonia. The American review of respiratory disease. 1993;148(1):49-53.

52. Braun SR, doPico GA, Tsiatis A, Horvath E, Dickie HA, Rankin J. Farmer's lung disease: long-term clinical and physiologic outcome. The American review of respiratory disease. 1979;119(2):185-91.
53. Vourlekis JS, Schwarz MI, Cherniack RM, Curran-Everett D, Cool CD, Tuder RM, et al. The effect of pulmonary fibrosis on survival in patients with hypersensitivity pneumonitis. The American journal of medicine. 2004;116(10):662-8.
54. Lima MS, Coletta EN, Ferreira RG, Jasinowodolinski D, Arakaki JS, Rodrigues SC, et al. Subacute and chronic hypersensitivity pneumonitis: histopathological patterns and survival. Respiratory medicine. 2009;103(4):508-15.
55. Koschel DS, Cardoso C, Wiedemann B, Hoffken G, Halank M. Pulmonary hypertension in chronic hypersensitivity pneumonitis. Lung. 2012;190(3):295-302.

Alexandre Franco Amaral
Alexandre de Melo Kawassaki

Bronquiolites representam um grupo bastante heterogêneo de doenças que acometem as pequenas vias aéreas, isto é, as vias aéreas distais – estruturas menores que 2 mm de diâmetro, desprovidas de cartilagem, localizadas entre os brônquios e os alvéolos.[1]

Existem condições que acometem os bronquíolos de maneira preferencial, geralmente poupando o restante das estruturas pulmonares (ditas bronquiolites "primárias", como a bronquiolite constritiva). No entanto, os bronquíolos também podem estar afetados dentro do contexto de doenças intersticiais e/ou parenquimatosas, como na pneumonite de hipersensibilidade; ou ainda serem envolvidos em doenças que acometem grandes vias aéreas, como na asma e na doença pulmonar obstrutiva crônica (DPOC).[1,2]

Há muita confusão envolvendo a nomenclatura que se refere às bronquiolites, especialmente com o uso do termo "bronquiolite obliterante". Isso se deve ao seu uso histórico como referência tanto à caracterização da bronquiolite obliterante com pneumonia em organização (BOOP, do inglês *bronchiolitis obliterans organizing pneumonia*), um padrão histológico caracterizado pela presença de pólipos intraluminais de fibroblastos, quanto ao acometimento inflamatório subepitelial com estreitamento luminal fibrótico dos bronquíolos, hoje também definido como bronquiolite constritiva. Para dificultar ainda mais o entendimento, o termo tem sido empregado no diagnóstico clínico da síndrome da bronquiolite obliterante (BOS, do inglês *bronchiolitis obliterans syndrome*), definida como o surgimento de distúrbio ventilatório obstrutivo em pacientes submetidos a transplante de pulmão ou medula óssea, no contexto de disfunção crônica do enxerto (GVHD, do inglês *Graft Versus Host Disease*). A BOS se correlaciona histologicamente com a bronquiolite constritiva.[1-3]

Neste capítulo, focaremos nas doenças que acometem de maneira preferencial ou predominante os bronquíolos. Não faz parte de seu escopo, portanto, a BOOP e as doenças de grandes vias aéreas. Também não abordaremos a bronquiolite em crianças, uma doença aguda comum, de etiologia tipicamente viral, que acomete recém-nascidos e crianças jovens.

Existem diferentes maneiras de se classificar as bronquiolites, sendo as formas mais comuns:

baseia-se nas causas ou desencadeantes presumidos; ainda pode se referir à doença pulmonar ou sistêmica associada (ver a seção Etiologia, adiante).[4]

a partir do estudo anatomopatológico, é possível distinguir diferentes tipos de bronquiolites que possuem correlação com os respectivos achados radiológicos, resposta ao tratamento e evolução da doença. É a classificação mais comumente empregada:[4]

Bronquiolite Celular: faz referência às bronquiolites secundárias a alterações inflamatórias. Dentre elas, encontram-se:

Bronquiolite folicular, causada por estreitamento extrínseco das pequenas vias aéreas por hiperplasia de agregados linfoides (mais comumente encontrada em colagenoses e mais bem abordada no capítulo de Doenças Pulmonares Linfoproliferativas).[3]

Bronquiolite respiratória, comumente associada à doença intersticial, caracterizada pelo preenchimento luminal com macrófagos pigmentados e metaplasia ou fibrose peribronquiolar, altamente associada ao tabagismo.[4]

Bronquiolite eosinofílica, cujo infiltrado inflamatório é composto predominantemente por eosinófilos e pode ser primária ou associada a causas de eosinofilias sistêmicas, como a síndrome de Churg-Strauss (vasculite eosinofílica).[5,6]

Panbronquiolite difusa, uma forma idiopática de bronquiolite descrita em orientais (originalmente no Japão), composta por um infiltrado inflamatório misto e o acúmulo de macrófagos xantomizados.[7,8]

Bronquiolite Constritiva: sua característica marcante é a presença de estreitamento luminal concêntrico por espessamento e fibrose da camada sub-

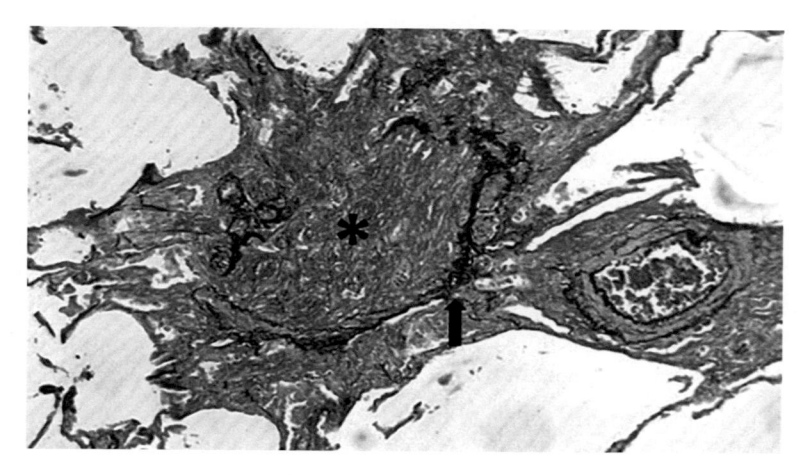

Corte histológico mostrando secção transversa de um bronquíolo em paciente portador de bronquiolite constritiva. Coloração de Verhoeff evidenciando a camada elástica do bronquíolo (seta preta), que se encontra ocluído por fibrose intraluminal (asterisco).

mucosa dos bronquíolos (   ). É encontrada em diversas etiologias, incluindo as associada aos transplantes de pulmão e medula óssea, exposições ocupacionais, pós-infecções virais, drogas, colagenoses e hiperplasia de células neuroendócrinas.[3,4,9]

Fibrose peribronquiolar: é um padrão de bronquiolite associado a doenças intersticiais bronquiolocêntricas, por vezes associado a lambertização (metaplasia epitelial bronquiolar acometendo as regiões peribronquiolares do parênquima lesionado) e encontrado, por exemplo, na pneumonite de hipersensibilidade.[11]

alguns aspectos radiológicos, especificamente na tomografia computadorizada de alta resolução do tórax (TCAR), podem sugerir diagnósticos distintos a partir de determinados padrões. Para tanto, deve-se levar em consideração a anatomia pulmonar normal e a localização dos bronquíolos no lóbulo pulmonar secundário (   ).

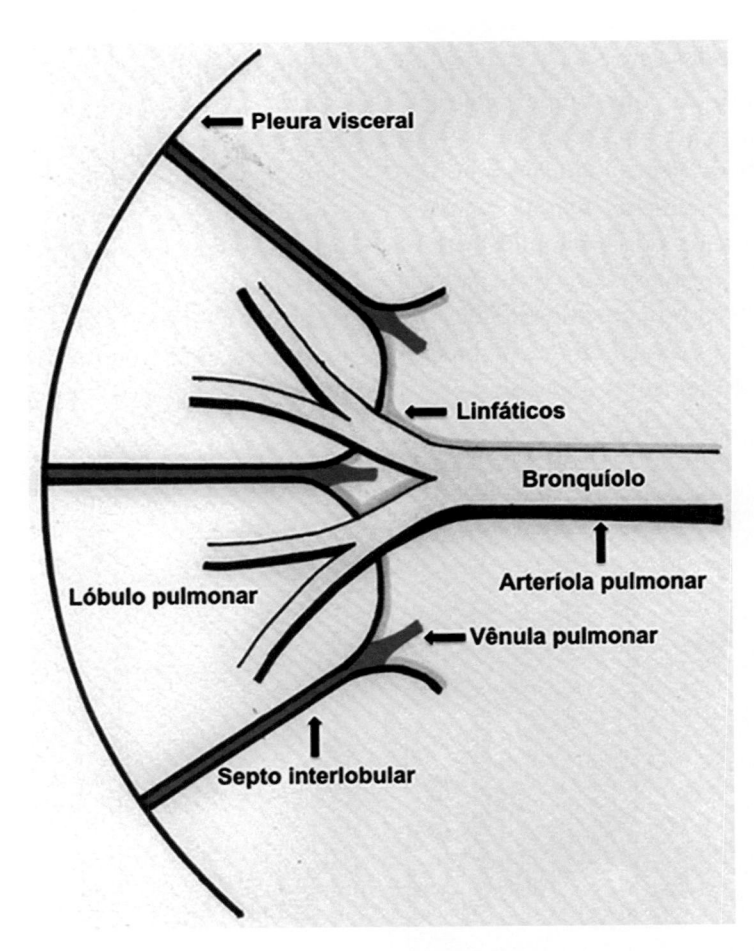

Anatomia normal do lóbulo pulmonar secundário. As arteríolas estão representadas em azul (sangue venoso), as vênulas em vermelho (sangue arterial) e os linfáticos em amarelo. Note que os linfáticos seguem pelo feixe broncovascular (crédito: Dra. Marianne Karel Verçosa Kawassaki).

Não se pode deixar de notar que as alterações podem (e costumam) coexistir em um mesmo paciente, devendo-se destacar os achados predominantes.[4]

Predomínio de alterações do tipo "árvore em brotamento": representação do preenchimento luminal bronquiolar em cortes longitudinais, também chamado de impactação mucoide. São as alterações mais comumente visualizadas nas bronquiolites linfocitárias ou infecciosas, incluindo as infecções virais, as pneumonias bacterianas em fases iniciais e as micobacterioses ( ).[1-13]

Predomínio de opacidades centrolobulares: a presença de nódulos ou micronódulos centrolobulares em vidro fosco geralmente denota a inflamação primária dos bronquíolos, sem impactação bronquiolar. É o padrão encontrado na bronquiolite respiratória do tabagista e na pneumonite de hipersensibilidade subaguda ( ).[4, 10, 14]

Predomínio de atenuação em mosaico: trata-se de um achado indireto de bronquiolite, caracterizado pela alternância de áreas de maior atenuação com outras de menor atenuação, inferindo desbalanços regionais da relação entre ventilação e perfusão alveolares provocados, nesses casos, por regiões de obstrução ao fluxo aéreo e vasoconstrição hipóxica alternadas com pulmão normal. A acentuação do padrão e a evidência de aprisionamento aéreo se fazem na aquisição de cortes em expiração ( ). É o achado mais comum das bronquiolites constritivas.[15-17]

A história clínica detalhada é um dos pontos principais para se atingir um diagnóstico etiológico preciso. Uma minuciosa história ocupacional e de exposições ambientais, inclusive de potenciais lesões inalatórias, deve sempre ser realizada. A duração e a época de início dos sintomas, a

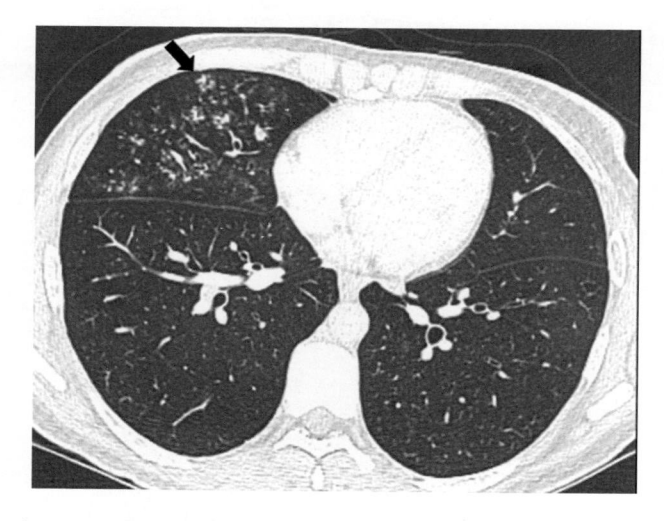

Tomografia computadorizada de paciente com quadro agudo de tosse e expectoração. Observam-se vários micronódulos centrolobulares localizados em lobo médio (seta), compatíveis com infecção bacteriana aguda.

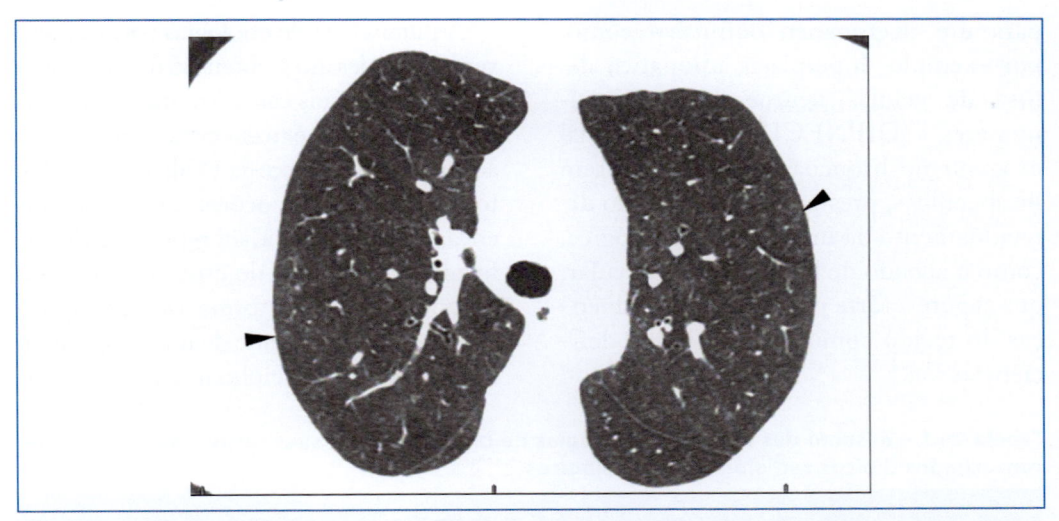

Fig. 26.4 – Tomografia computadorizada de paciente tabagista, portadora de bronquiolite respiratória. Note a presença de vidro fosco difuso discreto, com alguns nódulos centrolobulares em vidro fosco (cabeças de seta).

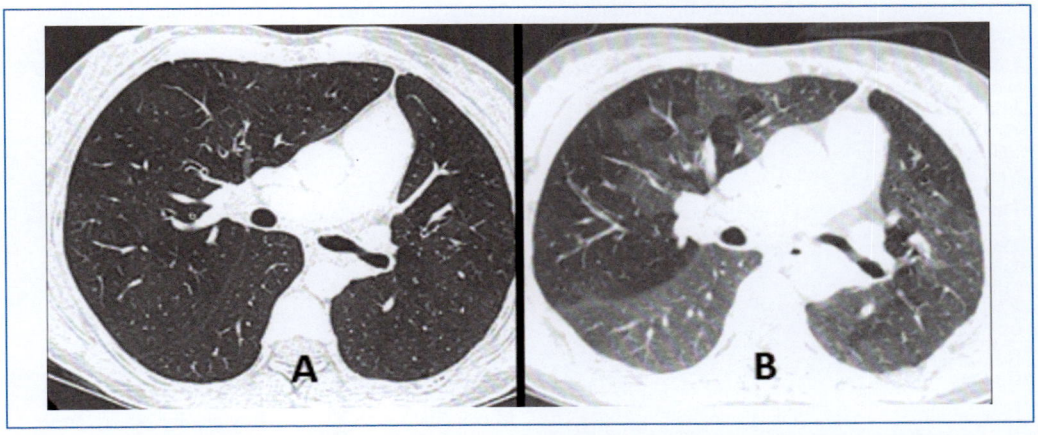

Fig. 26.5 – Tomografia computadorizada de alta resolução do tórax de paciente com imunodeficiência comum variável. O corte em inspiração (A) mostra apenas discreto espessamento de vias aéreas e tênue atenuação em mosaico, quase imperceptível. A aquisição de corte em expiração (B) evidencia grande acentuação desse padrão, inferindo a presença de aprisionamento aéreo e corroborando o diagnóstico de bronquiolite.

presença de achados de doenças sistêmicas, histórico de tabagismo, uso de medicações e infecções pregressas (inclusive na infância), além de antecedentes mórbidos associados conhecidos (p. ex.: transplante de pulmão ou de medula óssea) constituem a base do início da investigação diagnóstica.[3,4] Além das características clínicas, os achados tomográficos também são de grande valia na tentativa de se estabelecer uma causa provável, conforme descrito anteriormente no item Classificação Radiológica.

Por sua vez, os achados histopatológicos, quando disponíveis, podem apontar para um diagnóstico definitivo como, por exemplo, hiperplasia idiopática difusa de células neuroendócrinas pulmonares (DIPNECH) ou material exógeno na broncoaspiração; ou serem inespecíficos, prestando-se apenas ao direcionamento da investigação etiológica, como o achado de bronquiolite folicular, que sugere a forte possibilidade de doenças do tecido conjuntivo ou imunodeficiências.[17-19]

A pluralidade de etiologias constitui um verdadeiro desafio à obtenção de uma causa precisa em alguns casos; em outros, no entanto, a etiologia é mais óbvia e cabe apenas ao médico reconhece-la (Tabela 26.1). De toda forma, como ocorre em outras doenças intersticiais, a sobreposição de informações e a falta de especificidade dos achados, vistos de forma isolada, apontam para a necessidade de um diagnóstico integrado multidisciplinar, clínico, radio-

Tabela 26.1 – Resumo das principais etiologias de bronquiolites e suas respectivas correlações com achados clínicos, radiológicos e histológicos

Etiologia	Características Clínicas	Padrão Radiológico	Achados Histológicos
Infecções agudas Viral Bacteriana Outras	Início agudo, febre, sibilância	Árvore em brotamento (localizado)	Bronquiolite celular neutrofílica com necrose epitelial
Micobacterioses	Tosse produtiva, sintomas sistêmicos	Árvore em brotamento	Bronquiolite granulomatosa
Colagenoses Artrite reumatoide Lúpus eritematoso sistêmico (LES) Síndrome de Sjögren Vasculites	Sintomas sistêmicos, artrite, síndrome sicca	Nódulos centrolobulares; Mosaico; Padrão misto	Bronquiolite constritiva ou bronquiolite folicular
Doença de Chron	Doença inflamatória intestinal	Nódulos centrolobulares	Bronquiolite granulomatosa
Drogas D-penicilamina Quimioterápicos 5-FU Topotecano Rituximabe Cocaína	História de exposição	Mosaico	Bronquiolite constritiva
Bronquiolite Respiratória	Tabagismo	Micronódulos centrolobulares em vidro fosco	Bronquiolite celular; presença de macrófagos pigmentados
Pneumonite de Hipersensibilidade	Exposição a poeiras orgânicas ou agentes ocupacionais	Micronódulos centrolobulares em vidro fosco; fibrose bronquiolocêntrica	Bronquiolite celular; predomínio linfomononuclear; granulomas mal-formados
Agentes Ocupacionais Gás mostarda Amônia Cloro Óxido de nitrogênio Fumaça de incêndios Dióxido de enxofre Fibras de náilon Diacetil	História de exposição	Mosaico ou padrão misto	Bronquiolite constritiva
Panbronquiolite difusa	Orientais (japoneses)	Nódulos centrolobulares difusos; árvore embrotamento; bronquiectasias	Envolvimento preferencial dos bronquíolos respiratórios; macrófagos xantomizados

Etiologia	Características Clínicas	Padrão Radiológico	Achados Histológicos
Neoplasias DIPNECH Pênfigo paraneoplásico	Desde achado assintomático até manifestação paraneoplásica	Mosaico	Bronquiolite constritiva, hiperplasia de células neuroendócrinas
Imunodeficiências Imunodeficiência comum variável HIV Hepatite C	Infecções de repetição	Nódulos centrolobulares, bronquiectasias	Bronquiolite folicular
Bronquiolite eosinofílica	Eosinofilia periférica ou sistêmica	Nódulos centrolobulares; mosaico	Eosinófilos
Transplantes Pulmonar Medula óssea	História de rejeição aguda, infecções ou aspiração	Mosaico	Bronquiolite constritiva
Broncoaspiração	Doença do refluxo gastroesofágico ou fatores predisponentes (idosos, neuropatas)	Árvore em brotamento	Reação gigantocelular de corpo estranho
Idiopática	Diagnóstico de exclusão	Mosaico	Bronquiolite Constritiva

lógico e patológico como a melhor ferramenta para conclusão etiológica precisa.

PRINCIPAIS ETIOLOGIAS

Bronquiolites agudas

As *bronquiolites agudas* são mais comuns em crianças, mas podem ocorrer em adultos. As etiologias mais frequentes são vírus, principalmente influenza, vírus sincicial respiratório e rinovírus, e bactérias, especialmente *Mycoplasma pneumoniae*, que parece ser o agente mais comum. A evolução costuma ser benigna, ao contrário das bronquiolites pós-infecciosas que se originam na infância e são caracterizadas por um quadro de bronquiolite constritiva com grave comprometimento funcional.[11]

Colagenoses

O simples diagnóstico de bronquiolite deve levantar a suspeita de *doenças do tecido conjuntivo* como etiologia potencial, e a solicitação de autoanticorpos direcionados às causas mais frequentes pode ser de auxílio. O contrário também é verdadeiro: doentes com colagenoses estabelecidas podem desenvolver bronquiolite.[3,4]

Nesse contexto, a doença de pequenas vias aéreas é uma dentre as várias manifestações torácicas possíveis da artrite reumatoide (Fig. 26.6). Os sintomas articulares costumam preceder, às vezes em vários anos, o aparecimento da doença. Tanto a bronquiolite constritiva (mais comum, associada a obstrução mais severa e pior prognóstico) quanto a bronquiolite folicular são encontradas nas biópsias desses pacientes, muitas vezes na mesma amostra. O diagnóstico diferencial com a DPOC, embora difícil, deve habitar o raciocínio diagnóstico dos médicos envolvidos, uma vez que o tabagismo é frequente nessa população e os tratamentos e prognósticos podem divergir.[12,15,20,21]

Outra colagenose frequentemente envolvida com o surgimento de bronquiolites é a síndrome de Sjögren. O achado mais comum é de bronquiolite folicular, associada ou não ao achado de pneumo-

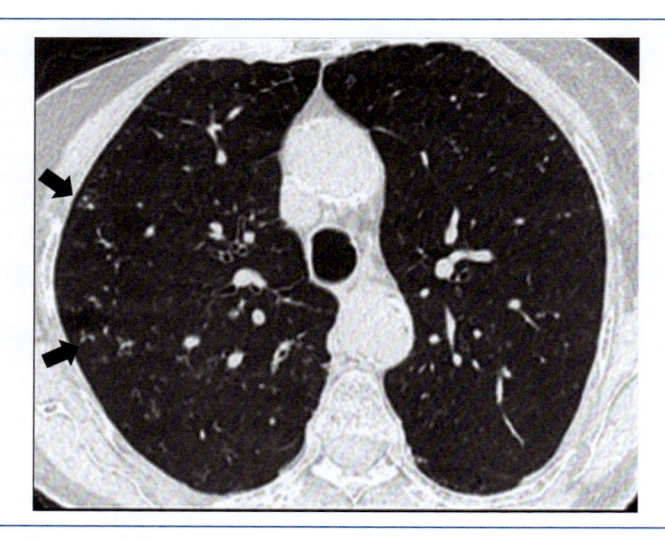

Fig. 26.6 – Tomografia computadorizada de paciente portadora de artrite reumatoide. Note a hiperinsuflação pulmonar e micronódulos centrolobulares (setas). É comum a associação das bronquiolites folicular e constritiva nesses pacientes.

nia intersticial linfocitária (PIL), de forma semelhante ao que se encontra em pacientes portadores de HIV. A TCAR costuma mostrar a presença de cistos, atribuídos a um mecanismo valvulado de obstrução preferencial ao fluxo expiratório. A manifestação pode ser dentro do contexto de uma doença de Sjögren primária ou secundária a outras colagenoses. O curso costuma ser benigno, mas há descrições de doentes com quadros pulmonares bastante severos.[13]

Tabagismo

A *bronquiolite respiratória* com doença intersticial pulmonar (BR-DIP) é uma doença quase exclusiva de pacientes tabagistas, caracterizada pela presença de bronquiolite respiratória, tosse e dispneia, repercussão em provas de função pulmonar e doença pulmonar intersticial à TCAR, geralmente com achado de nódulos centrolobulares em vidro fosco predominando em lobos superiores, que costumam involuir com a cessação do tabagismo.

O achado da bronquiolite respiratória isolada, por sua vez, é praticamente unânime em tomografias de pacientes tabagistas ativos e pode ter pouca ou nenhuma repercussão clínica ou funcional, sendo encontrada mesmo em pacientes jovens, com baixa carga tabágica. Seu aspecto radiológico lembra bastante os achados da pneumonite de hipersensibilidade subaguda.

Não é incomum o encontro da associação de duas ou mais doenças tabaco-relacionadas no mesmo paciente, ocorrendo sobreposição da bronquiolite respiratória com, por exemplo, pneumonia intersticial descamativa (PID) ou histiocitose pulmonar de células de Langerhans.[3,4]

Fatores extrínsecos

Várias drogas também têm sido, há muito, implicadas no desenvolvimento de bronquiolites, e novos fármacos compõem essa lista crescente, principalmente imunossupressores utilizados no tratamento de doenças autoimunes e agentes quimioterápicos empregados no tratamento de neoplasias. De forma análoga, inúmeros agentes inalatórios, comumente associados a *exposições ocupacionais*, são responsáveis pelo surgimento de doenças das pequenas vias aéreas, exigindo um alto grau de suspeição e uma anamnese dirigida. Vale ressaltar que os ambientes de trabalho podem ser os mais diversos, incluindo, por exemplo: trabalhadores da indústria de alimentos (como a exposição a diacetil em fabricantes de pipocas de micro-ondas), produtores de cocaína base (ou eventualmente usuários), pessoas que manipulam fertilizantes agrícolas (com exposição a amônia), trabalhadores da área de limpeza (contato com cloro) ou até ambientes de exposições múltiplas não reconhecidas (como soldados da guerra do Iraque ou bombeiros que participaram do resgate de vítimas do atentado do World Trade Center).

Em ambos os casos, a bronquiolite constritiva é o achado mais frequente, e o afastamento da exposição constitui passo fundamental na tentativa de modificação do curso natural da doença, sendo descrita, embora pouco habitual, melhora funcional em alguns pacientes.[3,4,8,17]

Transplantes

Dentre as diferentes etiologias da bronquiolite, certamente merecem destaque os *transplantes de medula óssea e de pulmão*. A bronquiolite constritiva é a principal complicação não infecciosa dos pacientes submetidos a transplante alogênico de medula óssea (TMO), e alguns autores sugerem que se trate de uma forma crônica de GVHD pulmonar (dada a incidência aumentada em pacientes que apresentam formas extratorácicas de GVHD). Ela costuma ocorrer nos primeiros dois anos após o transplante e tem alta letalidade. Inúmeros fatores de risco foram associados ao seu desenvolvimento, incluindo idade, incompatibilidade do sistema HLA, tabagismo, infecção por CMV e infecções respiratórias por parainfluenza e vírus sincicial respiratório.[22,23]

De forma semelhante, a bronquiolite constritiva é a forma mais comum de disfunção crônica do enxerto (e também a causa mais frequente de retransplante em adultos), acometendo a maioria dos pacientes submetidos a transplante pulmonar em longo prazo – sua incidência chega a ser superior a 70% em 10 anos. Diversas condições também provocam um aumento no risco de seu desenvolvimento, incluindo a ocorrência de rejeição celular aguda, infecções virais e doença do refluxo gastroesofágico ou aspiração.[24]

A biópsia pulmonar é dispensada por ser tida como arriscada, desnecessária, ou pouco representativa, tanto em transplante de pulmão quanto de medula óssea. Isso levou à criação da definição, através de critérios clínicos, radiológicos e espirométricos, da chamada síndrome da bronquiolite obliterante (BOS). Recentemente, tem-se focado em estabelecer meios de identificar preditores que permitam o reconhecimento precoce dessa complicação, especialmente em se considerando que os próprios critérios diagnósticos podem ser pouco sensíveis, detectando uma fase mais avançada de doença e, portanto, menos responsiva a intervenções.[25]

Miscelânea

A *panbronquiolite difusa* é uma entidade clínica idiopática, descrita originalmente no Japão e reconhecida hoje em diversas populações, com histologia peculiar. Seu nome decorre do envolvimento de todas as camadas bronquiolares e de sua distribuição difusa por ambos os pulmões. Caracteristicamente há o acometimento preferencial dos bronquíolos respiratórios (mais distais), à custa de infiltrado inflamatório misto, composto por histiócitos xantomizados, linfócitos e neutrófilos, que progride para o desenvolvimento de bronquiectasias e insuficiência respiratória crônica. Tomograficamente apresenta-se como micronódulos centrolobulares difusos, espessamento de paredes brônquicas e bronquiectasias (Fig. 26.7). Antigamente o prognóstico desta doença era reservado, mas foi modificado pelo tratamento de longa duração com macrolídeos.[7,8]

Aspiração crônica de conteúdo do trato gastrintestinal pode levar ao desenvolvimento de diversas doenças respiratórias, incluindo a *bronquiolite aspirativa difusa*. Inicialmente descrita em pacientes com diversos fatores de risco para aspiração crônica, como os idosos, portadores de disfagia orofaríngea e de distúrbios neurológicos, vem sendo cada vez mais diagnosticada em outros grupos, como usuários de drogas, portadores de doenças esofágicas (como acalasia), obesos portadores de síndrome da apneia obstrutiva do sono e até jovens portadores de doença do refluxo gastroesofágico.

Seu aspecto radiológico é semelhante ao encontrado na panbronquiolite difusa, excetuando-se por sua distribuição, que costuma ser bem mais localizada, principalmente em lobos inferiores, ou assimétrica (Fig. 26.8). A biópsia pode ser de grande ajuda no diagnóstico, quando do encontro de granulomas do tipo corpo estranho ou até restos alimentares.[26-28]

Outra entidade clínica e histopatológica distinta é a *bronquiolite eosinofílica*.

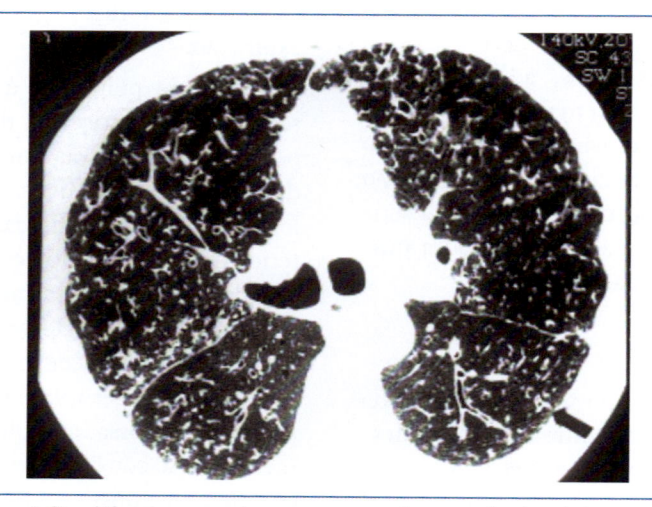

Fig. 26.7 – Panbronquiolite difusa, mostrando espessamento bronquiolar (seta), bronquiectasias e micronódulos em árvore em brotamento difusos. Crédito: Grupo de Doenças Pulmonares Intersticiais – HCFMUSP (publicado originalmente na Rev. Hosp. Clín. Fac. Med. S. Paulo 57(4):167-174, 2002 e gentilmente cedida pela revista).

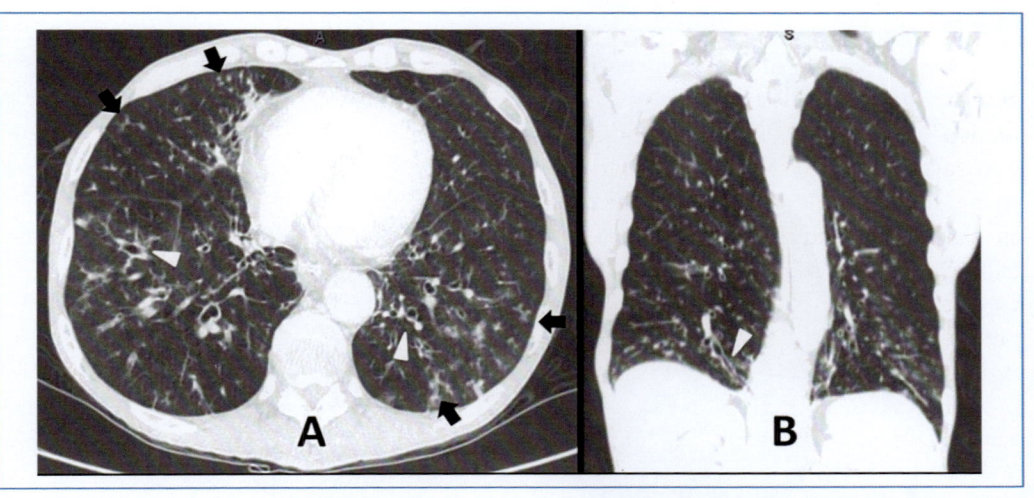

Fig. 26.8 – Tomografia computadorizada de paciente com neoplasia de língua portador de bronquiolite aspirativa difusa. (A) Observam-se vários micronódulos centrolobulares em árvore em brotamento (setas pretas) e bronquiectasias (cabeças de seta brancas). (B) Corte coronal da mesma tomografia, evidenciando predominância em regiões pulmonares mais inferiores.

Em 2013, Cordier e cols. descreveram um grupo de pacientes com o que se convencionou chamar de "bronquiolite obliterante hipereosinofílica", caracterizada pela presença de: 1) eosinofilia sanguínea acima de 1.000/mm^3 e/ou lavado broncoalveolar com eosinófilos > 25%; 2) obstrução fixa ao fluxo aéreo não modificada após 4-6 semanas de corticoide inalatório em dose alta (≥ 2000 mcg de beclometasona ou equivalente); e 3) biópsia pulmonar mostrando infiltração marcante da parede bronquiolar por eosinófilos e/ou achados característicos diretos de bronquiolite à TCAR.

Mais séries já haviam descrito pacientes com achados sugestivos de bronquiolite clínica, funcional e radiológica associada a inflamação eosinofílica proeminente das pequenas vias aéreas, que transcenderiam aquilo que poderia ser encontrado em formas de asma grave. Tais achados são diferentes de outras doenças eosinofílicas reconhecidas, como a granulomatose eosinofílica com poliangeíte (também conhecida como síndrome de Churg-Strauss), a aspergilose broncopulmonar alérgica e uma variante da síndrome hipereosinofílica.[5,6]

Por fim, a bronquiolite constritiva também pode estar associada a *neoplasias*, tendo sido descrita com frequência em associação à DIPNECH, considerada um tipo de doença "pré-maligna" (Fig. 26.9), e no contexto do pênfigo paraneoplásico (ou síndrome multiorgânica autoimune paraneoplásica), associada a doenças linfoproliferativas, principalmente linfomas.[19,29]

QUADRO CLÍNICO E EXAMES SUBSIDIÁRIOS

A grande heterogeneidade de condições associadas às bronquiolites torna impossível sua definição como uma entidade clínica única. Por isso mesmo, variadas manifestações podem estar presentes. Os sinais e sintomas pulmonares são pouco específicos e podem diferir conforme a etiologia.

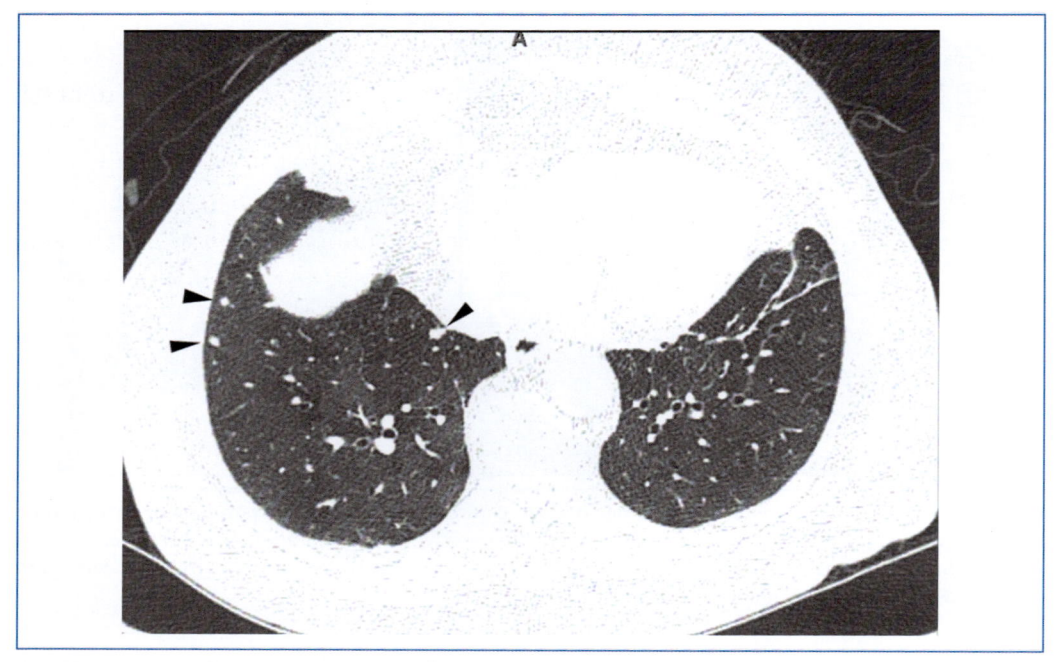

Fig. 26.9 – Tomografia computadorizada de paciente portadora de DIPNECH. Note tênue atenuação em mosaico, mais evidente em pulmão direito, e os micronódulos centrolobulares (cabeças de seta).

De forma geral, dispneia progressiva e tosse, geralmente não produtiva, são os sintomas mais comuns. A sensação de opressão torácica também é frequente. O quadro pode ser agudo (p. ex., seguindo uma exposição inalatória) ou altamente indolente, evoluindo ao longo de semanas e até vários meses. Alguns indivíduos podem até se apresentar assintomáticos quando submetidos a rastreio por condições de risco (como ocorre em transplantados ou sujeitos expostos a agentes sabidamente nocivos no ambiente de trabalho).

À ausculta pulmonar, é possível encontrar sibilância, estertores crepitantes ou grasnidos. O exame físico ainda pode revelar sinais compatíveis com doenças sistêmicas associadas (como artrite ou deformidade de articulações). A ocorrência de hipoxemia em ar ambiente pode ser pesquisada com a medida da oximetria de pulso. Dada a falta de especificidade dos achados clínicos, os exames complementares acabam sendo de importância fundamental.

Os achados de função pulmonar costumam mostrar distúrbio ventilatório obstrutivo, caracterizado pela redução do volume expiratório forçado no primeiro segundo (VEF1), com capacidade vital forçada (CVF) normal ou pouco reduzida e baixa relação entre VEF1 e CVF, geralmente com pouca resposta ao uso de broncodilatador. Entretanto, padrões ventilatórios normais, restritivos ou mistos podem ser encontrados.

A medida de volumes pulmonares pela técnica de pletismografia pode revelar, ainda, aumento do volume residual (VR) e da relação entre o VR e a capacidade pulmonar total (CPT). Outra técnica de medida de volumes pulmonares com potencial para detectar alterações precoces das pequenas vias aéreas por medidas de heterogeneidade de ventilação é a técnica do "*washout*" de nitrogênio. A difusão do monóxido de carbono, por sua vez, costuma ser normal no início, mas pode reduzir ao longo da progressão da doença.

A radiografia de tórax costuma ser normal ou apresentar sinais de hiperinsuflação pulmonar. O exame de imagem fundamental é a tomografia computadorizada de alta resolução do tórax (TCAR), que deve ser sempre solicitada com aquisição dinâmica, isto é, com cortes em inspiração e cortes em expiração, para avaliar a presença de aprisionamento aéreo. Os achados mais comuns são de mosaico (acentuado durante a expiração), nódulos e micronódulos centrolobulares, às vezes com ramificações e opacidades do tipo "árvore em brotamento", espessamento de paredes brônquicas e vidro -fosco (ver *Classificação Radiológica* acima). Outros achados menos frequentes incluem a presença de bronquiectasias e também cistos pulmonares, mais comumente em associação à bronquiolite linfocitária (p. ex.: secundária à síndrome de Sjögren), mas também descritos no contexto da bronquiolite constritiva.[3,4,30]

O lavado broncoalveolar (LBA) pode ser bastante útil para afastar causas infecciosas e auxiliar no diagnóstico de bronquiolites de etiologias inflamatórias, incluindo as eosinofilias pulmonares, a pneumonite de hipersensibilidade, a bronquiolite respiratória e a histiocitose de células de Langerhans. Além disso, ele pode ser útil na avaliação de pacientes com BOS, quando o achado de neutrofilia acima de 30% corrobora o diagnóstico e prediz resposta ao uso de macrolídeos.[3,4,31]

Vários outros exames subsidiários podem ser solicitados durante a avaliação de pacientes com bronquiolites, a depender do contexto e da suspeita clínica – por exemplo, um painel de autoanticorpos para confirmação de doenças do tecido conjuntivo, a pesquisa microbiológica de escarro para investigação de micobacterioses ou um videodeglutograma para suspeita de aspiração.

A amostragem pulmonar permite a confirmação diagnóstica definitiva e a classificação histopatológica das bronquiolites, sendo a biópsia pulmonar a céu aberto o procedimento padrão-ouro. A biópsia transbrônquica obtém uma amostra de tecido de tamanho limitado, nem sempre com representação bronquiolar, o que pode dificultar o reconhecimento e a classificação da bronquiolite. Quanto maior for o predomínio de alterações do tipo mosaico e oligoemia, menor seu rendimento. Contudo, ela pode ser útil na presença de alterações sugestivas de preenchimento bronquiolar por impactação mucoide, quando as suspeitas de doenças infecciosas, neoplasias ou alterações inflamatórias são mais comuns.[3,4]

Recentemente, o emprego da criobiópsia foi descrito com sucesso no diagnóstico de bronquiolite constritiva em uma série de casos de veteranos de guerra que retornaram de conflitos do Oriente Médio, sugerindo que o procedimento possa vir a se tornar uma eventual alternativa à biópsia cirúrgica. Entretanto, essa possibilidade ainda carece de estudos com desenhos mais robustos para sua consolidação como procedimento diagnóstico.³²

ROTEIRO DIAGNÓSTICO

A seguir, descrevemos um roteiro sugerido de investigação na suspeita de bronquiolites, baseado em características clínicas e tomográficas (Fig. 26.10). Ao final deste "exercício" diagnóstico, deve-se sempre considerar a possibilidade de biópsia pulmonar, preferencialmente cirúrgica (embora broncoscopia com LBA e biópsia transbrônquica sejam suficientes em algumas situações):³,⁴

TRATAMENTO E PROGNÓSTICO

O tratamento das bronquiolites ainda não é bem estabelecido, baseia-se em lite-

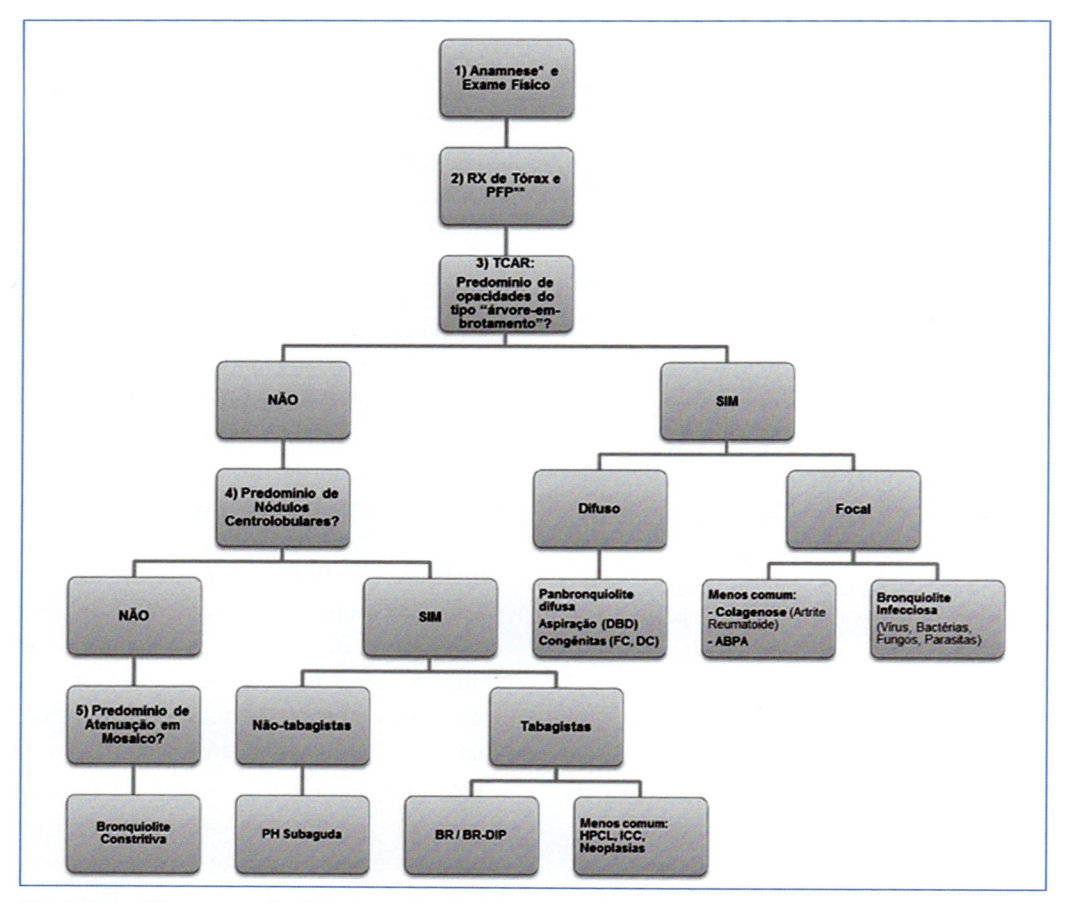

Fig. 26.10 – Fluxograma de investigação diagnóstica das bronquiolites. A suspeita de bronquiolite se dá por achados de história e exame físico.

*Na história, é fundamental questionar infecções atuais ou pregressas, exposições ambientais ou ocupacionais, história de injúrias inalatórias e uso de medicamentos/drogas.

**RX de tórax pode mostrar sinais de hiperinsuflação (nem sempre presentes), e a prova de função pulmonar costuma ter distúrbio ventilatório obstrutivo. PFP = prova de função pulmonar; PH = pneumonite de hipersensibilidade; BR/BR-DIP = bronquiolite respiratória/bronquiolite respiratória com doença interstícial pulmonar; HPCL = histiocitose pulmonar de células de Langerhans; ICC = insuficiência cardíaca congestiva; DBD = doença bronquiolar difusa; FC = fibrose cística; DC = discinesia ciliar; ABPA = aspergilose broncopulmonar alérgica. Adaptado de Devakonda et al., *Chest*, 2010.

ratura com baixo nível de evidência científica (em sua maioria, séries de casos com poucos pacientes) e varia amplamente conforme a sua etiologia, o que reforça a importância da tentativa de se estabelecer um diagnóstico mais preciso (em relação à causa e ao seu tipo histológico).

Afastar o indivíduo de exposições que possam ser responsáveis pelo desenvolvimento de bronquiolites é passo fundamental. Idealmente, essa etapa deve ocorrer o mais precocemente possível no curso da doença, uma vez que a lesão pode se tornar rapidamente irreversível. Isso inclui exposições ambientais, tabagismo e medicamentos implicados. No caso da doença bronquiolar difusa (ou bronquiolite aspirativa difusa), o foco do tratamento deve ser em prevenir aspiração.

De maneira geral, broncodilatadores inalatórios de curta ou longa duração são comumente utilizados, especialmente em pacientes com distúrbio ventilatório obstrutivo na função pulmonar – mesmo naqueles que não possuem resposta ao broncodilatador durante o exame. Várias séries, no entanto, sugerem que, tanto os broncodilatadores quanto os corticoides inalatórios são incapazes de impedir o declínio progressivo de função pulmonar em pacientes com bronquiolite constritiva.

O uso da combinação de formoterol/budesonida (um broncodilatador e um corticoide inalatório, respectivamente) em bronquiolite obliterante pós-TMO mostrou ganho de função pulmonar nos pacientes que receberam a medicação após 1 mês de tratamento, em comparação ao grupo placebo. O benefício foi mantido após 6 meses, embora nem todos os pacientes tenham sido seguidos até o final. A combinação de outros medicamentos dessas mesmas classes (salmeterol e fluticasona) também mostrou ganho de função pulmonar em pacientes com bronquiolite constritiva por exposição a gás mostarda.[33-35]

A administração do anticolinérgico de longa duração tiotrópio também foi testada com sucesso em pacientes portadores de bronquiolte constritiva de diversas etiologias (incluindo exposições ocupacionais e colagenoses) em uma série de casos.[36]

No manejo das bronquiolites foliculares, recomenda-se o tratamento da doença de base. Dada sua associação com colagenoses (principalmente artrite reumatoide e síndrome de Sjögren), o uso de corticoide e imunossupressores, incluindo azatioprina e ciclofosfamida, é comum nessas situações. Existem relatos do uso de inibidores de TNF-alfa (como etanercept) e rituximabe em casos refratários. Nas bronquiolites foliculares secundárias a imunodeficiências (como imunodeficiência comum variável e HIV), seu uso passa a ser mais restrito e sugere-se a avaliação evolutiva para definir a necessidade e o momento de introdução do tratamento.[3,4,12,15,16]

O emprego de corticosteroides sistêmicos é quase universal nas diversas séries e para as mais diferentes etiologias, embora a evidência por trás de seu uso seja bastante limitada. Apesar de a maioria das bronquiolites ter algum componente inflamatório, sugerimos a avaliação etiológica e/ou histopatológica como preditora de resposta ao tratamento, pois espera-se que seja mais eficaz nos pacientes portadores de bronquiolites celulares e menos eficaz nas bronquiolites constritivas, cuja presença de fibrose peribronquiolar atenuaria a resposta a esse tipo de terapia. O uso prolongado de corticoide está associado a inúmeros efeitos colaterais e sua manutenção deve ser questionada periodicamente, procurando-se sempre suspender ou manter a menor dose possível.[3,4]

No caso da bronquiolite constritiva associada a DIPNECH, a admnistração de corticoides é comum e está associada a melhora de sintomas, mas não se recomenda a utilização de agentes imunossupressores. Alternativamente, alguns casos parecem responder ao uso de análogos da somatostatina, como o octreotide.[19]

No tratamento das bronquiolites agudas, recomenda-se a administração de antibióticos com cobertura para os chamados agentes "atípicos", uma vez que o *Mycoplasma pneumoniae* é o microrganismo mais comumente identificado – geralmente um macrolídeo, embora as quinolonas respiratórias também forneçam cobertura adequada.[11]

Talvez a etiologia com o tratamento mais emblemático, e que levou a sua extrapolação para diversas outras, seja a panbronquiolite difusa. O uso de macrolídeos tem sido empregado com amplo sucesso no tratamento dessa doença em diversos estudos que evidenciaram melhora de sintomas, função pulmonar, alterações tomográficas e até taxas de sobrevida. O macrolídeo inicialmente utilizado foi a eritromicina, na dose de 400 a 600 mg por via oral em tomada única diária, por um período mínimo de 6 meses a 2 anos. No nosso serviço usamos a azitromicina na dose de 250 mg a 500 mg 3 vezes por semana (Fig. 26.11). Como alternativa, pode-se utilizar a claritromicina 500 mg em tomada única diária.[37]

Desde os resultados promissores no tratamento da panbronquiolite, os macrolídeos têm sido estudados em vários outros grupos, por suas propriedades anti-inflamatórias e imunomoduladoras. Alguns relatos de caso sugerem que possa ser benéfica nas mais diversas situações, embora tenha sido mais comumente empregada no tratamento da BOS, principalmente em transplante de pulmão.[31,37]

Seu efeito parece existir inclusive prevenindo o próprio surgimento da complicação. Do ponto de vista fisiopatológico, especula-se que os macrolídeos possam estar associados a redução na incidência de BOS por seu efeito no trato gastrointestinal e potencial inibição de refluxo gastro-

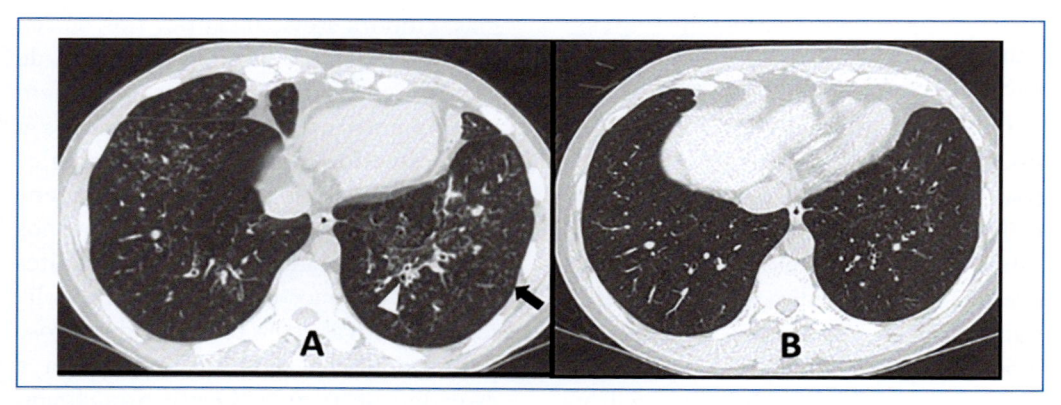

Fig. 26.11 – Bronquiolite linfocitária em paciente masculino, 33 anos, tratado para leucemia mieloide aguda com transplante autólogo de medula óssea. (A) Tomografia mostrando espessamento de paredes brônquicas (cabeça de seta branca) e vários micronódulos centrolobulares em árvore em brotamento (seta preta). (B) Resolução do quadro após tratamento contínuo com azitromicina.

esofágico e microaspiração. O tratamento da doença do refluxo gastroesofágico, inclusive cirúrgico, tem sido associado a menor incidência de bronquiolite obliterante nesses pacientes, sendo recomendado naqueles que tenham a alteração comprovada. A troca da imunossupressão também é habitualmente realizada, especialmente de regimes que utilizam a ciclosporina, devendo ser substituída por tacrolimus, outro inibidor de calcineurina.[31,38]

Um estudo fase II avaliou o uso da combinação de fluticasona inalatória, azitromicina e montelucaste na BOS recém-diagnosticada em pacientes submetidos a TMO, com resultados modestos em melhora de qualidade de vida, estabilidade funcional e redução da dose de corticoide sistêmico. Além de broncodilatadores, os corticoides, geralmente na dose inicial de prednisona 1mg/kg ou equivalente durante 2 semanas e desmame progressivo após, continuam sendo o tratamento principal desses casos, embora a evidência de sua eficácia seja limitada. Quanto mais próximo à realização do transplante alogênico se dá o surgimento da BOS, pior parece ser sua evolução.[39]

Para casos de doença mais avançada, de todas as etiologias, o transplante de pulmão se torna uma alternativa – aproximadamente 1% dos casos de transplante pulmonar do mundo são realizados por causa de bronquiolites (excluindo-se os casos de retransplante por BOS). As indicações seguem as recomendações de diretrizes internacionais. Uma grande dificuldade em sua indicação é o entendimento, ainda incompleto, do prognóstico desses pacientes.[3,4,31]

A evolução das bronquiolites é altamente variável, e cada caso deve ser avaliado individualmente. Mesmo em casos de bronquiolite constritiva, cujo prognóstico parece pior, há descrições de melhora da função pulmonar. Excetuando-se as bronquiolites agudas, que costumam ter curso bastante favorável, parecem existir dois principais tipos de pacientes, de prognósticos distintos entre si: aqueles que cursam com deterioração rápida e progressiva da função pulmonar, a despeito de tratamento, e aqueles que atingem estabilidade clínica e funcional, independentemente da gravidade inicial do distúrbio encontrado. Diferenciar esses grupos em um conjunto tão complexo e heterogêneo de doenças pode auxiliar no desenvolvimento de novos tratamentos, quem sabe dirigidos não tanto para lesão das pequenas vias aéreas propriamente ditas, inexoravelmente irreversível, mas para o processo de lesão em curso, de vias distintas e cuja manifestação final se apresenta de forma parecida.

REFERÊNCIAS

1. Ryu JH, Myers JL, Swensen SJ. Bronchiolar disorders. Am J Respir Crit Care Med. 2003;168(11):1277-1292. doi:10.1164/rccm.200301-053SO.
2. Alan F. Barker, M.D., Anne Bergeron, M.D., Ph.D., William N. Rom, M.D., M.P.H., and Marshall I. Hertz MD. Obliterative bronchiolitis. N Engl J Med. 2014:370:1820-1828. doi:10.1056/NEJMra1204664.
3. Poletti V, Costabel U. Bronchiolar disorders: Classification and diagnostic approach. Semin Respir Crit Care Med. 2003;24(5):457-463. doi:10.1055/s-2004-815597.
4. Devakonda A, Raoof S, Sung A, Travis WD, Naidich D. Bronchiolar disorders: a clinical-radiological diagnostic algorithm. Chest. 2010 Apr;137(4):938-51.
5. Colby T V. Chronic bronchiolitis with associated eosinophilic lung disease (eosinophilic bronchiolitis). Respiration. 2001;105(3):319-322.
6. Cordier JF, Cottin V, Khouatra C, et al. Hypereosinophilic obliterative bronchiolitis: A distinct, unrecognised syndrome. Eur Respir J. 2013, May;41(5):1126-34.
7. Poletti V, Casoni G, Chilosi M, Zompatori M. Diffuse panbronchiolitis. Eur Respir J. 2006 Oct;28(4):862-71.

8. Souza R, Kairalla RA, Santos UP, Takagaki TY, Capelozzi VL, Carvalho CRR. Diffuse panbronchiolitis: an underdiagnosed disease? Study of 4 cases in Brazil. Rev Hosp Clin Fac Med Sao Paulo. 2002 Jul-Aug;57(4):167-74.
9. Kawano-Dourado L, Chate RC, Lombardi EMS. Bronquiolites Ocupacionais. In: Pneumologia ocupacional ilustrada: fotos e fatos / organizador Ubiratan de Paula Santos – 1. Ed. São Paulo: Editora Atheneu, 2014.
10. Baldi BG, Pereira CA, Rubin AS, et al. Diretrizes de doenças pulmonares intersticiais da Sociedade Brasileira de Pneumologia e Tisiologia. J Bras Pneumol 2012;38(suppl 2):S1–S133.
11. Ryu K, Takayanagi N, Ishiguro T, Kanauchi T, Kawate E, Kagiyama N, Sugita Y. Etiology and outcome of diffuse acute infectious bronchiolitis in adults. Ann Am Thorac Soc. 2015 Dec;12(12):1781-7.
12. Shaw M, Collins BF, Ho LA, Raghu G. Rheumatoid arthritis-associated lung disease. Eur Respir Rev. 2015 Mar;24(135):1-16.
13. Ito I, Nagai S, Kitaichi M, Nicholson AG, Johkoh T, Noma S et al. Pulmonary manifestations of primary Sjogren's syndrome: a clinical, radiologic, and pathologic study. Am J Respir Crit Care Med. 2005 Mar 15;171(6):632-8.
14. Sayiner A, Hague C, Ajlan A, Leipsic J, Wierenga L, Krowchuk NM, Ceylan N, Sayiner A, Sin DD, Coxson HO. Bronchiolitis in young female smokers. Respir Med. 2013 May;107(5):732-8.
15. Devouassoux G, Cottin V, Lioté H, Marchand E, Frachon I, Schuller A et al; Groupe d'Etudes et de Recherche sur les Maladies "Orphelines" Pulmonaires (GERM"O"P). Characterisation of severe obliterative bronchiolitis in rheumatoid arthritis. Eur Respir J. 2009 May;33(5):1053-61.
16. Borie R, Schneider S, Debray MP, Adle-Biasssette H, Danel C, Bergeron A et al. Severe chronic bronchiolitis as the presenting feature of primary Sjögren's syndrome. Respir Med. 2011 Jan;105(1):130-6.
17. Kreiss K. Occupational causes of constrictive bronchiolitis. Curr Opin Allergy Clin Immunol. 2013 Apr;13(2):167-72.
18. Matsuse T, Oka T, Kida K, Fukuchi Y. Importance of diffuse aspiration bronchiolitis caused by chronic occult aspiration in the elderly. Chest 1996 Nov;110(5):1289-93.
19. Rossi G, Cavazza A, Spagnolo P, et al. Diffuse idiopathic pulmonary neuroendocrine cell hyperplasia syndrome. Eur Respir J. 2016;47(6):1829 LP–1841.
20. Kawassaki AM, Pereira DA, Kay FU, Laurindo IM, Carvalho CR, Kairalla RA. Pulmonary involvement in rheumatoid arthritis: evaluation by radiography and spirometry. J Bras Pneumol. 2015 Jul-Aug;41(4):331-42.
21. Hayakawa H, Sato A, Imokawa S, Toyoshima M, Chida K, Iwata M. Bronchiolar disease in rheumatoid arthritis. Am J Respir Crit Care Med. 1996 Nov;154(5):1531-6.
22. Jagasia MH, Greinix HT, Arora M, Williams KM, Wolff D, Cowen EW et al. National Institutes of Health Consensus Development Project on Criteria for Clinical Trials in Chronic Graft-versus-Host Disease: I. The 2014 Diagnosis and Staging Working Group report. Biol Blood Marrow Transplant. 2015 Mar;21(3):389-401.
23. Cheng GS, Storer B, Chien JW, Jagasia M, Hubbard JJ, Burns L et al. Lung function trajectory in bronchiolitis obliterans syndrome after allogeneic hematopoietic cell transplant. Ann Am Thorac Soc. 2016 Nov;13(11):1932-1939.
24. Yusen RD, Edwards LB, Kucheryavaya AY, Benden C, Dipchand AI, Goldfarb SB et al. The Registry of the International Society for Heart and Lung Transplantation: Thirty-Second Official Adult Lung and Heart-Lung Transplantation Report-2015; Focus Theme: Early Graft Failure. J Heart Lung Transplant. 2015 Oct;34(10):1264-77
25. Estenne M, Maurer JR, Boehler A, Egan JJ, Frost A, Hertz M, Mallory GB, Snell GI, Yousem S. Bronchiolitis obliterans syndrome 2001: an update of the diagnostic criteria. J Heart Lung Transplant 2002;21:297-31.
26. Cardasis JJ, MacMahon H, Husain AN. The spectrum of lung disease due to chronic occult aspiration. Ann Am Thorac Soc 2014;11(6):865-73.
27. Barnes TW, Vassallo R, Tazelaar HD, Hartman TE, Ryu JH. Diffuse bronchiolar disease due to chronic occult aspiration. Mayo Clin Proc 2006;81(2):172-6.
28. Hu X, Yi ES, Ryu JH. Bronquiolite aspirativa difusa: análise de 20 pacientes consecutivos. J Bras Pneumol 2015;41(2):161-66.
29. Maldonado F, Pittelkow MR, Ryu JH. Constrictive bronchiolitis associated with paraneoplastic autoimmune multi-organ syndrome. Respirology. 2009 Jan;14(1):129-33
30. Kawano-Dourado L, Baldi BG, Dias OM, Bernardi FD, Carvalho CR, Dolhnikoff M, Kairalla RA. Scattered lung cysts as the main radiographic finding of constrictive bronchiolitis. Am J Respir Crit Care Med. 2012 Aug 1;186(3):294-5.
31. Welsh CH, Wang TS, Lyu DM et al, The American Thoracic Society Implementation Task Force. An international ISHLT/ATS/ERS clinical practice guideline: summary for clinicians. Bronchiolitis obliterans syndrome complicating lung transplantation. Ann Am Thorac Soc. 2015 Jan;12(1):118-9.
32. Lentz RJ, Fessel JP, Johnson JE, Maldonado F, Miller RF, Rickman OB. Transbronchial cryobiopsy can diagnose constrictive bronchiolitis in veterans of recent conflicts in the middle east. Am J Respir Crit Care Med. 2016 Apr 1;193(7):806-8.
33. Barisione G, Bacigalupo A, Crimi E, Brusasco V. Acute bronchodilator responsiveness in bronchiolitis obliterans syndrome following hema-

topoietic stem cell transplantation. Chest. 2011 Mar;139(3):633-9.
34. Bergeron A, Chevret S, Chagnon K, Godet C, Bergot E, Peffault de Latour R et al. Budesonide/Formoterol for bronchiolitis obliterans after hematopoietic stem cell transplantation. Am J Respir Crit Care Med. 2015 Jun 1;191(11):1242-9.
35. Ghanei M, Shohrati M, Harandi AA et al. Inhaled corticosteroids and long-acting beta 2-agonists in treatment of patients with chronic bronchiolitis following exposure to sulfur mustard. Inhal Toxicol. 2007 Aug;19(10):889-94.
36. Kawassaki AM, Kawano-Dourado L, Kairalla RA. Tiotropium use and pulmonary function in patients with constrictive bronchiolitis. J Bras Pneumol. 2014 Jan-Feb;40(1):86-8.
37. Hanon S, Verbanck S, Schuermans D, Vanden Berghe B, Vanderhelst E, Vincken W. Evidence of improved small airways function after azithromycin treatment in diffuse panbronchiolitis. Respiration. 2012;84(1):75-9.
38. Yadav H, Peters SG, Keogh KA et al. Azithromycin for the treatment of obliterative bronchiolitis after hematopoietic stem Cell Transplantation: A systematic review and meta-analysis. Biol Blood Marrow Transplant. 2016 Dec;22(12):2264-2269.
39. Williams KM, Cheng GS, Pusic I et al. Fluticasone, Azithromycin, and Montelukast Treatment for new-onset bronchiolitis obliterans syndrome after hematopoietic cell transplantation. Biol Blood Marrow Transplant. 2016 Apr;22(4):710-6.

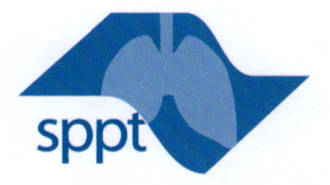

Atlas de Imagens

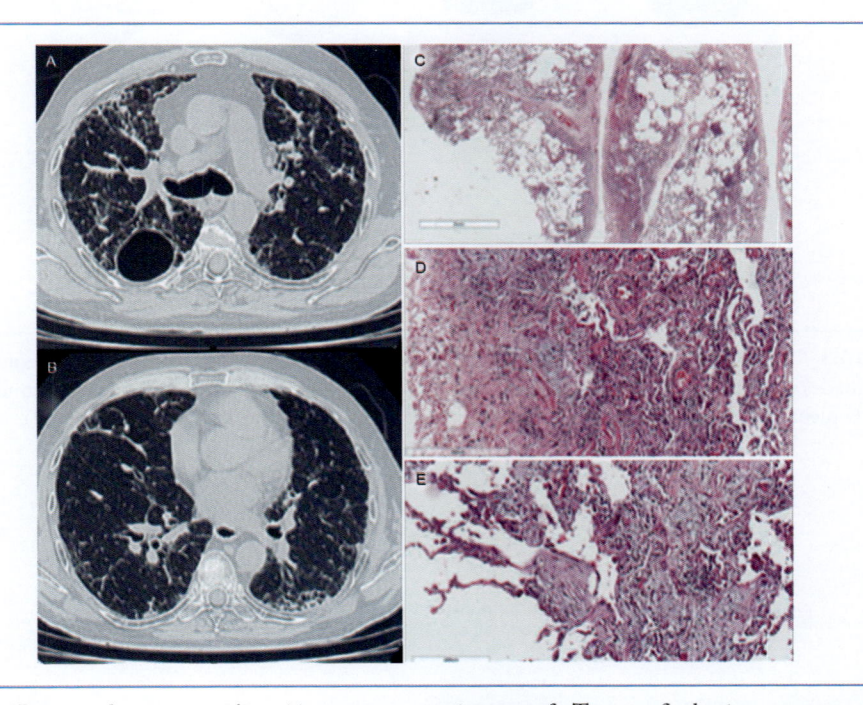

CAPÍTULO 4

Figura 4.1 – Paciente do sexo masculino, 64 anos, com exposição a mofo. Tomografia de tórax mostra predomínio dos achados em campos pulmonares superiores, padrão peribroncovascular, bronquiectasias de tração, vidro fosco esparso e bolha em lobo superior direito. Biópsia pulmonar cirúrgica revelou pneumonia intersticial bronquiolocêntrica, com infiltrado inflamatório crônico associado e tecido de organização em parede de via aérea.

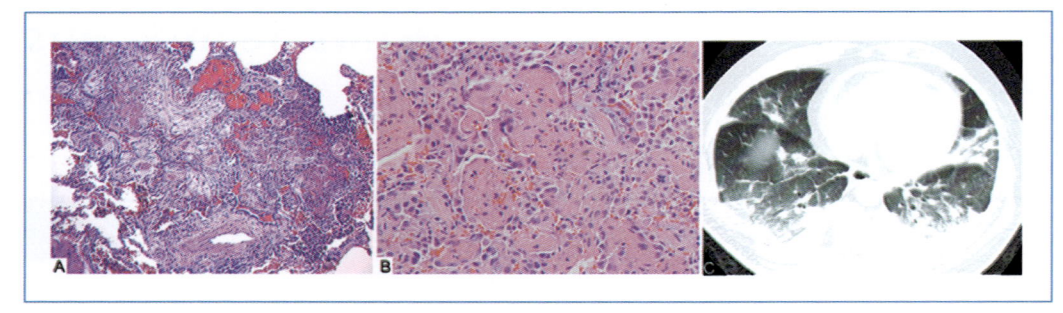

Figura 4.2 – Paciente com diagnóstico de pneumonia em organização aguda fibrinosa. Achados hostológicos de pneumonia organizante (A) e nódulos de fibrina intra-alveolar (B). Tomografia de tórax com áreas de consolidação em lobos inferiores e nódulos mal definidos esparsos, derrames pleural e pericárdico (C).

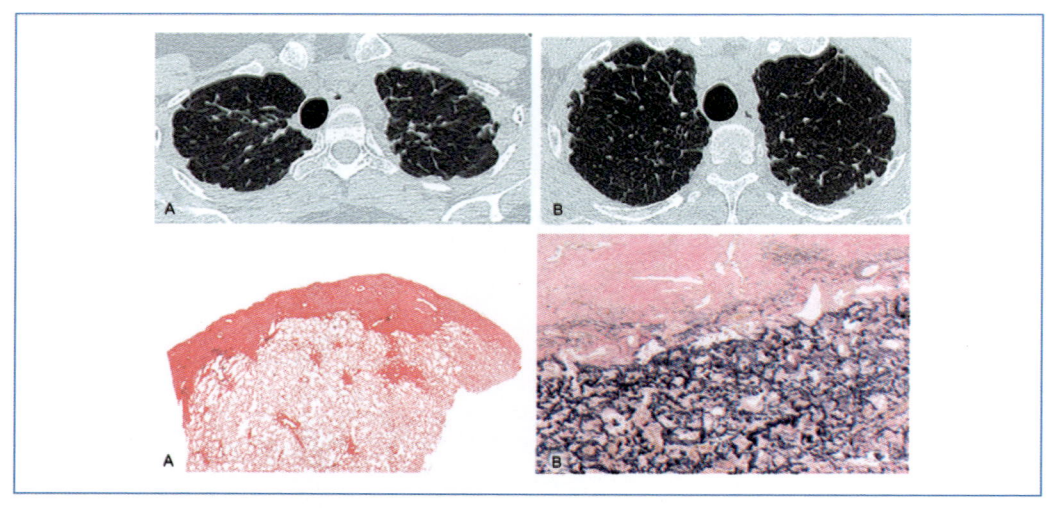

Figura 4.3 – Tomografia de tórax com alterações pleurais em lobos superiores, espessamento septal associado e opacidades consolidativas pleurais periféricas (A e B). Biópsia pulmonar demonstra o espessamento exuberante da pleura visceral (C) e o depósito de elastina no tecido adjacente às áreas de fibrose (D).

CAPÍTULO 5

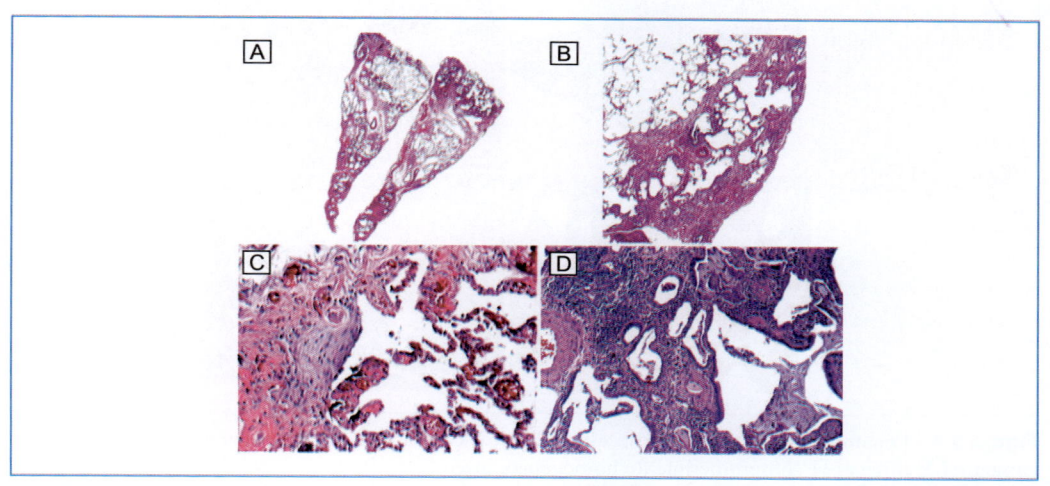

Figura 5.2 – Critérios histológicos de PIU definitiva. A e B: Em menor aumento, distorção arquitetural acinar com fibrose de distribuição subpleural e parasseptal e aparência heterogênea com presença de áreas fibróticas maduras, alternadas com áreas de pulmão normal ou quase normal. C: Foco fibroblástico representado por miofibroblastos com estroma mixoide cobertos por pneumócitos hiperplásicos, apresentando-se como área de coloração mais pálida do que o restante da amostra. D: Faveolamento representado por espaços císticos, revestidos por epitélio colunar contendo muco e células inflamatórias (HE, 28 x, 40 x, 200 x, 100 x).

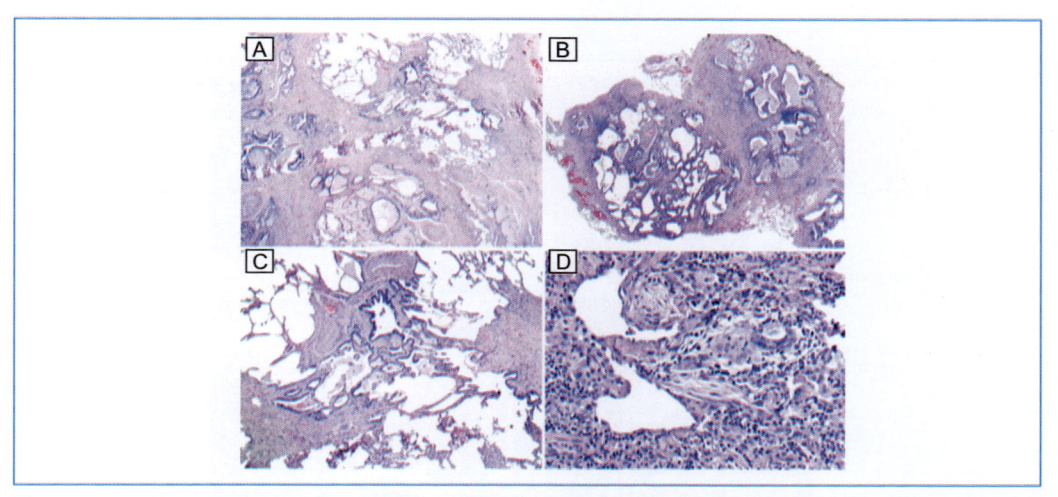

Figura 5.3 – Pneumonite de hipersensibilidade (PH) crônica imitando pneumonia intersticial usual (PIU). Biópsia cirúrgica pulmonar do lobo inferior (A e B) mostrando lesão inflamatória e fibrosante, heterogênea, com desorganização arquitetural acinar e faveolamento periférico (padrão histológico de PIU provável). Na amostra do lobo médio (C) do mesmo caso, observam-se fibrose centroacinar (bronquiolocêntrica) e aprisionamento aéreo. No lobo superior (D), achados de bronquiolite obliterante e transformação gigantocelular foram observados com frequência. Os achados histológicos dos lobos médio e superior são inconsistentes com o padrão histológico de PIU, com critérios definitivos de PH somente na amostra do lobo superior (HE, 28 x, 28 x, 40 x, 200 x).

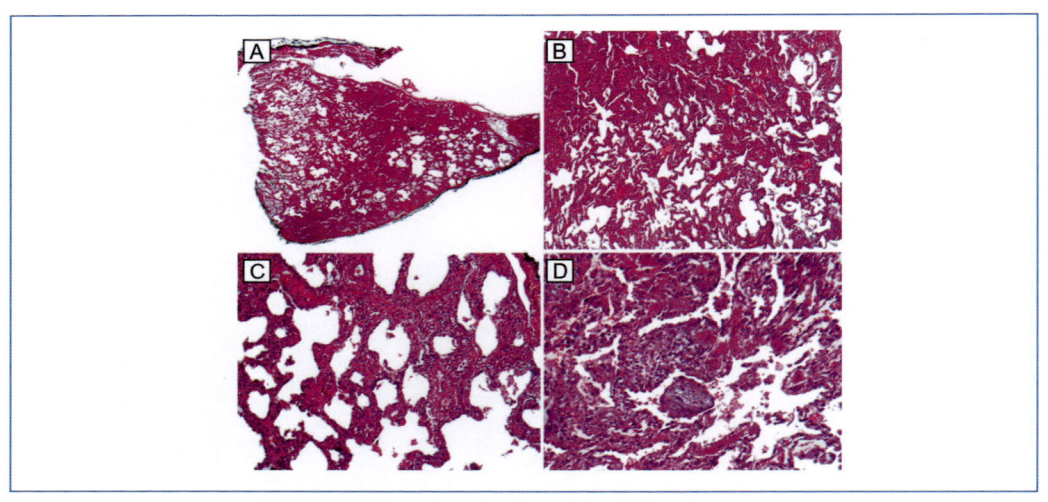

Figura 5.4 – Pneumonia intersticial não específica (PINE). Um caso de PINE celular e fibrótica. No menor aumento (A) observa-se comprometimento homogêneo, ausência de distorção arquitetural e de faveolamento. (HE, 28 x, 40 x). Nos aumentos maiores (B, C), há espessamento difuso e homogêneo da parede alveolar por fibrose e infiltrado de linfomononucleares. Na mesma amostra, pólipos fibrosos intraluminais são observados em áreas focais (HE, 28 x, 40 x ,100 x, 200 x).

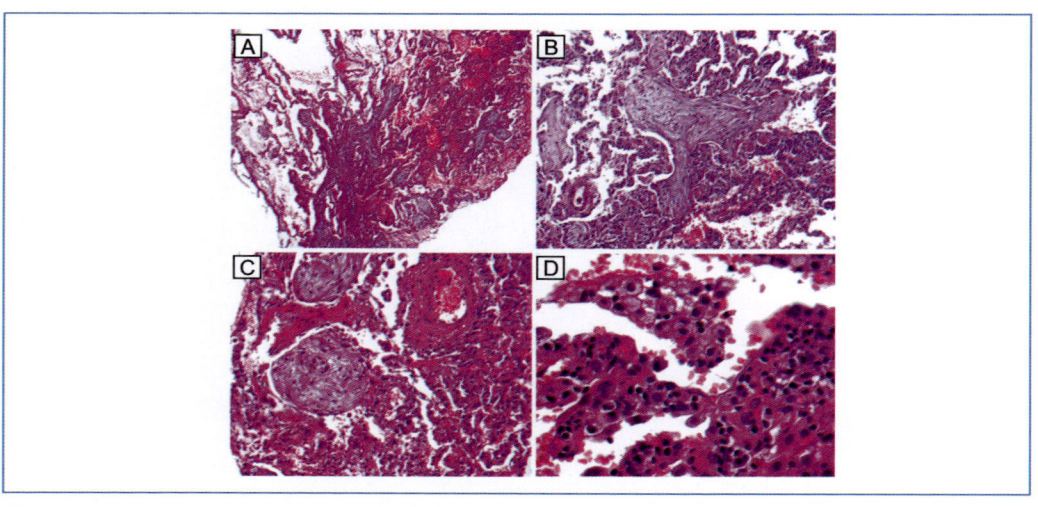

Figura 5.5 – Pneumonia em organização (PO). Tecido de granulação circundado por parênquima pulmonar pouco alterado, ausência de fibrose antiga ou distorção arquitetural são observados no menor aumento (A). Nos aumentos maiores, notam-se *plugs* de tecido de granulação nos bronquíolos respiratórios com extensão para os espaços aéreos distais (B, C), infiltrado inflamatório intersticial moderado e macrófagos xantomatosos intralveolares (HE, 28 x, 100 x, 100 x, 200 x).

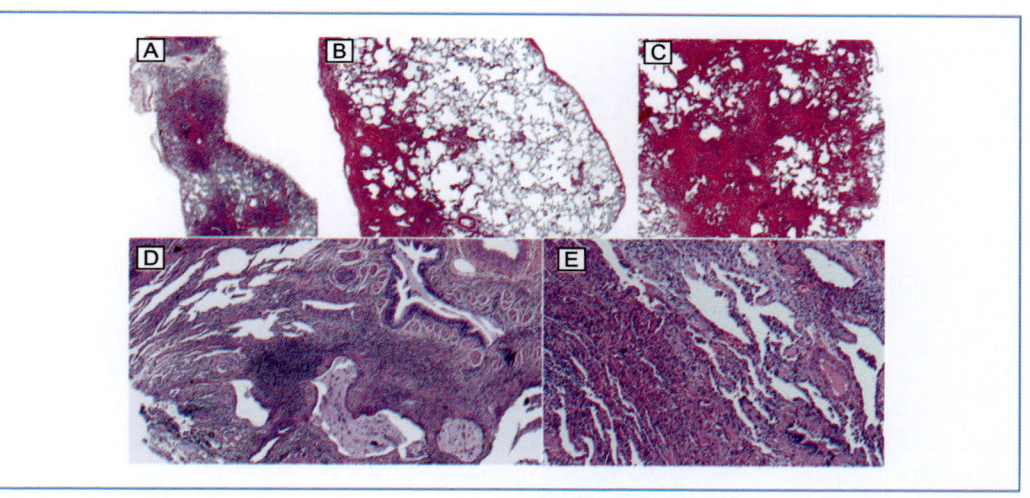

Figura 5.6 – Pneumonia intersticial bronquiolocêntrica. Vista panorâmica do padrão centrado em vias aéreas exibindo fibrose centrolobular, distorção da histoarquitetura pulmonar e ectasias bronquiolares (A). Extensão do processo para os ácinos periféricos com indícios de remodelamento do parênquima (B). Obliteração consolidativa do parênquima pulmonar (C). Grande aumento nas áreas de distorsão lobular evidenciam ectasias bronquiolares preenchidas por material basofílico sugestivo de necrose péptica (D). Infiltrado inflamatório crônico ao redor dos bronquíolos comprometidos (E) HE, (A, B, C: 10 x), (D, E: 200 x).

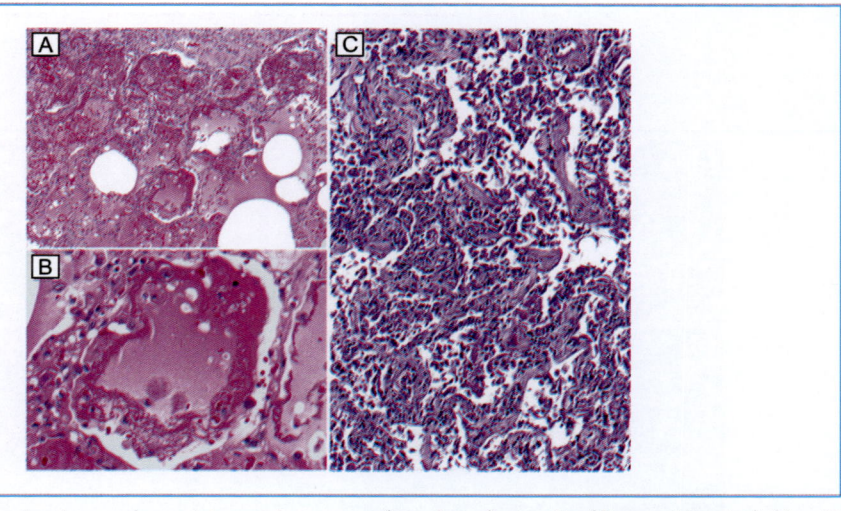

Figura 5.7 – Dano alveolar agudo, estágio agudo precoce (exsudativo) e tardio (fibroproliferativo) (A e B, respectivamente). Formações de membranas hialinas, dispostas ao longo dos septos alveolares acompanhadas por exsudato proteináceo alveolar e debris celulares. Aspecto amorfo, homogêneo e eosinofílico das membranas hialinas (B). Fase tardia, com sinais de reepitelização e espessamento intersticial (C) (HE, 100x , 400 x, 100 x).

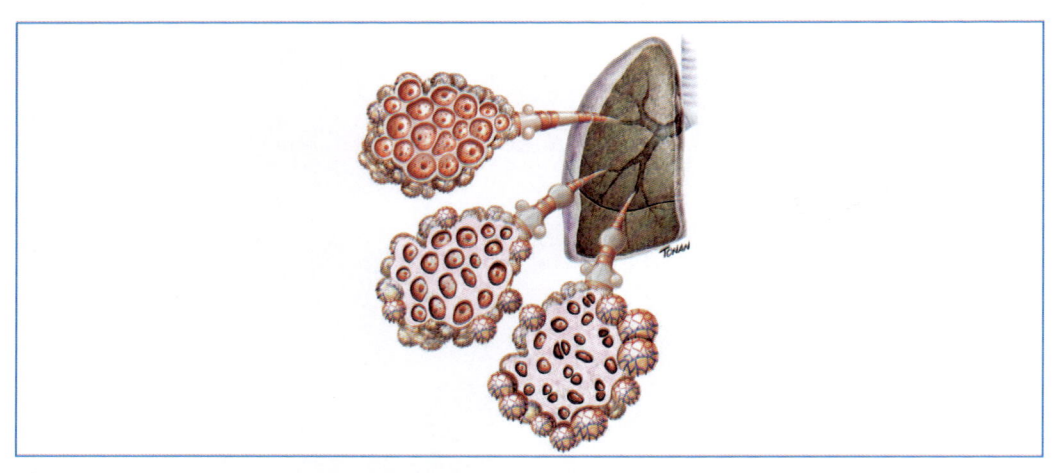

Figura 5.8 – Comparação ilustrativa dos aspectos tridimensionais dos alvéolos. Comparação entre alvéolos normais e na fase aguda e tardia do dano alveolar difuso, com progressivo espessamento intersticial e redução volumétrica. Ilustração: Rodrigo Tonan.

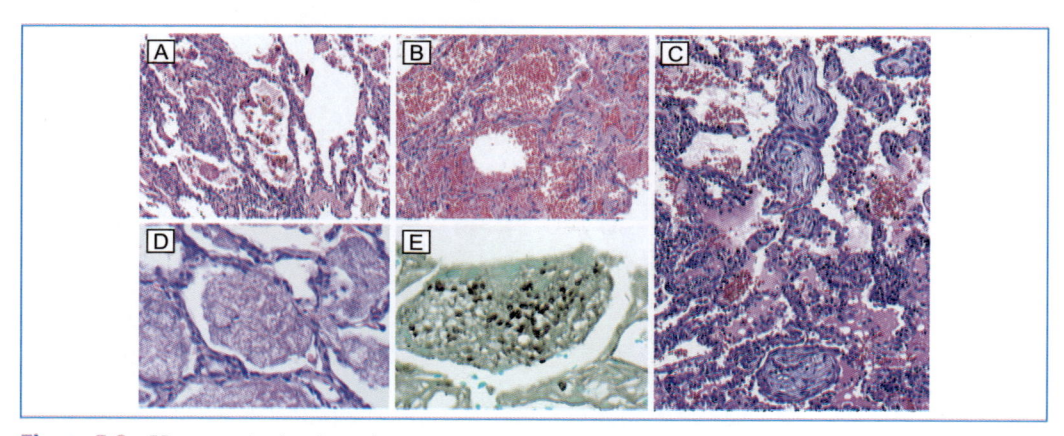

Figura 5.9 – Hemorragia alveolar pulmonar, com extenso comprometimento alveolar, focos hemossideróticos (A e B). *Plugs* de fibrina intra-alveolares, observados em pneumonia em organização (C). *Pneumocystis jirovecii*, com exsudato alveolar espumoso e positividade para estruturas semilunares à coloração de Grocott (D e E).

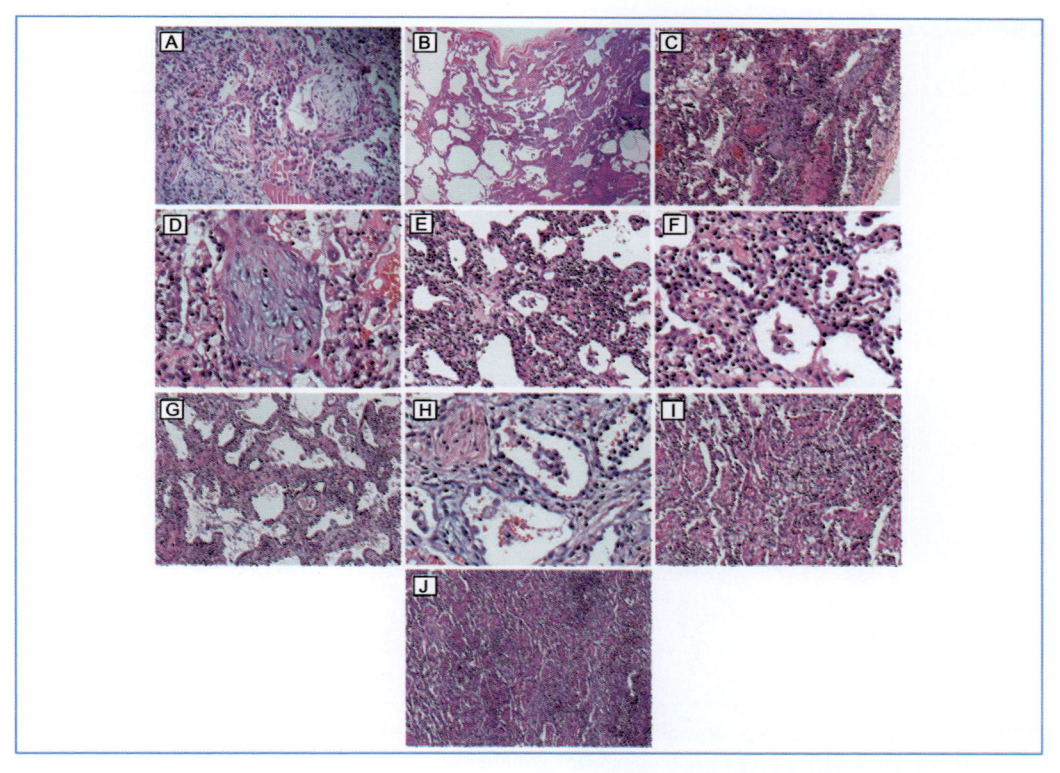

Figura 5.10 – Pneumonia intersticial usual com foco fibroblástico (A e B). Pneumonia organizante (C e D). Pneumonia intersticial não específica (PINE) (E e F). PINE fibrosante (G e H). Pneumonia em organização aguda fibrinosa (I e J).

CAPÍTULO 6

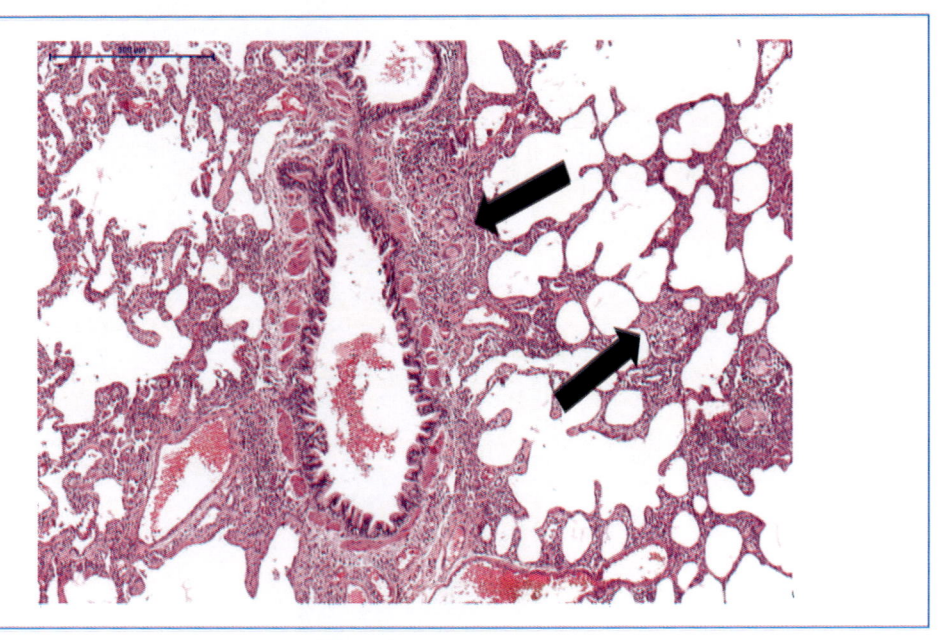

Figura 6.3 – Pneumonia de hipersensibilidade. Pneumonia intersticial com bronquiolocentricidade. Presença de granulomas incompletos em parede bronquiolar e em interstício alveolar peribronquiolar (setas) (HE 6 x).

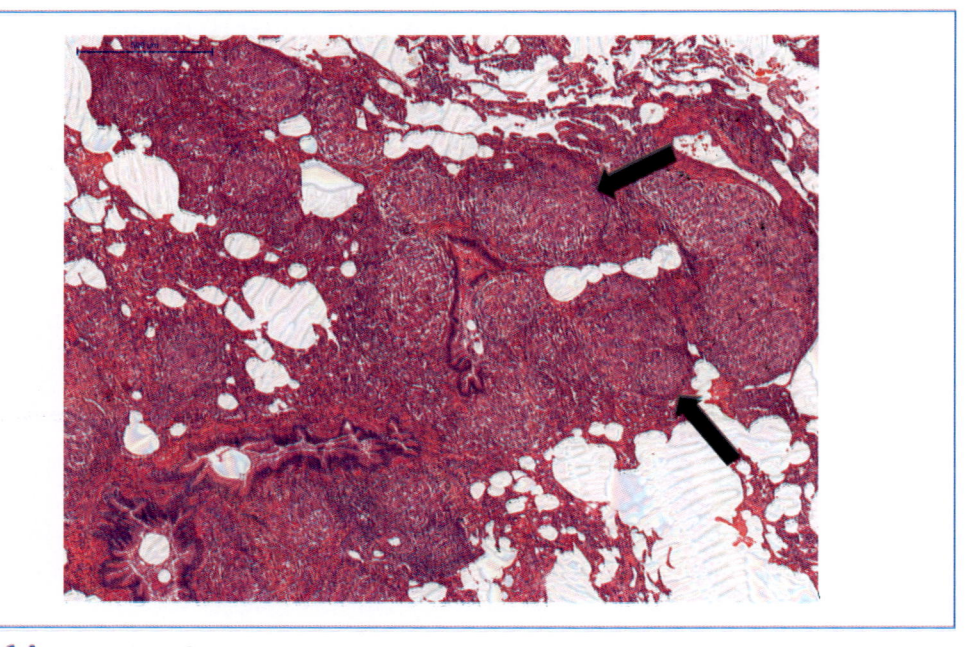

Figura 6.4 – Sarcoidose. Granulomas epitelioides não-necrosantes ao longo do eixo bronquiolovascular (setas) (HE 5 x).

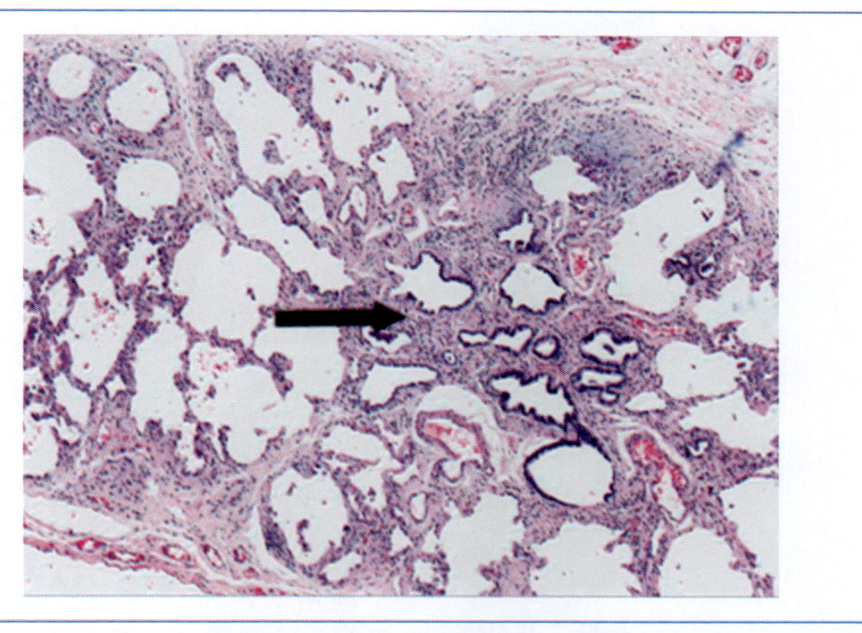

Figura 6.5 – Pneumonia intersticial bronquiolocêntrica. Fibrose e infiltrado inflamatório crônico centrados em pequena via aérea (seta) (HE 4 x).

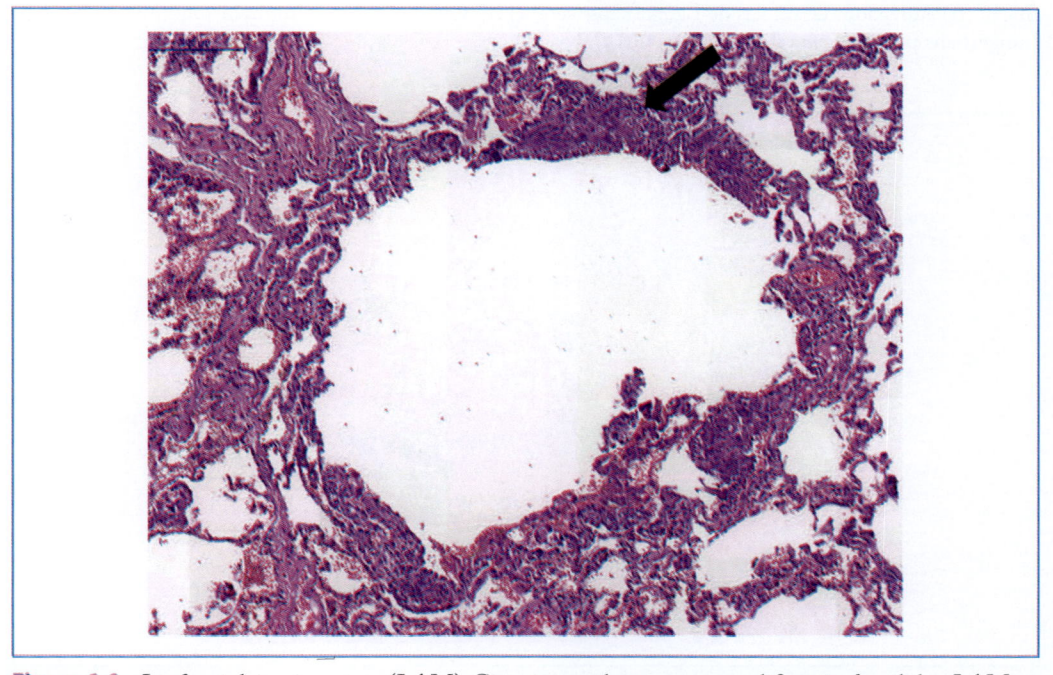

Figura 6.6 – Linfangioleiomiomatose (LAM). Cisto intrapulmonar com proliferação de células-LAM na parede (seta) (HE 8 x).

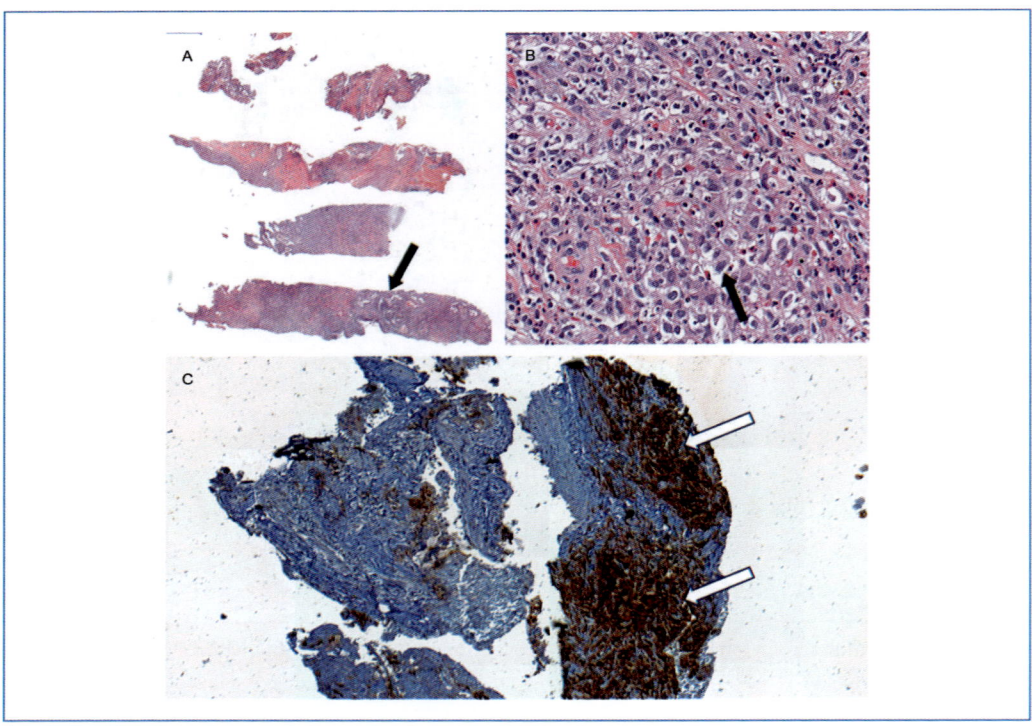

Figura 6.7 – (A) Histiocitose de células de Langerhans. Nódulo centrado em via aérea (seta) (HE panorâmica). (B) Agregados de células de Langerhans (seta) (HE 30 x). (C) Exame imunohistoquímico: células de Langerhans positivas para CD1a (setas) (10 x).

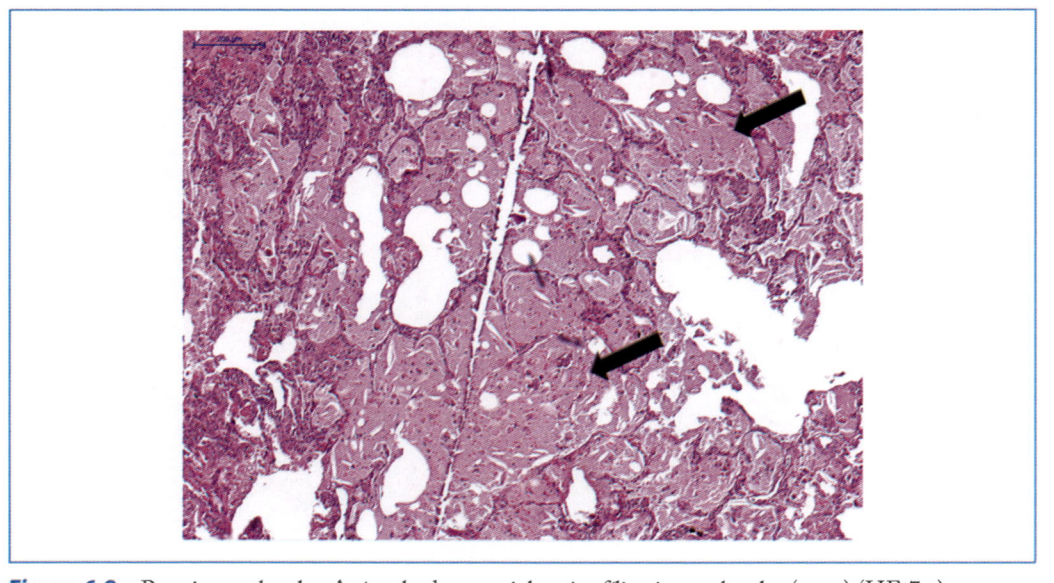

Figura 6.8 – Proteinose alveolar. Acúmulo de material eosinofílico intra-alveolar (setas) (HE 7 x).

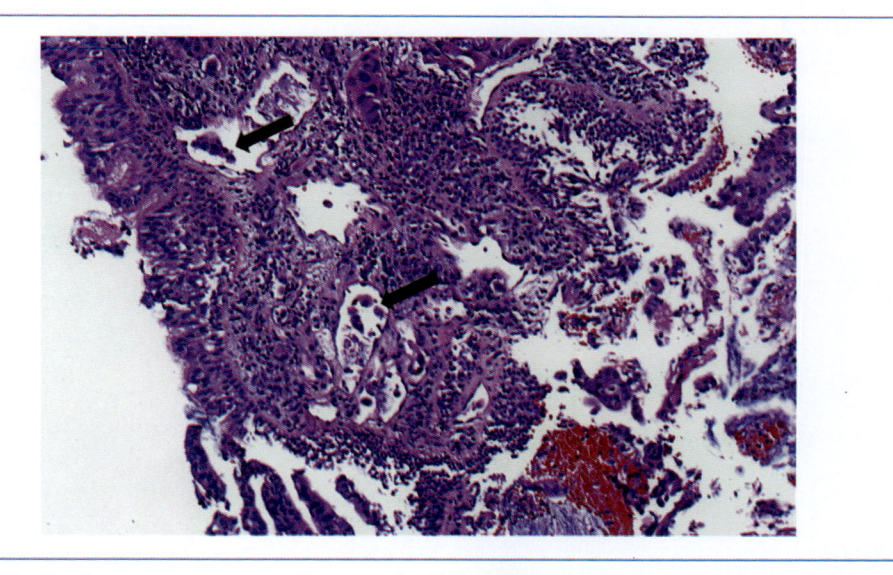

Figura 6.10 – Linfangite carcinomatosa. Presença de células neoplásicas em linfáticos da parede brônquica (setas) (HE 20 x).

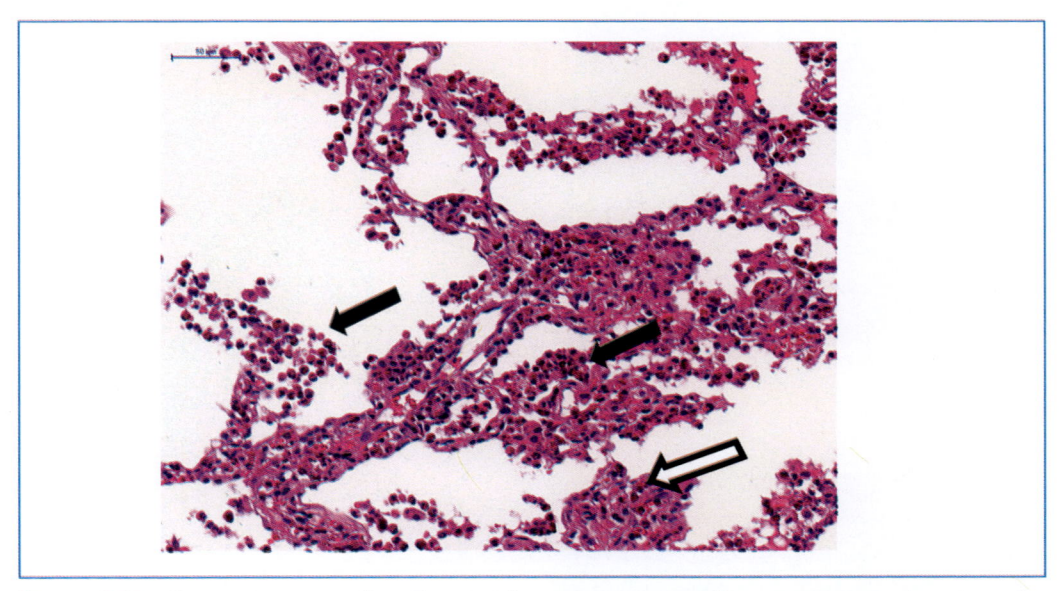

Figura 6.11 – Pneumonia eosinofílica. Presença de numerosos eosinófilos em interstício (seta branca) e espaços alveolares (setas pretas) (HE 25 x).

CAPÍTULO 7

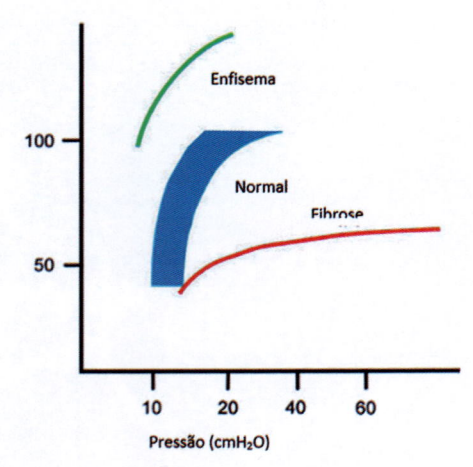

Figura 7.1 – Curva de pressão-volume pulmonar em portadores de fibrose, de enfisema e em normais

CAPÍTULO 9

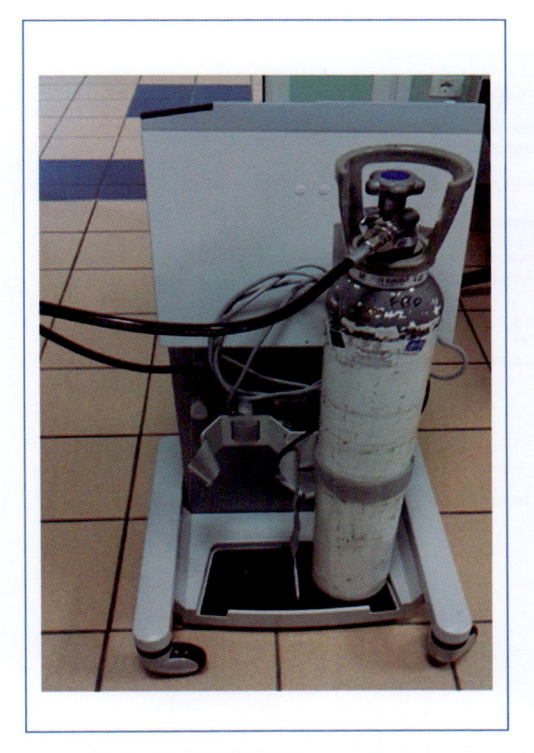

Figura 9.1a – Equipamento criocirúrgico (Erbokryo CA, ERBE, Tübingen, Alemanha).

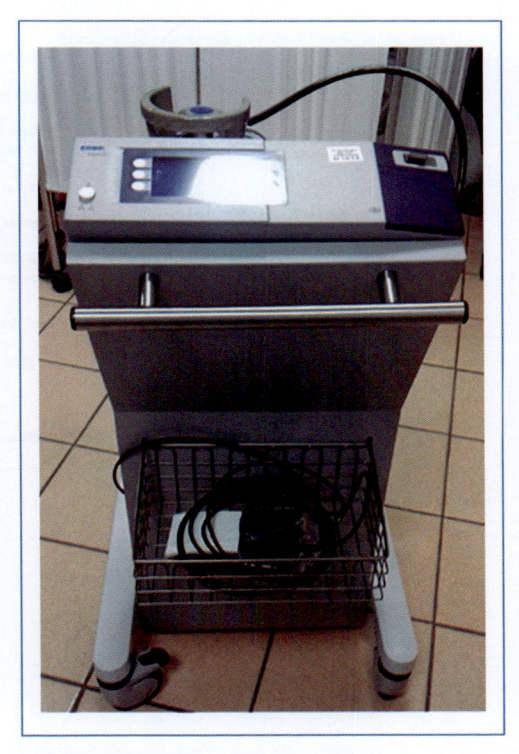

Figura. 9.1b – Equipamento criocirúrgico (Erbokryo CA, ERBE, Tübingen, Alemanha).

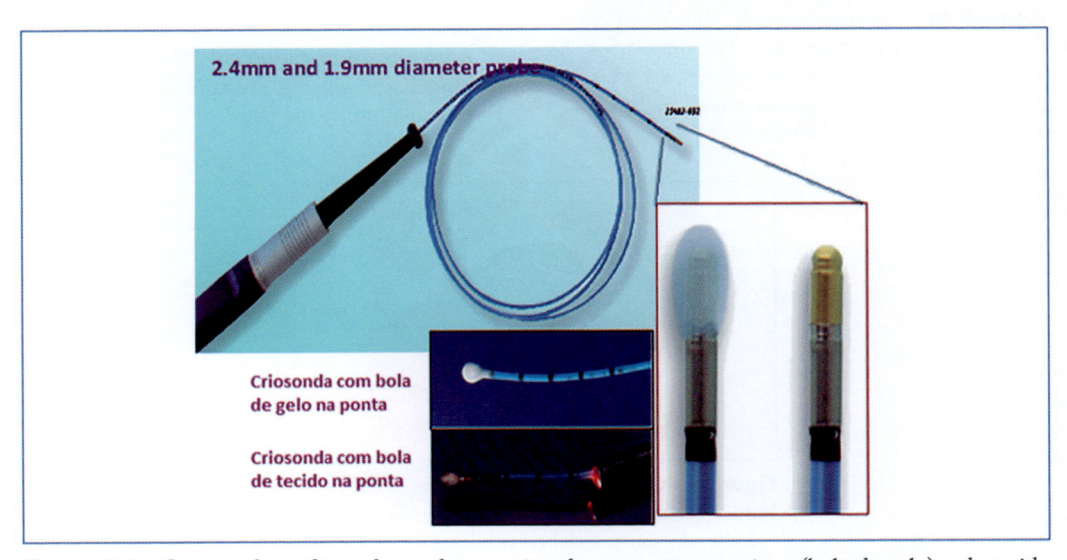

Figura. 9.2 – Criossonda e efeitos de queda repentina de temperatura na água (bola de gelo) e de tecido pulmonar (bolha tecido congelado).

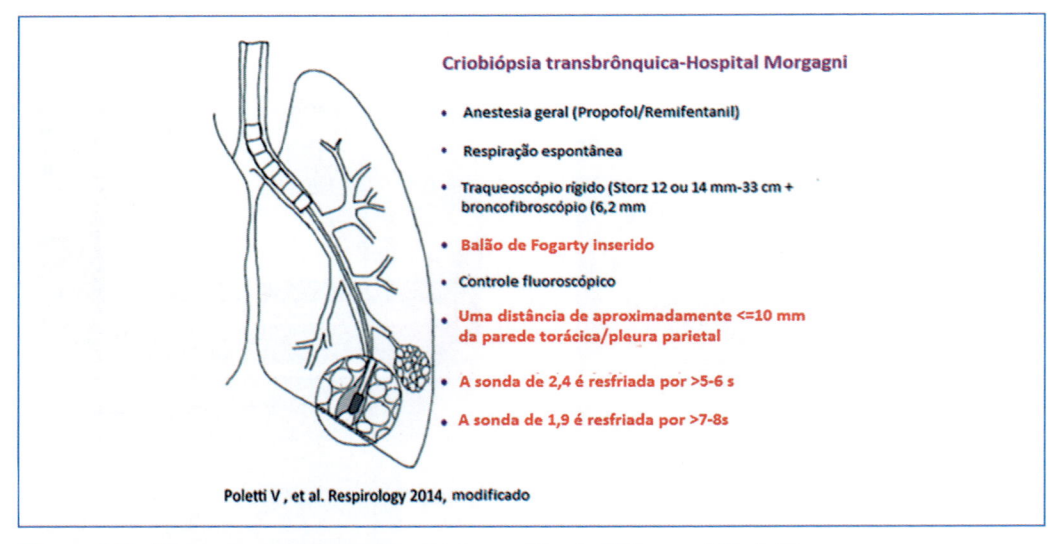

Figura. 9.3 – Etapas do procedimento realizados no Hospital Morgagni, Forlì (I).

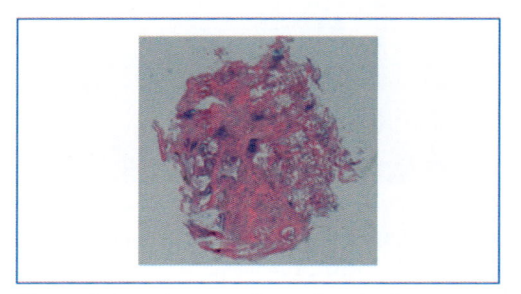

Figura 9.4a – Amostra de tecido obtido por criobiópsia em pequeno aumento. Tamanho 5,5 x 7 mm. Áreas de "intensa fibrose" contíguas a áreas de parênquima pulmonar normal e nódulos linfóides esparsos são evidentes (H&E).

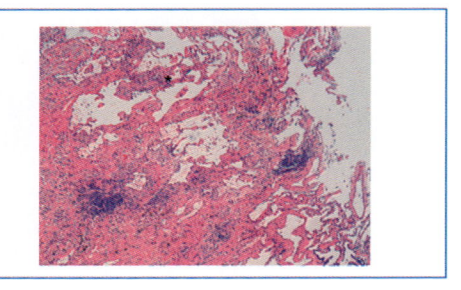

Figura 9.4b – Fibrose irregular com pequenos focos fibroblásticos (asterisco) (H&E, médio aumento). Esses achados são típicos de padrão de Pneumonia Intersticial Usual.

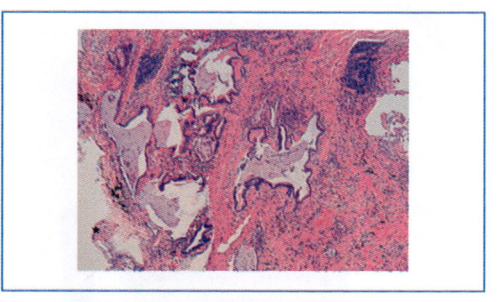

Figura 9.4c – Espaços císticos com paredes fibróticas densas cobertas por epitélio bronquiolar e contendo muco e debris celulares (alterações de faveolamento) logo abaixo da superfície da pleura visceral (asterisco) (H&E, médio aumento).

CAPÍTULO 10

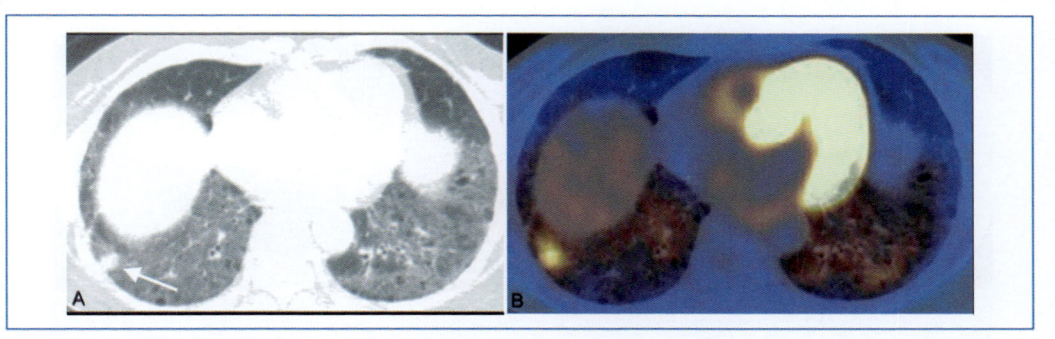

Figura 10.8 – Pneumonia intersticial não específica em paciente do sexo feminino, 62 anos, com diagnóstico de dermatomiosite. A. Imagem axial de TCAR das bases pulmonares, demonstrando opacidades em vidro fosco e discreto reticulado. No lobo inferior direito foi identificado nódulo pulmonar irregular (setas). B. Foi realizado PET/CT, que demonstrou intenso metabolismo no nódulo, confirmado como adenocarcinoma após ressecção cirúrgica.

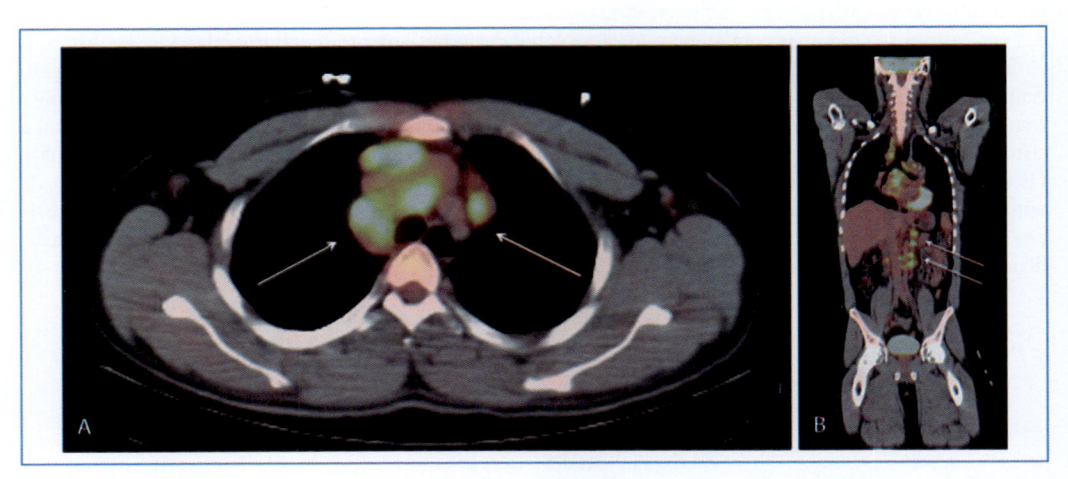

Figura 10.32 – PET/CT de paciente com sarcoidose. A. Linfonomegalias mediastinais (setas) com captação anômala da glicose marcada. B. Reformatação coronal de corpo todo demonstrando, além do comprometimento linfonodal torácico, linfonodomegalias abdominais (setas) com aumento do metabolismo glicolítico.

CAPÍTULO 11

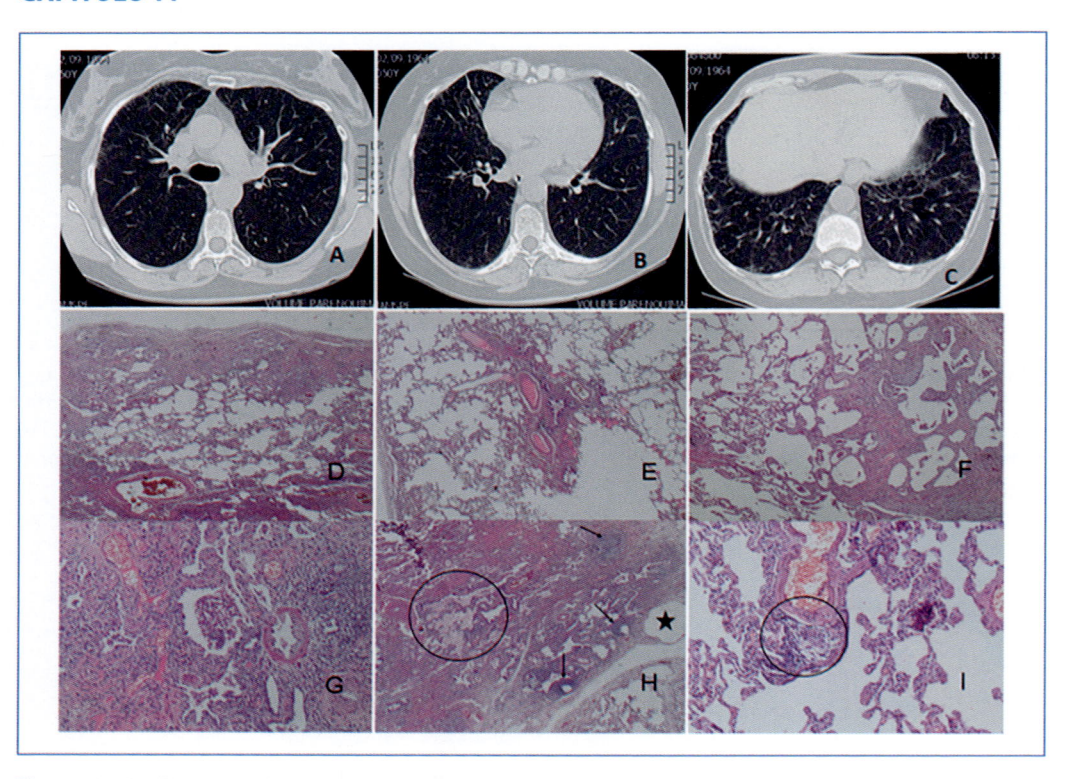

Figura 11.3 – Doença pulmonar intersticial não classificada com sobreposição de padrões sugerindo pneumonite de hipersensibilidade e doença tabaco-relacionada. ♀, 45 anos, lúpus eritematoso sistêmico há 10 anos, tabagista ativa 25 maços-ano, exposição a pássaros e mofo, dispneia e sibilância. No período de 10 anos, CVF com tendência a declínio, apesar de ainda normal, 81%, e DLCO de 80%. Lavado broncoalveolar com predomínio de macrófagos e pigmentos castanho-dourados. A, B e C – TCAR do tórax mostrando opacidades em vidro fosco, algumas com atenuação centrolobular, e espessamento septal irregular. D a I – Imagens da biópsia pulmonar cirúrgica: D – fibrose heterogênea com predomínio periférico e enfisema; E – lesão centroacinar e enfisema; F – fibrose heterogênea com focos fibroblásticos *like* e descamação; G – bronquiolite respiratória; H – faveolamento focal microscópico (círculo) e agregados linfoides peribronquiolares (setas) e cistos periféricos (estrela); I – transformação gigantocelular em parede de bronquíolo respiratório (círculo). Os dados da biópsia pulmonar, neste caso, são sugestivos da associação de PH e fibrose tabaco-relacionada numa pessoa com alteração da autoimunidade. Paciente orientada a cessar tabagismo e afastar-se da exposição ambiental; iniciada prednisona 30 mg. Acompanhada no Ambulatório de Doenças Pulmonares Intersticiais do Iamspe.

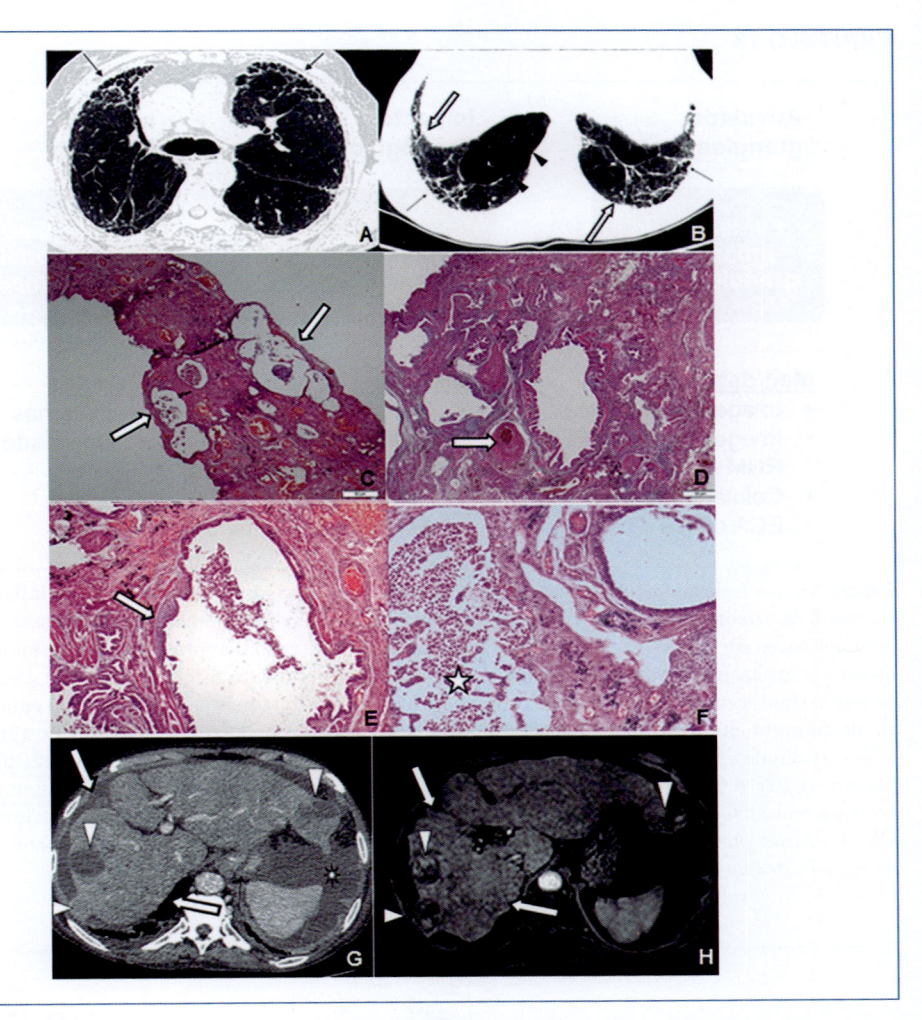

Figura 11.4 – DPINC na síndrome fibrose/enfisema pulmonar associada à hepatopatia. ♂, 71 anos, tabagista passivo, exposição a pássaros, distúrbio ventilatório obstrutivo leve com redução acentuada da DLCO, exibindo padrão da combinação de fibrose e enfisema na TCAR do tórax e biópsia pulmonar compatível com pneumonia intersticial fibrosante e inflamatória não classificada. A e B – TCAR do tórax mostrando opacidades reticulares e em vidro fosco (setas grossas) associadas a enfisema (cabeça de seta), bronquiectasias de tração e cistos de faveolamento nas regiões periféricas (setas finas). C a F – Biópsia pulmonar cirúrgica caracterizada por pneumonia intersticial fibrosante e inflamatória com desorganização arquitetural e enfisema supleural (setas) (HE; 28 x); bronquiolectasias, inflamação moderada e esclerose vascular acentuada (seta) (HE; 28 x); via aérea ectasiada (bronquioloectasia) com tecido de granulação na parede (seta); (HE; 40 x); espaço enfisematoso com descamação moderada (estrela) (HE; 40 x). O paciente evoluiu, logo após biópsia, com cirrose biliar criptogênica e óbito por insuficiência hepática, sendo o caso reclassificado como provável síndrome do encurtamento dos telômeros. G e H – Imagens axiais com contraste de tomografia (G) na fase portal e de ressonância magnética em T1 na fase arterial (H) evidenciando nódulos heterogêneos hipervasculares com *washout* na fase portal (cabeça de seta), hepatopatia crônica caracterizada por irregularidades da superfície hepática, alargamento fissural e redução das dimensões do lobo direito (seta grossa) associada à ascite (asterisco) e circulação colateral (seta fina). Acompanhado no Ambulatório de Doenças Pulmonares Intersticiais do Iamspe; adaptado da referência 36.

CAPÍTULO 13

Atividade granulomatosa

Evidência de inflamação granulomatosa

Medidas
- Imagem radiológica
- Imagem nuclear, PET, RNM
- Celularidade no LBA
- ECA sérica

Impacto fisiológico

Distúrbio fisiológico

Medidas
- CVF, VEF$_1$, DCO, TC6 (pulmões)
- FE, arritmias (coração)
- Função renal (rins, distúrbio da vitamina D)

Impacto funcional

Prejuízo funcional, sintomas

Medidas
- Sintomas
- Qualidade de vida

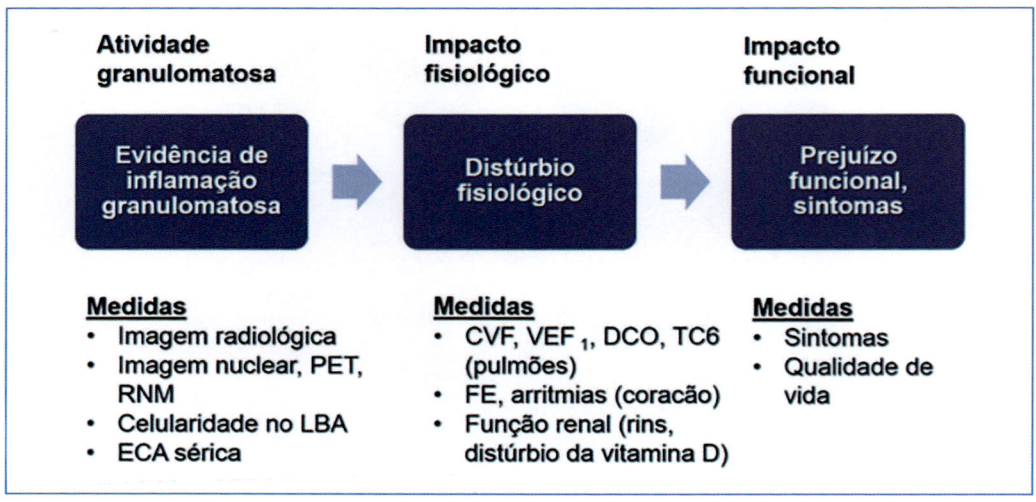

Figura 13.1 – Indicadores de tratamento na sarcoidose pulmonar e extrapulmonar. A inflamação granulomatosa da sarcoidose pode ser medida por vários métodos (caixa da esquerda). No entanto, a inflamação granulomatosa *per se* não dita tratamento, a não ser que resulte em comprometimento fisiológico (caixa do meio) e impacto funcional (caixa da direita). Se o comprometimento fisiológico for leve e não resultar em sintomas significativos, pode-se apenas observar e não indicar tratamento, a princípio. No entanto, na vigência de comprometimento funcional significativo, sintomas e/ou prejuízo da qualidade de vida do paciente (caixa da direita), terapia para sarcoidose deve ser iniciada. Abreviaturas: PET (tomografia por emissão de pósitrons); RNM (ressonância nuclear magnética); ECA (enzima conversora da angiotensina); LBA (lavado broncoalveolar); CVF (capacidade vital forçada); VEF1 (volume expiratório forçado no primeiro segundo); DCO (difusão pulmonar do monóxido de carbono); TC6 (teste de caminhada de seis minutos); FE (fração de ejeção). *Adaptada das referências (10, 12)*.

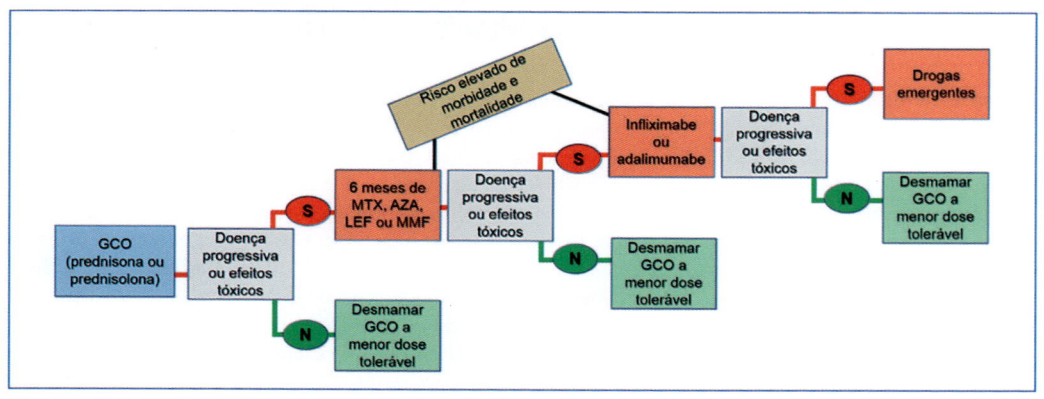

Figura 13.3 – Esquema de tratamento de indivíduos com sarcoidose sintomática. Abreviaturas: GCO (glicocorticoide); N (não); S (sim); MTX (metotrexato); AZA (azatioprina); LEF (leflunomida); MMF (micofenolato de mofetila). Drogas emergentes incluem: rituximabe, corticotropina (Acthar gel); CLEAR (combinação de levofloxacina, etambutol, azitromicina e rifampicina); peptídeo intestinal vasoativo e infusão de células mesenquimais e no futuro, talvez, drogas antifibróticas (como nintedanibe e pirfenidona) para a fibrose pulmonar avançada secundária à sarcoidose. *Adaptado da referência (35)*.

CAPÍTULO 15

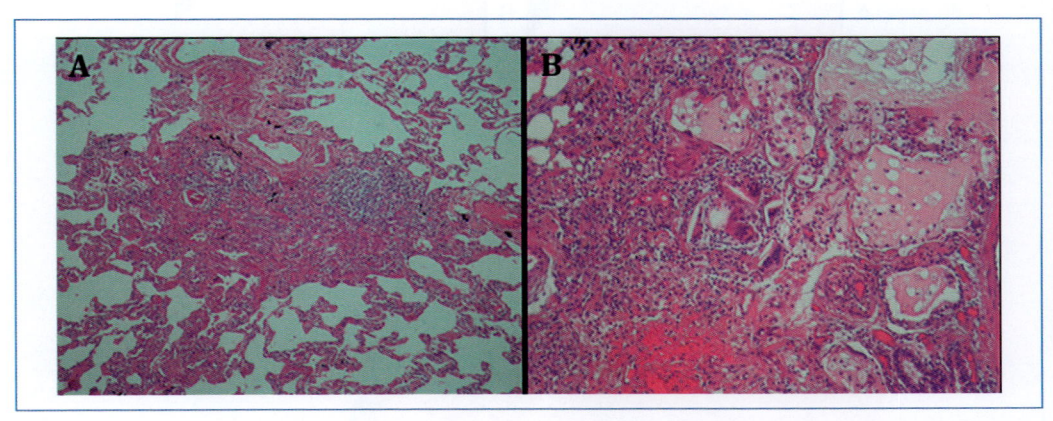

Figura 15.4 – A) Lesão inflamatória bronquiolocêntrica com obliteração fibrosa da pequena via aérea associada à transformação gigantocelular (HE 100 x); B) Acúmulos de gigantócitos formando esboço de granuloma com material particulado citoplasmático associados à inflamação crônica linfomononuclear (HE 200 x).

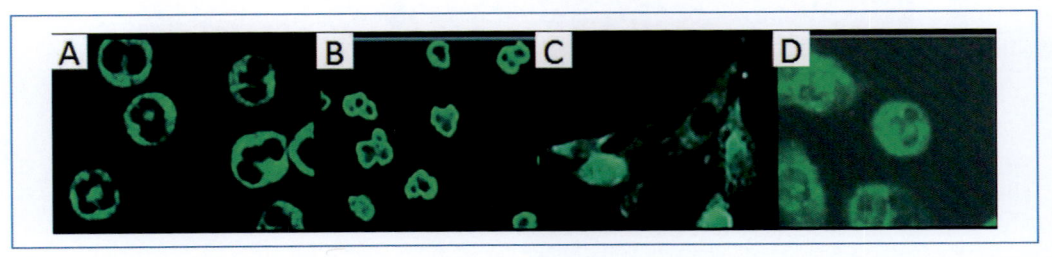

CAPÍTULO 16

Figura 16.1 – ANCA-C, ANCA-P, hLAMP2 e antipentraxin 3, anticorpos encontrados nas vasculites ANCA associadas.

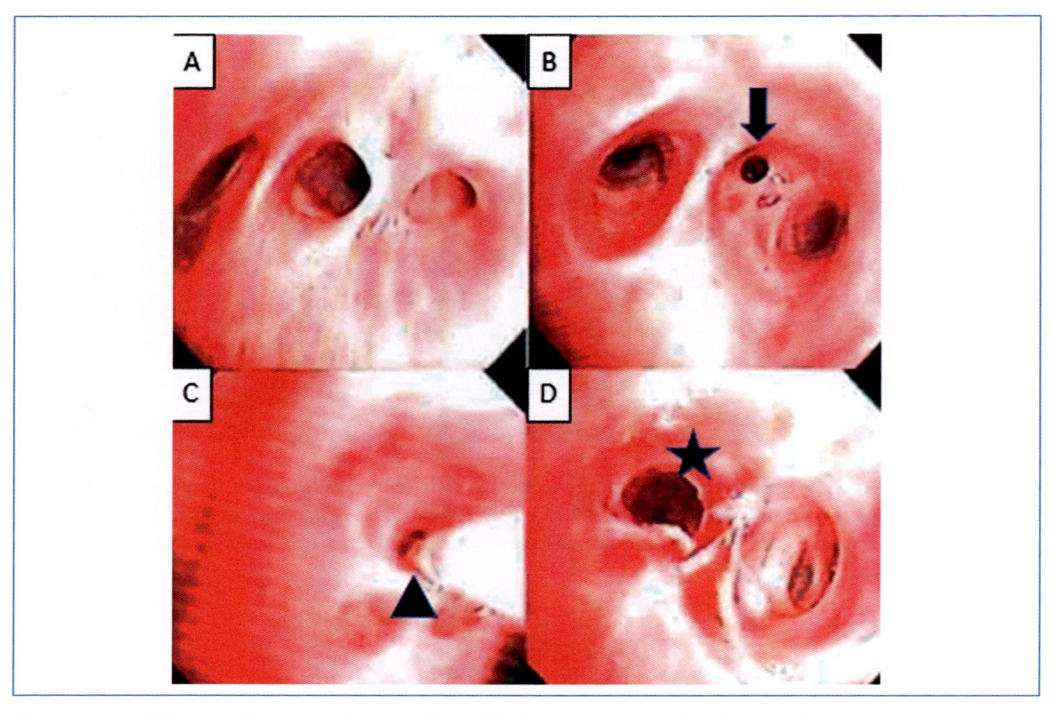

Figura 16.4 – Estenose brônquica (seta na figura B) de paciente portador de granulomatose com poliangeíte dilatada com cateter-balão (cabeça de seta na figura C) com abertura do pertuito (estrela na figura D). Compare o óstio estenosado indicado pela seta na figura B com o óstio recém-dilatado indicado pela estrela na figura D. (Do banco de imagens do ambulatório de Vasculites Pulmonares, divisão de pneumologia, InCor, FMUSP.)

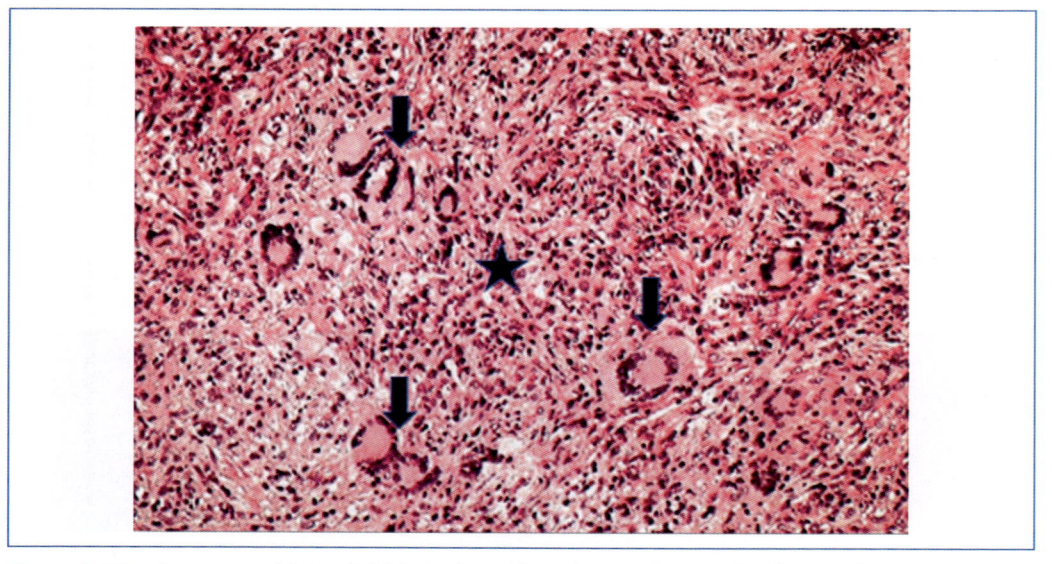

Figura 16.5 – Antomopatológico de biópsia de tecido pulmonar de portador de granulomatose com poliangeíte mostrando vasculite necrosante (estrela) e células gigantes (setas) na parede do vaso e perivascular.

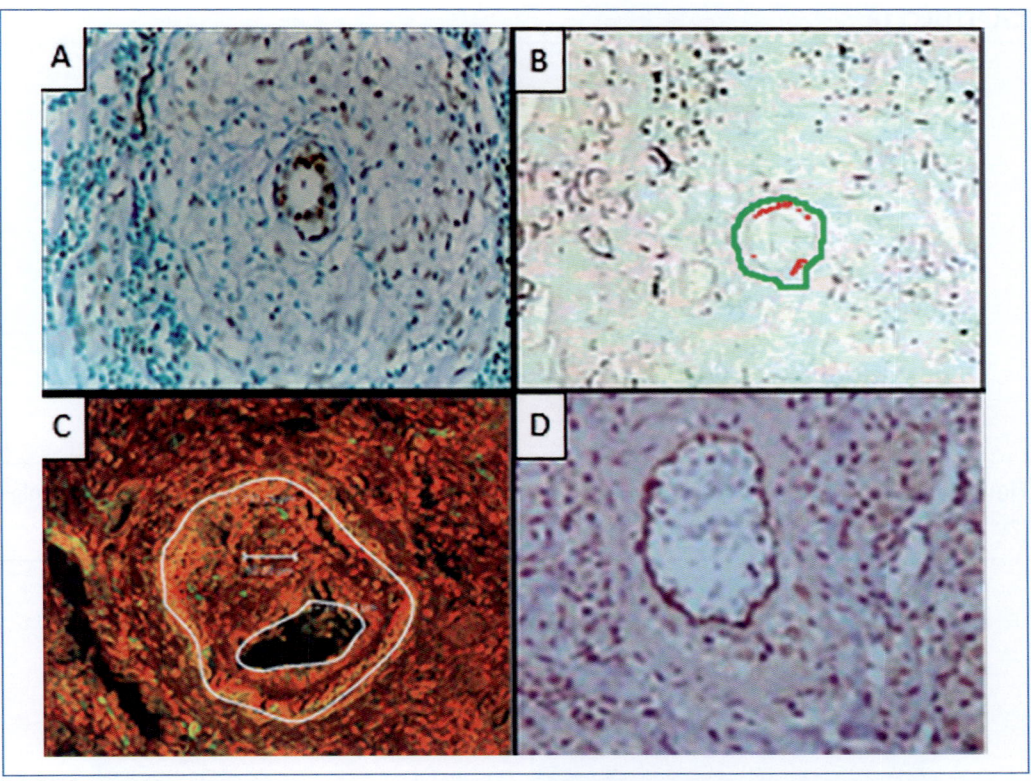

Fig.ura 16.6 – (A) Apoptose do endotélio, (B) destruição da lâmina elástica, (C) trombose intraluminal e (D) ativação do endotélio vascular em portadores de granulomatose com poliangeíte demonstrado pelo nosso grupo.

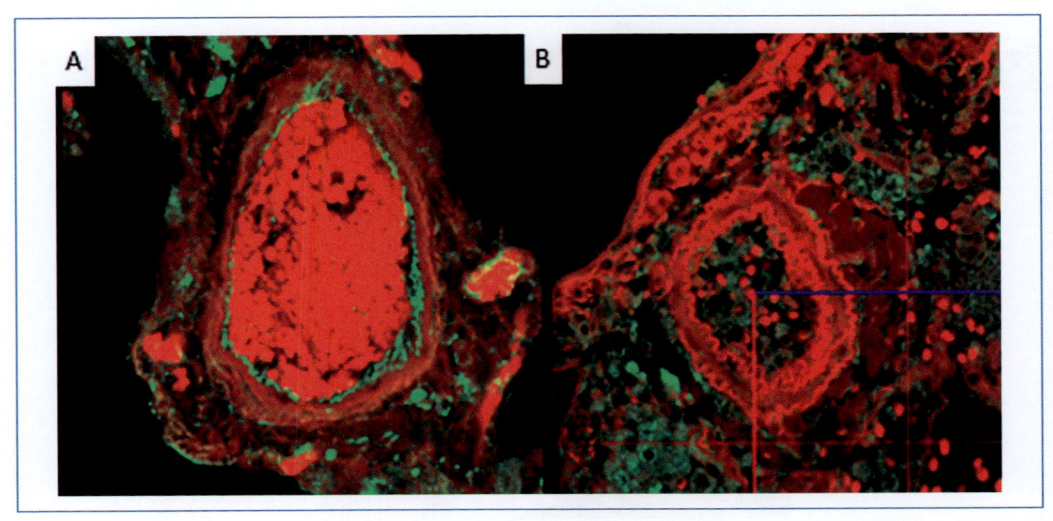

Figura 16.9 – (A) arteríola intacta, sangue dentro da luz de artéria pulmonar normal visualizada através de microscópio confocal e (B) extravasamento do sangue (pontos vermelhos são as hemácias) da luz arterial para o espaço extravascular em paciente portador de hemorragia alveolar.

CAPÍTULO 18

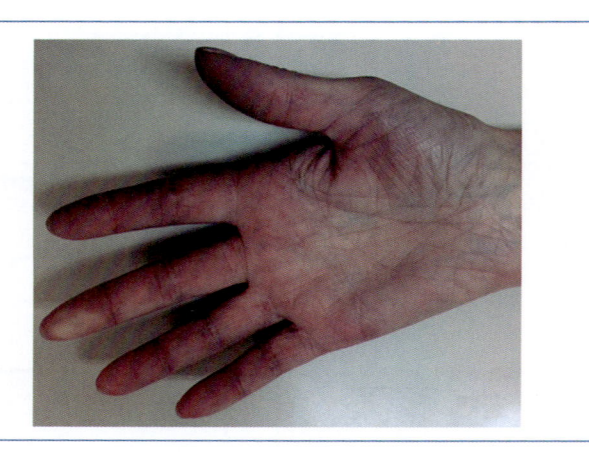

Figura 18.1 – Fenômeno de Raynaud: vasoconstrição arterial em extremidades, causando alteração da coloração da pele, classicamente palidez, cianose e rubor.

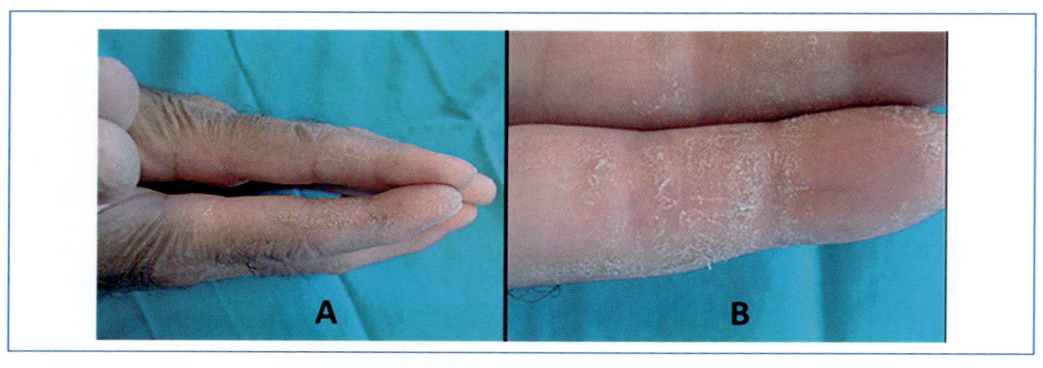

Figura 18.2 – (A) Mãos de mecânico: fissuras e descamação digital, acometendo ambas as mãos. (B) Detalhe da descamação predominando em região médio-distal dos dedos.

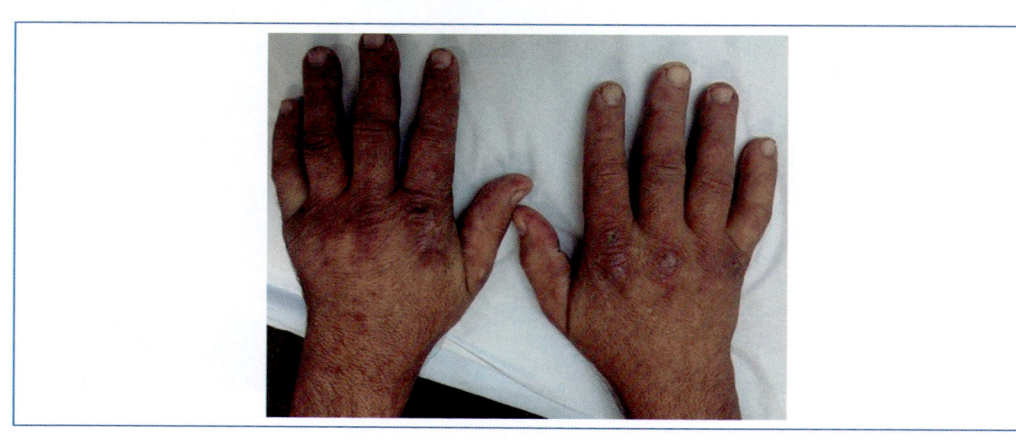

Figura 18.3 – Sinal de Gottron: lesões hipercrômicas, violáceas, na superfície dorsal das articulações metacarpofalangeanas.

CAPÍTULO 19

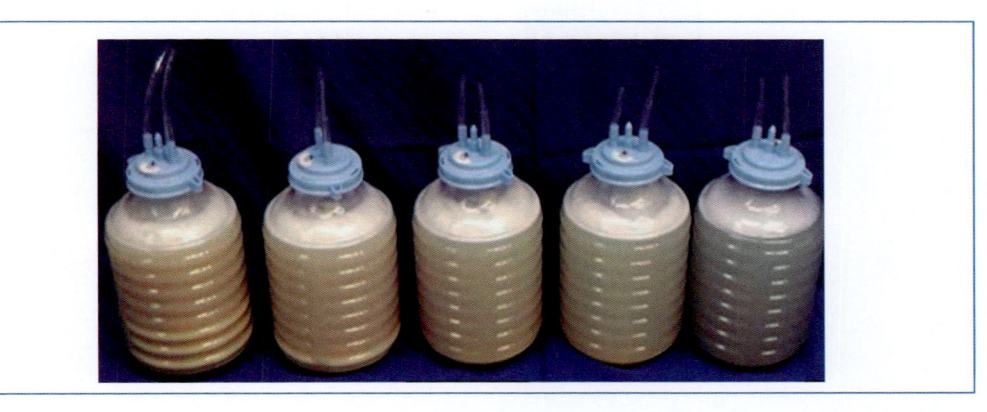

Figura 19.4 – Lavado broncoalveolar coletado de paciente com proteinose alveolar pulmonar após lavagens pulmonares totais sucessivas: observa-se que o líquido vai se tornando progressivamente menos turvo.

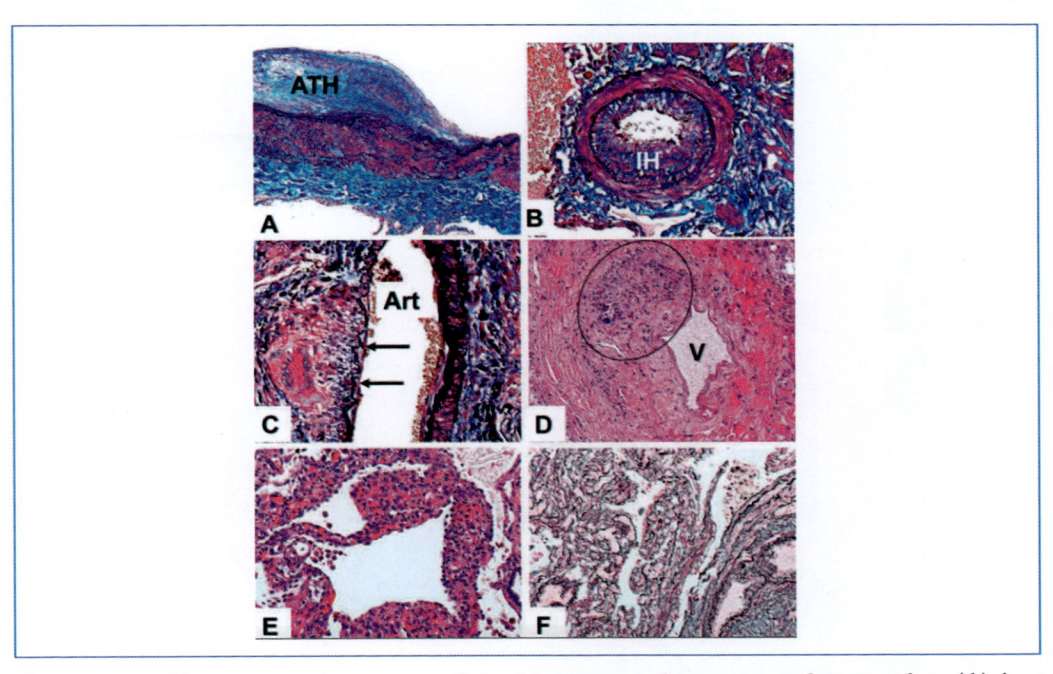

CAPÍTULO 20

Figura 20.2 – Alterações vasculares encontradas na hipertensão pulmonar associada à sarcoidose: (A) Ateroma localizado em artéria pulmonar de grande calibre; (B) Hipertrofia da musculatura lisa e hiperplasia da íntima (HI); (C) Arterite granulomatosa com granuloma sarcoide (setas) destruindo a camada média da artéria (Art); (D) Doença veno-oclusiva com granuloma localizado na parede da veia (V), além de fibrose generalizada causando espessamento da parede da veia; (E – F) Proliferação capilar acentuada na hemangiomatose capilar pulmonar. Adaptada da referência 17.

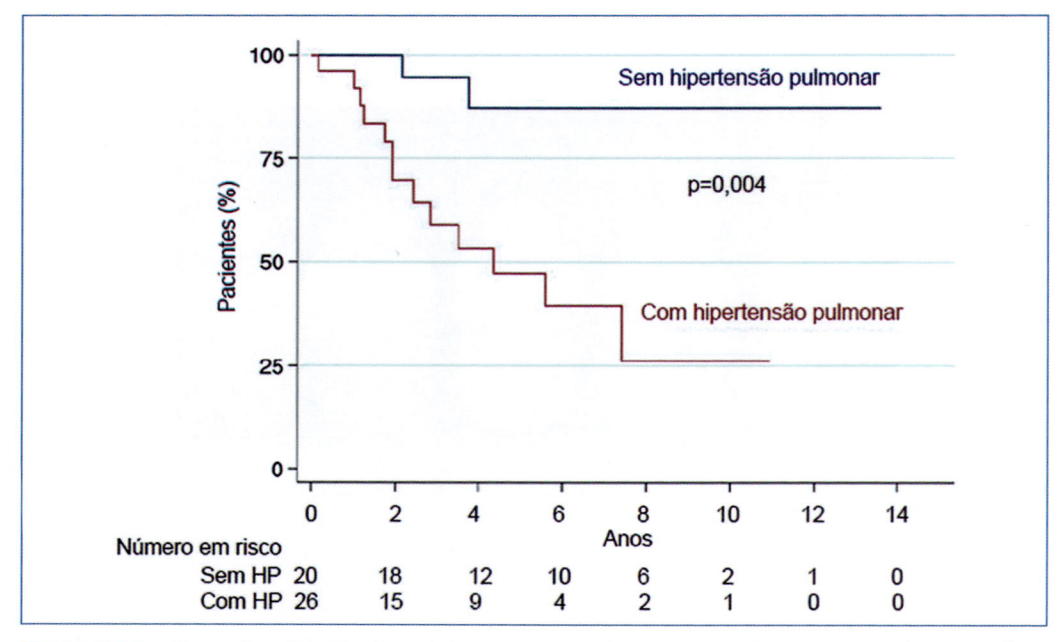

Figura 20.3 – Curva de sobrevida de pacientes com e sem hipertensão pulmonar associada à sarcoidose, onde se observa a menor sobrevida naqueles com HP. Adaptada da referência 28.

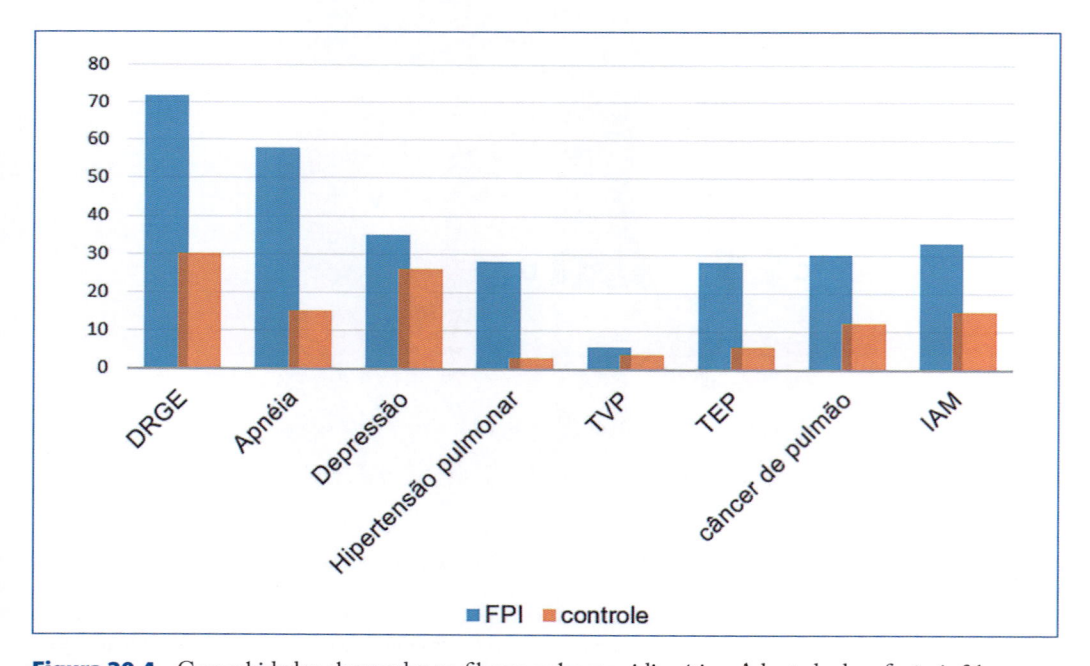

Figura 20.4 – Comorbidades observadas na fibrose pulmonar idiopática. Adaptada da referência 31.

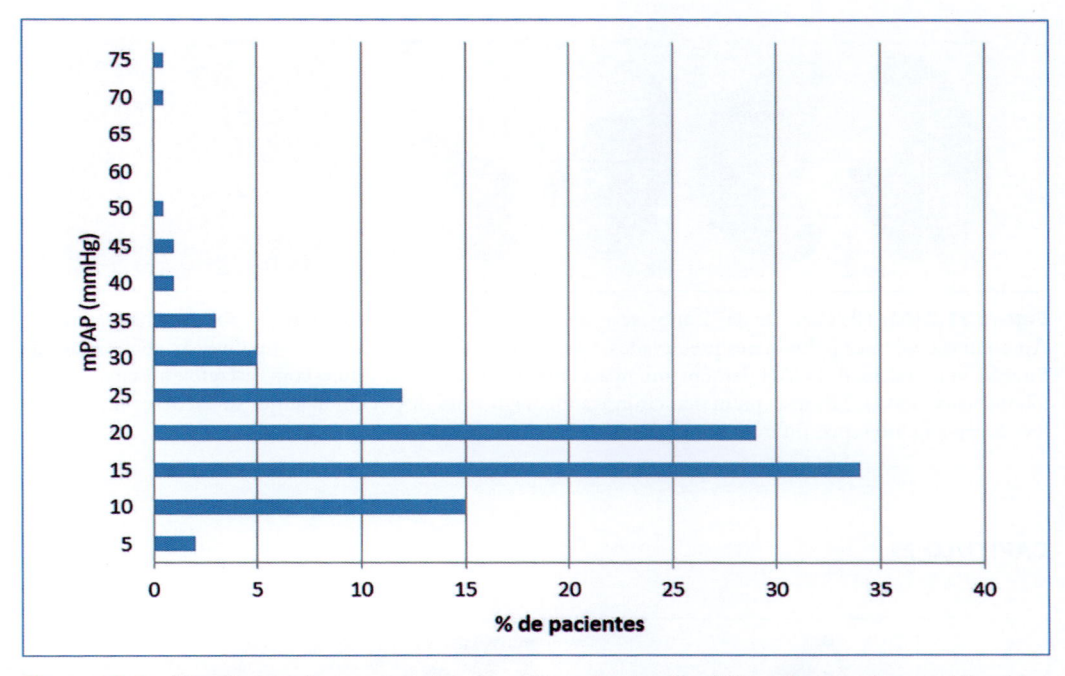

Figura 20.5 – Distribuição da pressão *média de artéria pulmonar (PmAP) na f*ibrose pulmonar idiopática. Adaptada da referência 32.

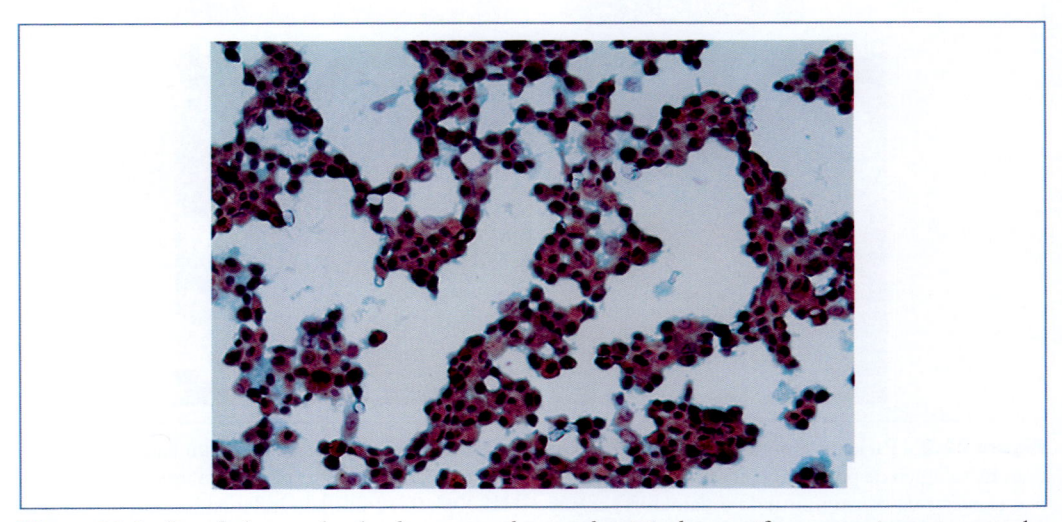

CAPÍTULO 21

Figura 21.1 – Lavado broncoalveolar demonstrando o predomínio de macrófagos com pigmento castanho dourado citoplasmático, sugestivo de bronquiolite respitatória (200 x).

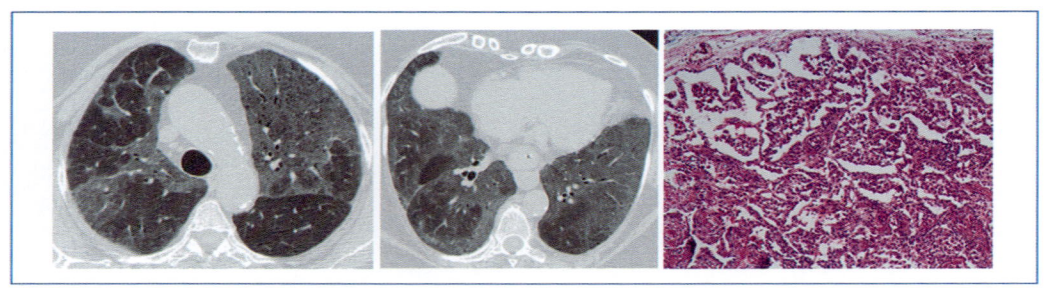

Figura 21.2 (A) e (B) Paciente de 72 anos, sexo feminino, tabagista (44 maços/ano), com tosse há sete meses. Apresentava volumes pulmonares preservados com redução acentuada da difusão pulmonar, além de dessaturação ao exercício. A TCAR demonstrou opacidades em vidro fosco difuso com discreto enfisema centrolobular associado. (C) Biópsia pulmonar cirúrgica foi diagnóstica de pneumonia intersticial descamativa com leve espessamento septal difuso e homogêneo.

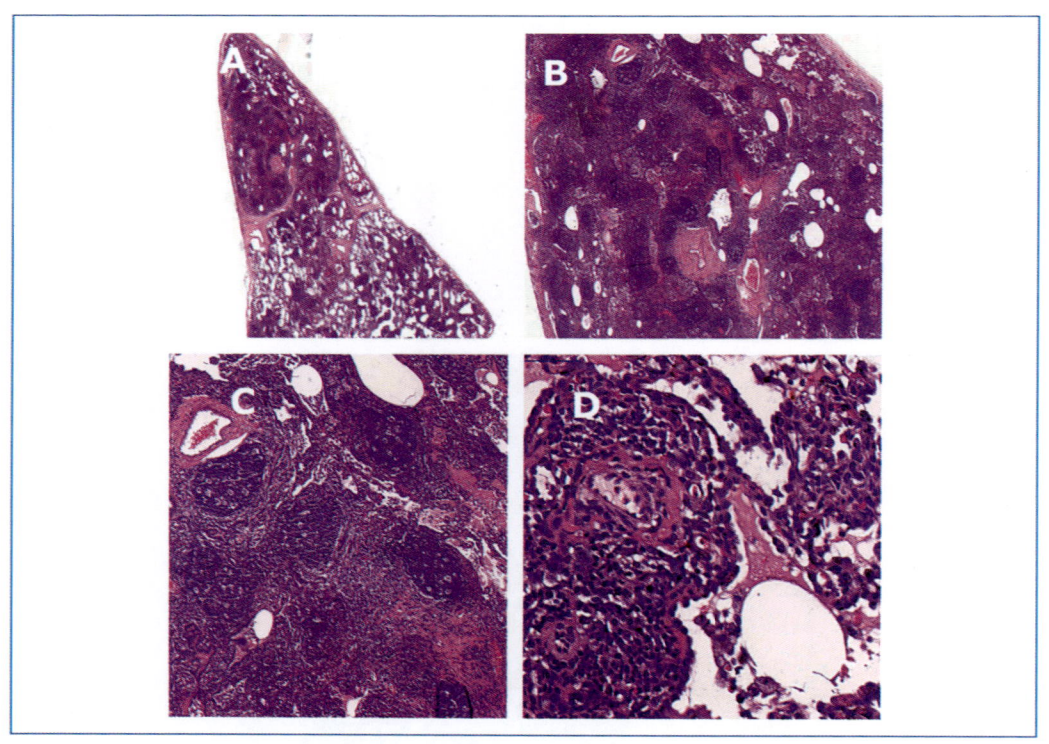

CAPÍTULO 22

Figura 22.2 – Paciente feminina, 10 anos, com antecedente de imunodeficiência comum variável. (A) Padrão histológico de pneumonia intersticial linfocítica (HE panorâmico). (B) Expansão do interstício pulmonar às custas de denso infiltrado inflamatório crônico (HE 30x). (C) Infiltrado inflamatório crônico intersticial com folículos linfoides hiperplásicos (HE 70x). (D) Em detalhe, o infiltrado inflamatório constituído predominantemente por pequenos linfócitos e plasmócitos (HE 400x).

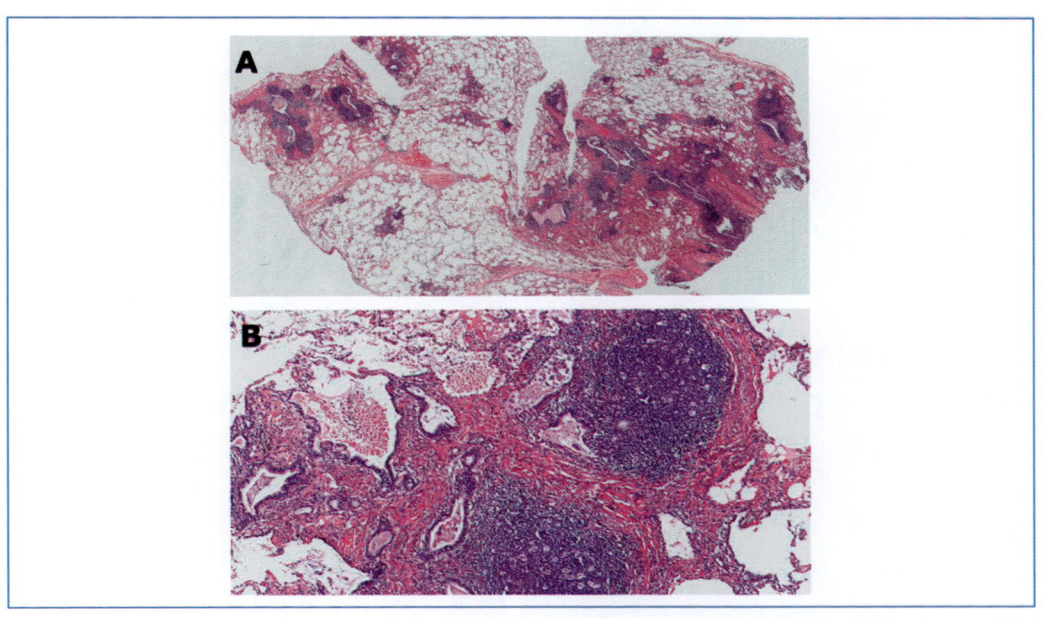

Figura 22.3 – Paciente feminina, 60 anos, história de tosse crônica. (A) e (B) Bronquiolite folicular. (A) Infiltrado inflamatório crônico comprometendo difusamente bronquíolos (HE panorâmico). (B) Infiltrado inflamatório crônico bronquiolar com folículos linfoides hiperplásicos (HE 30x).

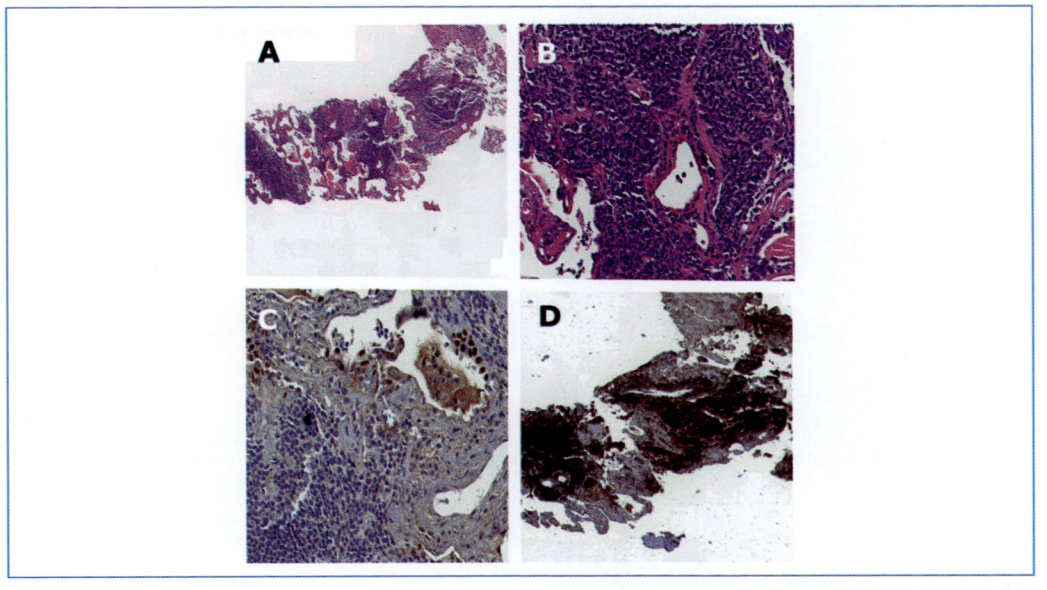

Figura 22.5 – Paciente feminina, 63 anos, massa em pulmão direito e diagnóstico de linfoma MALT. (A) Expansão do interstício pulmonar às custas de denso infiltrado linfoide (30x). (B) Infiltrado constituído predominantemente por pequenos linfócitos (350x). (C) e (D) Imuno-histoquímica. (C) TTF-1 marca os pneumócitos que revestem as paredes alveolares espessadas pelo denso infiltrado linfoide (300x). (D) Infiltrado linfoide CD20 positivo (60x).

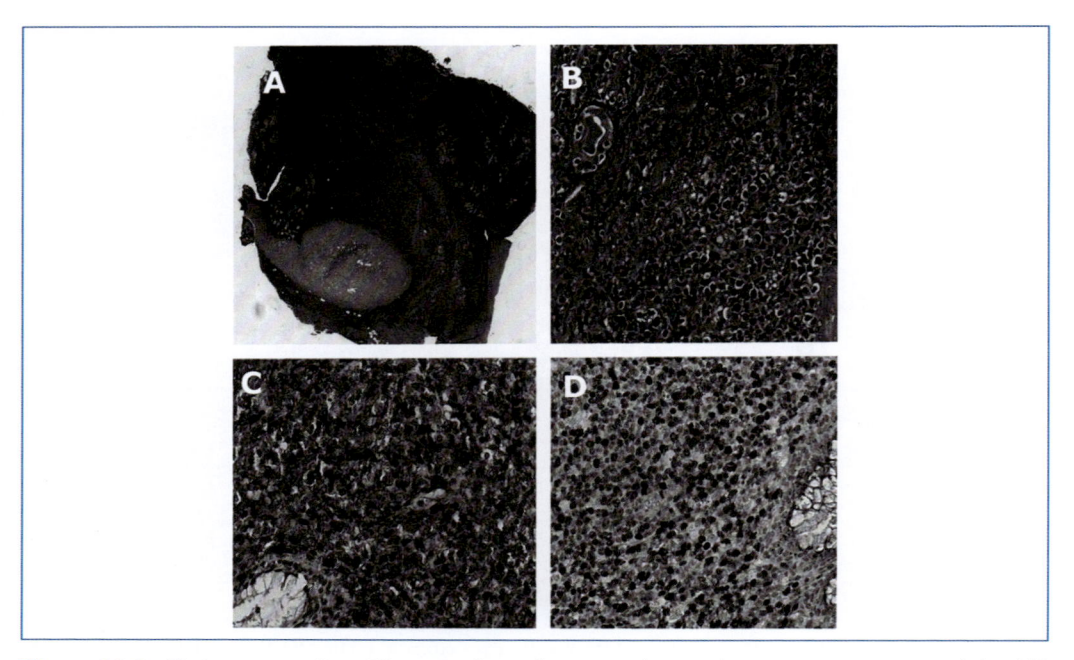

Figura 22.9 – Paciente masculino, 53 anos, submetido a transplante pulmonar, com massa peri-hilar. (A) Doença linfoproliferativa pós-transplante monomórfica. Linfoma difuso de grandes células B. Parede brônquica com denso infiltrado linfocitário transmural (HE 30x). (B) Em detalhe, infiltrado constituído por linfócitos grandes atípicos (HE 400x). (C) e (D) Imuno-histoquímica. (C) Linfócitos CD20 positivos (400x). (D) Alto índice de proliferação celular (Ki-67) (400x).

CAPÍTULO 24

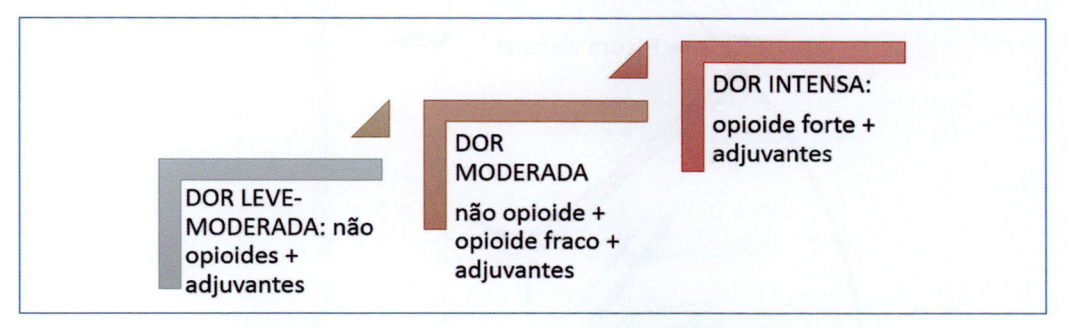

Figura 24.2 – Escada analgésica.[23]

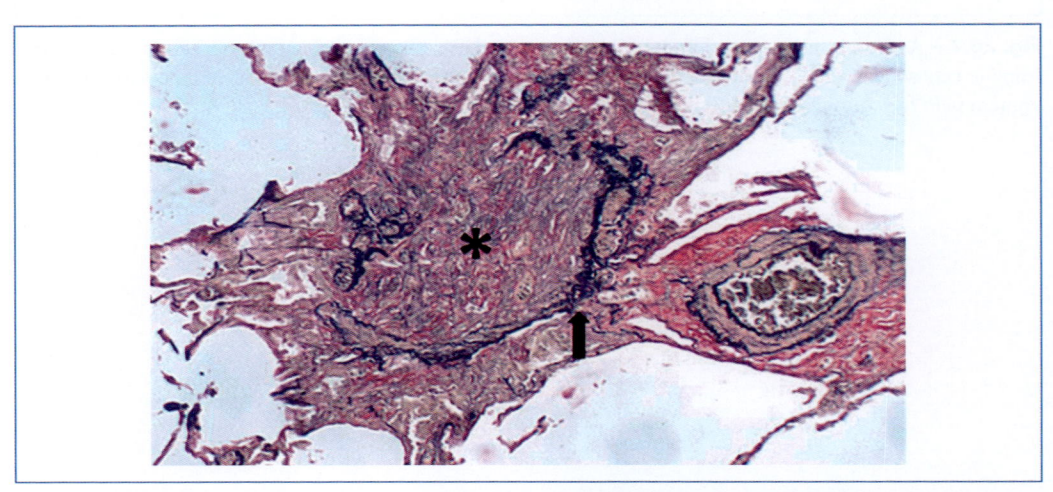

Dor leve-moderada: não opioides + adjuvantes
Dor moderada: não opioide + opioide fraco + adjuvantes
Dor intensa: opioide forte + adjuvantes

CAPÍTULO 26

Figura 26.1 – Corte histológico mostrando secção transversa de um bronquíolo em paciente portador de bronquiolite constritiva. Coloração de Verhoeff evidenciando a camada elástica do bronquíolo (seta preta), que se encontra ocluído por fibrose intraluminal (asterisco).

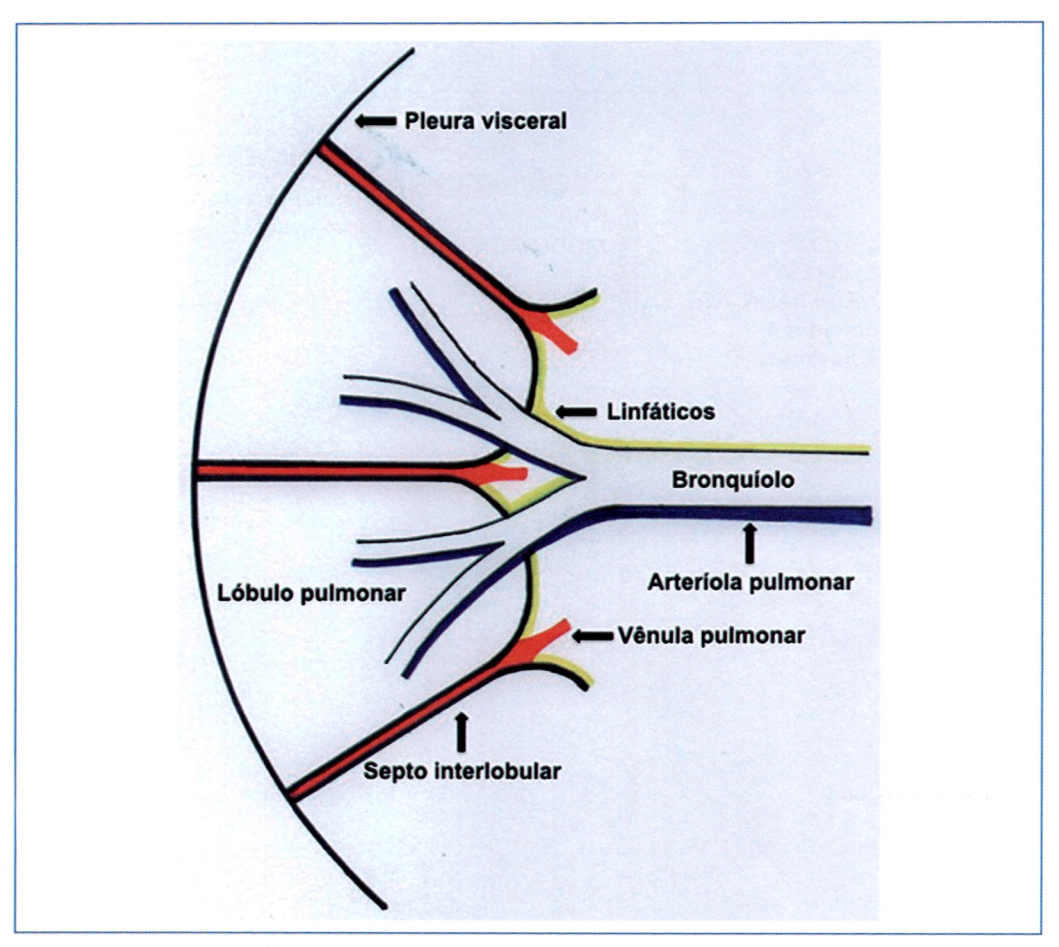

Fig. 26.2 – Anatomia normal do lóbulo pulmonar secundário. As arteríolas estão representadas em azul (sangue venoso), as vênulas em vermelho (sangue arterial) e os linfáticos em amarelo. Note que os linfáticos seguem pelo feixe broncovascular (crédito: Dra. Marianne Karel Verçosa Kawassaki).

Índice Remissivo

A

Abordagem diagnóstica multidisciplinar das doenças pulmonares intersticiais
    doença esclerosante sistêmica relacionada a IgG4, 74
    doenças de depósito, 71
    fibrose centrolobular, 64
    fluxograma habitual da, 60
    histiocitose pulmonar de células de Langerhans, 66
    HIV, 74
    imunodeficiências, 73
    linfangioleiomiomatose, 65
    linfangite carcinomatosa, 68
    pneumonia eosinofílica, 68
    pneumonite de hipersensibilidade, 60
    proteinose alveolar, 67
    reunião multidisciplinar, 59
    sarcoidose, 63

Ácido desoxirribonucleico, 23

Adalimumabe, composição, 194

Adenocarcinoma
    gástrico, tomografia computadorizada de paciente, 69
    pulmonar, 123

Agentes
    Citotóxicos
    azatioprina, 182
    ciclofosfamida, 184
    leflunomida, 183
    micofenolato de mofetila, 183
    no tratamento da sarcoidose, 182

Alteração(ões)
    teloméricas, 13
    tipo "árvore em brotamento", 370

Alvéolo, aspectos tridimensionais dos, 54

Amiloide sérico A, potencial na sarcoidose, 27

Amiloidose, 71
    traqueobrônquica, 71

Anemia aplástica e PIF devido à mutação no gene *TERT*, 14

Angiotromografia de tórax mostrando múltiplos aneurismas de artérias pulmonares, 231

Anormalidade(s)
    celulares nos lavados broncoalveolares, 11
    de surfactante, 15
    tomográficas, 11

Ansiedade, 346

Antagonista do fator alfa de necrose tumoral, 184

Anticorpo(s)
    depletores de células B, 195
    monoclonal contra LOXl 2, 7

Antimaláricos no tratamento da sarcoidose, 181

Arteríola intancta, 235

Arterite de Takayasu, 229

Artrite reumatoide, 144
    diagnótico prévio, 199
    doenças de vias aéreas na, 245
    doença intersticial na, 246, 247
    tomografia computadorizada de, 374

"Asma-*like*", 232

Autoanticorpo(s)
    a serem solicitados na investigação etiológica de pacientes com doença pulmonar intersticial, 268
    papel nas doenças pulmonares intersticiais, 268

Avaliação funcional das doenças pulmonares
  intersticiais
    capacidade vital forçada, 78
    colagenoses, 83
    pneumonite de hipersensibilidade, 83
    sarcoidose, 84
    testes de esforço, 84

B

Biomarcadores em doenças pulmonares
  intersticiais, 97
Biópsia
  a céu aberto, 49
  pulmonar
    no diagnóstico de pneumonia de
      hipersensibilidade, 211
    transbrônquica convencional, 105
Bronquiectasia em portadora de artrite
  reumatoide, 245
Bronquiolite(s)
  agudas, 373
  celular, 368
  classificação, 368
  constritiva, 368
    bronquíolo de paciente portador de, 368
  definições, 367
  difusa, 368
  em portadora de artrite reumatoide, 245
  eosinofílica, 368
  etiologias, 372
  fluxograma de investigações diagnósticas ds, 380
  folicular, 327, 368
    tomografia computadorizade de tórax de, 328
  linfocitária em paciente tratado para leucemia
    mieloide aguda, 382
  obliterante com pneumonia em organização, 48
  respiratória, 368
    associada à doença pulmonar intersticial,
    127, 312

C

Capacidade vital forçada, 78
Catalase-peroxidase de *Mycobacterium
  tuberculosis*, 24
Célula(s)
  alveolares epiteliais, 3
  mesenquimais, 5
  Niemann-Pick, 73
Certolizumabe, composição, 194

Ciclofosfamida, 184
Ciclosporina A, 187
Cisto(s)
  de faveolamento, 130
  pulmonares, 129
Cluster, 62
Cloroquina, 181
Colágeno
  atividade lítica do, 6
  homeostase do, 6
Colagenose, 83, 373
  de hipersensibilidade, 83
  pulmão dominante, 270
Combinação de fibrose pulmonar e enfisema, 316
Comorbidade na fibrose pulmonar idiopática, 300
Constipação intestinal, 350
Cortes tomográficos axiais com padrão
  tomográfico inconsistente para PIU, 121
Criobiópsia transbrônquica
  como funciona e aspectos técnicos, 106
  etapas do procedimento realizado no Hospital
    Morgagni, 109
  na doença pulmonar parenquimatosa difusa
    direções futuras, 115
    atualização para patologistas, 111
  papel clínico, 112
Criossonda, 107
Curva
  de pressão-volume pulmonar em portadores
    de fibrose, 77
  de sobrevida de pacientes com e sem
    hipertensão pulmonar associada à
    sarcoidose, 299

D

Dano
  alveolar
    agudo, 53, 391
    difuso, 52
      características anatomopatológicas
        de interesse para o dagnóstico
        diferencial de, 55
    epitelial, 4
DDS (*dyspnea, carbon monoxide diffusion*), 82
Depressão, 346
Dermatomiosite, 249
Derrame pleural
  laminar, 336

bilateral, 332
Difusão
　de monóxido de carbono, 79
　pulmonar do monóxido de carbono, 11
Disceratose congênita, 13
Dispneia, 73, 347
　de exercício, 294
　na fibrose pulmonar idiopática, trtamento sintomático, 167
　tratamento medicamentoso para, 348
Doença(s)
　crônicas, cuidados com o paciente em, 345
　de depósito
　　amiloidose, 71
　　doença de Niemann-Pick, 72
　de Niemann-Pick, 72
　de vias áreas
　　na artrite reumatoide, 245
　　na síndrome de Sjögren, 262
　difusas do parênquima pulmonar, 293
　　classfiicação das, 42
　do refluxo gastroesofágico, 96
　　microaspiração crônica devido à, 96
　do tecido conjuntivo, 243
　　hipertensão pulmonar associada à, 303
　esclerosante sistêmica relacionada a IgG4, 74
　　tomografia computadorizada de paciente com, 75
　genética oculta, 14
　intersticial pulmonar, 9
　　na artrite reumatoide, 246
　linfoproliferativa(s), 262
　　pós-transplante monomórfica, 335
　　pós-transplante, 334
　　primárias do pulmão, 322
　mista do tecido conjuntivo, 258
　　com DPI, paciente portadora, 259
　órfãs, 281
　pulmonar(es)
　　intersticial(is), 3
　　　abordagem diagnóstica muldisciplinar das, 59
　　　bronquiolite respiratória associada à, 312
　　　causadas por novos imunobiológicos, 193
　　　crônica não oncológica, cuidados paliativos, 347
　　　de causas desconhecidas, 41
　　　em paciente com poliomiosite, 250
　　　hipertensão pulmonar nas, 293
　　　incipiente, 145, 147, 149
　　　lavado broncoalveolar nas, 92
　　　nas doenças do tecido conjuntiuvo, 243
　　　não classificada, 151, 153, 154, 155
　　　papel dos autoanticorpos, 268
　　　papel dos exames de imagem, 119
　　　particularidades do paciente com, 341
　　　prognóstico, 360
　　　reabilitação pulmonar nas, 357
　　　tabaco-relacionadas, 311-320
　　　transplante pulmonar nas, 339
　　linfoproliferativas
　　　bronquiolite folicular, 327
　　　características gerais, 322
　　　doença linfoproliferativa pós-transplante, 334
　　　granulomatose linfomatoide, 331
　　　hiperplasia linfoide nodular, 323
　　　linfomas pulmonares, 328
　　　pneumonia intersticial linfocítica, 324
　　raras, 281
　　relacionadas ao tabagismo
　　　achados tomográficos, 127
　　　achados, 127
　　　bronquiolite respiratória, 127
　　　　associada à doença pulmonar intersticial, 127
　　　pneumonia intersticial descamativa, 128
　　relacionadas ao tabagismo
　　　combinação de fibrose pulmonar e enfisema, 1295
　　　histiocitose de céluls de Langerhans, 129
Dor, 350

E

Educação, tratamento não medicamentoso da fibrose pulmonar idiopática, 167
Enfisema parasseptal, 317
Epitélio alveolar, 3
Equipamento criocirúrgico, 106, 107
Escada analgésica, 351
Esclerose sistêmica, 251
　variante CREST, 296
Escore
　CPI, 80
　DDS, 82, 83
　　estágios conforme pontuação do, 83
　GAP, 81, 82
　　estágios conforme pontuação do, 82
　inicial de Du Bois, fatores de risco e pontuação do, 81
Espaços císticos, 400
　com paredes fibróticas densas, 112
Espirometria, 175

Esplenomegalia, 73
Estertores finos, 145
Estresse do retículo endoplasmático, 4
Estudo
    BUILD 1, 161
    BUILD 3, 161
    CAPCITY, 163
    "COPDGene", 147
    INPULSIS, 164
    PANTHER, 160
    TOMOROW, 164
Etanercepte, composição, 194
Exacerbações agudas, 165
    tratamento, 163
Exame de imagem na avaliação das doenças pulmonares intersticiais, papel dos, 119
Extravasamento do sangue, 235

F

Fármacos antagonistas do fator de necrose tumoral alfa, 193
Fase final de vida, 351
Fator(es)
    antinuclear, 269
    de necrose tumoral alfa, fármacos antagonistas do, 193
Fenômeno de Raynaud, 272
Fibroblastos, 5
Fibrócitos, 5
Fibroelastose pleuroparenquimatosa idiopática, 33
Fibrose
    centrolobular, 50, 64
    idiopática, patogenia da, 3-7
    intersticial centrada em vias aéreas, 50
    irregular com pequenos focos fibroblásticos, 112
    peribronquiolar, 369
    pulmonar
        achados de, 134
        familiar, 9
        idiopática, 44, 92, 100
            achados de imagem, 119
            características, 94
            comorbidades na, 300
            critérios diagnósticos de, 46
            histórico do tratamento, 159-177
            insucessos terapêuticos, 160
            manejo de paciente com, 345
            medidas preconizadas no, 163
            paciente com padrão compatível com PIU na TCAR, 122
            prognóstico, 360
            reabilitação pulmonar na, 358
            tratamento, 159-177
            tratamento medicamentoso, 162
        na TC de pacientes com pneumonia por hipersenbildiade do cluster 2, 133

G

GAP (*gender, age, physiology*), 81
Gene *TERT*, mutação no, 14
Glicocorticoides, 177
Gotlimumabe, composição, 194, 7
Granuloma, 22
    epiteloides não necrosantes, 64
    sarcoide, 173
Granulomatose
    eosinofílica com poliangeíte, 227
        tomografia de tórax, 228
        tratamento, 228
    linfomatoide, 331

H

Headchesse sign, 134, 135
Hemorragia
    com risco de vida, 108
    alveolar
        diagnóstico
            clínico, 233
            laboratorial, 235
            por imagem, 234
        exames complementares, 234
        fluxograma de diagnóstico e conduta, 236
        no lúpus eritematoso sistêmico, 256
        pulmonar, 55
        tratamento, 238
Hidroxicloroquina, 181
Hiperplasia linfoide nodular, 323
Hipertensão
    arterial pulmonar, 294
    pulmonar
        associada à
            doença do tecido conjuntivo, 303
            fibrose pulmonar idiopática, 300
            histiocitose de células de Langerhans, 306
            linfangioleiomiomatose, 306
            pneumonia de hipersensibilidade, 305

sarcoidose, 295
   atualização na classificação clínica da, 294
   na doença intersticial pulmonar, 307
   nas doenças pulmonares intersticiais, 293
   devido à doença cardíaca esquerda, 294
   devido à doença pulmonar, 294
   devido à hipoxia, 294
   por mecanismos desconhecidos, 294
   sintoma, 294
   tromboembólica crônica, 294
Histiocitose
   de células de Langerhans, 129
      hipertensão pulmonar associada à, 306
   pulmonar de células de Langerhans, 66, 67, 316
HIV, 74
Homeostase de colágeno, 6
Honeycombing, 16
Hospices, 345

I

Imagem(ns) colorida(s)
   alterações vasculares encontradas na hipertensão pulmonar associada à sarcoidose, 409
   amostra de tecido obtido com criobiópsia, 400
   anatomia normal do lóbulo pulmonar secundário, 416
   anatomopatológico de biópsia de tecido pulmonar, 406
   ANCA-C, ANCA-P, hLAMP2 e antipentraxin 3, 405
   apoptose do endotélio, 407
   arteríola intacta, 407
   aspectos tridimensionais dos alvéolos, 392
   bronquiolite folicular, 413
   cisto intrapulmonar com proliferação de células LAM na parede, 395
   comorbidades na fibrose pulmonar idiopática, 410
   corte(s)
      histológicos de PIU
         mostrando seccção transversa de um bronquíolo, 415
   criossonda, 399
   curva de pressão-volume pulmonar em pacientes de fibrose, 398
   curva de sobrevida de poacientes com e e sem hipertensão pulmonar, 410
   dano alveolar agudo, 391
   distribuição da pressão média de artéria pulmonar, 411

doença pulmonar intersticial não classificada, 402
DPNIC na síndrome fibrose/enfisema pulmonar associada à hepatopatia, 403
equipamento criocirúrgico, 399
escada anagésica, 415
espaços císticos, 400
esquema de tratamento de indivíduos com sarcoidose sintomática, 404
estenose brônquica, 406
fenômeno de Raynaud, 408
fibrose irregular com pequenos focos fibroblásticos, 400
granulomas epitelioides não necrosantes, 394
hemorrgia alveolar pulmonar, 392
indicador de tratamento de sarcoidose pulmonar e extrapulmonar, 404
infiltrado inflamatório crônico comprometendo difusamente bronquíolos, 413
lavado broncoalveolar
   coletado de paciente com proteinose alveolar pulmonar, 409
   demonstrando o predomínio de macrófagos, 411
lesão inflamatória bronquiolocêntrica com obliteração fibrosa, 405
linfagite carcinomtosa, 397
linfangioleiomamatose, 395
mãos de mecânico, 408
massa em pulmão direito e diagnóstico de linfoma MALT, 413
paciente
   com diagnóstico de pneumonia em organização aguda fibrinosa, 388
   com exposição a mofo, 387
   com história de tosse crônica, 413
   submetido a transplante pulmonar, 414
   com antecedente de imunodeficiência comum variável, 412
penumonia intersticial usual com foco fibroblástico, 393, 11
PET/CT de paciente com sarcoidose, 401
pneumonia
   de hipersensibildiade, 384
   em organização, 390
   eosinofílica, 397
   intesticial
      bronquiolocêntrica, 391, 395
      específica, 390
      não específica, 401
pneumonite de hipersensibildiade, 389
proteinose alveolar, 396
sarcoidose, 394
sinal de Gottron, 408

tomografia de tórax com alterações pleurais, 388
tomográfica
    axial
        demonstrando nódulo irregular no lobo superior direito, 123
        com janela de pulmão com padrão possível de PIU, 120
    coronal, 123
    tranasbrônquica, procedimento realizado no Hospital Morgagni, 400
    volumes pulmonares preservados, 412
Imunidade inata, 27
Imunobiológicos com ação bloqueadora do fator de necrose tumoral alfa, 194
Imunodeficiência
    comum variável, 73, 289
        diagnóistico, 289
        paciente portador de, 290
        tratamento, 290
    HIV, 74
Indicadores de tratamento na sarcoidose pulmonar e extrapulmonar, 176
Infecção micobacteriana, 23
Infiltrado inflamatório crônico, 327
Inflamação granulomatosa, 22
    da parede vascular pulmonar, 296
Infliximabe, composição, 194
Inibidor(es)
    da mTOR, 66
    de interleucina-1, lesões causadas por, 197
    de interleucina-6, lesões causadas por, 198
Intolerância
    à atividade física, 355
    ao exercício, 355

L

Lavado
    broncoalveolar, 91
        achados úteis no diagnóstico de doenças pulmonares intersticiais, 93
        coletado de paciente com proteinose alveolar pulmonar, 287
        demonstrando o predomínio de macrófagos, 313
        nas doenças pulmonares intersticiais, 92
        no diagnóstico de pneumonia de hipersensibilidade, 210
        valores de referência em indivíduos saudáveis e não tabagistas, 92

Leflunomida, 183
Lesão(ões)
    ao epitélio alveolar, processo pró-fibrótico de, 4
    causadas por inibidor
        de coestimulador de linfócito T, 198
        de interleucina-1, 197
        de interleucina-6, 198
    inflamatória bronquiolocêntrica, 212
    pulmonar
        direta, 54
        indireta, 54
Linfangioleiomatose, 65, 66, 281
    abordagem diagnóstica, 283
    diagnóstico, 282
    hipertensão pulmonar associada à, 303
    reabilitação pulmonar na, 360
    tomografia computadorizada de tórax de paciente com, 282
    tratamento, 284, 286
Linfangite carcinomatosa, 68, 69
Linfoma(s)
    MALT de células B, 329
    MALT, 330
        de células B, 329
    não Hodgkin, imagem de paciente com, 197
    pulmonar, 328
        primário, 329
        primário difuso de grandes células B, 331
Linfonodos calcificados no mediastino, 139
Linfonodomegalias típicas da sarcoidose, 138
Lóbulo pulmonar secundário, anatomia normal do, 369
Lúpus eritematoso sistêmico, 255

M

Mãos de mecânico, 273
Medida(s)
    preconizadas no tratamento da fibrose pulmonar idiopática
        gerais, 163
        transplante de pulmão, 163
        tratamento
            doença pulmonar, 163
            exacerbação aguda, 163
            paliativo da dispneia, 163
            refluxo gastroesofágico, 163
            tosse, 163
Membrana hialina, 53
Metaplasia peribronquiolar, 51

Metotrexato, sarcoidose e, 180
   orientações de uso, 181
Micobactéria(s)
   contagiosa, 23
   não tuberculosas, 24
Micofenolato de mofetila, 183
Microaspiração crônica devido à doença do refluxo gastroesofágico, 96
Microlesões recorrentes ao epitélio, 3
Micronódulos, 129
   subpleurais e perifissurais, 139
Miofibroblastos, 5
Miopatias inflamatórias idiopáticas, 249
Múltiplos aneurismas de artérias pulmonares, 231
Mycobacerium avium, 202

N

Neoplsia de língua, tomografia computaadorizada de pacientre com, 377
Niemann-Pick, tomografia de paciente portador de, 73
Nódulo(s)
   centrolobulares em vidro fosco, 127
   irregular no lobo superior direito, 123
   pulmonares, 130
   reumatoides, 248, 249

O

Obstrução intestinal, 350
Opacidade
   centrolobulares, 370
   em vidro fosco, 61, 122, 126
Organismo(s)
   Micobacterianos, 23
      na sarcoidose, 23
   microbianos na sarcoidose, 26
   propionibacterianos na sarcoidose, 25

P

Padrão(ões)
   de acometimento perilobular, 131
   de fibrose centrolobular, 254
   diagnóstico para PIU na TCAR, 121
   headchesse sign, 134
   micronodular perilinfático na sarcoidose, 139
   PINE em paciente com esclerodermia, 253

terrine na TCAR, 210
tomográfico
   compatível com pneumonia intersticial ativa, 120
   de pneumonia intersticial não específica associada à pneumonia pneumonia em organização, 274
   inconsistente para pneumonia intersticial ativa, 121
Panbronquiolite difusa, 376
"Pavimentação em mosaico", aspecto de, 197
Penumonite de hipersensibilidade
   apresentações clínicas, 205
   atualizações na, 201-218
   diagnóstico e sobervida, 215
   diagnóstico, 206
   epidemiologia, 201
   etiologia, 202
   imunopatogênese, 203
   perspectivas, 216
   prevenção e tratamento, 214
PET/CT, de pacietne com sarcoidose, 141
PIF, ver Pneumonias intersticiais fibrosantes
PINE, ver Pneumonia interssticial não específica
PIU, ver Pneumonia interesticial usual
Pneumocistose, 55
Pneumoconioses, reabilitação pulmonar na, 359
Pneumodiastino em paciente com poliomiosite e DPI, 251
Pneumonia(s)
   de(por) hipersensibilidade, 93
      alterações menos comuns, 136
      diagnóstico
         biópsia pulmonar, 211
         confirmação da exposição como causa da doença, 206
         critérios, 213
         lavado broncoalveolar, 210
         radiologia, 207
      hipertensão pulmonar associada à, 303
      prognóstico, 362
      reabilitação pulmonar na, 360
   em organização, 50, 95
      achados histológicos da, 49
      criptogênica, 48
         achados radiológicos típicos, 131
         caracaterísticas, 94
   eosinofílica
      aguda, 3, 55, 137
         tomografia, 72
      crônica, 69

critérios diagnósticos de, 70
eosinofílica, 68, 70
intersrsticial
   aguda, 55, 94, 137
   associadas a telomeropatias, elementos que levam suspeitas de, 15
   bronquiolocêntrica, 33, 50, 51, 65
   com aspectos autoimunes, 267, 271
   com bronquiocentricidade, 62
   com bronquiolite, 52
   com característsicas autoimunes, 271
   crônica com lúpus eritematoso sistêmico, 157
   descamativa, 94, 128
   familiar, variáveis genéticas raras associadas à, 13
   fibrosante, 9
      condução clínica de casos com, 17
      diagnóstico, 16
      diagrama ilustrando hipótese geral para patogênese das, 19
      patogênese, 12
   idiopáticas, 9, 41-57, 267
   linfocítica, 324
      tomografia computadorizada de tórax de paciente com, 325
   linfoide, 33
   não específica, 94
      achados de imagem, 124
      imagem axial de TCAR, 124, 125
      principais achados histopatológicos e de imagem na, 127
   não específica, 48
      imagem axial de TCAR, 126
   padrões histológicos bronquiolocêntricos de, 49
   usual, 44
      achados histopatológicos com, 45
      com foco fibrobástico, 56
      definitiva, critérios histológicos, 45
      provável, critérios histológicos, 45
   organizante aguda fibrinosa, 33, 35
      aspectos histológicos, 36
      paciente com diagnóstico de, achados histológicos, 36
Pneumonite
   de hipersensibilidade, 60, 83, 97
      aguda, tomografia computadorizada de paciente com, 61
      crônica, 47
      subaguda, 210
   lúpica, 256
      no lúpus eritematoso sistêmico, 256
Pneumopatia intersticial não classificada, classificação do comportamento da doença na, 156

Poliangeíte microscópica, 229
Polimiosite, 249
Predição, modelos compostos de, 80
Pressão média de artéria pulmonar na fibrose pulmonar idiopática, 301
Propionibacterium granulosum, 26
Propionibacterium acnes, 25
Proteinose
   alveolar, 67, 68
   pulmonar, 96, 285
      diagnóstico, 287
      lavado broncoalveolar coletado de paciente com, 287
      tomografia computadorizada de tórax de paciente com, 286, 287
      tratamento, 288
Prova de função pulmonar, 77
Pulmão
   das banheiras aquecidas, 202
   "de fazendeiro", 98, 201, 202
   dos cuidadores de pássaros, 202
Púrpura de Henoch-Schönlein, 232

Q

Qualidde de vida, 346
Quitotriosidase, sensibilidade da, 99

R

Ragiografia de tórax demonstrando opacidades irregulares, 125
Reabilitação pulmonar, 355
   desfechos em, 356
   na fibrose pulmonar idiopática, 358
   na linfangioleiomiomatose, 360
   na peneumonia de hipersensibilidade, 360
   na sarcoidose, 359
   nas colagenoses, 360
   nas doençs pulmonares interesticiais, 357
   nas pneumoconicoses, 359
   tratamento não medicamentoso da fibrose pulmonar idiopática, 167
Reação em cadeia de polimerase, 23
Reconstrução coronal, 132
Refluxo gastroesofágico, 166
   tratamento, 163
Relação VEF1/CVF, 79

Resposta(s)
  cardiovasculares, 86
  metabólicas, 86
  ventilatórias, 86
Ressonância magnética no diagnóstico das doenças pulmonares intersticiais, 60
Reunião multidisciplinar nas doenças pulmonares intersticiais, 59
Rituxumabe, 186

S

Sarcoidose, 63, 84, 93, 98, 136
  alerações fibrocísticas da, 140
  antimaláricos na, 181
  etiologia microbiana, 22
  extrapulmonar, tratamento, 175
  história natural da, 173
  indicadores de pior prognóstico, 175
  linfonodomegalias típicas de, 138
  mortalidade na, 28
  orientações para uso de metotrexato na, 181
  paciente com comprometimento de pequenas vias aéreas pela, 141
  potencial do amiloide sérico A na, 27
  prognóstico, 362
  pulmonar
    crônica com vários episódios de recidiva, 179
    tratamento, 175
  reabilitação pulmonar na, 359
  sintomática, esquema de tratamento, 188
  taxa de mortalidade atribuível à, 174
  tratamento
    agentes citotóxicos, 182
    agentes menos usados, 187
    antimaláricos, 181
    glicocorticoides, 177
    metotrexato, 180
    pulmonar, classificação radiográfica dos estágios da, 63
    terapias imunobiológicas, 184
    transplaantes de órgãos, 188
    tratar ou não tratar?, 174
  tratamento, 173
Shrinking lung, 257
  paciente com lúpus e, 258
Sinal
  da galáxia, 140
  de Gottron, 273
  do "atol", 131
  do "halo invertido", 131
Síndrome(s)
  da imunodeficiência adquirida, 74
  de Behçet, 230
  de Caplan, 248
  de Churg-Strauss, 227
  de Hermansky-Pudlak, 16
  de pulmão encolhido, 257
  de Sögren, 260
    e pneumonia linfocitária, paciente com, 261
    tomografia de paciente com, 72
  do desconforto respiratório, 52
  pré-leucêmica, 55
  sicca, 262
Sirolumus, 66
Suplementação de oxigênio, tratamento não medicamentoso da fibrose pulmonar idiopática, 167

T

Tabagismo, doenças relacionadas ao, 126
Talidomida, 187
Taxa de mortalidade atribuível à sarcoidose, 174
TCAR (tomografia computadorizada de alta resolução, 119
  de tórax
    mostrando predomínio das lesões em terços médios com opacidades em vidro fosco, 209
    pequenos nódulos centrolobulares, 208
  demonstrnado ocpacidades em vidro fosco difuso, 315
Tecido linfoide, 321
Telomeropatias, 15
Telômeros, 13
Template de RNA, 13
Terapia(s)
  de reposição de imunoglobulina humana, 73
  imunobiológicas
    antagonistas do fator alfa de necrose tumoral, 184
    no tratamento da sarcoidose, 184
    rituxumabe, 186
Teste(s)
  de caminhada de seis minutos, 85
  de esforço, 77, 84
  de exercício cardiopulmonar, 86
  de função pulmonar, 78, 207
  do degrau, 85
  do degrau de quatro minutos, 85
  inalatórios provocativos, 207
Tocilizumabe, 198

Tomografia
    computadorizada
        de alta resolução de tórax de paciente com imunodeficiência comum variável, 371
        de paciente com pneumonite de hipersensibildiade aguda, 61
        de paciente com quadro agudo de tosse e expectoração, 370
        de paciente portadora de DIPNECH, 378
        em paciente tabagista portadora de bronquiolite respiratória, 371
        paciente com queixa de tosse, febre e fadiga, 131
    de tórax
        com alterações pleurais, 37
        consolidações periféricas bilaterais, 71
        cortes axiais com janela de pulmão de paciente tabagista, 128
        cortes axiais com janela de pulmão de paciente tabagista, 128, 129, 130
        de paciente com exposição a mofo, 34

Tosse, 349
    crônica, história de, 327
    na fibrose pulmonar idiopática, tratamento sintomático, 167

Transplante
    de órgãos no tratametno da sarcoidose, 188
    pulmonar
        contraindicações absolutas e relativas ao, 340
        cuidados perioperatórios, 342
        indicações e contraindicações em fibrose pulmonar idiopática, 168
        nas doenças pulmonares intersticiais, 339

Tratamento
    não medicametnoso
        fibrose pulmonar idioática
            educação, 167
            reabilitação pulmonar, 168
            suplementação de oxigênio, 168
            transplante pulmonar, 168
            vacinação, 168
        sintomático, fibrose pulmonar idiopática
            dispneia, 167
            tosse, 167

Trocas gasosas, 87
Tuberculose causada *Mycobacterium tuberculosis*, 23

V

Vacinação, tratamento não medicamentoso da fibrose pulmonar idiopática, 167

Valor de referência do lavado broncoalveolar em indivíduos saudáveis e não tabagistas, 92

Vasculite(s)
    necrotizante, 111
    pulmonares, 219
        diagnóstico, 220
        granulomatose
            arterite de Takayasu, 229
            com poliangeíte, 222
            eosinofílica com poliangeíte, 227
            poliangeíte microscópica, 229
            púrpura de Henoch-Schönlein, 232
            síndrome de Behçet, 230

Via
    lisil-oxidase 2, 6
    Wnt, 6